U0067474

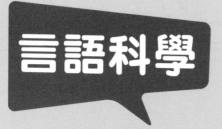

言語科學

理論與臨床應用

Speech Science:
An Integrated Approach to
Theory and Clinical Practice /4e

第二版

Carole T. Ferrand 著

楊順聰 校閱

彭書韻、林香均、林珮瑜 譯

Speech Science

An Integrated Approach to Theory and Clinical Practice

Fourth Edition

Carole T. Ferrand

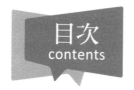

目次
contents

第 **1** 章　**聲音的本質**　001

本書參考文獻請於心理出版社網站下載
網址：https://reurl.cc/2bmj9r
解壓縮密碼：9789861919447

作者簡介

Carole T. Ferrand

　　Carole T. Ferrand 博士於南非約翰尼斯堡的金山大學（University of the Witwatersrand）取得英國文學學士學位，並於賓州州立大學（Pennsylvania State University）取得溝通科學與障礙的碩士與博士學位。之後她任職於紐約的霍夫斯特拉大學（Hofstra University），講授大學與研究所的言語科學與音聲異常課程。她的研究專注於正常與異常發音的聲學特徵。在沒有寫作的日子，Ferrand 博士喜歡閱讀歷史小說、健行及演奏斑鳩琴。

　　Ted Ferrand 研究、修訂並製作本書的圖示。他自紐約普拉特藝術學院（Pratt Institute）取得藝術學士，之後擔任平面設計師、藝術教育者及博物館館長等職務。

校閱者簡介

楊順聰 博士（Shuenn-Tsong Young）
E-mail: young0210@gmail.com

■ 學歷
國立成功大學電機工程學系學士（1977.09～1981.06）
國立臺灣大學電機工程學研究所碩士（1981.09～1983.06）
國立臺灣大學電機工程學研究所博士（1985.09～1989.03）

■ 進修
UC San Francisco 訪問學者
Harvard-MIT 訪問學者

■ 重要經歷
臺灣首府大學教授兼校長
國立陽明大學醫學工程研究所教授兼所長
行政院國家科學委員會生物處工程醫學學門召集人
考試院高普考典試委員

■ 主要研究領域
聽語科學、醫學資訊、醫學電子

■ 現任
馬偕醫學院高齡福祉科技研究所教授兼副校長

譯者簡介

彭書韻（第三章～第七章）

■ 學歷

國立臺灣師範大學翻譯研究所博士生

國立彰化師範大學翻譯碩士（口譯組）

墨爾本大學（University of Melbourne）醫學士（MBBS）

墨爾本大學醫學科學士（BMedSci）

■ 經歷

政府單位英文顧問、醫療口譯講師、大學英語講師、譯者（口筆譯）、
實習住院醫師

■ 研究領域

醫療口譯教學、英語教學、口譯品質、急性氣喘治療

■ 聯絡信箱

globger@gmail.com

林香均（第一章、第八章、第九章、第十二章）

■ 學歷

天主教輔仁大學語言學研究所碩士

國立臺灣大學外國語文學系學士

林珮瑜（第二章、第十章、第十一章、術語列表）

■ **學歷**

國立陽明大學醫學工程研究所博士班肄業

國立臺灣大學電機工程學研究所醫工組碩士

國立臺灣大學電機工程學系學士

■ **經歷**

遠距照護系統規劃、軟體專案管理、產品經理

■ **研究領域**

聽障兒童語言訓練、編碼策略

推薦序

　　言語科學、語言學與聽力科學建構了言語—語言治療與聽力學專業研究的理論架構。言語科學在言語—語言治療課程嶄露頭角，有以下幾個原因：

　　首先，過去幾十年新技術蓬勃發展，已經擴展了言語—語言治療科學的基礎，並在教學、研究與臨床實務上展現重要的影響性。其次，言語科學的研究工作，讓學生有機會了解人類溝通行為各個面向的客觀量測方法，並且讓學生知道如何使用這些數據來解讀溝通行為，這些都是學生需要培養的關鍵能力。此外，言語—語言治療師與聽力師在不同的機構（如醫院、復健中心、早療中心、護理之家、學校等）都會被要求使用並解讀從聲學與生理儀器獲得的資訊，以便評估與治療不同溝通障礙的病患。能夠了解這些儀器的科學基礎，並理解這些資訊在臨床上的關聯性，就變成不可或缺的能力。

　　第三，言語科學提供極佳的途徑，以協助學生了解並體會科學方法，並讓學生了解假說驗證、資料蒐集及實證觀察的重要性。然而，科學與臨床實務太容易被視為不同的主題，這種切割產生了錯誤的印象，誤認為臨床決策跟科學知識基礎是分道揚鑣的。

　　本書獨到之處在於試圖統整言語科學與溝通障礙臨床應用的概念。本書提供學生一種整合的方式來學習言語科學，強調科學概念及臨床應用的關聯性。透過當今的研究來支持理論與應用的關聯，這些研究凸顯了科學素材在不同診斷與介入的應用。理論資訊和臨床應用的整合，使得這些資訊更容易取得而不會令人生畏，對學生來說也更為切題。

　　本書也清晰地引導學生了解聲學、言語產生及言語感知之間的關聯性。整合的概念將透過完整討論語音系統來解釋，貫穿了呼吸、發聲、構音及感知等系統。學生不僅可以更熟悉不同的言語系統及其正常運作時的

原理，也透過不同的儀器量測方法來研究這些系統。本書內容強調現今聲學與生理量測的方法，它們都是臨床及研究常用的工具，比方說，基頻與音量量測、頻率擾動率、音量擾動率、聲譜圖及電聲門圖等。

　　本書採取敘事風格呈現科學概念，讓學生便於從整合與連貫的知識體系來了解這些內容。學生們可以此打下堅實的基礎，進一步延伸發展他們的知識。因此，本書內容兼具可讀性與深度，方便學生與授課者使用。Carole Ferrand 博士運用了一種難得的易讀筆觸，學子們將領略她清晰無障礙的寫作風格，並受惠於清楚呈現概念的圖示。教師們也會發現本書內容深入而廣泛，章末的習題與綜合案例，更能協助激發課堂上的討論。

Ronald L. Bloom 博士

霍夫斯特拉大學

健康專業與人類服務學院名譽教授

作者序

　　《言語科學：理論與臨床應用》第二版（按：此即原文書第四版），更進一步著重在言語產生及言語感知科學研究的關聯性，並將這些知識應用於溝通障礙的評估與治療上。本書主要的編排原則如往常，在介紹理論之後緊接著呈現臨床應用。在臨床應用的章節，與特定疾病相關的臨床素材會被提出討論。

　　呼應讀者的回饋，本書章節的編排更接近言語子系統的分類方式，從基本聲學開始，接續介紹呼吸系統、發聲系統、構音／共鳴系統、聽覺系統及神經系統。如同先前幾個版本，本書以言語產生與感知的經典和現代模型及理論的相關資訊作結。

　　清楚地闡述科學與解剖的資料，使學生了解基礎科學與人類溝通行為間的連結，是十分重要的。本書有全新且經過修訂的圖示，加上更大篇幅的聲譜圖，這些都是文字訊息之外非常有價值的補充資料。

　　此版本還新增主文以外的文字專欄，提供多樣的資訊，從有趣的花絮到臨床小插曲，抑或是關於素材更詳盡的解說，讀者可以跳過這些專欄，或者跟著主文一起閱讀，當然也可以閒暇時再來瀏覽。

　　我誠摯期待授課者與學生都一本初衷地持續欣賞本書，並發現修訂過的內容價值所在。

此版本新增內容

- 本書重新編排以更貼近授課者偏好的言語子系統教學方法，從呼吸系統談起，接續到發聲、構音與共鳴、聽覺及神經系統。
- 所有的聲譜圖都用更大、更容易閱讀且標示清楚的圖片呈現，以協助內容詮釋。
- 主文之外的專欄提供了有趣的資訊片段、臨床小插曲及概念的延伸說明。

- 在臨床應用的章節，討論了如何使用儀器來評估口吃，以及根據這些測量結果而研發出的治療技術。
- 在討論構音與共振異常之評估與治療的章節中，此版本納入鼻音化儀器量測的討論，以及此量測跟咽喉閉合間的關聯。

Carole Ferrand

霍夫斯特拉大學

言語科學
理論與臨床應用

致謝

　　如同之前的版本，我的先生 Ted Ferrand 負責研究、修訂、延伸、重製書中呈現的圖片。他也額外繪製了許多圖示，讓學生得以完整掌握言語系統結構與功能的重要細節。在此謹對他深入的研究，並且以非常清晰的方法呈現複雜的視覺素材，表達感謝之意。感謝培生教育出版集團（Pearson Education）編輯團隊促成整個修訂工作，也對 Susan McNally 在出版過程所提供令人振奮而有幫助的觀點，致上謝忱。我同時也感謝前一版讀者與審閱人員的回饋，這些建設性的意見已經納入本書的修正中，他們是聖心大學（Sacred Heart University）的 Ciara Leydon、印第安納州立大學（Indiana State University）的 Vicki Hammen，以及喬治華盛頓大學（GWU）的 Adrienne Hancock 博士。

校閱者序

　　編譯可能被採用為教科書的書籍是一件艱困但極有意義的工作。數年前我的一群學生在針對聽語科學的學習歷程當中，深感沒有適當的書可供大家一起建立共通知識，因而起心動念，在心理出版社協助下出版了 *Speech Science* 一書的中譯本。我們沒有意料到此書竟然會長時間被國內聽語相關學系同學採用，對於此一意外之貢獻，我們深感榮幸。

　　然而十餘年過去了，隨著新知識的發展，原文書籍已更新至第四版，我們逐漸憂心此中譯本若持續為新近學生所採用，恐會誤導學生學習落後的知識，那反成為一種傷害。當初參與編譯的成員已各有一片天，生活均極為忙碌，但基於一份責任感，他們願再次集結，並邀請新夥伴為當初的熱情再續前緣，完成此一新譯本，讓人倍為感動，因此個人自然也很樂意與大家一起分享此份工作的艱辛與喜悅！

　　最後要感謝心理出版社的社會責任感，在此出版業經營極度辛苦的時代，依然願意為臺灣的教育盡一份心力。衷心期盼此書對於讀者有所助益，也希望採用此書的人能夠感恩促成本書順利出版所有付出心力的人。

楊順聰

序於 2020 年 6 月

言語科學
理論與臨床應用

譯者序

　　本書緣起於陽明大學醫學工程研究所聽語實驗室 *Speech Science* 的第一版翻譯工作，十五年後，原文書已出版第四版了。當時的同窗，如今在不同領域各有一片天，但研究所時期的點滴，仍然長遠地影響著我們。雖然專業領域的翻譯市場並不大，但始終知道有一些學子是可以藉此更快跨過聽語多領域的門檻；於是，有了改版的起心動念。

　　本次譯者群除了原班底，還邀請朋友一起，組合出語言、醫學、翻譯與工程學門攜手合作的熱鬧團隊。實際上，這也反映了言語科學在既有的學科分類中，需要跨領域才得窺全貌的本質，與本書理論和臨床交織的編排，遙相呼應。

　　不論是入門概論，或者針對特定主題想要有全面性的了解，甚至希望找到可以深入探索的主題，本書都是很好的起點。此外，譯者們認為，在適當的引導下，某些章節也很適合作為高中程度的科普素材。對於有志於認識言語與聽力迷人世界的學子，本譯著代表著一群人誠摯的歡迎與祝福。

　　一如往常，感謝楊順聰教授對於本書的校閱指導，以及來自我們家人的耐心支持，也謝謝心理出版社的協助，讓本譯著得以凝聚完成。期盼各領域的前輩能繼續不吝指教。

譯者群 謹誌

引言

　　這本書緣自我過去二十年在大學與研究所的言語科學教學經驗。當我初次開授這個主題的課程時，我很驚訝地發現學生對於這個主題感到惶恐不安。不久之後，我清楚知道，要消弭學生們的焦慮並促使他們有正向學習經驗的方法，就是去拆解言語科學這個主題，使其成為有邏輯性且互相連結的小單元，並採用有組織性的編排，以清楚呈現各單元間的關聯性，使學生可以利用這些基礎觀念作為架構，來擴展他們的科學知識。這些架構嚴謹的資訊可以幫助學生更容易吸收這些素材，不僅用來通過之後的小考與測驗，也用這些新觀念來整合先前已經習得的知識。然而，雖然這種疊加的模式可以協助學生理解這些素材，但仍無法幫助學生領略這些主體與他們的切身關聯性。常聽到的評語是諸如：「最終我是要成為臨床醫師而不是研究人員，我不需要這些資訊來執行治療工作。」多年之後我了解到，要讓學生們理解言語科學內容與他們的切身關聯，就是要直接明白地連結言語科學與臨床運用。一旦學生了解「科學」與「臨床」的關聯性，錯誤的二分觀念自然消失，他們會開始理解運用科學方法的必要性，將科學方法的原則運用在建立臨床作業流程、評估治療策略的效用、增加臨床權責歸屬能力，以及運用科學技術產物來協助臨床工作。

　　過去數十年技術突飛猛進，為言語科學及言語—語言治療帶來前所未有的影響。諸如電子顯微鏡、功能性磁振造影、超音波、經顱磁刺激及電磁構音儀等技術的演進，大幅強化了我們對於所有涉及發音之系統結構與功能的基礎認識。將這些科學知識應用於溝通疾病的診斷與治療，帶來了重大的改變與優化。聲學、空氣動力學及生理學新技術與工具，很快地就被醫院、復健中心、學校及其他關心人類溝通行為的單位所採用。這些資訊在臨床應用上是無價的，例如針對問題的細部診斷、早期尚無明顯症狀時檢測言語與聲音的變化、智慧化選擇治療選項及評估治療效果等。

　　本書採用系統化方式，以介紹言語產生與言語感知的科學研究，著重在口語輸出的生理與聲學的產生過程及量測。有別於分頭研究各自獨立的科學概念，本書在說明各個觀念時，會解釋相關生理子系統的複雜互動關係，包括呼吸、發聲、構音、共振及聽覺等系統。此外，神經系統在控制意識運動所扮演的關鍵角色也被多所強調。這樣的方法提供一種架構，來討論和人類發音與接收言語能力有關的言語之構音與聲學本質。如此，科學概念就能有意義地跟人類溝通行為進行連結。

　　雖然說本書一大部分的焦點在於從儀器設備取得的資訊，但有四個很重要的觀點請同學要牢記在心：首先，我們無法假設基本的解剖與生理因素，與聲學或其他的儀器設備數據有直接的關聯性。我們是從資料本身來推論系統的功能性，但它們就僅限於推論。其次，從儀器取得的資訊也許是客觀的，但在解釋數據的過程一定會有主觀的成分存在。第三，我們需要知道所取得的資料是否有效；如果訊號已經衰減或者扭曲了，那麼所取得的資訊可能是無效的。此外，有些分析方法未必適用於特定的疾病。舉例來說，在有嚴重聲音問題的患者身上，頻率擾動率測量的結果並不可靠。第四，聲學與其他儀器數據並無法取代行為與感知資訊，僅能作為輔助之用。

　　還有一件須牢記的事情，言語的產生與感知雖說是在很多層面上的複雜程序，但終歸是一整套超級系統的運作。呼吸、發聲及構音系統非常緊密地交織作用，實際上是無法分開的。聽覺也在感知與發聲扮演關鍵角色，而神經系統則整合調控言語的各方面。區分並個別討論這些系統，單純是為了方便容易說明。如同其他任何學科，本書一樣無法涵蓋所有的主題。廣泛言語科學標題下相關的領域極廣、多樣且複雜，作者必須選擇納入他或她認為最重要的主題。根據我二十多年言語科學的教學經驗，我挑選了最能夠讓學生完整理解言語科學的內容到本書中。此書著重在聲學與空氣動力學，也涵蓋了對技術的探討，譬如影像內視鏡、頻閃觀測器、超音波、磁振造影、正子放射斷層掃描及單光子放射電腦斷層掃描等。本書旨在訴說一個故事——也就是，本書提供故事的內容與輪廓，合乎邏輯性

地發展這個故事，使學生更深入了解並保有這些知識。

章節總覽

　　各章節依據本書的系統方法與目標編排，從比較基礎的資訊開始，再以系統性的方式建立相關知識。第一章闡述的內容可以協助學生建立聲學研究的架構，首先專注於聲音的物理性質，仔細描述與解釋聲音的振動特性，著重壓力、彈性與慣性等基本概念，並探討用來描述聲音的各種面向，包括頻率與週期、純音與複合音、響度與振幅等等。本章介紹了以分貝作為量測單位的規則，並提到幾個這種量測單位的應用。學生們可以學習到幾種關於聲音的觀念：迴響、吸收、反射、折射、繞射及干涉現象等。第一章還有個重要的段落，詳細說明關於波形與頻譜，及其個別提供的不同資訊。接下來還討論到共振，特別是聲學上的共振器觀念，內容描述了管共振與駐波，並從頻寬、截止頻率及共振曲線來描述聲學共振器的特性。這些觀念整合起來，就能夠了解聲道作為聲學共振器的基礎原理。

　　第二章詳細探討了呼吸系統。關於解剖與生理的相關資訊，能協助學生了解呼吸如何供給說話所需的能量來源。本章重點之一在於詳細說明呼吸容積與容量，這個主題對學生而言較難具象化，但卻是了解如何運用空氣供給，來完成發音與其他目標的重要觀念。本章另一個重點在分辨維生呼吸與言語呼吸的不同，此觀念在臨床介入許多言語相關疾病時，是很基礎的必備知識。說話時的呼吸模式也被特別提出來討論，言語呼吸的方法隨著年齡層不同而變化。此外，說話與唱歌呼吸方式的不同，也有簡要的論述。

　　第三章聚焦在第二章所討論原理之臨床應用。學生們學習認識肺活量計如何變成肺功能測試的基礎，以理解呼吸動態分析在量測肺功能的角色，並辨別呼吸氣壓與氣流的度量。本章也提及阻塞性、限制性及中樞呼吸系統問題的差異，還有空氣道阻塞、呼吸困難及喘鳴的主要症狀。接下來話題轉移到臨床管理上，處理言語呼吸障礙的重要原則，這些原則在評估與治療罹患神經性疾病、安裝機械呼吸器及嗓音疾病患者時格外重要。

口吃患者呼吸特徵的重要性也被提出討論，並闡述聚焦於呼吸的口吃介入治療方法。本章最後則比較了氣喘與聲帶動作不協調患者的呼吸特點。

第四章著重在發聲系統，從喉部結構的回顧開始，介紹發聲的肌彈性空氣動力學理論。接下來解釋人類聲音複雜而接近週期性的聲波，然後描述幾個聲學變項，包括言語的基頻、頻率變異性、平均噪音振幅、動態範圍及嗓音範圍圖。本章引導學生認識嗓音音域的生理與聲學基礎，以及正常與異常的聲音品質，也描述了隨著年紀增長，喉部與發聲系統產生的變化。

第五章著重在採用聲學與視覺的方法，評估聲帶結構與功能，介紹了常用來量測聲音的參數，包括頻率擾動率、振幅擾動率及諧波噪音比。視覺的方法包括電聲門圖、內視鏡、具備頻閃鏡錄影功能的內視鏡、高速數位造影及動態喉鏡。發聲結構與功能的聲學與視覺資訊在臨床上有許多優點，本章內容涵蓋了神經疾病、喉癌、聽力受損及變性者嗓音的應用，也描述了口吃的介入療程。

第六章闡述聲道在構音所扮演的角色，學生會熟悉聲道上構音器官的結構與功能，也介紹了子音與母音的傳統分類系統。接著討論的主題轉到聲道作為聲學共鳴體的角色，以及母音產生的聲源濾波理論。子音與母音之聲譜圖與聲譜分析的討論，建立了聲音之構音與所產出聲學結構間的關聯性。為了將聲音置入連續言語的觀念，也特別討論協同構音的概念與言語產生的超音段層面。

第七章介紹了第六章所呈現觀念的臨床應用，內容提及構音的動態測量方法，包括超音波、磁振造影、電顎圖及電磁構音儀，並說明運用儀器測量來輔助清晰度感知測量的優點。聲學與動力學測量可以應用在神經疾病、聽力受損、嗓音異常及顎裂患者的評估與診斷上。常伴隨口吃出現的構音特徵有哪些，以及針對構音改善的治療也都分別闡述。顎咽功能在神經與結構性疾病所扮演角色的討論，提供了解如何運用儀器於評估與治療共鳴疾病的基礎，包括過度鼻音、鼻音不足及鼻漏氣等問題。

　　第八章的重點是聽覺系統，介紹耳朵不同部位的結構與功能，並基於先前討論的聲音傳遞觀念，闡述中耳將氣壓振動轉傳為機械振動，並將這些振動導入內耳的角色。接著說明內耳耳蝸處理輸入聲音頻率分析的能力，然後轉為討論言語感知的特性，如切音段問題與冗贅性的角色。此外，利用聲學特徵來描述聲音，並成為辨認音素的基礎。

　　第九章一開始根據嚴重程度與型態，討論傳導性與感覺神經性聽力損失。運用聽阻聽力圖、耳聲傳射及聽覺腦幹測試來診斷聽力障礙，且強調這些量測的重要性，特別是針對嬰兒、幼童及難檢查的個案，有助於篩選與評估中耳與內耳功能。尤其是耳聲傳射可應用在嬰兒聽力篩檢，以提高早期檢出聽力問題的機會。接著討論人工電子耳的組成，以及如何使用不同的實作方式來刺激聽神經。本章也探討了重度聽障與聾人言語感知的問題、兒童復發性中耳感染、語言與閱讀障礙及音韻缺陷。

　　第十章探討言語產生相關的神經解剖與神經生理主題，先由神經細胞的結構與功能介紹起，然後研究腦部皮質與皮質下區域，以及闡述和言語產生相關的脊神經與腦神經作用。此外，本章最終討論了運動控制的原理。第十一章介紹腦部造影與腦波圖技術，其中包括電腦斷層掃描、磁振造影、功能性磁振造影、正子放射斷層掃描、單光子放射電腦斷層掃描、經顱磁刺激及誘發電位等。本章討論了這些技術在不同溝通疾病的應用，包括口吃、帕金森氏症、多發性硬化症及阿茲海默症。

　　最後，第十二章探討了模型與理論的本質，以協助學生了解概念與理論架構的重要性，特別是在驗證關於系統的想法，以及預測不同狀況下各系統的行為反應。本章內容提出一些影響深遠的言語產生與言語感知的模型和理論，例如目標模型、回饋與前饋模型、行動理論及運動理論等。

聲音的本質

閱讀完本章,你將可以:

- 定義基本的物理概念與測量的單位。

- 討論聲音如何藉由氣壓的改變而產生,描述聲音的各個向度,包括頻率和週期、強度與振幅、聲波的迴響、吸收、反射、折射、繞射,以及干涉。

- 比較純音與複合音,並且描述如何以波形和頻譜圖展現聲音不同類型的訊息。

- 分析複合音與建設性干涉和破壞性干涉的關係。

- 確認頻率與強度為聲音的重要屬性,並且描述分貝量尺的根據及其應用。

- 討論共振的基礎,並解釋聲學共振器如何作為濾波器。

言語科學
理論與臨床應用

說話，是人們在不需要思考其中包含的物理性過程的狀況下，毫不費力，自動完成的活動。然而，即使是對朋友說聲「嗨」這個看似簡單的動作，其中都包含多種層次的知覺、認知與神經運動的功能。為理解言語的基礎本質，以及了解人類如何能夠控制這其中牽涉到的許多過程，我們必須將言語放置於科學框架的脈絡中來討論（表 1.1）。因此，我們必須清楚了解所謂「科學」意指為何？科學的定義是，操作以科學方法取得與測試的一般法則所得來的知識系統。科學也可被視為有明確調查範疇或是研究主題的系統化知識的任一領域。科學有許多不同的分支，包括生命科學、地球科學以及物理科學等，這些分支再細分為更專精的領域。自然科學關注的是物理界及其現象；包括天文學、化學、生物學與物理學等領域。

物理學研究某特定系統的物質、能量、運動、力以及物理程序與現象。聲學是物理學的分支，研究聲音的產生、控制、傳導、接收以及影響。生物聲學是生物學與聲學的組合，研究在動物（包括人類）中，聲音的產生與知覺。人類言語的研究正是生物聲學的範疇。

因為言語是物理現象，我們必須熟悉一些基本的物理學概念與測量，以便了解人類如何產生並感知言語。

表 1.1　人類言語與科學的關聯

術語	定義
科學	有明確調查範疇或是研究主題的系統化知識的任一領域。
自然科學	科學的分支，關注的是物理界及其現象。
物理學	自然科學的分支，研究物質、能量、運動、力以及特定系統的物理程序與現象。
聲學	物理學的分支，研究聲音的產生、控制、傳導、接收以及影響。
生物聲學	生物學與聲學的組合，研究在動物（包括人類）中，聲音的產生與感知。
人類言語	生物聲學的分支。

● ● ● 國際單位系統 ● ● ●

　　科學的測量系統是以現代化的國際度量系統 —— 國際單位系統
（International System of Units）—— 為基礎（縮寫為 SI，由法文名稱 Système
International d'Unités 而來）。國際單位系統使用七個基本單位，包括長度、
質量、時間、電流、熱力學溫度、物量以及光強度（Taylor & Thompson,
2008）。這些單位的導出單位由基本單位定義而來，並使用度量的字首來量
化這些單位（表 1.2 及 1.3）。國際單位系統由兩個相關的系統組成：MKS 與
CGS。這兩個系統都以測量距離、質量與時間為基礎。在 MKS 系統中，m 代
表公尺，k 表示公斤，s 表示秒。在 CGS 系統中，c 表示公分，g 是公克，s 則
是秒。CGS 系統比 MKS 系統使用更小的單位來標示距離與質量。這兩個系
統之間的比率通常是 10 的次方倍。目前較常使用的是 MKS 系統，但有一些
CGS 的單位仍然使用在不同的應用上（Rowlett, 2000）。

表 1.2　MKS 系統中的基本單位以及一些導出單位

符號	單位名稱	量
m	公尺	長度（1）
kg	公斤	質量（m）
s	秒	時間（t）
K	克耳文	溫度（T）
m^2	平方公尺	面積（A）
m^3	立方公尺	容積（V）
N	牛頓	力（F）
J	焦耳	能量（E）
W	瓦特	功率（P）
Pa	帕	氣壓（p）
Hz	赫茲	頻率

表 1.3　用以量化度量單位的字首

度量單位	符號	量
giga-	G	十億
mega-	M	一百萬
kilo-	k	一千
hecto-	h	一百
deka-	da	十
deci-	d	十分之一
centi-	c	一百分之一
milli-	m	一千分之一
micro-	μ	一百萬分之一
nano-	n	十億分之一

● ● ● 基本物理學概念 ● ● ●

　　本章節的重點包括與言語產生和知覺相關的許多基本物理學概念。包括質量、力、容積、密度、速率、速度、動量、加速度、慣性、彈性、剛性、功、能量、功率、強度以及壓力。表 1.4 列出相關的物理學概念與定義；表 1.5 列出其中一些單位的公式。

◉ 質量、力、重量、容積與密度

　　質量（mass, m）是物體的基本特質，指的是物體中含有物質的量，以公斤或公克為測量單位。

　　力（force, F）的定義是任何導致物體發生速度、方向或外形改變的影響作用。在 MKS 系統中以**牛頓**（newton）為測量單位，在 CGS 系統中以**達因**（dyne）為測量單位。1 牛頓為使質量 1 公斤物體產生 1m/sec^2 的加速度時需要的力（kg-m-s^2）；1 達因為使質量 1 公克物體產生 1cm/sec^2 的加速度時需要

表 1.4　相關的物理學概念

概念	定義	測量單位
質量（Mass）	物體中物質的量	公克或公斤
力（Force）	任何導致物體發生速度、方向或外形改變的影響作用	牛頓
重量（Weight）	重力作用在某物體上的力	牛頓
容積（Volume）	被液體、固體或氣體填滿的三度空間的量	公升
密度（Density）	每單位容積中所含物質的量	g/cm^3、kg/m^3、g/mL
速率（Speed）	特定單位時間內行進的距離	m/s
速度（Velocity）	特定單位時間內朝某特定方向行進的距離	m/s
動量（Momentum）	質量乘以物體行進的速度	$kg \times m/s$
加速度（Acceleration）	速度因時間產生改變	$a = F/m$，或 $F = ma$
慣性（Inertia）	物體對於改變其運動或靜止狀態的抗拒	公克或公斤
彈性（Elasticity）	物質受到外力（應力）影響產生形變後恢復成原本外型的特質	
形變（Deformation）	物體受到施力而產生外型或大小的改變	
應變（Strain）	物體所承受的形變相對量	
剛性（Stiffness）	有彈性的物體在外力施加下對形變的抗拒	力／公尺
功（Work）	使物體移動一段距離的力	焦耳
能量（Energy）	作功的能力	焦耳
功率（Power）	單位時間內作的功或消耗能量的速率	瓦特
壓力（Pressure）	垂直作用於單位面積的力	帕斯卡

表 1.5　相關單位與導出量的公式

單位／導出量	公式
速度	距離／時間
加速度	力／質量
力	質量 × 加速度
壓力	力／面積
功	力 × 距離
功率	功／時間
強度	功率／面積

的力（g-cm-s^2）。1 牛頓等於 10 萬達因。

　　重量（weight）的定義是指重力作用在某物體上的力，並且與它的質量互有關聯。重量是一種力，因此以牛頓來測量。1 公斤的質量在地球表面標準情況下重 9.8 牛頓。相同質量在月球表面上測量起來比較輕，因為月球上的引力較小。質量越大，施加在物體上的重力就越大，因此重量越重。

　　容積（volume）的定義是指被液體、固體或氣體充塞的三度空間的量。在測量系統中標準的容積單位是公升。1 公升等於 1000 毫升（mL）或是 1000 立方公分（cc）。

　　密度（density）的定義是每單位容積中所含物質或物體的量，或是質量除以容積。密度的測量單位是 g/cm^3、kg/m^3，或是 g/mL。水的密度是 1.00 g/mL，或是 1000 kg/m^3。鹽的密度是 2.16 g/mL，而金的密度是 19.30 g/mL。鉛的密度大約是水的十倍，而保麗龍的密度大約是水的十分之一。

● 速率、速度、動量、加速度與慣性

　　速率（speed）指物體在特定單位時間內行進的距離，測量單位是 m/s。**速度**（velocity）的數值與速率相同，但須指明行進的方向。

　　動量（momentum）為質量乘以物體行進的速度，以 Kg×m/s 表示。較大

質的物體比起較小質量的物體會有較大的動量。物體的動量與它的速度成正比。改變物體的質量和（或）速度會改變物體的動量。如果物體是靜止的，它的動量就是零。

　　加速度（acceleration, a）指的是速度因時間產生改變。物體的加速度與所施加的力成正比，與物體的質量成反比。這是「牛頓第二運動定律」，等式為 a = F/m，或是 F = ma（a = 加速度；F = 力；m = 質量）。在施力維持恆定的狀態下，物體的質量越大，則加速度越小，若物體的質量越小，則加速度越大。

　　慣性（inertia）指的是任何物體對於改變其運動或靜止狀態的抗拒。此為「牛頓第一運動定律」：物體的速度在沒有外力的施作下會維持恆定。抗拒的來源是物體的質量，因此慣性的測量單位為公克或公斤。必須施力才能開始或改變物體的運動。

◉ 彈性與剛性

　　彈性（elasticity）是指物質受到外力影響產生形變後恢復成原本外型的特質。此處的外力稱為應力（stress）。相反的，形變（deformation）指的是物體受到施力而產生外型或大小的改變。物體所產生形變的相對量稱為應變（strain）。彈性指的是將物體位移一些距離所需的力，以剛性（stiffness, K）為測量單位。因此剛性指的是有彈性的物體在外力施加下對形變的抗拒。力的測量單位為牛頓，距離以公尺為測量單位，因此剛性可以表示為 K = 力 / 公尺。物體的剛性越強，將其位移所需的力就越大。

◉ 功、能量、功率與強度

　　功（work）為施力使物體移動一段距離時所產生的量，以牛頓乘以公尺表示。功的單位在 MKS 系統中稱為焦耳（joule），在 CGS 系統中稱為爾格（erg）。1 焦耳等於施 1 牛頓力使物體移動 1 公尺的功。1 爾格等於施 1 達因的力使物體移動 1 公分的功。

　　能量（energy）的定義是作功的能力。能量的形式包括化學能、電能、熱

能、幅射能、光能、機械能、聲能以及核能。能量分成動能或位能。位能是指任何有質量的物體在力場中佔有一席之地時所內含的能量。例如，一個放在書架上的杯子有位能。動能則存在於有質量的運動物體中。舉例來說，如果杯子從書架上掉落，在掉落的過程中位能就轉換成動能。因為能量以功為基礎，所以和功一樣使用焦耳為單位。要作 100 焦耳的功，要使用 100 焦耳的能量。

功率（power）指的是單位時間內作的功或消耗能量的速率，以瓦特（watt）為測量單位。因此，功率用於測量功可以在多短的時間內完成，也就是功率等於功／時間。1 瓦特等於 1 焦耳／秒。1 秒鐘使用 100 焦耳的能量得以產出 100 瓦特的功率。這表示在等量的功之中，功率和時間成反比。因此，較強引擎比起較弱引擎可以在較短時間內完成等量的功。

強度（intensity）指的是每單位面積的功率，在 MKS 系統中以瓦特／平方公尺（watt/m^2）表示，在 CGS 系統中以瓦特／平方公分（watt/cm^2）表示。

◉ 壓力

壓力（pressure）的定義為垂直作用於單位面積的力。在 MKS 系統中以帕斯卡（pascal, Pa）為測量單位，等於在 1 平方公尺面積上施加 1 牛頓力。帕斯卡的倍數單位很常見，例如十帕斯卡、千帕斯卡。在 CGS 系統中，壓力的測量單位是達因／平方公分（dyne/cm^2），也稱為微巴（microbar）。1 達因／平方公分等於 1 微巴。微巴和帕斯卡是相關的單位，1 微巴等於 0.1 帕斯卡，10 微巴等於 1 帕斯卡。1 微帕斯卡（µPa）等於 1 帕斯卡的百萬分之一。壓力也可以公分水柱（cm H$_2$O）為測量單位，意指使水柱升高的壓力量（圖 1.1）。帕斯卡與公分水柱是相關的：1 千帕斯卡等於 10 公分水柱。比較舊式的單位名稱是磅／平方英寸（pound/inch^2, psi），美國還在使用中。表 1.6 列出壓力的單位以及各單位間的關聯。

具備了對基本科學概念的了解與測量單位的認識，我們現在得以檢視聲音的本質，並了解聲音透過怎樣的過程產生以及如何從說話者傳遞給聽者。

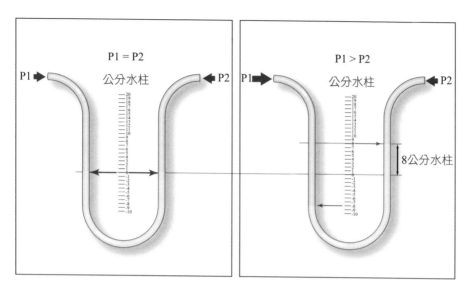

圖 1.1　以公分水柱測量氣壓

表 1.6　壓力的單位

微巴（μPa）	帕斯卡（Pa）	千帕斯卡（kPa）	公分水柱（cm H₂O）
1	0.1	0.0001	0.001019744
10	1.0	0.001	0.010197443
100	10.0	0.01	0.101974429
9806.38	980.638	0.980638	10.0
4903.19	490.319	0.490319	5.0

● ● ● 聲音：氣壓的改變 ● ● ●

　　聲音的產生源自於某種運動下所產生的擾動，造成氣體介質、液體介質或是固體介質中壓力的改變。任何運動都可能產生擾動，例如將杯子放在桌上，書本掉落到地上，敲擊音叉，或是人類聲帶對聲門的開闔動作。擾動所產生的壓力改變由介質傳遞，可能到達人耳，最後被感知為聲音。因為人類聲音

的產生與知覺系統主要在氣體中運作，我們的討論將著重在空氣中的聲音，而非在固體或液體中。要了解聲音的本質，以及人類聲音產生與接收系統運作的方法，首先要對空氣的特性有所了解。

◉ 空氣的特性

空氣是氣體，主要由氮（78%）與氧（21%）組成，再加上微量的其他元素，包括水氣、二氧化碳以及氬。氣體的分子並非靜止不動，而是由它們所內含的熱能，持續不斷以高速隨機運動。這種隨機運動稱為**布朗運動**（Brownian motion）。在分子移動之際，它們會互相碰撞，也會與所有在它們移動路徑上的物體碰撞──牆壁、家具、人等等。這些碰撞製造出相對穩定的壓力。

◉ 氣壓

正如之前所定義的，「壓力」是垂直作用於表面上的力。舉例來說，當人坐在椅子上，他的身體會對座位的水平面施予向下的力，產生特定量的壓力。但如果這個人是坐在沙發上，所施加的壓力就會比較小，因為力會分散到較大的面積上。壓力在不同地點和區域都可以產生，並且視情況不同可能會增加或減少。因此，需要有指出壓力的地點或類型的方法。氣壓的科學記號是 P，與下標合併可以標記出氣壓的地點。在海平面的大氣壓力（P_{atmos}）被用來當成與其他氣壓比較的基準。海平面的絕對平均氣壓為 101.325 千帕斯卡（kPa）。科學家通常不使用絕對值，而是使用標準單位，將大氣壓力定義為 100 千帕斯卡。這等於 1,000,000 達因／平方公分，大約是 14.7 psi，也大約是指在 4°C 時 1019 公分水柱高。高於海平面，大氣壓力會降低。在海平面以上 500 英尺高，大氣壓力是 99.4 千帕斯卡；在海平面上 1000 英尺高，大氣壓力是 97.6 千帕斯卡；而在海平面上 25,000 英尺高，大氣壓力為 37.6 千帕斯卡。

不同位置的氣壓可能比大氣壓力高或低。例如，汽車輪胎內的氣壓通常約 30 psi，比大氣壓力高許多。高於大氣壓力的氣壓稱為**正壓**（positive pressure, P_{pos}）。如果輪胎被刺破，氣體外洩，壓力就會降低到小於大氣壓力，譬如降到 13 psi。低於大氣壓力的氣壓稱為**負壓**（negative pressure, P_{neg}）。注意，負

壓與真空並不相同。真空是指完全沒有空氣存在，因此完全沒有氣壓。在人體內不同位置的氣壓，例如在肺臟（$P_{alveolar}$）、**氣管**（trachea, P_{trach}）以及口腔（P_{oral}）中的氣壓，在言語產生過程中都扮演重要的角色。

◉ 氣流

　　因為空氣是氣體，所以它的移動方式是可預測的。空氣的分子會自然傾向將自己均勻擴散開來。為了達到均勻化，空氣總是會從高壓區域往低壓區域流動。壓力的差異，稱為「**壓差**」（pressure differential）或「**氣壓梯度**」（pressure gradient），正是造成空氣流動並進而創造出**驅動壓力**（driving pressure）的原因。假使兩個區域間的氣壓沒有差異（亦即沒有壓差），氣體就不會在這兩個區域間流動，也就不會有驅動壓力。氣體在單位時間內流經特定表面的運動量稱為**流量**（flow）。流量的測量單位是公升／秒（L/s）、公升／分鐘（L/min）、毫升／秒（mL/s），或是毫升／分鐘（mL/min）。流量的速度稱為**氣體體積速度**（volume velocity）。要記得，速度指的是朝某特定方向行進的速率。因此，氣體體積速度指的是朝特定方向移動的氣體體積的速率。

　　氣體的流動可以有不同平順度或擾動度（圖 1.2）。平順流動的氣體，其分子以平行的方式和相同的速度移動，稱為**層流**（laminar flow）。**擾流**（turbulent flow）則是發生於氣體行進路徑上有阻礙的擾動氣流。當這情形發生時，氣流運動變得比較不規律，產生了打旋和小渦流。這些打旋的渦流造成氣壓不規則的變化。層流和擾流就像河流中流動的水，當河水不受阻撓時，水流平順，水分子以等速且平行的方式行進。當岩石阻擋，水流繞過岩石，水流就會變得擾動，造成些微的局部水壓改變。氣流的平順或擾動是言語產生的一個很重要面向。在接下來的章節中會詳述，母音是由比較平緩的層流產生；子音則是由較為擾動的氣流造成。

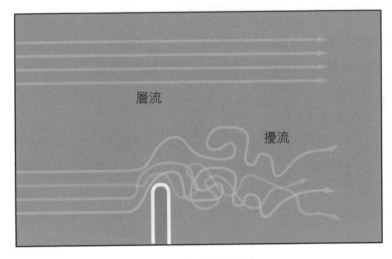

圖 1.2　層流與擾流

◉ 氣壓、氣體體積與氣體密度的關聯

　　氣壓、氣體體積與氣體密度有系統性的相關性。氣體體積與氣壓成反比關係，當特定空間的體積增加時，只要密度與溫度維持不變，這空間內的氣壓就會下降（V↑，P↓）。當空間的體積減少，在氣體密度與溫度不變的情況下，氣壓會上升（V↓，P↑）。氣壓與密度則呈正比，密度越高，壓力越大（D↑，P↑）；密度越低，則壓力越小（D↓，P↓）。氣體體積、壓力與密度之間的關聯稱為波以耳定律（Boyle's law）。圖 1.3 利用帶有活塞的容器為例，表示這三者的關係。每個容器有相同數量的氣體分子，但活塞插入的深度不同，改變了體積。活塞插入越深，容器中的氣體體積越小。但是，因為容器中的氣體量沒有改變，在這較小空間中的氣體密度（單位容積中某物質的量）就會增加，因為相同數目的氣體分子被擠壓在較小的空間裡。當密度增加，分子與表面的碰撞以及分子間的碰撞會更加頻繁也更加強有力，因此氣壓也會增加。另一方面，當氣體體積增加，氣壓就會降低，因為氣體分子分散在比較大的空間中，因此碰撞比較少，力道也比較弱。當氣體體積不變但密度減少（在相同空間中有較少分子數），氣壓就會跟著降低。

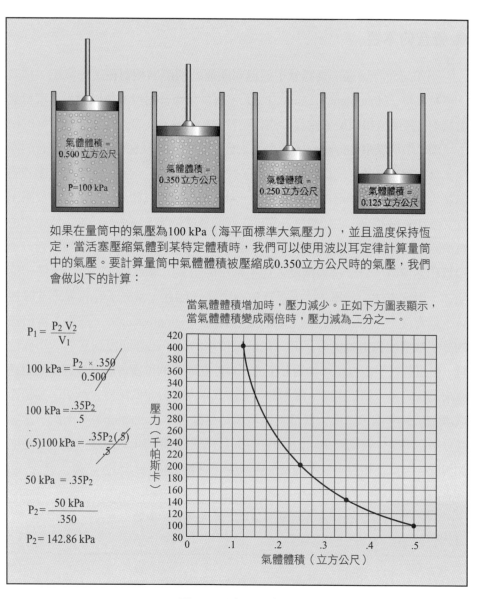

如果在量筒中的氣壓為100 kPa（海平面標準大氣壓力），並且溫度保持恆定，當活塞壓縮氣體到某特定體積時，我們可以使用波以耳定律計算量筒中的氣壓。要計算量筒中氣體體積被壓縮成0.350立方公尺時的氣壓，我們會做以下的計算：

當氣體體積增加時，壓力減少。正如下方圖表顯示，當氣體體積變成兩倍時，壓力減為二分之一。

$$P_1 = \frac{P_2 V_2}{V_1}$$

$$100 \text{ kPa} = \frac{P_2 \times .350}{0.500}$$

$$100 \text{ kPa} = \frac{.35 P_2}{.5}$$

$$(.5)100 \text{ kPa} = \frac{.35 P_2 (.5)}{.5}$$

$$50 \text{ kPa} = .35 P_2$$

$$P_2 = \frac{50 \text{ kPa}}{.350}$$

$$P_2 = 142.86 \text{ kPa}$$

圖 1.3　波以耳定律

◉ 聲音的本質

正如前面討論過，氣體分子透過布朗運動創造出相對穩定的氣壓，稱為「環境氣壓」（ambient pressure, P_{am}）。為了使聲音的現象得以發生，環境氣壓必須被擾動成得以使氣壓從高到低交替變化的狀態。音叉提供一個很好的例子，顯示環境氣壓如何受到擾動產生改變，以及這樣的改變如何導致聲音的產生。當敲擊音叉時，叉齒會開始振動，快速來回擺動。音叉的振動與周圍的空氣產生以下的交互作用：叉齒振動時，對周遭區域的氣體分子引起連鎖反應。當叉齒往外移動時，它們擠壓最靠近它們的氣體分子。這些分子被從原來的位置擠開，進而推擠它們附近的分子。當分子以這種方式被擠壓並且與附近分子接近和碰撞時，分子會被擠壓入比平常小的空間，導致那個區域的氣體密度增加。密度增加引起壓力上升（D↑，P↑）。因此，當分子互相靠近並碰撞時，就會產生一個正壓區域，也就是**壓縮區**（compression）。然而，當沿線的分子被擠壓靠近鄰近分子時，先前被擠壓的分子已經回復到它們的平衡位置。但這些往平衡位置移動的分子並不會停在原先的位置，而是會擺盪到超過原來位置的另一側更遠處。這增加了牽涉其中兩群分子的距離，減少了那個區域中空氣的密度，造成一個低壓區域稱為**稀疏區**（rarefaction）。因此，當氣體分子在平衡位置周圍來回振動時，鄰近分子群之間變化的距離造成密度的增加與減少，以及相對應氣壓的增加與減少（見圖 1.4）。

音叉的振動太快速，人眼無法偵測。可以使音叉振動，浸入一裝水的玻璃杯中，並觀察之。

◉ 為何分子持續振動：彈性、慣性與摩擦力

當氣體分子因受到擾動而開始振動，例如敲擊音叉產生的擾動，它們會在平衡位置周圍微小的距離間來回振動，最後歸於靜止。一旦分子被擾動，三種力會交互作用，使得它們來回擺動一陣子之後才再次靜止下來：彈性、慣性

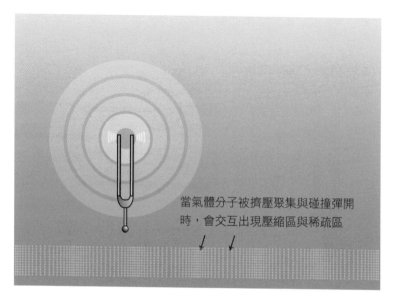

當氣體分子被擠壓聚集與碰撞彈開時，會交互出現壓縮區與稀疏區

圖 1.4　壓縮區與稀疏區

與摩擦力（見圖 1.5）。彈性是一種回復力，它指的是物體在延展、位移或變形後能夠回復到原來大小、形狀與位置的特性。所有具有質量的物體，包括氣體分子，都具有某種程度的彈性。回復力的大小取決於物體位移的程度。**虎克定律**（Hooke's law）指出回復力與位移的距離成正比，並且作用於相反的方向。因此，一個物體位移到離原來位置越遠的地方，將它拉回原來位置的回復力就越強。慣性指的是任何物體對於改變它原本運動或靜止狀態的抗拒。摩擦力則是抵抗運動的力。

　　用橡皮筋就可以很容易的演示虎克定律。將橡皮筋延展到不同的長度，感受在你放手時橡皮筋回彈力量的差異。你延展得越長，回彈的力道就越強。

　　在音叉一開始被敲擊，分子位移之後，分子就因為彈性的作用開始往回朝它們的平衡位置移動。然而它們並不會立即停在原來的位置，由於慣性的緣故，它們會超越過目標位置，往相反方向遠遠擺盪。分子離平衡位置越遠，回

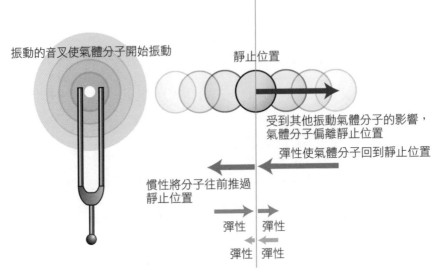

振動的音叉使氣體分子開始振動

靜止位置

受到其他振動氣體分子的影響，
氣體分子偏離靜止位置

彈性使氣體分子回到靜止位置

慣性將分子往前推過
靜止位置

彈性　彈性

彈性　彈性

一旦開始引起偏移的源頭停止，慣性與彈性會使分
子繼續以漸緩的動作振動，但由於鄰近分子的摩擦
力超過彈性與慣性，分子最終回到靜止位置。

圖 1.5　彈性與慣性

彈力就越強，最後會贏過慣性，並開始將分子再次拉回平衡位置。慣性再次使
分子擺盪超過原來的位置，直到回彈力將它們往相反的方向拉回。因此，分子
由於彈性與慣性的交互作用而在原來的位置附近來回擺盪。這意思是，聲音來
源的原始擾動（在我們的例子中是敲擊音叉）不需要重複進行來使聲音繼續下
去，至少短時間內不需要。

　　氣體分子的振動並不會無限持續下去。因為有氣體摩擦阻力，分子每次
在它們的平衡位置附近來回移動時，振幅都會微微減少。振幅（amplitude）指
的是分子位移時距離靜止位置的最大距離。振幅取決於原始擾動的強度：擾動
越強，分子的位移就越大。振幅的減少稱為**衰減**（damping，或稱阻尼）。衰
減最終使得分子再次安頓回到它們的平衡位置。在這個時候，環境氣壓不再有
改變。

氣體分子在靜止位置周圍的運動可以用鞦韆比喻。當鞦韆被推動時，它會離開推動鞦韆的人一些距離，然後在靜止位置附近來回擺動。鞦韆移動的距離取決於推動時使力的程度。如果鞦韆沒有再次被推動，它會在原始位置附近前後擺動一段時間，每次前後擺動的距離會減少，直到它停止擺動。

◉ 聲音傳播

只要振動持續進行，氣壓的交替增減現象就會以如同波浪一般的動作，以音源為中心，透過空氣，向外朝無限放大的球體範圍傳播出去（見圖 1.4）。如果耳朵位在其中一些振動氣體分子的傳播路徑中，在音波衝擊到**鼓膜**（tympanic membrane, TM; eardrum）時，它就會偵測到氣壓的起伏。在一瞬間，鼓膜會偵測到對應壓縮區的高壓，緊接著為對應稀疏區的低壓。高壓使鼓膜稍微往內移動，而低壓則將鼓膜稍微往外拉。因此，鼓膜會因為抵達耳朵的氣壓不同而朝內或向外振動。鼓膜的振動使中耳內的**聽小骨**（ossicles）開始振動。而聽小骨的振動則使得內耳的液體開始振動，引起內耳中毛細胞（神經細胞）的刺激作用。對神經細胞的觸發產生神經衝動，經過聽力傳導路徑抵達神經系統中的適當位置，然後被大腦解讀為聲音。在第八章中會仔細介紹壓力波如何轉變為聲音。

有一個很重要的觀念要了解，音源所造成的氣壓改變並不只影響單一方向，而是各個方向都受到影響。圖 1.6 顯示氣壓的增減如何從音源朝四面八方往外放射出去。只要試著從一個講話的人身邊走開就可以很輕易地領會這個事實。雖然隨著你遠離，講話者聲音會變小，但不論你是朝哪個方向移動，至少有一陣子都還是聽得到聲音。

◉ 聲音的波動

音波是描述在介質中壓力交替增減的移動。波動的特性是個別分子以最小限度的移動，並藉由分子運動產生的壓力變化，得以大範圍傳播。換句話

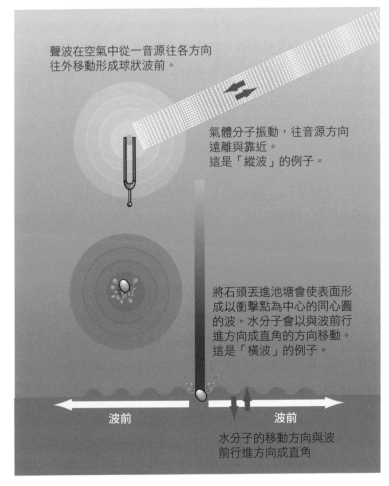

聲波在空氣中從一音源往各方向
往外移動形成球狀波前。

氣體分子振動，往音源方向
遠離與靠近。
這是「縱波」的例子。

將石頭丟進池塘會使表面形
成以衝擊點為中心的同心圓
的波。水分子會以與波前行
進方向成直角的方向移動。
這是「橫波」的例子。

波前

波前

水分子的移動方向與波
前行進方向成直角

圖 1.6　縱波與橫波

說，一旦分子開始振動，並不是每一個分子（或一團分子）本身會遠距移動到
聽者的耳朵。事實上，分子只是暫時從靜止位置被擾動，在它們的平衡位置附
近微微移動，直到移動停止，分子回到原來的位置為止。是分子擾動所產生的
氣壓改變，移動到聽者的耳朵。

◉ 縱波與橫波

　　波可以是縱波或橫波（圖 1.6）。水的波動是橫波，也就是說，水的各個分子上下移動，與波行進的方向成直角。我們都很熟悉石頭丟進池塘時，漣漪向外以同心圓呈現的現象。這些漣漪就是波，由水分子上下移動並朝各個方向傳遞擾動形成。聲波是縱波，縱波中各個分子移動的方向平行於波的行進方向。當敲擊音叉引起氣體分子振動，氣體分子振動的方向與波的行進方向相同，縱波會行經氣壓受到改變的空氣。與水波相似的是，當音波由音叉或其他振動物體產生時，音叉附近的氣體受到擾動，所以氣壓的改變以音叉為中心向各方向發散。振動源周圍的壓縮區旁會緊鄰著稀疏區，而後緊接著是另一個壓縮區與另一個稀疏區，以此類推，往外向四面八方的球體範圍擴散。這球體範圍最外側的區域稱為**波前**（wave front）。

> 　　把一個彈簧玩具放在桌上並把它伸展開。注意，在平衡位置時，每一圈彈簧間是等距的。現在，握住彈簧玩具的兩端，將第一圈彈簧前後振動數次，觀察擾動造成的波（彈簧圈互相接近和互相遠離）移動到此彈簧玩具的另一端。接著將第一圈彈簧上下搖動，橫波就會產生。

　　越遠離源頭，氣壓的改變就會越衰減。當音波傳播時，因為波前的面積和它與源頭的距離平方成正比〔稱為**平方反比律**（inverse square law）〕，音波的定量能量被分布於成指數成長的範圍裡，聲音的聲學能量會減少為距離平方分之一。舉例來說，距離音源兩倍距離的音波能量會分散於四倍的面積中，因此強度是音源處的四分之一；距離音源三倍距離的音波能量會分散在九倍的面積之中，能量強度也相對減少。

◉ 質量／彈簧系統

　　到目前為止的討論，一直著重在使用音叉振動為例。振動也可以用質量／彈簧系統來表示（圖 1.7）。這樣的系統由一特定質量的方塊連接在彈簧上組

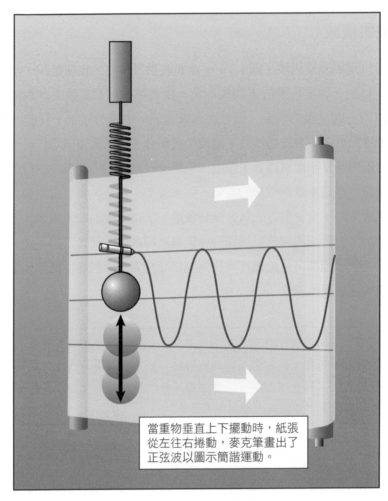

當重物垂直上下擺動時，紙張從左往右捲動，麥克筆畫出了正弦波以圖示簡諧運動。

圖 1.7 質量／彈簧系統

成。彈簧固定在一端，與方塊連接的一端可以自由移動。當沒有擾動時，由於淨力為零，這系統處於平衡狀態。假使這方塊被拉動，然後被放開，彈簧及與其連接的方塊會由於彈力作用朝靜止位置回彈，但會因為慣性作用而超過靜止位置。在物體與彈簧持續超過靜止位置的同時，彈性回復力會增加，並且再次將物體與彈簧拉往平衡位置。正如音叉的例子一般，系統在靜止位置附近的來往動作會逐漸失去振幅，終至消失。

◉ 簡諧運動

音叉的振動與質量／彈簧系統的運動都是**簡諧運動**（simple harmonic motion, SHM）。當作用於物體的回復力（亦即彈力）與物體從平衡位置的位移成正比，但方向相反（亦即朝向它的平衡位置）的情況下，會發生簡諧運動。另一個思考簡諧運動的方式是以環狀物體（如輪子）定速沿著直線前進為例，這物體的運動可以正弦波圖示（圖 1.8）。

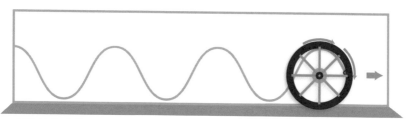

想像輪子沿著一平面定速滾動。輪子上裝有麥可筆在一旁牆上畫下滾動輪子的路徑。畫出來的線會是描繪簡諧運動的波。

圖 1.8　簡諧運動以正弦波表示

簡諧運動具有在平衡位置加速，在端點減速的運動模式特性。鞦韆的例子足以說明這個運動。當有人推動鞦韆時，它會離開推鞦韆的人到最遠的距離，距離依推力大小而定。當它接近最大距離的點時，速度會減緩並短暫停頓。接下來鞦韆會轉向並開始朝推鞦韆的人移動。當它這樣做時會加速，在經過它的靜止位置時會達到它的最快速度。當它繼續往推鞦韆的人移動時速度會再次減緩，直到鞦韆短暫停頓，然後再次轉向。這運動的模式會持續但振幅會遞減，直到運動停止。

◉ 頻率、週期、波長、速度以及振幅

當物體振動時會有特定的速度，振動也有特定的振幅。振動產生的波在介質中以特定的速度行進。圖 1.9 說明頻率、週期、波長與振幅等相關的概念。

> **頻率** = 每秒中振動循環的次數。測量單位為赫茲（Hz）。
> **週期** = 完成一次完整振動循環所需的時間。測量單位為秒。
> **波長** = 一次完整振動循環涵蓋的距離。測量單位為公尺。
> **振幅** = 從靜止位置偏移的最大位移。

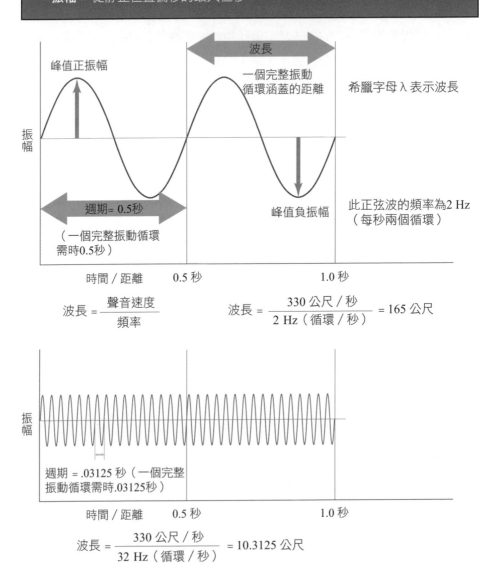

$$波長 = \frac{聲音速度}{頻率}$$

$$波長 = \frac{330 \text{ 公尺／秒}}{2 \text{ Hz（循環／秒）}} = 165 \text{ 公尺}$$

$$波長 = \frac{330 \text{ 公尺／秒}}{32 \text{ Hz（循環／秒）}} = 10.3125 \text{ 公尺}$$

圖 1.9　頻率、週期、波長與振幅

頻率

音叉叉齒來回振動一次，或是氣體分子在平衡位置附近來回振動一次，即是一個振動循環。也就是說，一個振動循環指的是當叉齒或氣體分子從原始位置移動到距離原始位置最遠距離，之後返往靜止位置移動，接著朝相反方向移動到最遠端，然後再次回到平衡位置的這段過程。對聲音而言，振動的週期一般是以壓力改變來描述，而非以分子的個別運動來表示。就聲學上來說，振動的循環包含了一段從 P_{am} 上升的氣壓（壓縮區），一段下降的氣壓回到 P_{am}，一段下降到比 P_{am} 低更多的氣壓（稀疏區），然後回到基準的 P_{am}。振動的循環單位是次數／秒。音叉的叉齒可能會以**每秒 100 次循環**（cycles per second, cps）的速度振動，致使周圍的氣體分子也以 100 cps 的速度振動。如果這振動最終抵達了聽者的耳朵，聽者的鼓膜也會以 100 cps 的速度振動。每秒中振動循環的次數稱為**頻率**（frequency），頻率的測量單位是**赫茲**（hertz, Hz）。所以，以 100 cps 振動的音叉頻率為 100 Hz，在此 100 Hz 聲波行進路徑上的鼓膜也會以 100 Hz 的頻率振動。頻率也可以千赫茲（kHz）表示：1000 Hz 等於 1 kHz，2500 Hz 等於 2.5 kHz。頻率在本章稍後會有更詳細的討論。

週期

週期（period）指的是一次振動循環所需的時間。例如，頻率為 100 Hz 的聲波在 1 秒中有 100 次振動循環。假設聲波中每一次振動循環持續的時間都一樣長，那麼很清楚的，每一次振動循環會花費 1/100 秒（0.01 秒）。週期以 t 表示。頻率為 250 Hz 的聲波，週期為 1/250 秒，或是 0.004 秒（$t = 0.004$ 秒）。同樣的，週期為 0.002 秒（1/500 秒）的聲波，其頻率為 500 Hz。由這些例子可見，頻率與週期互為倒數。它們之間的關係可以公式 $F = 1/t$ 表示，其中 F 為頻率，t 是週期。如果知道聲波的頻率，它的週期就會是頻率的倒數；如果知道聲波的週期，那麼週期的倒數就是它的頻率。

聲波可以是週期性的或是非週期性的。聲波中如果每次振動循環花費的時間都相同，稱為**週期性的**（periodic）。就知覺上來看，這樣的聲波會有樂

音和特定的音調。例如,吉他或小提琴振動的琴弦會產生帶有樂音和音調的週期性聲波。然而,並非所有聲波中的振動循環都持續一樣長的時間。有的聲波中可能有一個振動循環持續 0.002 秒;接下來的循環持續 0.003 秒,然後下一個持續 0.001 秒等。聲波中的振動循環持續時間不等長的情形稱為**非週期性的**(aperiodic)。由於此種聲音沒有固定的週期,當然它無法有特定的頻率或是音調。就知覺上來說,這樣的聲波聽起來像噪音。如果你拍手或由齒間發出嘶嘶聲,你發出的就是非週期性的聲波。

波長

聲波行進於空間中,聲波行進的距離稱為它的**波長**(wavelength, λ)。波長指的是一個完整壓力變化循環所涵蓋的距離,以公尺或公分表示——亦即聲波中任一振動循環起始點到下一個振動循環相同位置的距離。頻率、週期與波長關係密切。頻率越高(每秒振動循環越多),週期的持續時間越短,波長也越短。頻率越低(每秒振動循環越少),週期的持續時間越長,波長也越長。

速度

波行進的快慢(速度)取決於介質的密度與彈性。例如,因為水的密度比空氣大,聲音在水中行進的速度是在空氣中的四倍,在像鋼這樣的固體中傳遞速度更快。在 0°C(32°F)狀況下,聲音在空氣中的行進速度大約是為 331 m/s(每秒 331 公尺)。在 19°C 的狀況下,在水中則是為 1461 m/s。在鋼棒中,聲音的傳遞速度可以達到 5000 m/s(Dull, Metcalfe, & Williams, 1960)。聲音在液體和固體中的速度受溫度的影響不大。然而,在諸如空氣的氣體中,溫度對聲音的傳遞速度有很大的影響。空氣越溫暖,聲音傳遞越快;溫度每上升 1度,聲音每秒速度大約會加快 0.6 公尺(0.6 m/s/°C)(Dull et al., 1960)。例如,聲音在 0°C 空氣中行進速度為 331 m/s,而在 20°C(68°F)時則為 343 m/s(Durrant & Lovrinic, 1995)。

聲波的速度(v)、波長(λ)以及頻率(F)之間的關係可以 $f = v/\lambda$ 表示(頻率等於聲音的速度除以波長),或是以 $\lambda = v/f$ 表示(波長等於聲音的速

度除以頻率）。這關聯性在計算母音產生的某些面向有其重要性，我們在第六章中會加以探討。

振幅

振幅是指分子在一段時間中從平衡位置位移的距離，在知覺上與聲音的響度相關。振幅在本章稍後有更詳細的討論。

◉ 以視覺方式呈現聲波：波形

聲波是無形的；壓力的變化細微且無法以肉眼看到。這在了解與研究聲音時會是一個問題，因為聲音稍縱即逝而且沒有實體。幸好可以用圖像呈現聲波，這在幫助將聲音的本質與特質視覺化上有極大的幫助。波形（waveform）是一種圖表，以時間為橫軸，振幅為縱軸。振幅代表任何以圖表顯示的量。例如，它可以顯示音叉叉齒的位移，也可以顯示音叉振動造成的分子位移。如果在音叉的叉齒上裝上一支筆，使它可以在叉齒前後擺動時跟著移動，並且在圖紙上留下行進的路徑，那麼畫出的波形的縱軸就會顯示出叉齒在靜止位置附近振動時的位移，橫軸則顯示出叉齒移動的時間。現在想像將筆附著在一個分子上，使它在靜止位置附近振動時得以畫出類似的波形。這時候產生的波形並不會描繪出音叉叉齒的動作，而是氣體分子在這段時間中動作的振幅。在處理聲音時，波形呈現出來的是分子運動所產生的氣壓改變。因此，聲學的波形顯示出氣壓的振幅隨時間而改變。如果在圖的中間畫一條線，它代表的是正常的環境氣壓，或指基準氣壓。當這條線高過基準線，表示壓力上升（壓縮區），這條線所處的高度表示壓力增加的程度。當這條線低於基準線時，表示壓力減少（稀疏區），這條線所處的位置表示壓力減少的程度（圖 1.10）。

波形在展現聲音不同特性時很便利。知道波形的波峰個數就可以算出波的頻率。測量每個振動循環的時間就可以得知波的週期。此外，由於縱軸測量壓力改變的強度，肉眼可以很容易看出波的相對振幅以及波是否在衰減中。形狀是另一個可以從波形看出來的聲音面向。平滑變化的形狀，即**正弦波**（sinusoid），顯示出這波是以簡諧運動方式振動的**純音**（pure tone）。如果

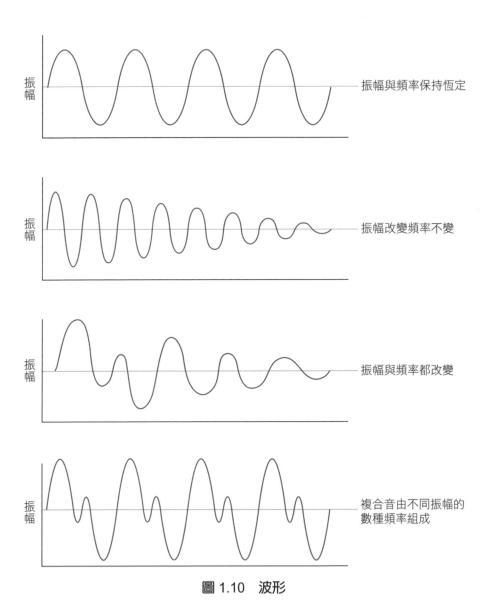

圖 1.10　波形

波裡所有的振動循環以可預測的方式重複進行，這個波就是週期波。如果各個振動循環看起來相異而且花費的時間不同，這個波就是非週期波。如果波的振幅隨時間遞減，表示這個波正在衰減中。如果波裡的振動循環規律地重複發生，但是波的形狀不是正弦波（振動循環的外觀上看起來比較不規則），那麼

這個波描繪的是一個週期性的複合音（在下一個段落中討論）。

● ● ● 純音與複合音 ● ● ●

◉ 純音

　　聲音可以由一個或更多的頻率組成。只有一個頻率的聲音稱為純音。這種聲音是物體以簡諧運動（SHM）振動時產生，圖示為正弦波（見圖 1.8 和 1.10）。就知覺而言，純音就像是音階上一個特定的音調，並且**音質**（quality）單薄。

◉ 複合音

　　複合音（complex sound）的特徵為它的波是由兩個或更多的頻率組成。複合音出現在不同頻率的波相互合併（干涉）的情況下（見圖 1.10 和 1.11）。干涉造成氣體分子更複雜的振動。為對應複合音波較複雜的分子運動，鼓膜在接收這種波時也會以較複雜的方式振動。

> 　　我們可以將進行簡諧運動的氣體分子想像成以規律等距的方式前後走路，而複合音波中的氣體分子在靜止位置附近振動時，則是跳著較複雜的「舞步」。走路和跳舞都是有固定形式的運動，但比起走路，跳舞時形式會更複雜更多變。

◉ 週期性與非週期性複合音波

　　複合音可以是週期性或非週期性。週期性的複合音由一連串相互間有系統相關性的頻率組成：這聲音的最低頻率為**基頻**（fundamental frequency, F_0），基頻上方的頻率稱為**諧波頻率**（harmonic frequencies），或簡稱諧頻。複合音中的諧頻是基頻的整數倍。例如，如果一個複合週期波的基頻是 100 Hz，諧

言語科學
理論與臨床應用

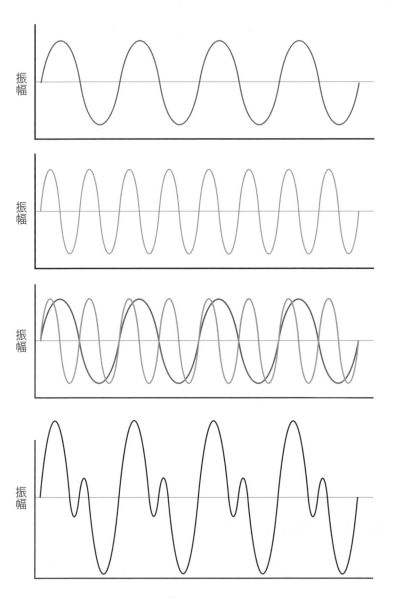

圖 1.11　純音結合成為複合週期音

頻就會是 200 Hz、300 Hz、400 Hz、500 Hz 等。一個基頻為 300 Hz 的複合週期波，它的諧頻就會是 600 Hz、900 Hz、1200 Hz 等。複合週期波有樂音與確切的音調，而且聽起來比純音的聲波更渾厚、更響亮。事實上，聲波中的諧頻越多，聽起來會更響亮，反之亦然。大部分的樂器發出的聲音和人聲都是週期性複合音。

週期性複合音中的諧頻可以透過**傅立葉分析**（Fourier analysis）確認。Jean-Baptiste Fourier（1768-1830）是一位法國數學家，他說明任何複合音波都可用它的組成頻率、振幅與相位（phase）的總和來表達。傅立葉分析是高度複雜的數學運算，現今由電腦進行。

非週期性複合音同樣內含兩個或更多的頻率，但是各頻率間並無系統性的相關。反倒是由範圍很廣的各種頻率組成這個音。舉例來說，某一個非週期性的複合音涵蓋的頻率範圍可能是從 100 Hz 到 5000 Hz。另一個非週期性複合音的頻率範圍則可能在 2000 到 4000 Hz 之間。這樣的聲波聽起來像噪音，沒有樂音也沒有音調，例如蒸氣從暖氣機散逸出時發出的聲音或是拍手聲。非週期性複合音有兩種，以持續時間的不同來區分。連續音（continuous sound）可以拉長，而暫音（transient sound）持續的時間極短。從暖氣機散逸出來的蒸氣聲是連續的，而拍桌子的聲音則是短暫的。

◉ 圖示聲波：頻譜

雖然波形提供關於頻率、週期、振幅與形狀的訊息，但它們並無法將週期性複合音中個別的諧頻視覺化。諧頻在**線頻譜**（line spectrum）（圖 1.12）中可以呈現得最清楚。在線頻譜上，橫軸表示頻率，從左開始為低頻，往右為高頻。縱軸表示振幅，但和波形不同的是，它並不是表示壓力變化的振幅，而是表示聲音中每一個諧頻聲音能量的大小。聲波中的每一個頻率，包括基頻，都由一條垂直線表示，直線的高度表示那個特定頻率的振幅。因此，在線頻譜中所描繪的是聲音的**諧波含量**（harmonic content）──也就是聲音中的頻率與其相對應振幅之間的關係。就知覺上來說，諧波含量與音質或音調相對應。中央 C 由長笛吹出與小提琴拉奏出的聲音聽起來會有點不同，就是因為雖然基

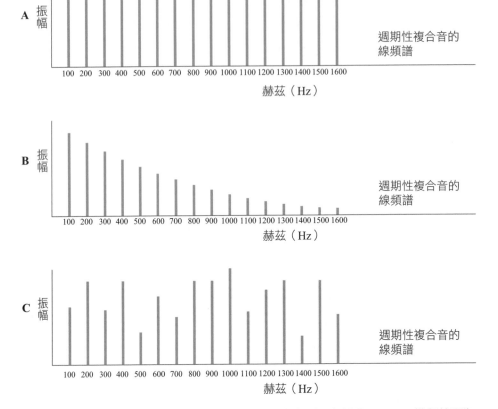

圖A、B、C代表週期性複合音。每個聲音的基頻（F_0）都是100 Hz，諧頻範圍為200到1600 Hz。這三者的諧波含量不同，因為諧波的振幅不同。這三個音有相同的音調但是音質不同。

圖 1.12 頻譜

頻相同，但是兩者諧波含量是不同的。

線頻譜同樣可以清楚顯示出某個音是否為純音（在線頻譜中只會有一條線）或是複合音（不只一條線）。在**頻譜**（spectrum）上看不到的是時間。線頻譜上顯示的頻率是在某一瞬間出現在聲音中的頻率。因此，雖然在頻譜上可以看得到詳細的諧頻資訊，但是因為看不出隨著時間改變的整體振幅變化，所以無法判斷這個音是否正隨著時間衰減或在其他方面有改變。

將波形與頻譜間的差異想成是影片與照片間的差異。頻譜就像是某人在某一瞬間拍下的影像；波形則像是影片，可以從影片中這個人走動及做出不同動作看出隨時間發生的改變。

線頻譜不用來描述非週期性複合音，因為這種聲音的特色是具有寬廣的頻帶。這種波的**輪廓**（envelope）並非以畫出極度靠近的多條垂直線表示，而是以將聲音中所有組成頻率連結在一起的曲線表示。這種頻譜稱為**連續頻譜**（continuous spectrum）（圖 1.12 和 1.13）。正如在線頻譜上顯示出的週期性複合音，代表每個頻率那條線的高度顯示的是該頻率的聲音能量強度。從連續頻譜上無法看出的是聲音的持續時間，因此無法判斷它是連續音或是暫音。

分辨波形與頻譜是重要的，因為它們所提供的資訊非常不同。例如，圖 1.14 顯示的是波形圖上一條水平線，它表示靜音，因為壓力是固定的，不隨時間變化。然而，頻譜上的水平線表示的是內含某範圍內所有頻率的非週期性複合音。

● ● ● 聲音的吸收、反射、折射與繞射 ● ● ●

截至目前，我們的討論著重於聲音在空氣中如何傳送，並未將聲波在傳送路徑中可能會遇到的物體或邊界列入考慮。事實上，當音波與牆壁、天花板、地板、樹或任何其他物體接觸時，它們可能會也可能不會穿越這些邊界傳送出去。由振動源產生的聲音稱為**入射波**（incident wave）。入射波可以被傳遞、吸收、反射、折射或繞射。在有厚重水泥牆的房間裡，只有少量入射波的聲音能量能夠穿過牆壁傳送出去；然而在牆壁單薄的房間裡，大部分的入射波能量都可以穿透牆壁傳遞出去。如果並非所有聲音的能量都被傳遞出去，那麼沒有被傳遞出去的部分，有些可能是被吸收掉，有些則可能被反射了。

吸收（absorption）基本上會造成波的衰減，伴隨著氣壓的遞減。邊界的材質不同，造成它們所能吸收聲音能源的量不同。柔軟多孔並（或）有粗糙表

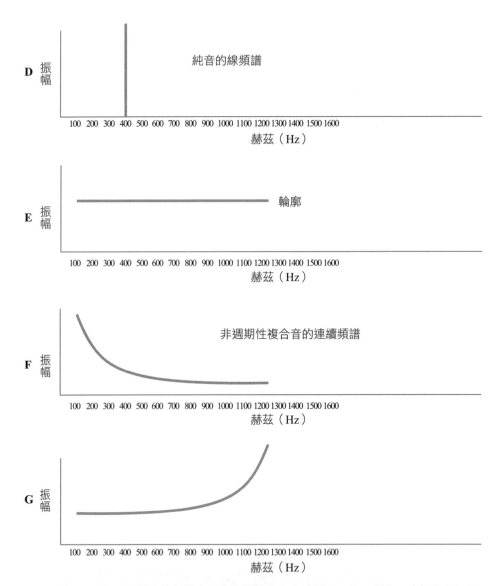

圖 E、F 和 G 是以連續頻譜表示非週期性複合音的例子。圖 E 所表示的聲音在每個頻率的振幅都是相同的;圖 F 所表示的聲音則是在低頻有較強的振幅,圖 G 所表示的聲音則是在高頻有較強的振幅。

圖 1.13　更多的頻譜

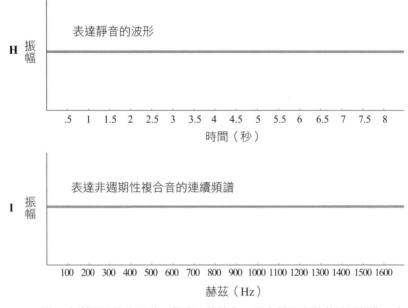

圖 H 上所顯示的水平線，代表 8 秒鐘內，壓力並沒有隨著時間變化，也就是靜音狀態。圖 I 的水平線是從 0 Hz 延伸到 1600 Hz，代表一個非週期性複合音。

圖 1.14　波形與頻譜

面的材質可以吸收大部分的聲音能量；堅硬或緻密並（或）有光滑表面的材質，吸收能力比較差。因此，不同材質可以運用在不同的聲學目的上。例如吸音磚，一種特殊的材質，通常會特別裝在天花板上，用以吸收聲音並防止聲音傳遞出去。通常言語與聽力實驗室的牆壁及天花板會以這種方式做聲學處理，目的是吸收聲音並減少來自外界的噪音。

　　反射（reflection）是指沒有傳遞出去或被吸收的聲音，一部分會從邊界的表面反彈回去，並且往入射波的相反方向行進（圖 1.15）。反射的量取決於邊界表面的類型。堅硬光滑的表面會比柔軟粗糙的表面反射更多的聲音。這現象與鏡子運作的方式很類似。鏡子經過特殊處理使它有堅硬光滑的表面，因此它不會傳遞或吸收光波，而是將它們反射回去，使影像得以被看見。

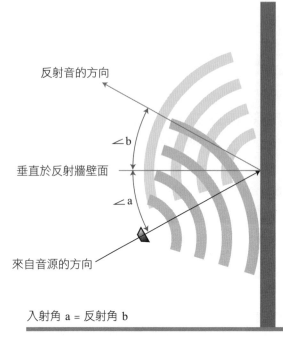

反射音的方向

∠b

垂直於反射牆壁面

∠a

來自音源的方向

入射角 a = 反射角 b

圖 1.15　聲音的反射

　　折射（refraction）是由於空氣中局部的溫度差異造成聲波改變方向而產生。回想一下，先前提到溫度影響聲音行進的速度。溫差會使聲波往低溫的方向折射（彎曲）。舉例來說，白天的氣溫在靠近地面時最高，越往上越低。在高處音速降低，使得聲波往上折射。然而在晚上，氣溫在接近地面時最低，越往上越高，因此聲波往下折射。圖 1.16 以湖水造成的溫差為例說明折射的現象。

　　繞射（diffraction）指的是當聲波行經缺口或繞過障礙物時方向的改變（圖 1.17）。聲音的波長越長（亦即頻率越低），聲波繞射越明顯。有些動物，像是森林中的鳥類與大象，使用低頻聲音溝通，因為這些聲音較容易繞過像是樹或植物等的障礙物。

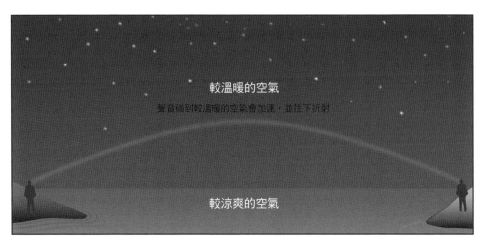

在夜間可能發生的逆溫現象，將冷空氣包覆在一層溫暖空氣的下方。接近地表的聲波在冷空氣中行進較緩慢，而在上方溫暖空氣中行進的聲波速度比較快。這造成聲波被折射回地表。你如果曾經注意過，在寂靜的夜晚，聲音在湖面可以傳到很遠的地方，你可能就體驗過這種現象。接近湖面的冷空氣與上方的暖空氣使得音波折回湖面。

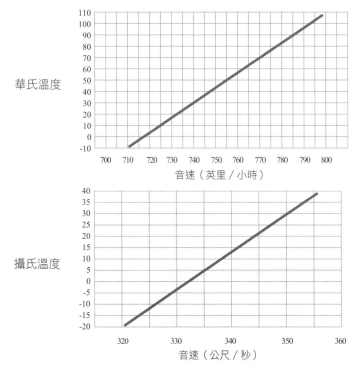

圖 1.16　聲波的折射

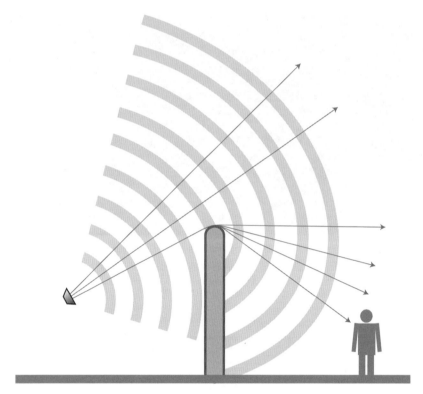

圖 1.17　聲波的繞射

● ● ● 建設性與破壞性干涉 ● ● ●

　　一般來說，不同物體無法同時佔據同一空間。但是聲波可以，因為壓力區可以合併。假設有一支調音成 100 Hz 的音叉，它發射了入射波到空氣中，碰到了牆壁，然後往音叉方向反射回來。在此同時，音叉繼續產生新的入射波，振動頻率為每秒鐘 100 次。因此，入射波與反射波在任何時間點與空間都會互相合併。聲波的合併稱為干涉（interference）。形成這兩個聲波的氣壓改變可以各種不同方式互相合併。如果兩股相同的力合併並且往相同方向行進，合併後的力就會增強；如果兩股力相同但往相反方向行進，它們就會互相抵

銷。假設兩個聲波的壓縮區與稀疏區在相同的時間點與相同的空間點合併，合併後聲波的振幅就會變成兩倍。這是因為當兩個高壓區合併時，氣壓會變得更高。當兩個低壓區合併時，那個時間點的壓力就會變得更低。這會造成與環境氣壓更大的差異，也因此加強了聲波的振幅。造成振幅增強的干涉稱為**建設性干涉**（constructive interference）（圖 1.18）。如果一個聲波的壓縮區恰好在同一時間與另一個聲波的稀疏區合併，合併後的聲波振幅會變小，這就是**破壞性干涉**（destructive interference）。

理論上，相同頻率的兩個聲波有可能可以完全互相抵銷，因而產生一個正常氣壓的區域。因為聲音由氣壓改變形成，因此就定義上來說，正常環境氣壓不能算是聲音。

不同頻率的聲波也可以合併，它們的壓縮區和稀疏區不會剛好對齊。因此合併後的聲波振幅不會變成兩倍，聲音也不會完全消失，但是聲音的振幅會以複雜的方式改變。聲波中高低壓力區的相對時間點稱為**相位**（phase）。

互相合併與干涉的聲波會影響聲音被感知的情形。例如，聲音可以有**迴響**（reverberation），意思是它由於干涉的緣故，持續稍微久一點（圖 1.19）。

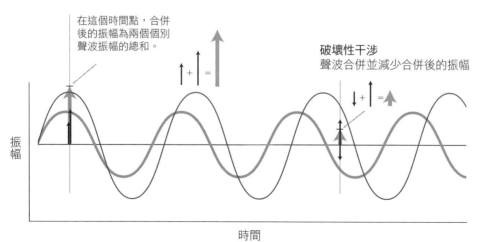

圖 1.18　建設性與破壞性干涉

言語科學
理論與臨床應用

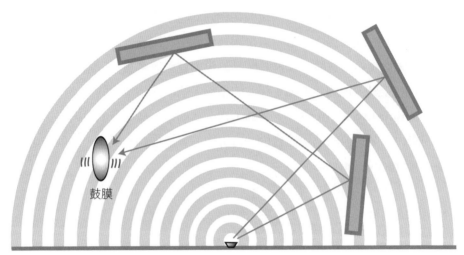

迴響是指在聽者的鼓膜接收到原本聲音，仍處在振動情況時，
又接收到反彈回來的聲音，因而被聽成是原來聲音的一部分。

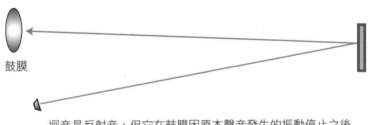

迴音是反射音，但它在鼓膜因原本聲音發生的振動停止之後
才抵達聽者的耳朵，因此被聽成是另一個聲音。

圖 1.19　迴響與迴音

這發生在反射波抵達耳朵的時間與入射波的抵達時間相比稍微有點延遲。延遲
時間的長短取決於反射表面與耳朵之間的距離。聲波必須行進到反射邊界再返
回到耳朵，因而稍微延遲它抵達的時間。此時只聽到一個聲音，但是這個聲音
被延長，因為反射波及時抵達讓鼓膜持續振動，使得聽者的鼓膜振動的時間比
只有接收到入射波時還要久。然而，如果耳朵與反射表面的距離很遠，那麼這
延遲就可以聽得出來；在這個例子中，反射的聲波聽起來像是另一個聲音──
換句話說就是迴音（echo）。迴音的情形是入射波振動鼓膜，但是鼓膜在受到
反射波影響再次振動前，有時間安頓下來並停止振動。

迴響可以是合乎需要的，因為它可以增強聲音抵達聽者時的強度。但是太多迴響可能會干擾溝通，因為音素會因此融合在一起，變得含混不清。這個議題在過去這幾年來在教育環境中受到很多關注。許多教室的迴響過多，因為教室地板沒有鋪設地毯，牆壁也沒有覆蓋物，這造成聲音的多重反射。教室裡聲音反射得越厲害，入射音與反射音就需要更多的時間吸收與衰減。這可能會阻礙學生了解老師的言語，尤其對於有聽力障礙或其他學習困難的孩子來說，這更是值得關切的問題。

● ● ● 聲 音 的 屬 性 ● ● ●

雖然所有的聲音都是因氣壓改變而產生，但每個聲音彼此間的差異性很大。高頻的警報聲與低頻的霧笛聲聽起來就很不一樣。課堂上小心翼翼的耳語跟橄欖球場的加油聲聽起來也不同。喉炎患者發出的沙啞聲音與訓練有素歌手的磁性嗓音聽起來差異也很大。接下來我們要仔細探討造成這些差異的聲音屬性，包括頻率、音調、振幅、強度與響度。

◉ 頻率與音調

前面曾經提到，頻率指的是物體振動的速度，以赫茲（Hz）為單位。頻率是物理現象的客觀量測。

頻率在聽覺上對應到音調（pitch）。音調指的是主觀上感覺某個音在音階上的位置。鋼琴上的中央 C 頻率為 262 Hz；中央 C 之上的 A 頻率為 440 Hz。音樂上的一個八度（octave）是由樂器（或人聲）發出上行或下行連續的八個音（C、D、E、F、G、A、B、C）。將一個音的頻率加倍或減半會使它高一個八度或低一個八度。因此，比中央 C 之上的 A 高一個八度的 A 頻率就會是 880 Hz；低一個八度的 A 頻率就是 220 Hz。表 1.7 列出 88 鍵鋼琴上頻率與音調的對應。

頻率與音調有相關性。一般來說，振動的速度越快（頻率越高），聲音聽起來的音調越高；振動的速度越慢（頻率越低），聲音聽起來的音調越低。

表 1.7　平均律音階上的頻率與音調，以 A4（440 Hz）為基準

C 16	C 33	C 65	C 131	C 262	C 523	C 1047	C 2093	C 4186
C# 17	C# 35	C# 69	C# 139	C# 278	C# 554	C# 1109	C# 2218	C# 4435
D 18	D 37	D 73	D 147	D 294	D 587	D 1175	D 2349	D 4699
D# 20	D# 39	D# 78	D# 156	D# 311	D# 622	D# 1245	D# 2489	D# 4978
E 21	E 41	E 82	E 165	E 330	E 659	E 1319	E 2637	E 5274
F 22	F 44	F 87	F 175	F 349	F 699	F 1397	F 2794	F 5588
F# 23	F# 46	F# 93	F# 185	F# 370	F# 740	F# 1475	F# 2960	F# 5920
G 25	G 49	G 98	G 196	G 392	G 784	G 1568	G 3136	G 6272
G# 26	G# 52	G# 104	G# 208	G# 415	G# 831	G# 1661	G# 3322	G# 6645
A 28	A 55	A 110	A 220	A 440	A 880	A 1760	A 3520	A 7040
A# 29	A# 58	A# 117	A# 233	A# 466	A# 932	A# 1865	A# 3729	A# 7459
B 31	B 62	B 124	B 247	B 494	B 988	B 1976	B 3951	B 7902

振動物體的頻率取決於它的物理特性，包括長度、直徑、密度、剛性或張力。舉例來說，在像吉他這樣的樂器上，較粗的弦彈奏出的聲音頻率較低，較細的弦頻率較高。直徑 10 mm 的弦彈奏出的聲音頻率是直徑 20 mm 弦的兩倍。受到兩點拉扯的弦會有某種程度的張力，視拉扯的鬆緊度而定。弦拉得越緊，張力就越強，頻率也越高，反之亦然。長度也會影響頻率，長的弦比短的弦振動得慢。最後談到密度，弦的密度越大振動就越慢，彈奏出的聲音頻率就越低。如果這些特質中有任何改變，頻率就會以可預測的方式改變。因此，加長振動源的長度但密度不變，振動的速度就會降低。降低振動體的密度會增加它振動的速度與頻率，增加密度會降低頻率。改變物體的張力與剛性同樣也會改變頻率。以橡皮筋為例，如果將它拉得更緊，它會變得更緊繃，撥彈時發出的聲音頻率會增高。然而，請注意，當橡皮筋被延展時會伸長，而通常較長物體時振動的速度會比較短物體慢。但是，雖然橡皮筋延展後比較長，它的密度同時也變小了，因此變得比較細。換句話說，橡皮筋的物質總量是相同的，但是被拉

長了，因此截面積變小。橡皮筋增強後的張力與減少的密度使得它的振動變快。長度、密度與張力的交互作用決定了頻率，這在聲音的產生上非常重要，我們在之後的章節中可以看到。

◉ 頻率：人類聽力範圍

人類可以聽到的頻率範圍大約是 20 到 20,000 Hz。低於這個範圍的頻率稱為**亞音頻**（subsonic），高於這個範圍的頻率稱為**超音頻**（supersonic）。這個範圍相對來說是很小的。有些動物可以聽到遠低於 20 Hz 的聲音，例如大象就可以用亞音頻的聲音互相溝通。有些鳥類，像是鴿子和雞，也可以聽得到人類所聽不到的超低頻聲音（Gill, 1995）。另外，有些狗可以聽到遠高於 20 kHz 的聲音，這也是狗哨的效用：狗哨發出極高頻的聲音，人類無法聽見但是狗可以聽得見。還有蝙蝠，牠們以使用極高頻聲音在空間中找到物體位置著稱。人類的最佳聽力落在他們聽力範圍的中段，大約是 1 kHz 到 4 kHz。在這中段範圍之上或以下的聲音，都不太容易被人類聽力系統感知。恰巧大多數語音都落在這個範圍。

◉ 振幅、強度與響度

振幅指的是氣體分子在振動中從靜止位置位移的距離，或是指構成聲音時氣壓改變的量測。和頻率一樣，振幅是物理現象的量測——聲音在空氣中傳遞時產生的氣壓改變。因為振幅與壓力有關，它的測量單位在 MKS 系統中是帕斯卡（Pa），在 CGS 系統中是微巴（microbar）。人類聽力的振幅範圍大約是 20 微帕斯卡（0.00002 Pa）到 20 帕斯卡。

振幅測量的是在環境氣壓以上或以下的氣壓改變量，得到的值稱為其波形的峰值振幅（peak amplitude）或峰值偏差（peak deviation）。然而，計算正弦波的平均振幅並非是有用的測量，因為任何這種波形的平均振幅都是 0。比較有用的測量方法是均方根（root-mean-square, rms）。這方法需要確定波形每一個點的振幅，將其平方去除負值，然後取其平均數（圖 1.20）。均方根振幅恆小於峰值振幅。

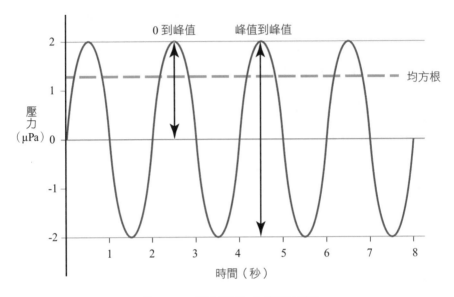

圖 1.20　振幅的均方根與峰值

　　強度指的是單位面積的力。力的定義是每秒鐘耗費的能量,以瓦特(W)為測量單位。1瓦特在 MKS 系統中等於每秒 1 焦耳,在 CGS 系統中等於每秒 10,000,000 爾格。強度在 MKS 系統中的單位是瓦特／平方公尺,在 CGS 系統中是瓦特／平方公分。可以將強度想成是產生某種輸出時所需的力,這輸出可以是聲音或是其他能量形式,例如光。舉例來說,市面上買得到可以產出不同強度的輸出〔流明(lumens)〕的燈泡。使用較少能量的燈泡比使用較多能量的燈泡產生的燈光強度低。40 瓦燈泡使用 40 瓦的能量產生某個量的光輸出。這樣的燈泡比 75 瓦燈泡產生的燈泡亮度低。聲音強度也是如此。如果你的立體聲喇叭使用 10 瓦的功率,你會聽到某個響度的聲音。使用 30 瓦的功率,聲音的輸出會大上許多。很明顯的,振幅與強度等物理量一定有某種關聯性。響度(loudness),指的是人們如何感知因氣壓改變程度而產生的強度,也一樣有關聯。振幅與強度越強,聽到的聲音也越大聲,反之亦然。振幅與強度彼此有關聯性:振幅越大,聲波所產生的強度越大。振幅與強度成對數關係,因此強度增加的速度比振幅更加快速。從數學上來看,強度與振幅的平方成正比。

如果一個聲波有特定的振幅，並且有相對應的強度，振幅如果變成 2 倍，強度就會變成 4 倍（2^2 倍）。如果振幅增加為原來的 5 倍，強度就會增加為原來的 5^2 倍（即 25 倍）。因此，氣壓改變只要上升一點點，在強度上就會增加許多。

● ● ● 分貝刻度 ● ● ●

分貝刻度〔decibel (dB) scale〕是用來測量聲音，並將振幅、強度以及響度都列入考量。它的測量單位稱為貝爾（bel），以 Alexander Graham Bell 的名字命名。貝爾以比率的對數為基準。貝爾是個很大的單位，不適合測量與人類聽覺系統相關的強度與振幅。分貝（decibel）是貝爾的十分之一，是比較合適的測量單位。

◉ 對數與比率

人類聽覺系統對於極大範圍的強度等級都有反應。從可聽見的最細微聲音到足以令耳朵感覺疼痛的最大聲音，這範圍大約是 10 兆倍的強度。試圖在線性刻度上處理這麼大的數字會很沒有效率並且含糊不清。分貝刻度以對數表示，它可以將數十兆的強度用極少的級數表示，壓縮在一個刻度中。之所以可以這樣壓縮，是因為線性刻度與對數刻度有著根本上的不同。在**線性刻度**（linear scale）上，每個單位間的距離都是相同的，單位間可以相加或相減（圖 1.21）。尺就是線性測量工具。尺上標記著距離，通常以英寸、公分與毫米（mm）為單位。舉例來說，尺上兩點間 10 毫米的距離就會是 1 毫米距離的 10 倍。換句話說，2 毫米到 3 毫米之間的距離與 8 毫米到 9 毫米之間的距離完全相同，也與 45 毫米到 46 毫米之間的距離完全相同。因此，連續的單位之間距離永遠相同。溫度的刻度也是線性刻度的例子，標明溫度升降的距離都相同。

對數刻度（logarithmic scale）的單位越往上，每次增加的數目越大。這些單位無法相加或相減，因為它們並不相等。對數刻度由數個成分組合而成。首

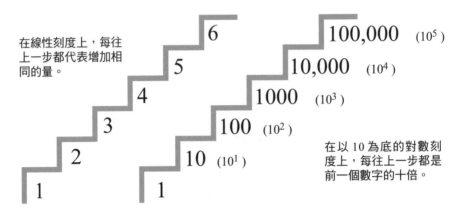

在線性刻度上，每往
上一步都代表增加相
同的量。

6 100,000 (10^5)
5 10,000 (10^4)
4 1000 (10^3)
3 100 (10^2)
2 10 (10^1)
1 1

在以 10 為底的對數刻
度上，每往上一步都是
前一個數字的十倍。

圖 1.21　線性與對數刻度

先是底數，例如 2 或 10。在以 2 為底的對數刻度中，下一個單位都是上一個單位的 2 倍。在以 10 為底的對數刻度中，每個單位都是上一個單位的 10 倍。對數刻度中數值的增加由指數或乘冪（power，在這裡不指功率，因為與能量無關）表示。底數會自乘乘冪標明的次數。底數為 10，乘冪為 1，也就是指數為 1，得出 10^1；$10 \times 1 = 10$。底數為 10，乘冪為 2，得出 10^2；此時為兩個底數自乘；$10 \times 10 = 100$。同樣的，底數為 10，乘冪為 3，得出 10^3；底數 10 自乘 3 次，$10 \times 10 \times 10 = 1000$。底數為 10 的情形比較特別，通常會直接只使用指數，因為大家都知道 10 自乘指數標明的次數後就等於原來的數字。這指數稱為 log。例如，100 的 log 是 2，1000 的 log 是 3，10,000 的 log 是 4，以此類推。因此，線性刻度每單位增加相同的數量，但是對數刻度每單位增加的量大上許多。所以，強度在線性刻度上的 10 兆個單位，在對數刻度上就濃縮成大約 140 個單位（Durrant & Lovrinic, 1995）。

　　分貝刻度也是**比例刻度**（ratio scale）。比例反映出兩個量之間的關係。例如，男性與女性比為 2：1，這比例表示男性人數是女性的兩倍。分貝刻度量測的比例是兩個聲音間振幅或強度的差異：目標音與標準參照音。為何需要建立這關係？振幅與強度都是物理量，而且我們可以測量出任何聲音確切的振幅與強度。然而，這並無法提供有意義的數值。假設有個聲音測出振幅是 0.045 帕斯卡。這對於我們想知道這聲音聽起來有多大聲這件事情上，並沒有

帶來任何有啟發性的資訊。我們必須把這個聲音與一個已知其振幅與強度的聲音做比較，這樣才能確知它在強度上是較高或較低。換言之，我們所需要的是一個標準音，用來當成與其他所有聲音比較的基準。這就是分貝刻度的基礎。

分貝刻度將所有目標音都拿來與**標準參照音**（standard reference sound）做比較。標準參照音的振幅是 20 μPa，強度是 10^{-12} W/m²。在知覺領域中，具有這樣振幅與強度的聲音，指的是在理想的聆聽環境下，一對正常人類耳朵有半數的時間可以聽得到的某個特定頻率（1000 Hz）最細微的聲音。這稱為**聽力閾值**（threshold of hearing）。在分貝刻度上，這樣的聲音等級標示為 0。要記得分貝刻度是比例刻度，0 分貝不表示靜音，而是這個聲音與標準參照音有相同的強度與振幅。在分貝刻度上也可能有負值；這只是表示這個音的振幅與強度比標準參照音低。

導出目標音的強度或振幅（I_1 或 P_1）與標準參照音的強度或振幅（I_0 或 P_0）關係的公式是以一個比例的對數（貝爾）為基礎。強度的公式是 **N (bels) = log₁₀ I₁/I₀**。意思是貝爾值等於以兩個強度值的比值計算以 10 為底的對數。然而，因為貝爾是個很大的單位，大部分在聽力學上的應用都使用分貝（dB）。以分貝為單位的強度公式是 **N (dB) = 10 log₁₀ I₁/I₀**。舉例來說，如果目標音的強度 I_1 是參照音強度 I_0 的 100 倍。我們知道 log100 等於 2。2×10 等於 20，所以強度是參照音 100 倍的聲音的分貝值就是 20。用同樣的計算方式，強度是參照音 1000 倍的聲音的分貝值就會是 30（log 1000 = 3；3×10），強度是參照音 10,000 倍的聲音就會是 40 分貝，依此類推。強度的標準參照值是 10^{-12} W/m²。將這個值代入 I_0，聲強位準（intensity level, IL）可以公式 IL (dB) =10 log₁₀ $I_1/10^{-12}$ W/m² 表示。類似的公式也用在振幅上，或稱聲壓位準（sound pressure level, SPL）。唯一的差別是在這裡要將 log 乘以 20 而非 10，因為強度與振幅之間的關係的緣故。（回想一下，強度與振幅的平方成正比。）當數字平方時，它的 log 會變成 2 倍（Martin & Clark, 2015）。因此，聲壓位準的公式是 **SPL(dB) = 20 log₁₀ P₁/P₀**。我們知道參照音的振幅是 20 μPa，所以 SPL (dB) = 20 log₁₀ P_1/20 μPa。也就是說，聲壓位準等於以兩個壓力值的比值計算以 10 為底的對

數再乘以 20。將參照音的數值代入，聲壓位準等於以目標振幅除以 20 μPa 的比值計算以 10 為底的對數再乘以 20。如果目標振幅是 2000 μPa，2000/20 = 100。log 100 = 2，20×2 = 40。因此，振幅 2000 μPa 的聲音相當於 40 dB SPL（聲壓位準）。強度與振幅的公式在 log 上有所不同，但它們的比率是相同的。

　　分貝單位在沒有參照點的情況下是無因次的（dimensionless）。也就是說，指稱一個聲音是 30 分貝是沒有意義的，因為這個數字缺少參考值，或說是比較的基準。比方說，如果有人告訴你小蘇比瑪麗高 10 公分，你還是不會知道她們兩人各是多高。但如果加上瑪麗是 165 公分高這個訊息，這個比較就有意義了。因此，在使用分貝刻度時，一定要明確指出測量的對象是振幅或是強度。當測量振幅時，分貝刻度上的單位的參照點是聲壓位準（SPL）；測量強度時的參照值則是聲強位準（IL）。所以，我們可以很清楚的知道，一個 30 dB SPL 的聲音，其振幅是標準振幅參照值 20 μPa 的 1000 倍；一個 30 dB IL 的聲音，其強度是標準強度參照值 10^{-12} W/m^2 的 1000 倍。由於這刻度顯示的是比例，所以只要使用相同的聲壓與強度參照值，dB IL 恆等於 dB SPL（Speaks, 1992）。例如，60 dB IL 等於 60 dB SPL，78.5 dB IL 等於 78.5 dB SPL，依此類推。表 1.8 列出不同分貝層級的聲音例子。

◉ 相對於分貝刻度的知覺

　　在分貝刻度上每往上一步，或多或少對應到人類對於相同響度程度增加的知覺，即使實際上壓力與強度的變化極其劇烈。分貝刻度是對數刻度，因此，聽力閾值是 10 分貝，也只不過是標準參照音的 10 倍。正常的對話大約是 60 dB IL，這時的強度是標準參照音的 100 萬倍。大部分的人聽不太出來聲音上升 1 分貝，但如果上升 10 分貝聽起來就像是響度變成 2 倍。舉例來說，60 分貝的聲音聽起來會是 50 分貝聲音的 2 倍大，但是這 10 分貝的差異代表的是強度上增強 10 倍；70 分貝的聲音聽起來大約是 50 分貝聲音的 4 倍大，但強度卻是 100 倍。

表 1.8　分貝的單位、近似的響度、以標準參照音為基準時強度／振幅的增加

分貝	響度	強度／振幅的增加
0	聽力閾值	標準參照音（SRS）：IL: 10^{-12} W/m^2；SPL: 20 µPa
10	正常呼吸聲	$10^1 \times$ SRS
20	樹葉沙沙聲	10^2 (100) $\times$ SRS
30	講悄悄話	10^3 (1000) $\times$ SRS
40	安靜住宅區	10^4 (10,000) $\times$ SRS
50	市區住宅	10^5 (100,000) $\times$ SRS
60	一公尺遠的正常對話	10^6 (1,000,000) $\times$ SRS
70	三公尺遠的吸塵器聲音	10^7 (10,000,000) $\times$ SRS
80	大卡車	10^8 (100,000,000) $\times$ SRS
90	電動割草機	10^9 (1,000,000,000) $\times$ SRS
100	推土機	10^{10} (10,000,000,000) $\times$ SRS
110	迪斯可舞廳／酒吧	10^{11} (100,000,000,000) $\times$ SRS
120	救護車鳴笛聲	10^{12} (1,000,000,000,000) $\times$ SRS
130	近距離機槍射擊	10^{13} (10,000,000,000,000) $\times$ SRS
140	噴射機起飛	10^{14} (100,000,000,000,000) $\times$ SRS
180	火箭發射	10^{18} (1,000,000,000,000,000,000) $\times$ SRS

資料來源：Centers for Disease Control and Prevention（www.cdc.gov/niosh/topics/noise/noisemeter.html）；Durrant & Lovrinic (1995)；U.S. Department of Labor（www.osha.gov/SLTC/noisehearingconservation/）.

　　因為強度與振幅平方成正比，所以振幅增加 10 倍就相當於強度增加 100 倍；振幅增加 100 倍就相當於強度增加 10,000 倍（Denes & Pinson, 1993）。因為分貝刻度的對數特性，聲音強度加倍（或減半）會造成增加（或減少）3 分貝；強度增為 10 倍或減為十分之一就會增加（或減少）10 分貝。從振幅的角度來看，聲壓加倍（或減半）大約是增加（或減少）6 分貝。聲壓 10 倍的變化大約產生 20 分貝的改變。表 1.9 顯示這些數值如何變化。因為振幅／強度與響度間是非線性的關係，所以每 6 dB SPL 表示振幅（物理量）加倍，而

每增加 10 分貝則表示響度（知覺上）加倍。

表 1.9　振幅與強度的加倍與減半

振幅	強度
$20 \times \log_{10} (2/1) = 6$ dB SPL	$10 \times \log_{10} (2/1) = 3$ dB IL
$20 \times \log_{10} (0.5/1) = -6$ dB SPL	$10 \times \log_{10} (0.5/1) = -3$ dB IL

註：2/1 = 原本數值的兩倍；0.5/1 = 原本數值的一半。

◉ 分貝刻度的優點

使用分貝刻度一個很重要的優點是，由於它是對數刻度，所以龐大範圍的強度數值濃縮成大約 140 個單位。另一個優點是，分貝刻度與壓力和強度絕對值之間的關係，與人類聽力系統的生理機能十分相近。在聽力閾值附近剛好可以被聽出的強度變化是由刺激源 1 分貝的改變產生。聲音強度增加到剛好可以聽出響度上有改變，也大約是 1 分貝，雖然強度改變的絕對值是呈指數方式增加。

◉ 分貝刻度的應用

分貝刻度使用在許多工程、聲學、言語與聽力的應用上。在言語與聽力的領域中，它與頻率結合，用來確認人類聽力的極限。**聽覺區域**（auditory area）是以頻率為橫軸，強度為縱軸的圖表（圖 1.22）。人類可以聽到的頻率範圍大約在 20 到 20,000 Hz 之間，強度範圍在 0 到 140 分貝之間。相較於非常低或非常高的頻率來說，人類的聽覺系統對於中間範圍的頻率（大約 1 到 4 kHz）比較容易有反應。在中間範圍的頻率，即使在強度較弱的情形下還是可以被聽到，而非常低頻或非常高頻的聲音就需要有較大的強度才可以被聽到。雖然聽力閾值隨著聲音的頻率改變，然而，任何強度在 130 分貝左右的頻率，都會造成耳朵疼痛的感覺，這稱為**疼痛閾值**（threshold of pain）。圖 1.22 顯示，一個在中間範圍的聲音，假設是 2 kHz，它需要大約 11 分貝的強度才可

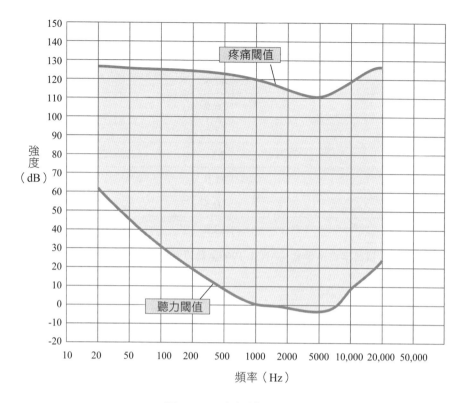

圖 1.22　人類聽覺區域

以恰好被聽到（聽力閾值），而一個頻率為 125 Hz 的聲音則需要 47.5 分貝的
強度才可以恰好被聽到。表 1.10 列出在美國國家標準學會（ANSI, 1969）的
標準聽力計測量下，正常人耳聽力閾值的頻率與強度。

　　我們可以很清楚的看出，有些頻率在比較寬的強度範圍內可以被聽到，而
有些頻率的聽力閾值與疼痛閾值間的範圍就比較有限。聽力正常的人可以勉強
聽到強度 7.5 分貝 1000 Hz 的音，但如果這個音的強度是 130 分貝，他就會覺
得耳朵疼痛。一個 125 Hz 的音在強度為 47.5 分貝的時候勉強可以聽得見，但
是在強度為 130 分貝時耳朵一樣會感到疼痛。有些聽障人士能夠感受到的強度
範圍比較小。例如，某聽障人士在強度 60 分貝時才能夠聽到 1000 Hz 的音，
而且可能在強度 90 分貝的時候就覺得這個音大聲到使他的耳朵感到疼痛。

表 1.10　正常人耳聽力閾值的頻率與強度

頻率（Hz）	強度（dB）
125	47.5
250	26.5
500	13.5
1000	7.5
2000	11.0
4000	10.5
8000	13.0

註：資料來自美國國家標準學會（ANSI, 1969）聽力計標準。

　　另一個分貝刻度的應用是使用**聽力圖**（audiogram）來測量某人在某些特定頻率時的聽力閾值以表示他的聽力。在這項應用中，分貝的參照值是聽力位準（hearing level, HL），而非聲強位準或聲壓位準。圖 1.23 顯示在聽力圖中，不同頻率的聽力閾值都被整理過，將每個頻率的聽力閾值都設定在 0 dB HL。大部分的聽力圖都只涵蓋 125 Hz 到 8 kHz 的範圍，因為這範圍在言語感知中最為重要。聽力圖以頻率為橫軸，通常是用對數刻度，聽力位準的分貝值則是用線性刻度以縱軸表示。正常的聽力通常是指優於或等於 20 dB HL。

● ● ● 共振 ● ● ●

　　共振是指一個系統傾向在與它本身的自然頻率相同或相近的頻率下，做出最大振幅的振動。**自然頻率**（natural frequency, NF）是物體自由振動時的頻率，取決於物體的長度、密度、張力與剛性。每當某特定物體或系統開始振動，並且在沒有干擾的情況下持續進行，它一定會以它的自然頻率振動。例如，音叉的叉齒被敲擊的時候，會因音叉的長度與密度而以特定頻率來回擺動，假設是 100 Hz。那麼它的自然頻率就會是 100 Hz，只要這音叉的物理特

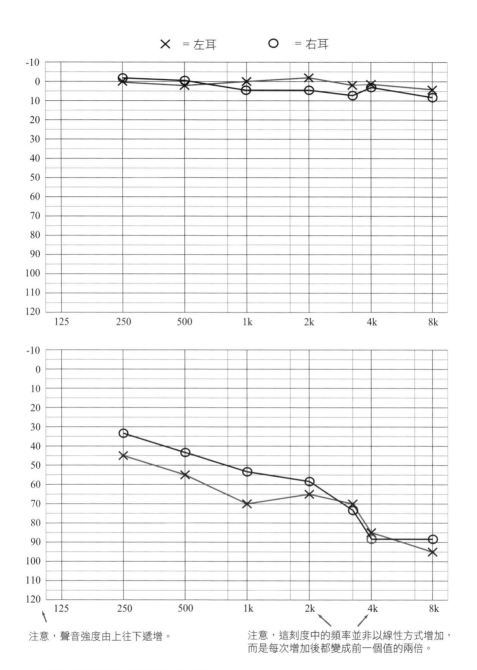

注意，聲音強度由上往下遞增。

注意，這刻度中的頻率並非以線性方式增加，
而是每次增加後都變成前一個值的兩倍。

上方聽力圖呈現的是正常聽力的結果。
下圖呈現的是雙耳高頻聽損特別嚴重的結果。

圖 1.23　聽力圖

性維持不變，它永遠都會以這個頻率振動。

物體或系統也可以被強迫振動。這發生在兩個物體的自然頻率相同或是彼此距離很近時，一個物體的振動引發另一個物體的振動。有許多強迫共振常見的例子，例如當房子外有音響開很大的車子經過時，掛在牆上的畫會發出喀喀聲。如果音響所發出的振動與牆壁的自然頻率相近，牆壁就會開始振動，造成畫快速的碰撞牆壁發出聲音。另一個例子是當汽車引擎發動時，汽車零件開始發出與引擎噪音共鳴的喀喀聲。這也是因為引擎可能與車子的其他零件振動頻率相近，於是零件就被迫呼應引擎噪音一起振動。還有一個共振的例子常在卡通中描繪出，歌手唱到超高音的時候，玻璃酒杯突然就碎了。玻璃杯有特定的自然頻率，當歌手唱出接近玻璃杯自然頻率的音時，玻璃杯開始振動。如果振幅夠大，玻璃杯在振動時就會碎裂。

一個物體產生的振動如何強迫另一個物體振動，這現象可以用有相同頻率的兩支音叉為例說明（圖 1.24）。當敲擊音叉使其振動並移到靠近另一支音叉的位置時，第一支音叉產生的壓力改變會往外朝各個方向擴散。有些聲波推往第二支音叉，最後使其開始振動。當第二支音叉開始振動時，由兩支音叉一起發出的聲音會比單由第一支音叉發出的聲音大上許多。

> 鞦韆可以用來當作強迫振動的類比。如果你輕輕地推鞦韆，推第一下幾乎無法使鞦韆離開它的靜止位置。如果你繼續輕輕推，一段時間之後鞦韆會開始移動，你推越多下，鞦韆前後移動的距離就會越遠（也就是振幅越大）。但是推的時間點很重要。要使鞦韆移動，必須是在它朝你的方向移動到最大振幅，而且要在它剛好開始往回盪向靜止位置前推它。在這個時間點推鞦韆，它的振幅會增加。如果你在它還正在朝你的方向移動時推它，它的振幅會減少而非增加。如果你在鞦韆剛通過靜止位置並朝你的方向移動時推它，它會停下來。在這個類比中，你就像是第一支音叉，鞦韆就像是第二支音叉。

為什麼振幅會以剛才描述的方式增加？基本上，這兩支音叉所產生的現象源自來往於兩支音叉間入射波與反射波的建設性干涉。因為這兩支音叉的頻

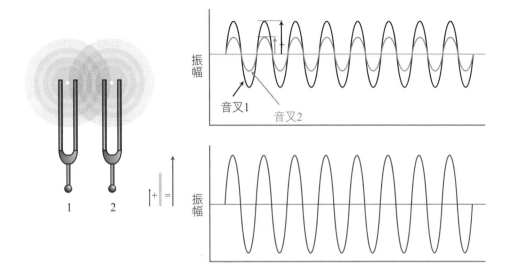

音叉 1 與 2 是一致的。音叉 1 受到敲擊開始振動。音叉 1 的振動迫使音叉 2 開始振動。

音叉 1 稱為「驅動器」（driver），音叉 2 是「共振器」（resonator）。音叉 2 與音叉 1 振動頻率相同。

在兩支音叉間行進的入射波與反射波使得聲音的振幅增加。

圖 1.24　強迫振動

率相同，每一次小振動都恰好在正確的時間點抵達，因此壓縮區和收縮區會產生建設性的合併，合併後聲波的振幅也會增加（圖 1.24）。此外，如果你使第一支音叉停止振動，第二支音叉會繼續振動。第二支音叉並未製造一開始的聲音，正如在鞦韆的類比中，鞦韆並非最初動作的發動者。恰恰相反，第二支音叉是因為對第一支音叉做出反應而開始振動。正如在類比中，鞦韆是因為你推它才開始擺動。

　　使音叉開始振動並注意其聲音有多微弱。接著將振動中音叉的柄立在桌上，然後聽聽聲音響度的變化。

　　強迫振動是共振的基礎。共振的情形發生於一個物體被迫對另一個物體的振動做出反應而振動。在上述的例子中,第一支音叉發出最初的聲音,第二支音叉對壓力波做出反應,於是產生建設性干涉以及振動的振幅變大。第一支音叉提供了**應用頻率**(applied frequency)〔或**驅動頻率**(driving frequency)〕,第二支音叉則是**共振器**(resonator)。共振發生時的頻率稱為**共振頻率**(resonant frequency, RF)。共振頻率可被視為共振器在振動最大時的頻率。應用頻率與共振頻率越接近,共振器的振幅就會越大。

◉ 聲學共振

　　聲學共振發生在當充滿氣體的容器或腔室受到應用頻率的影響而被強迫振動時。聲學共振的現象由 Hermann von Helmholtz 描述出來,他使用一系列不同大小的球體來顯示複合音中出現的各個頻率。每一個球體都有一個瓶身和瓶頸(圖 1.25)。瓶身有特定容積的氣體,瓶頸有一小段的氣體。這個裝置就像是質量─彈簧系統,密閉的氣體就像是彈簧,連接到質量,即瓶頸一小段空氣。

　　亥姆霍茲共振(Helmholtz resonance)的產生是因空氣有彈性。當有人對著容器的開口吹氣時,容器中的空氣會產生壓縮波與稀疏波,因為它的作用就像彈簧一樣來回擺動。對著瓶口吹氣迫使瓶頸那段空氣往容器內部移動,這壓縮了空氣並且提高了容器內的氣壓。因為空氣有彈性,所以容器內的空氣將受擠壓的空氣再次往外推。向外流散的空氣超過了它的平衡位置,於是容器內的氣壓就降低了。容器內的空氣繼續產生壓縮波和稀疏波,但每次振動循環都會衰減,直到壓力變化停止。假使另一個聲波在受壓縮空氣正被往外推時抵達這容器,那麼只要這個頻率與封閉空氣的共振頻率相近,建設性干涉就會使得聲波的振幅變大。充滿空氣容器的共振頻率絕大部分取決於它的容積與密度。較小容積的氣體對高頻有比較強的共振,而較大容積的氣體對較低頻率有較大程度的共振。因此,在圖 1.25 中,最小的共振器會對高頻有最強的共振,而最大的共振器對低頻有較強的共振。

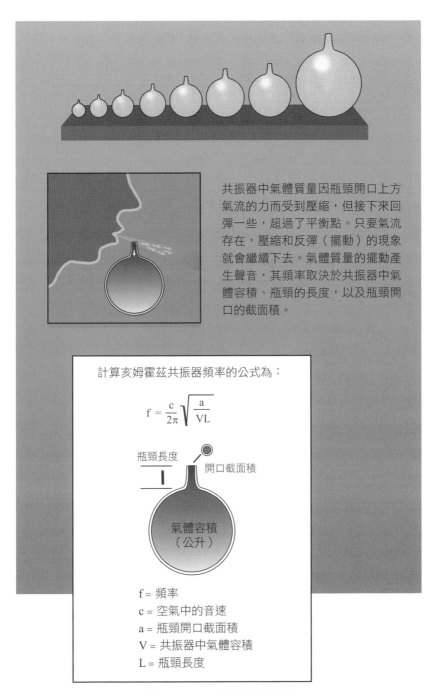

共振器中氣體質量因瓶頸開口上方氣流的力而受到壓縮，但接下來回彈一些，超過了平衡點。只要氣流存在，壓縮和反彈（擺動）的現象就會繼續下去。氣體質量的擺動產生聲音，其頻率取決於共振器中氣體容積、瓶頸的長度，以及瓶頸開口的截面積。

計算亥姆霍茲共振器頻率的公式為：

$$f = \frac{c}{2\pi} \sqrt{\frac{a}{VL}}$$

瓶頸長度
l
開口截面積

氣體容積
（公升）

f = 頻率
c = 空氣中的音速
a = 瓶頸開口截面積
V = 共振器中氣體容積
L = 瓶頸長度

圖 1.25　亥姆霍茲共振器

　　取一個空水瓶並輕輕吹氣橫越上方。你吹出的氣基本上是一個由數種頻率組成的非週期性複雜聲波。接近水瓶共振頻率的頻率會被增強，差距較大的頻率會衰減。這會產生某個特定音調的週期性聲波。接著，裝一些水到水瓶裡然後吹氣。注意現在發出的音調會高一些，因為瓶中氣體體積變少了一些。瓶中水越多，空氣的體積越小，於是會對通過瓶口氣流中較高的頻率發出共振。

　　許多樂器都是**聲學共振器**（acoustic resonator），氣體是受到強迫振動的。木吉他是個很好的例子。吉他的琴身是一個中央有圓洞的容器，其中充滿了氣體。琴弦延展跨過琴身，當弦被撥弄並開始振動時，會出現一個壓力波。琴弦振動使琴弦附近的氣體分子開始振動，使得氣壓改變朝各個方向擴散出去。有些氣壓改變從圓洞行進到吉他琴體內部，迫使琴體內的空氣與琴體本身開始振動。空氣振動的振幅在與琴弦振動頻率最相近時達到最大。琴弦製造驅動頻率，琴體內的空氣在這個頻率時的共振最強。因為有建設性干涉的緣故，所以會產生音量大上許多的聲音。如果琴弦沒有延展跨過琴身，發出的聲音就會非常微弱。藉由強迫吉他與其內部的空氣以與琴弦頻率相同的最大振幅振動，就可以製造出音量大上許多的聲音。

◉ 管共振與駐波

　　共振會發生在任何內含氣體的管內。管的共振頻率取決於它的長度、幾何結構以及它的兩端是封閉或開放。圖 1.26 解釋管的長度如何決定它的共振頻率。

　　管樂器也是藉由共振來製造出它們獨特的聲音。管樂器，像是長號和長笛，都有一個內含空氣的管。管中的空氣因為振動的簧片，演奏者的嘴唇靠在吹嘴上的振動，或是演奏者在開口截面處吹出氣流而開始振動。音樂家藉由改變管的長度來改變振動的頻率。舉例來說，長號是藉由將管推往遠離吹嘴的方向使它變長，或拉近使它縮短。長笛則是因氣流被導向開口的截面使得管內氣體開始振動而發出聲音。共振頻率可以藉由打開或封閉孔洞改變，因為打開或

兩端開口的中空管部分浸入一管水中。

將振動中的音叉靠近中空管的頂部,使中空管中的空氣開始振動。

將中空管從水中提高或下降,空氣柱的長度受到改變,產生出的聲音響度也會改變。
當振動的音叉的自然頻率與共振器的共振頻率相近時,產生的聲音會比較大聲。

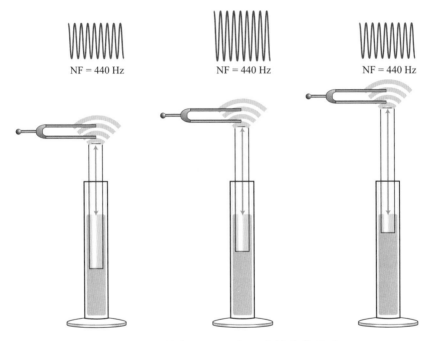

圖 1.26　管的共振頻率取決於它的長度

封閉孔洞會改變氣體在通過打開的孔洞離開樂器前氣體流經的長度。

　　管共振的特徵是**駐波**(standing wave)(圖 1.27)。駐波的形成是由於以相反方向行進的兩個相同波(像是一根管子當中的入射波和反射波)互相干涉。由於入射波和反射波是相同的,所以它們的增壓區與負壓區會出現在管內的同一時間與同一處(Hixon et al., 2008)。因此,有時候有些區會出現波的破壞性干涉並且以最小振幅振動,這些區稱為**節點**(node)。有些時候有些區會出現波的建設性干涉並互相增強,產生振動的最大振幅,這些區稱為**反節點**(antinode)。節點與反節點總是位在介質上相同的地方,這使得波看起來好

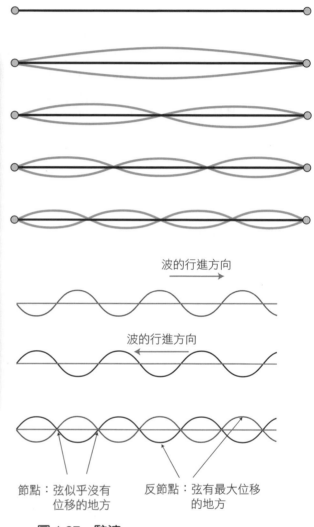

駐波

一條受到強大張力的弦，例如吉他弦，當被撥動時，它的振動頻率是它的基頻以及基頻的等分頻率或諧頻。這些振動在弦的兩端來回行進並且互相增強。

由於它們互相增強，所以如果你可以觀察這些波（你可以在線上動畫看得到），你會發現它們看起來不像在兩端之間來回行進，反而看起來像是在反節點有最大的位移，在節點沒有明顯的移動。（見底下圖示）

因此，它們被稱為「駐波」。

波的行進方向

波的行進方向

節點：弦似乎沒有
位移的地方

反節點：弦有最大位移
的地方

圖 1.27 駐波

像停駐不動。聲波中節點與反節點在管中平均分配，因此造成管中有特定的共振頻率。管共振器有數個共振頻率，因為許多頻率的波長有著符合管兩端氣壓需求的壓力分布（Hixon et al., 2008）。

取一條大約 5 到 6 英尺長的細繩。抓住一端,並請朋友抓住另一端。請朋友握住繩子的一端不動,然後你開始慢慢甩你這一端的繩子,然後稍微加快速度。觀察節點與反節點的變化。注意一定會有一端有節點。

在兩端開口的管的情況下,兩端開口的壓力都與大氣壓力相同,所以一定會有一端有節點。壓力最大的區域(反節點)一定在管中某處(Hixon, Weismer, & Hoit, 2008)。這類的共振器稱為**半波共振器**(half-wave resonator),因為在任何時間點都只有一半的波在共振器中。

在一端開口一端封閉的管的情況下,封閉的那一端為固定的邊界。在封閉端有駐波的反節點,而開口端有駐波的節點,因為在那個點的壓力與管外的環境壓力是相同的。一端開口一端封閉的管被稱為**四分之一波共振器**(quarter-wave resonator),因為在任何特定時間裡都只有四分之一的波長在管中。在四分之一波共振器中,最低共振頻率的波長是管長的四倍,比它高的頻率是最低共振頻率的奇數倍。當驅動頻率被引入管中時,入射波在管中行進,並且被管的封閉端反射回來,形成駐波。

◉ 聲學共振器為濾波器

聲學共振器由於具有濾波特性,所以在言語產生中扮演關鍵的角色。濾波的作用可以使用呈完美圓柱體的管來說明。這管是聲學共振器,因為它充滿空氣,而且,讓我們假設它的共振頻率是 500 Hz。在這管的一端有各種不同頻率的音叉。如果讓個別音叉振動並且放到管的開口處,有些頻率會受到增強,有些頻率則會衰減(圖 1.28)。

在這個例子當中,共振的作用是放大最接近管的共振頻率的頻率,並且使遠離共振頻率的頻率衰減。頻率為 500 Hz 的音叉與管的共振頻率相符,於是因為建設性干涉的作用使得聲音被放大。頻率離管的共振頻率越遠的音叉,會因為破壞性干涉的作用使得聲音被減弱。因此,共振器可以作為濾波器,是因為它強化了與它本身共振頻率最接近的頻率,並且減弱了與它的共振頻率相

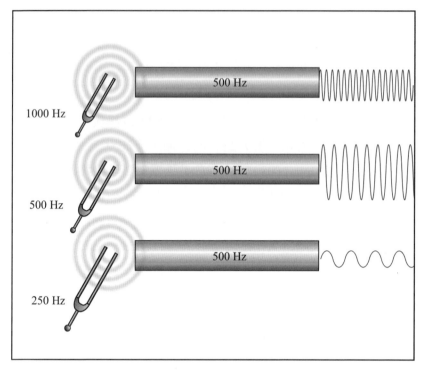

圖 1.28　聲學濾波

異的頻率。聲學共振器的濾波特性使人類得以製造不同的聲音，我們在第六章
會加以探討。

◉ 頻寬

並非所有的聲學共振器都像上面所舉管的例子一樣全然對稱。有些容器形
狀是不規則的，或甚至可以改變形狀。容器的形狀以及其他物理特性，例如它
是否兩端封閉、兩端開口，或是一端封閉一端開口，在在決定了這個共振器的
頻寬（圖 1.29）。**頻寬**（bandwidth）指的是使共振器產生共振的頻率範圍。
像上面例子所述，對稱的管只會對相當窄範圍的頻率產生共振。某根管可能
頻寬為 100 Hz。這表示它會對它的共振頻率上下 50 Hz 範圍內的頻率產生共
振。在 450 Hz 到 550 Hz 之間的頻率會被放大，而低於 450 Hz 和高於 550 Hz

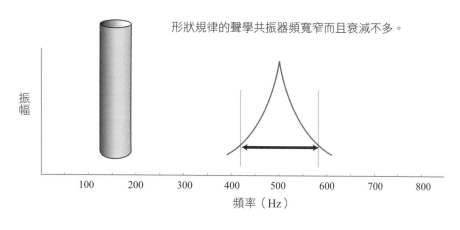

形狀規律的聲學共振器頻寬窄而且衰減不多。

振
幅

100　200　300　400　500　600　700　800
頻率（Hz）

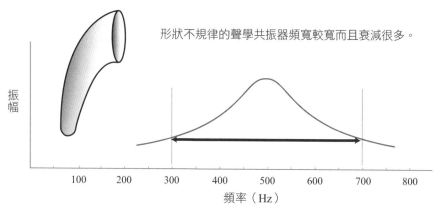

形狀不規律的聲學共振器頻寬較寬而且衰減很多。

振
幅

100　200　300　400　500　600　700　800
頻率（Hz）

圖 1.29　均勻與不均勻共振器

的頻率會衰減。這類共振器被視為**窄頻**（sharply tuned 或 narrowly tuned）。窄頻的系統對於驅動頻率的反應緩慢。也就是說，驅動振動的振幅要達到它最大程度需要很長的時間。窄頻的共振器也不太容易衰減；一旦它被強迫振動，就需要相當長的時間才會消退。

　　形狀較複雜且不規律的共振器通常有比較寬的頻寬。共振頻率為 500 Hz 的不規則容器可能有 400 Hz 的頻寬。因此，300 Hz 到 700 Hz 之間的頻率會被放大，而 300 Hz 以下和 700 Hz 以上的頻率會減弱。這樣的共振器是比較**寬頻**的（broadly tuned）。寬頻的系統對於驅動頻率的反應非常快，但其振動也消

退得比較快。寬頻的共振器衰減得很厲害。寬頻系統在言語與聽力應用中很常見，範圍涵蓋了麥克風、耳機、擴音器的振動膜，以及鼓膜與聲道。

◉ 截止頻率

　　共振系統很少有一個明確的點當界線，比這個點高的頻率會被放大，而低於這個點的頻率會被減弱。共振系統的情形是，當驅動頻率與這個系統的共振頻率相距越遠時，頻率的傳遞效率會遞減。**截止頻率**（cutoff frequency）的定義是傳遞強度減半的頻率點，在此時這個共振系統已被視為無共振。請記得，強度減少一半相當於減少 3 分貝（見表 1.9）。因此，強度比共振頻率強度峰值少 3 分貝時的頻率就是截止頻率，也稱為**下 3 分貝點**（3 dB down point）。由於強度減少 3 分貝相當於強度減半，所以下 3 分貝點也稱為**半功率點**（half-power points）。另一個描述截止頻率的方式是以百分率表示。3 分貝的截止點對應到 70.7%。因此，任何此共振器頻寬內的頻率產出的輸出音，它的振幅都至少會是最接近此共振器共振頻率所引發振動振幅的 70.7%。

◉ 共振曲線

　　共振器受任何驅動頻率影響而產生的振動方式可以**共振曲線**（resonance curve）〔或**濾波曲線**（filter curve）〕來描述。共振曲線也稱為共振系統的**轉移函數**（transfer function）。如果不同頻率作用在共振器上，而且每個頻率有相同振幅，共振器會受每一個驅動頻率影響而強迫振動。然而，最接近共振器共振頻率的驅動頻率會產生最大的響應。用來使共振器產生強迫振動的聲音稱為對此共振器的輸入；共振器對於這些聲音產生的共振稱為其對特定輸入的輸出。輸入與輸出的關係會顯示在共振曲線上，因此共振（或濾波）曲線顯示出共振系統的頻率響應（frequency response）。如圖 1.30 所顯示，最強的響應振幅與系統的共振頻率相符。與共振頻率相異的頻率被過濾篩除，因此它們的振幅比共振頻率的振幅小。共振曲線顯示出聲波不同組成頻率的振幅如何受到共振器的影響，或者，用個稍微不同的講法，共振曲線顯示出當聲音受特定系統影響產生共振時，它的頻譜會產生何種變化。請牢記，共振曲線並不是聲波，

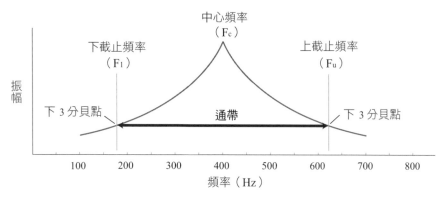

圖 1.30　共振曲線

它是在描述共振體的頻率響應或轉移函數。

◉ 濾波器的參數

　　所有的共振系統都有某些特性，包括共振頻率、上截止頻率、下截止頻率、頻寬，以及衰減率或抑制率。共振頻率在共振曲線上稱為**中心頻率**（center frequency, F_c）。這是系統的共振頻率，它在共振體振動時產生最大振幅。中心頻率取決於共振體的物理特性，例如它的長度和容積。在先前的例子當中，管的中心頻率是 500 Hz。**上截止頻率**（upper cutoff frequency, F_u）是位於 F_c 上方，在共振器響應強度比 F_c 低 3 分貝時。**下截止頻率**（lower cutoff frequency, F_l）對應到 F_c 下方共振器響應強度減少 3 分貝時。頻寬，或稱**通帶**（passband），指的是 F_u 與 F_l 之間的頻率，亦即會使共振器產生響應的頻率範圍。頻寬可能是寬的或窄的，取決於共振器的物理特性。共振器響應振幅衰減的速度稱為**衰減率**（attenuation rate），也稱為**滾降率**（roll-off rate）、**抑制率**（rejection rate）或**斜率**（slope）。這個參數描述出共振器對應到不同頻率時，其共振強度降低的速度有多快，測量單位是 dB/octave（分貝／八度）。斜率可以在頻譜上看得見，其範圍由緩和到陡峭都有。低於 18 dB/octave 的斜率算是相當緩的。衰減率介於 18 與 48 dB/octave 的濾波器算是中度陡峭，而衰減率大於 90 dB/octave 的濾波器則是極陡（Rosen & Howell, 1991）。

◎ 濾波器的種類

　　不同種類的濾波器適合執行不同種類的功能。在言語—語言病理學與聽力學中常見四種濾波器（圖 1.31）。首先是**低通濾波器**（low-pass filter），它對低於特定上截止頻率的聲學能量產生共振。高於 F_u 的聲學能量會以特定的衰減率衰減。低於截止頻率的聲音得以通過這個系統，高於截止頻率的則是被衰減。第二種是**高通濾波器**（high-pass filter），它會使高於特定下截止頻率的頻率通過。低於 F_l 的能量會以特定衰減率衰減，而高於 F_l 的聲學能量就會傳入這個系統。第三種是**帶通濾波器**（band-pass filter），它使頻率介於 F_l 和 F_u 之間這特定範圍的聲學能量得以通過。在此範圍以外的能量會以特定衰減率衰減。帶通濾波器是高通與低通濾波的綜合體。低通濾波器傳送 F_u 以下的能量，而高通濾波器傳送 F_l 以上的能量。第四種是**帶阻濾波器**（band-stop filter），它使特定範圍內的頻率衰減。也就是說，F_l 以下的頻率可以通過，F_u 以上的頻率可以通過；但在 F_l 和 F_u 之間的頻率會受到衰減。在第六章中我們將會看到，聲道可以是帶通濾波器也可以是帶阻濾波器。

電話、頻率、濾波器，以及頻寬

電話如何運作？

　　所有電話運作的原則都是將你講話時所產生的聲波，經由聽筒的麥克風轉換成電信號，接著聽筒的擴音器將電信號再轉換成聲波。在手機裝置中，傳送端的聲音被轉換成數位脈衝，在接收端被還原成聲學壓力波。

　　在有線電話（市話）中，電信號經由銅線傳送到另一支電話的聽筒中。這系統是雙向的，所以你和你的朋友可以同時說話跟接聽。雖然銅線還用來將有線電話的通話傳遞到區域交換中心，但現在通話通常是以無線電波的形式，藉由超快速、高負載的光纖電纜、微波發射塔，或是人造衛星傳遞。

　　要聯絡你打電話的對象，你必須使用他們特定的電話號碼。現代電話使用雙音多頻（dual-tone multifrequency, DTMF）的系統。在鍵盤上輸入數字會觸發

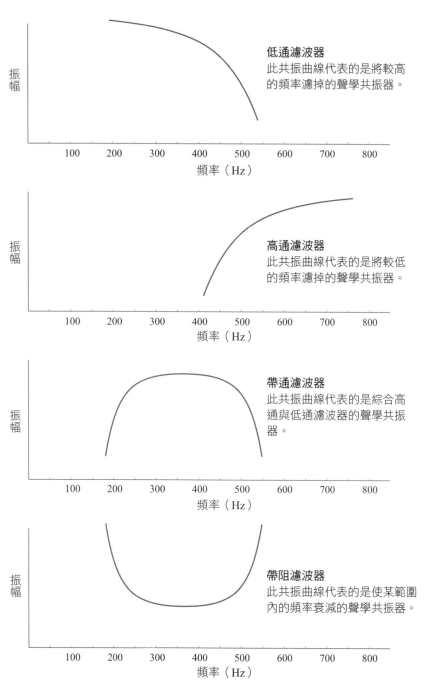

圖 1.31　聲波濾波器的種類

不同頻率的音，每個數字或符號都連結到兩個特定的頻率。電話交換機辨識這些頻率的序列，並使用它們將通話導向目標電話。

    1: 697 Hz + 1209 Hz

    2: 697 Hz + 1336 Hz

    3: 697 Hz + 1477 Hz

    4: 770 Hz + 1209 Hz

    5: 770 Hz + 1336 Hz

    6: 770 Hz + 1477 Hz

    7: 852 Hz + 1209 Hz

    8: 852 Hz + 1336 Hz

    9: 852 Hz + 1477 Hz

    0: 941 Hz + 1336 Hz

    *: 941 Hz + 1209 Hz

    #: 941 Hz + 1477 Hz

    忙線訊號：480 Hz + 620 Hz，以半秒開半秒關方式循環。

電話的頻寬為何？

為使言語在電話中可以被辨識出來，電話必須傳遞包含所有語音頻率的範圍，並且必須消除不必要的信號（亦即雜訊），以免雜訊干擾必須傳遞的信號。因此，電話被設計來傳遞 400 Hz 到 3400 Hz 通帶的頻率。頻率在 400 Hz 以下及超過 3400 Hz 的頻率會被消除。這 3000 Hz 的頻寬（3400 Hz − 400 Hz = 3000 Hz）涵蓋了人聲中大部分重要的頻率，但是像 /s/ 和 /ʃ/ 這樣的聲音通常容易令人混淆，因為它們大部分的聲學能量落在高於 3000 Hz 的頻率範圍。

手機如何運作？

手機透過無線電頻率（radio frequency, RF）運作，藉由天線傳送與接收無線電信號。然而，由於天線同時接收到數千個無線電信號，所以必須要有方法將其調入特定的頻率範圍。通常是使用特殊的共振器強化特定頻率範圍（即頻帶）內的振盪（oscillation），同時降低在頻帶外振盪的振幅。

手機在美國稱為 cell phones 是因為它們以蜂巢式（cellular）的系統為基

礎，將城市與鄉鎮切分成小的區域，稱為細胞（cells）。每個細胞都有自己的基地台，有塔台及天線接收與傳送無線電信號。細胞使系統得以同時處理更多的通話，因為每個不相鄰的細胞都使用相同的頻率設定。細胞數量越多，可以同時處理的通話數量就越大。這就是城區比鄉間細胞數量多上許多，並且細胞範圍小很多的原因。

細胞給予行動電話極大的移動範圍，因為它們在移動時可以切換細胞。你可以開數百英里的車並且通話持續不斷，因為當你接近細胞的邊界時，基地台會注意到信號正在失去振幅。振幅的降低促使那個細胞的基地台將你交給下一個細胞。

手機的聽筒內有無線電發射機與無線電接收機，但是它們的功率都不是很高，所以手機無法將信號傳送到很遠的地方。這是蜂巢式系統的做法，因為使用中的電話只需要跟最接近的基地台聯絡即可。低功率意謂著電池可以比較持久，並且減少與附近其他電話互相干擾的可能性。

頻寬與濾波器

無線電頻率發射的問題是信號的干擾。手機與其他無線裝置必須排除來自其他通信業者的信號，以及其他無關緊要的信號。這需要使用高度精準的聲波濾波科技來處理輸入與輸出的信號。也就是說，必須使用對鄰近頻帶有高度排斥性的帶通濾波器，將目標（合適的）信號分離出來。智慧型手機有許多頻帶（高達 15 個）。聲波濾波器必須對應到特定頻帶，所以這種手機需要 30 到 40 個濾波器，以免頻帶互相干擾。

📝 摘要

- 科學的測量系統以現代化的國際度量系統、國際單位系統為基礎。
- 與言語研究相關的基本物理概念包括質量、力、容積、密度、速率、速度、動量、加速度、慣性、彈性、剛性、功、能量、功率、強度及壓力。
- 聲音發生於當擾動在環境氣壓中形成壓力增加與減少的交替變化時。

言語科學
理論與臨床應用

- 振動源的簡諧運動產生單頻的純音。
- 週期性複合音由一連串系統性相關的頻率組成；非週期性複合音含有大範圍互不相關的頻率，並且可能是連續的或短暫的。
- 聲音可以圖示為波形，顯示出隨時間產生的壓力改變，或是圖示為頻譜，顯示出頻譜內容。
- 入射波可以被傳遞、吸收、反射、折射或繞射。
- 分貝刻度是比較目標音與標準參照音的振幅／強度與響度的對數比例刻度。
- 聲學共振器有濾波器的功能，強化接近本身共振頻率的頻率，衰減與本身共振頻率相距較遠的頻率。
- 共振系統的響應可以共振曲線圖示，圖上顯示出中心頻率、上下截止頻率，以及頻寬。

習題

1. 使用音叉以外的例子解釋聲音如何產生。描述在產生、維持與衰減振動時牽涉其中的力。
2. 定義並解釋何謂迴響、吸收、反射、折射與繞射。
3. 比較建設性干涉與破壞性干涉，並解釋這兩者如何產生。
4. 討論以下這段敘述：「言語是一連串的週期性與非週期性複合音。」
5. 描述分貝刻度，並且舉出分貝刻度在言語與聽力中的應用。
6. 討論共振的概念，並解釋聲學共振器如何有濾波器的功能。
7. 舉出四種不同的濾波器，並描述各種濾波器適用的情境（與言語產生相關或不相關皆可）。

第 2 章

呼吸系統

學習目標

閱讀完本章,你將可以:

- 辨別肺部器官以及胸壁系統的結構。
- 指出控制呼吸的肌肉,並能區隔主要肌肉與輔助肌肉。
- 描述胸膜連結如何形成肺部的動作。
- 比較空氣進出肺部之不同方式。
- 列出肺部相關的容積與容量參數,並能解釋這些參數和發音呼吸的關聯性。
- 辨別維生呼吸與言語呼吸的不同。
- 描述發音呼吸的模式,並且可辨別這些模式如何發展出來,以及如何隨著年齡改變。

呼吸的主要目的是為了換氣。換氣是肺部氣體進出的過程，用來交換氧氣（O_2）進入肺部，並將二氧化碳（CO_2）排出體外。足夠的呼吸功能對發音來說也很重要。發音仰賴穩定的呼出氣流，並透過聲帶的震動而發出聲音。這個聲音將進一步受到發音器官的調整，以發出各種語言中的音素。若沒有呼出氣流，言語也就無從產生。本章將討論我們如何使空氣流入與流出肺部，說話及歌唱時如何改變一般維持生命時的呼吸模式，以及當呼吸與說話時，身體不同部位的壓力與氣流等。本章將從介紹肺部呼吸道開始，以作為進一步描述正常言語、異常言語及唱歌呼吸機制的基本架構。請記得，呼吸系統中很多結構，包括喉部、口腔及鼻腔，不只跟呼吸動作有關，也和發音、構音及吞嚥有著密切關聯。這個多功能的結構與系統組織，先天具有超凡的效率，並且由神經系統進行高度的控制與協調。

呼吸系統分為肺部器官（pulmonary apparatus）與胸壁（chest wall）。

● ● ● 肺部器官 ● ● ●

肺部器官包括肺臟及呼吸道，主要功能在於提供含氧空氣到達肺臟，然後氧氣被攜帶至全身細胞，並將從細胞帶來的二氧化碳，從肺臟呼出。肺部器官由氣管（trachea）、**支氣管**（bronchi）、**細支氣管**（bronchioles）、肺泡（alveoli）與肺臟所組成，其中氣管、支氣管及細支氣管常被稱為支氣管樹。

◉ 支氣管樹

支氣管樹（bronchial tree）包括了用來傳導空氣進出肺臟的中空管狀分支系統；與樹的型態類似，氣管分支系統起始於較大的管道（可類比於樹的樹幹），再分為較細、更小的管道（如樹枝與細枝）（圖 2.1）。

直接位於喉部之下的是氣管，可類比於樹的樹幹，成年人氣管長度約為 10 到 16 公分，直徑約為 2.0 到 2.5 公分。氣管主要是由 16 至 20 個軟骨環所組成，前端密合而後端則呈現開放，介於軟骨間與構成氣管後壁的是平滑肌，而包覆軟骨與平滑肌的是黏膜。這種軟骨與平滑肌組成的結構可以提供氣管較

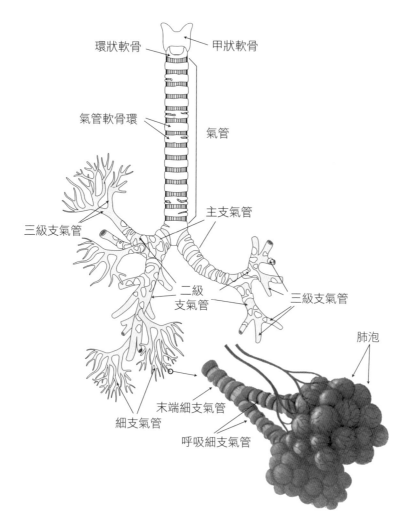

環狀軟骨

甲狀軟骨

氣管軟骨環

氣管

三級支氣管

主支氣管

二級
支氣管

三級支氣管

肺泡

末端細支氣管

細支氣管

呼吸細支氣管

圖2.1 支氣管樹

佳的彈性與支撐性，此種支撐性可以避免氣管在吸氣過程中，因管內負壓而引起坍塌。在氣管內面覆蓋著一層偽複層柱狀纖毛上皮（ciliated pseudostratified columnar epithelium），這種上皮（epithelium）帶有可產生黏液的細胞，以及上百萬個細毛狀的突出物，稱之為纖毛（cilia）。纖毛會產生波浪狀的連續動作。當纖毛慢慢向下波動時，會將空氣中灰塵、汙染、細菌與病毒等顆粒分子

撿起；當纖毛快速地向上波動時，這些以黏稠黏液所聚集成團的顆粒分子會被
大力排出到喉嚨，並被吞下或咳出。因此，纖毛係清理進入肺部空氣的過濾系
統。詳見圖 2.2。

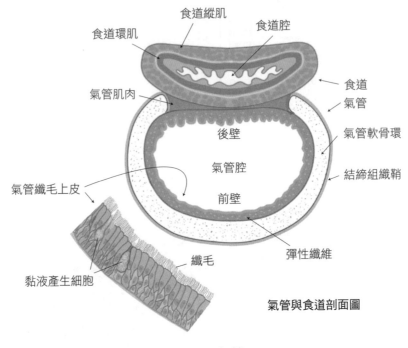

氣管與食道剖面圖

圖 2.2　氣管

　　眾所皆知抽菸將會麻痺纖毛，導致纖毛喪失清潔過濾的能力。「抽菸者
咳嗽」好發於清晨，是因為夜間睡眠期間，纖毛恢復部分功能，以至於在醒來
時，纖毛會試著將累積的黏液與毒素盡可能排除而造成咳嗽。好消息是，只要
開始戒菸，纖毛的清潔能力是可以逐步恢復的。

　　氣管分為二個分支，稱為**主支氣管**（primary or mainstem bronchi，單數：
bronchus），各主支氣管約小於氣管直徑的一半。右支氣管進入右肺，左支氣
管進入左肺。主支氣管繼續分支為**二級支氣管**（secondary bronchi），用來供

應氣體到肺葉（左肺有兩個肺葉、右肺有三個肺葉）。同樣地，二級支氣管分支為**三級支氣管**（tertiary bronchi）或稱節段支氣管（segmental bronchi），再分別供應肺部的更小單位：肺節（左肺 8 節、右肺 10 節）。這些支氣管的結構與氣管很類似，也是由軟骨環、黏膜與平滑肌所組成，而三級支氣管會再繼續分支為越來越細的管道。支氣管將繼續分支成越來越細的小氣管（bronchioles），這時只剩下平滑肌與黏膜這兩個成分，軟骨則消失了。小氣管再分支為**終端小細支氣管**（terminal bronchioles）以及**呼吸細支氣管**（respiratory bronchioles）。整體來說，支氣管樹共有 20 到 28 層分支（Hixon & Hoit, 2005; Seikel, King, & Drumright, 1997; Zemlin, 1998），隨著每次往下分支，管道越來越窄小，但數量越來越多。因此，小支氣管的總面積，大於較大的支氣管總面積。這種機制提供了非常大的表面積來作為氣體交換。

呼吸細支氣管的開口端為**肺泡管**（alveolar ducts）（圖 2.3）。每一個肺泡管又連接到一個肺泡，那是一種極微小、壁薄且充滿空氣的結構，肺中約有數百萬個這樣的**肺泡**（alveoli），成人的肺中大約有 4.8 億個肺泡，較大的肺中，肺泡數量則可高達 9 億個（Ochs et al., 2004）。每個肺泡都被緻密的微血管網所包圍，並有一種稱為**表面活性劑**（surfactant）的物質包覆著，其作用是降低肺泡壁的表面張力，以保持肺泡在膨脹的狀態，防止肺泡在吸氣時被往內拉。肺泡與微血管都有極薄的管壁，以利於兩者進行最簡單的氣體交換。

支氣管、細支氣管、肺泡與血管組成了肺臟內部的構造，肺具有高度通透與彈性，所以可以容易地改變大小與形狀。肺本身並非對稱，右肺比左肺大，且右肺有三個肺葉，藉由溝槽來將三個肺葉分隔開來。左肺比右肺小，且在左側保留了心臟的空間，只由兩個肺葉組成（圖 2.4）。新生兒的肺呈粉紅色，但隨著環境或其他毒物的汙染（如吸菸等），使得成人的肺呈現灰色或接近黑色。

◉ 胸壁

肺部器官被胸壁包圍著，胸壁則由肋廓、腹腔壁、腹腔內容物以及橫膈膜所構成，肋廓和**橫膈膜**（diaphragm）建構出來的空間即為**胸腔**（thoracic

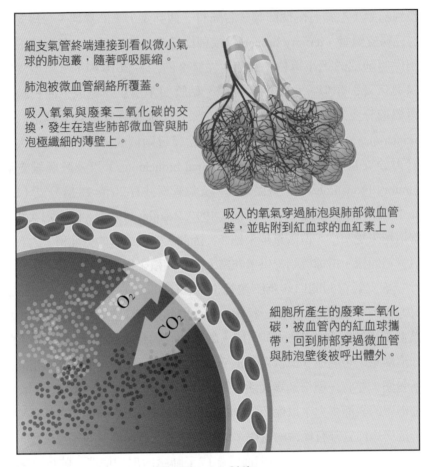

細支氣管終端連接到看似微小氣球的肺泡叢，隨著呼吸脹縮。

肺泡被微血管網絡所覆蓋。

吸入氧氣與廢棄二氧化碳的交換，發生在這些肺部微血管與肺泡極纖細的薄壁上。

吸入的氧氣穿過肺泡與肺部微血管壁，並貼附到紅血球的血紅素上。

細胞所產生的廢棄二氧化碳，被血管內的紅血球攜帶，回到肺部穿過微血管與肺泡壁後被呼出體外。

圖 2.3　肺泡

cavity），肺臟則容納其中（圖 2.5）。

　　胸腔前側與兩側由胸骨與肋廓為界，後側由脊柱與脊椎環繞，而底部則鄰接橫膈肌。肋廓由 12 對排列兩側的肋骨組成，並透過肋軟骨附接在胸骨上。肩帶也構成部分肋廓，組成結構包括前面的兩根鎖骨以及後面的兩片肩胛骨。許多肌肉連接到肋廓與胸帶，肺臟也藉此以氣密的形式被完善地保護與維繫著。對一個健康、未受傷的人來說，支氣管樹是空氣進出肺臟的唯一管道。

　　腹壁形成了腹腔的邊界，可分為後腹壁、側腹壁以及前腹壁，其組成主

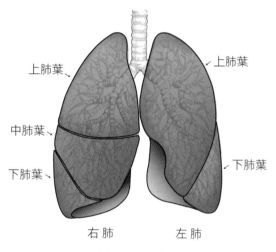

上肺葉　　　　　　　　　上肺葉

中肺葉

下肺葉　　　　　　　　　下肺葉

右肺　　　　左肺

圖 2.4　肺臟

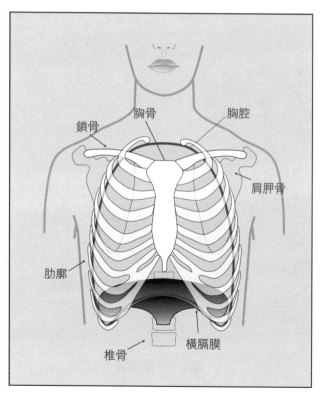

鎖骨　　胸骨　　胸腔

肩胛骨

肋廓

椎骨　　橫膈膜

圖 2.5　胸腔

要是肌肉與肌腱片，環繞在前、後與側面。腹腔壁的形狀取決於個體年齡、肌肉量、肌張力、體重及姿勢。腹腔內容物則是指腹腔內的所有器官，例如胃、腸、下食道、結腸、闌尾、肝臟、腎臟、胰臟及脾臟。

橫膈膜肌肉形成腹腔頂部與胸腔底部，如一個大型圓頂，從肋廓一側延伸到另一側，並貼附在肋廓、胸骨及脊柱的下緣。橫膈膜的中央部位由一片平坦的肌腱組成，稱為**中央肌腱**（central tendon）（圖 2.6）。橫膈膜對於腹腔內容物的移位十分敏感，尤其是在說話與唱歌呼吸時扮演很重要的角色。當橫膈膜鬆弛時，其形狀就像個倒置的碗，中央的部分有些向上延伸；當橫膈膜收縮時，其形狀變得平坦，中央部分則往下凹。橫膈膜收縮時，胸腔體積沿著垂直方向增加，此外，由於橫膈膜附著於下胸廓，收縮動作會抬起下胸廓，使得胸腔同時呈現環狀擴大（Hixon & Hoit, 2005）。

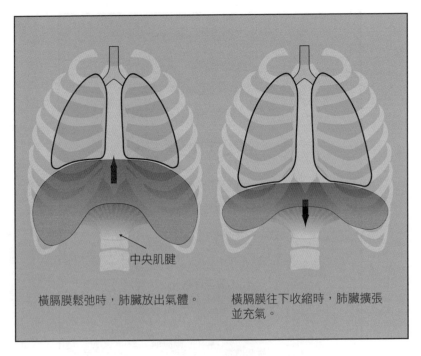

中央肌腱

橫膈膜鬆弛時，肺臟放出氣體。　橫膈膜往下收縮時，肺臟擴張並充氣。

圖 2.6　橫膈膜

● ● ● 呼吸肌肉 ● ● ●

　　呼吸動作所涉及的肌肉（圖 2.7）若不是全程參與呼吸的過程，就是在需要時才協助呼吸的進行。根據活動的類型與程度的不同，很多肌肉都可能參與呼吸動作。舉例來說，平靜地讀一本書的呼吸，所需要的氧氣少於跑步所需，

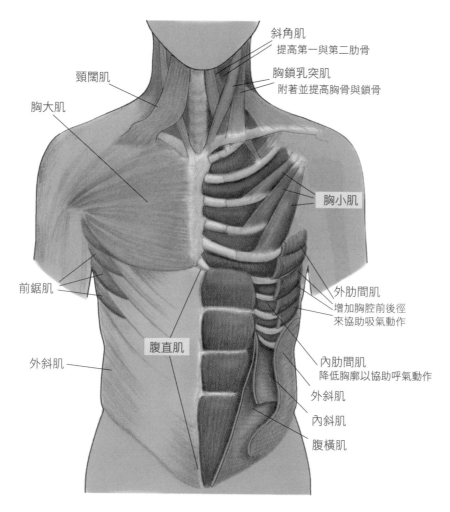

斜角肌
提高第一與第二肋骨

胸鎖乳突肌
附著並提高胸骨與鎖骨

頸闊肌

胸大肌

胸小肌

前鋸肌

外肋間肌
增加胸腔前後徑
來協助吸氣動作

腹直肌

內肋間肌
降低胸廓以協助呼氣動作

外斜肌

外斜肌

內斜肌

腹橫肌

圖 2.7　呼吸肌肉

且安靜呼吸所需的肌肉也會少於跑步時呼吸的肌肉。同樣道理，靜態（單純維生）呼吸的肌肉活動，也會跟說話唱歌時的呼吸有所不同。

橫膈膜在呼吸時扮演很重要的角色，它可以增加或減少胸腔容積的大小。此外，**肋間肌**（intercostal muscles）也是對呼吸很重要的肌肉，分為外部與內部兩組，各自由 11 對肌纖維組成，位於兩側肋骨間的內、外側。外肋間肌起始自肋骨下半部表面，肌纖維以斜角往下並往前延伸，最後附著於下方肋骨的上緣。當這些肌肉收縮時，會各自把下方的肋骨提起，於是合力將部分或整體肋廓提高，胸腔容積也因此在前後及兩側方向隨之增加。收縮同時也會讓肋骨之間的組織變硬，這是用來因應氣壓改變時，胸腔不至於被吸入凹陷，或者被推擠變形外凸（Hixon & Hoit, 2005）。

內肋間肌也是從肋骨下緣，延展到下方肋骨的上緣。然而，內肋間肌較外肋間肌深，且呈現相反方向（往下、往後）（詳見圖 2.7）。當收縮時，內肋間肌把上一條肋骨往下拉，也藉此達到降低部分或全部肋廓的效果，使得胸腔的容積減少。由於內外肋間肌所處位置非常接近且方向相反，兩者共同形成肺與心臟的強大保護屏障，也構成呼吸必需的氣密腔。

◉ 輔助呼吸肌

其他許多附著於肋廓或者背部、頸部及腹部的肌肉，則會在呼吸過程中根據個體氣流所需，扮演不同角色。當個體需越大力呼吸時，則會需要越多肌肉協助提高肋廓，以擴大胸腔容積。因此，這些肌肉被稱為**輔助呼吸肌**（accessory muscles of respiration），列於表 2.1 之中。

◉ 腹部肌肉

腹部肌肉也在呼吸動作扮演重要角色。腹部有四塊肌肉，作用形同一個單位一起壓縮腹腔內容物，產生橫膈膜向上的壓力（見表 2.1），並使得胸腔容積因此降低。

表 2.1　頸部、胸部與腹部的輔助肌肉在呼吸動作的功能

肌肉	功能
頸部	
斜角肌	提高第一、第二肋骨
胸鎖乳突肌	提高肋廓
胸部	
肋提肌	提高肋廓
胸大肌	提高肋廓
胸小肌	降低第三至第五肋骨
前鋸肌	提高第一至第九肋骨
下後鋸肌	降低第九至第十二肋骨
上後鋸肌	提高肋廓
鎖骨下肌	提高肋廓
肋下肌	降低肋廓
橫胸肌	壓制肋廓
腹部	
外斜肌	壓縮腹部
內斜肌	壓縮腹部
腹直肌	壓縮腹部
腹橫肌	壓縮腹部

● ● ● 胸膜連結 ● ● ●

　　呼吸動作發生的過程中，肺部透過擴張或收縮來增減容積。然而，肺部本身只有少量肌肉，唯有倚賴外部力量才能執行動作，這裡所指的外部力量是由肺部與胸部的結構與連結所產生，稱為**胸膜連結**（pleural linkage）（圖 2.8）。

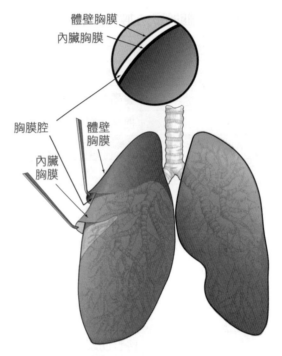

體壁胸膜
內臟胸膜

胸膜腔   體壁
          胸膜

內臟
胸膜

圖 2.8　胸膜連結

　　肺臟外層披覆一層薄膜，稱為**內臟胸膜**（visceral pleura），胸部內側表面則有另一層薄膜，稱為**體壁胸膜**（parietal pleura），這兩層胸膜其實是反折回來的同一層連續薄膜，在這兩層薄膜之間狹小的間隔稱為**胸膜腔**（pleural space），其中含有**胸膜液**（pleural fluid）。在這個空間內的壓力為負壓，稱為**胸膜內壓**（intrapleural pressure, P_{pl}），而肺臟內部的壓力稱為**肺泡壓**（alveolar pressure, P_{alv}），這兩者的差值則稱為**跨肺壓差**（transpulmonary pressure）。正常狀況下，跨肺壓差是正壓，胸膜內壓為負壓，而肺泡壓會在呼吸過程，從稍微正壓到稍微負壓之間變化（West, 2005）（表2.2）。

　　胸膜間隙的壓力為負壓是因為肺臟與胸壁之間相反的回復力（Lai-Fook, 2004），意思是指肺臟的彈性回復力把內臟胸膜層往內拉，但胸部的慣性彈力則將體壁胸膜往外牽引，兩種力量造成兩層胸膜之間的空間長期被稍微擴展，也就降低了胸膜間的壓力。當兩個結構位置接近且壓力為負壓，兩者將緊緊吸

表2.2　肺部壓力

壓力	位置	正 / 負壓
胸膜內壓（P_{pl}）	介於內臟胸膜與體壁胸膜之間	負壓
肺泡壓（P_{alv}）	肺裡面	從正壓到負壓之間變化
跨肺壓差	P_{pl} 和 P_{alv} 的差值	正壓

在一起。因為胸膜腔的壓力為負壓，使得肺臟與胸壁永遠被拉在一起，結果就像是以同一個單位運作，不論胸腔做了什麼，或者如何運動，肺臟也被牽扯著同步動作。當胸腔因為肌肉活動而擴張，肺臟也跟著擴張；當胸部容積減少，肺臟也跟著縮小。請留意兩者間並沒有實際結構上的附著處，並沒有如韌帶或者肌腱介於胸壁與肺臟之間，只有胸膜腔的負壓讓兩者保持連結。若沒有胸膜連結，胸腔會更擴張，而肺臟則會呈現更萎縮的狀態。

　　胸膜不只扮演連結肺臟與胸腔的關鍵角色，也在肺臟與胸腔互相移動的過程，提供了平滑、無摩擦的表面。如果在肺臟與胸腔表面之間沒有潤滑液，每次的呼吸動作都會讓兩者直接接觸，因而產生摩擦與疼痛。胸膜同時也保護肺臟，兩側肺臟都被各自氣密的內臟胸膜所包覆，如果其中一片胸膜被刀片或槍傷所刺穿，肺臟就會萎縮崩垮，稱為**氣胸**（pneumothorax）。然而，另一邊肺臟仍然會維持氣密完好，而個體的存活就未必受到影響。

　　如果肺泡壓跟胸膜內壓等值，肺臟將會因為彈性回復力量而立刻崩垮，實際上，這樣就沒有相反的力量維持肺臟擴張。氣胸正是發生這種狀況，讓氣體進入胸膜腔。導致這種狀況的原因，可能是胸部受到外傷、肺部的疾病，或者沒有明顯原因的自發性現象。

● ● ● 氣體在肺部的進出 ● ● ●

　　增減肺臟內部氣壓，空氣便得以進出肺臟。當肺泡壓（P_{alv}）為負壓，空

氣從較高壓力的外界進入較低壓力的呼吸系統內部，這是吸氣（inhalation 或 inspiration）；當肺泡壓（P_{alv}）為正壓，空氣則反向從肺臟排出到外界大氣中，稱為呼氣（exhalation 或 expiration）。

◉ 吸氣

為了將空氣帶入肺臟，肺泡壓（P_{alv}）必須為負壓，空氣才會被吸入呼吸系統內，而降低肺泡壓（P_{alv}）的方法則是擴大胸腔與肺臟的容積。收縮橫膈膜可以使之變得平坦且增加胸部垂直方向的長度，同時外肋間肌收縮可以提起整個肋廓向上並稍微向外，達到增加胸部前後與兩側的長度。由於胸膜連結的機制以及胸膜內壓（P_{pl}）隨之降低，肺臟將會擴大以填滿增加的空間。一旦肺臟開始擴大，肺泡壓（P_{alv}）降到大氣壓力以下，外界的空氣也就從口或鼻進入呼吸系統。空氣經過支氣管樹，最後到達肺臟內的肺泡，在此新鮮的氧氣擴散進入肺泡周遭的微血管，隨後透過循環系統被帶到身體的每個細胞。

◉ 呼氣

氣體要呼出呼吸系統，肺泡壓（P_{alv}）就必須比大氣壓力（P_{atmos}）高，因此肺容積必須降低。為了達到這個目的，橫膈膜會放鬆回到圓頂形狀的位置，縮短了胸部的垂直長度，外肋間肌也會放鬆，讓肋廓回到原本的位置，減少了胸部前後徑長度。於是，整個肺臟容積就跟著下降，肺泡壓（P_{alv}）隨之增加，相較於大氣壓（P_{atmos}）高約 2 公分水柱高的壓力值。從循環系統帶著二氧化碳的氣體來到肺泡，擴散進肺泡，然後隨著呼氣離開肺臟與呼吸系統。每次吸氣與呼氣結束時，肺泡壓（P_{alv}）等於大氣壓力（P_{atmos}），在這等壓的短暫片刻，氣體不會進出系統，隨後，呼吸的動作繼續循環進行。

水肺潛水的壓力與呼吸

水肺潛水運用一筒壓縮空氣，便能在水下呼吸好一陣子，只要遵守一些注意事項就會是一項安全的活動。然而，有時候水肺潛水者可能會有因為氣壓和

水壓差造成的疾病。水比空氣緻密很多（單位體積的質量大），單位體積的重量也就比較大。回顧已知海平面的大氣壓力（P_{atmos}）為 14.7 psi，這個壓力來自空氣分子的重量，想像量測截面積 1 平方英寸、從海平面到大氣層頂端（約300 英里高）空氣柱的重量，大概就是 14.7 磅。換成是海水柱的話，大概只需要 33 英尺就有 14.7 磅重。在海面下 33 英尺處的周圍壓力（P_{am}）大約 29.4 psi，潛水員越往下潛，將承受越大的水壓。這個周邊壓力（P_{am}）擠壓人體表面，使得潛水員無法用呼吸肌肉來擴張肺臟，這種高壓造成身體與肺臟的空氣體積減少。增高的壓力可能造成問題，例如鼓膜破裂，是因為推擠鼓膜的壓力遠大於中耳腔內的壓力。

　　另一個更嚴重的問題是減壓症〔潛水夫病（bends）〕。在深水處，胸腔與肺臟內縮小的容積造成增加的肺泡壓（P_{alv}），使得肺中的氮氣移動到血液與組織中（氮氣是空氣的組成成分），在水深而高周邊壓力（P_{am}）下，氮氣分子停留在血液裡，若要避免減壓症，潛水員必須在較淺的水深處停留一段時間，使得氮氣得以慢慢逸散出來。潛水員用正確速度（也就是不會太快）浮上來的過程，血液中的氮氣才有足夠時間回到肺臟並且被安全地呼出。然而，如果潛水員上升速度太快，周邊壓力（P_{am}）突然降低，使得血中氮氣分子形成氣泡，阻礙血液的流動，造成組織與神經損傷、心臟病發作、中風、麻痺，甚至死亡。

◉ 呼吸速度

　　呼吸開始於出生那一刻，持續進行到死亡那天。我們醒著或睡著時呼吸，我們純然維持生命時呼吸，我們說話與歌唱時也調整呼吸配合。呼吸速度以每分鐘呼吸次數（BPM）來計算。表 2.3 顯示呼吸速度如何隨著嬰兒到成年，以及如何根據活動程度而改變。

　　小孩與成人呼吸速度不同，是因為從嬰兒、小孩、青少年直到成人階段，與呼吸有關的身體結構與功能成熟度不同。舉例來說，在出生後第一年，許多結構與生理會改變，包括肺泡的數量與大小增加、肺泡管數量增加、肺泡面積增大、肺臟尺寸與重量都增加、胸腔變大且形狀改變、肋骨的角度隨直立

表 2.3　呼吸速度，單位為每分鐘呼吸次數並依據年齡、性別與活動分列

年齡	性別	活動	每分鐘呼吸次數
嬰兒	未指定 未指定	清醒 睡眠	40～70 24～116
5 歲	未指定		25
7 歲	男或女		19
10 歲	男 女		16 18
15 歲	未指定		20
成年	未指定	平靜呼吸	12～18
成年	男	重度活動	21
成年	女	重度活動	30

資料來源：Seikel et al. (1997); Zemlin (1998); Hoit, Hixon, Watson, & Morgan (1990).

姿勢變化、肋廓肌群增加，以及胸膜內壓變得更負（Boliek, Hixon, Watson, & Morgan, 1996）。隨著年齡增長，神經系統的成熟也影響著呼吸方式的成熟發展，這在本章稍後段落會討論。

● ● ● 肺容積與肺容量 ● ● ●

呼吸動作就是在處理空氣和氣流的容積與壓力。1950 年研究人員建立了一套呼吸相關的氣體容積分類體系，這個容積分類很有幫助，因為它們使實驗室與臨床的測量可以在不同族群間進行。我們可以比較小孩與成人的容積，也可以比較正常生長與腦性麻痺小孩之間的差別，或者比較年輕與年長成人之間的不同。使用這些容積也可用來比較不同姿勢或者不同活動下的呼吸變化，包括說話與唱歌。

呼吸容量與肺活量使用肺計量法來量測。**肺活量計**（spirometer）是一種量測個體吸入或呼出氣體容量的裝置，也可以量測空氣進入或排出肺臟的速

度。肺活量計記錄了容積（在一段時間內吸入或呼出的氣體容量）或者速率（氣流進出的快慢）。肺活量計被廣泛地應用，也有便於攜帶以及電腦化的版本。肺容量與肺活量的量測，和平靜時呼氣水平相關。

◉ 平靜呼氣水平

平靜呼氣水平（resting expiratory level, REL）是指呼吸系統的一種平衡狀態。在這種狀態下，肺臟原有的萎縮崩塌傾向，被胸腔先天的擴張力量所平衡。如果肺臟與胸腔可以被分離開來，肺臟將會立刻消氣，而胸腔將會擴大。肺臟與胸腔兩者之間相反的力量，使肺臟得以保持稍微擴張，而胸腔則稍微壓縮。當肺泡壓（P_{alv}）相等於大氣壓力（P_{atmos}）時，這兩個相反的力道得到平衡，空氣就不會進出呼吸系統。這種狀態很頻繁發生，實際上，每次完成吸入或呼出的動作，肺泡壓（P_{alv}）與大氣壓力（P_{atmos}）都會有一短暫時間是平衡的，隨後才會接著再次開始呼氣或吸氣。在一次正常平靜呼氣的最終停止點，就是平靜呼氣水平，也由於它發生在每次呼氣的終點，又稱為**呼氣終點水平**（end-expiratory level, EEL）。此時若運用呼氣肌肉將肋廓往下拉，壓縮腹部內容物，進一步降低肺容積，則仍可將肺臟內更多空氣排出。

肺容積與肺容量的量測與 REL 相關。肺容積是單一未重疊的數值，肺容量則包括兩種以上肺容積。肺容積與肺容量以公升（l）或毫升（mL）為單位，兩者列表在表 2.4。

◉ 肺容積

肺容積是指肺臟中特定時機的空氣量，以及為了特定目的包括說話與唱歌所使用的空氣量（Solomon & Charron, 1998）。肺容積包括潮氣容積（TV）、吸氣儲備容積（IRV）、呼氣儲備容積（ERV）及肺餘容積（RV）。圖 2.9 顯示不同肺容積與肺容量之間的關聯性。

◉ 潮氣容積

潮氣容積（tidal volume, TV）是指一次呼吸循環，吸入與呼出的空氣容

表 2.4　肺容積與肺容量

肺容積（單容積，無重疊）	
潮氣容積（tidal volume, TV）	單次吸氣與呼氣循環中的空氣變動容積。
吸氣儲備容積 （inspiratory reserve volume, IRV）	在潮氣容積之外還可以吸入的空氣量。
呼氣儲備容積 （expiratory reserve volume, ERV）	在潮氣容積以下還可以呼出的空氣量。
肺餘容積 （residual volume, RV）	盡全力呼氣之後，肺中存留的空氣量。這些空氣無法被自主性呼出。
肺容量（包括兩個以上容積）	
肺活量 （vital capacity, VC）	全力吸氣後，可以呼出的最大空氣量（IRV + TV + ERV）。
功能餘留量 （functional residual capacity, FRC）	正常呼氣結束後，仍留在肺部與氣管的空氣量（ERV + RV）。
總肺容量 （total lung capacity, TLC）	肺臟可以容納的總空氣量（TV + IRV + ERV + RV）。
吸氣量（inspiratory capacity, IC）	正常呼氣結束後，最大吸入的空氣量（TV + IRV）。

量。潮氣容積會根據年紀、體格及身體活動量而異，此數值在成年男性平靜呼吸時，範圍大約在 600 到 750 mL（0.6～0.75 L）之間，稍微運動會將潮氣容積增加到 1670 mL，更進一步增加體能活動下，潮氣容積可以達到 2030 mL（Zemlin, 1998）。一般而言，女性吸入與呼出的空氣量少於男性，平靜時大約只有 450 mL（Seikel et al., 1997）。兒童的肺臟較小，潮氣容積自然小於成年人，七歲兒童潮氣容積約 200 mL，到十三歲時則略低於 400 mL。成年男女的潮氣容積性別差異，在兒童的發育過程中則更明顯。表 2.5 顯示年紀在七歲與十歲時，男孩、女孩的潮氣容積相近，然而到了十三歲，男孩明顯具有較大的潮氣容積，直到十六歲則與成年無異，男孩的潮氣容積數據為 560 mL，女孩則為 410 mL。

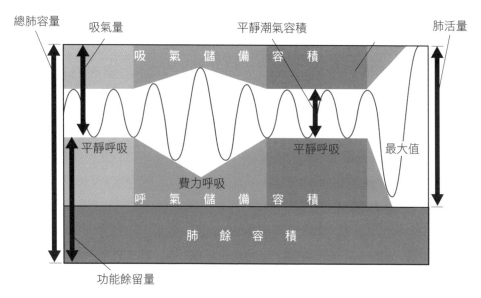

圖 2.9 肺容積與肺容量

表 2.5 7、10、13、16 歲男孩與女孩的肺容積和肺容量（mL）

	7 歲		10 歲		13 歲		16 歲	
	男	女	男	女	男	女	男	女
TLC	2120	2090	3140	2980	4330	3740	6200	4980
VC	1670	1580	2510	2340	3550	2990	5080	3780
IC	1140	1090	1740	1550	2370	2050	3260	2430
FRC	980	970	1400	1430	1970	1690	2940	2560
ERV	530	480	770	780	1180	940	1810	1350
RV	450	490	630	640	790	760	1120	1210
TV	200	190	260	280	390	350	560	410

資料來源：Hoit, Hixon, Watson, & Morgan (1990).

◉ 吸氣儲備容積

吸氣儲備容積（inspiratory reserve volume, IRV）是指在潮氣容積之外，仍可吸入的空氣量。在正常呼吸時，還是可以吸入相當容量的空氣，而不必馬上呼出去，這個額外空氣量就是吸氣儲備容積。以成人來說，此數值大約從 1500 到 2500 mL。吸氣儲備容積可以讓說話者得到更多空氣，用於一段特別長的句子、需要特別大聲的發音，或者唱一段歌曲。

◉ 呼氣儲備容積

呼氣儲備容積（expiratory reserve volume, ERV）是指潮氣容積以下，還可以呼出的空氣量。在一次正常潮氣呼氣後，還是可能繼續呼氣一陣子。當運用到呼氣儲備容積時，可以感覺到腹部附近區域有些肌肉的動作。成人呼氣儲備容積大約為 1000 到 2000 mL，七歲兒童則約 500 mL，而十三歲男孩與女孩則分別為 1180 mL 與 940 mL（Hoit, Hixon, Watson, & Morgan, 1990）。歌手會運用大部分的呼氣儲備容積，不需換氣地演唱歌曲中的長段落。

> 正常吸一口氣，接著看還可以再吸入多少空氣；然後正常吸氣與呼氣後，看還能吐出多少空氣。

◉ 肺餘容積

因為胸膜連結著胸壁，肺臟組織總是稍微拉伸著。因此在健康個體上，肺臟不會完全坍塌，而是隨時都保有一些空氣在內。於是，肺臟內始終會有對應的氣壓存在，在盡全力呼氣之後仍存在肺臟內的氣體量，稱為**肺餘容積**（residual volume, RV）。這個空氣量在成人約為 1000 到 1500 mL 之間，且永遠無法被自主性地強迫呼出體外。新生兒的肺餘容積跟成人不同，嬰兒肺臟與胸腔的比例遠大於成人的肺臟，因此無法達到像成人肺臟那樣的擴張程度，而具有較小的肺餘容積。當兒童逐漸成熟，肺與胸腔的關係就會開始接近類似

成人的表現，肺餘容積也會逐漸增加。七歲兒童的肺餘容積大約在 450 到 500 mL，十歲大概為 630 mL，十三歲則已經增加到將近 800 mL，到了十六歲就會跟成人的數據範圍相當（見表 2.5）。

◉ 無效空氣

在肺與氣道裡面有一少量的空氣，稱為**無效空氣**（dead air），這是指大約 150 mL 的氣體雖然被吸入人體，但並沒有參與氧氣－二氧化碳的交換過程（Klocke, 2006）。這段空氣在任何時間點，都存在上呼吸管道與支氣管樹中，它是最後才吸入的空氣段落，所以也會在下次呼吸循環中首先被呼出體外（Zemlin, 1998）。相對地，從肺泡被呼出的最後 150 mL 空氣，將停留在無效空氣空間內，並且會在下次吸氣時率先再次進入肺泡裡（即使這段空氣仍含有高濃度二氧化碳在內）。

● ● ● 肺容量 ● ● ●

肺容量組合了不同的肺容積，構成包括肺活量（VC）、功能餘留量（FRC）、吸氣量（IC），以及總肺容量（TLC）等幾個概念。對發音來說，其中最重要的數據是肺活量。

◉ 肺活量

肺活量（vital capacity, VC）是潮氣容積、吸氣儲備容積再加上呼氣儲備容積的總和（TV + IRV + ERV），用詞上略有不同，肺活量代表一個人盡全力深吸氣後，能吐出的最大空氣量，也代表不論做什麼事情所能運用的總空氣量，當然包括說話與歌唱。肺活量不包括肺餘容積，因為這部分空氣不是可以自主控制的。如同其他肺部容積，肺活量也和個體的年紀與身材有關，舉例來說，五歲的女孩與男孩肺活量大約分別是 1000 mL 與 1250 mL（Zemlin, 1998），到了七歲則在 1500 到 1600 mL 之間，九歲增加到 2000 mL。十三歲男孩再加 1000 mL，女孩則增加 500 mL 肺活量；直到十七歲時，男孩肺活量

達到約 4500 mL，而女孩則約 3750 mL。成人的肺活量平均落在 5000 mL 的水平。年長者肺活量則隨著年紀稍微下降，研究人員認為這現象跟年長者發音能力衰退也有關聯。

◉ 功能餘留量

功能餘留量（functional residual capacity, FRC）是在呼氣結束時，仍存留在肺臟與氣管腔內的空氣，也就是呼氣儲備容積加上肺餘容積的空氣量（ERV + RV）。年輕成人的功能餘留量大約是 2500 到 3500 mL，七歲兒童則只有略低於 1000 mL，十歲時增加到 1000 mL，十三歲大約在 1700 到 2000 mL，直到十六歲則跟成年人相當。

◉ 吸氣量

吸氣量（inspiratory capacity, IC）是指正常呼氣結束後，開始盡全力吸氣的總空氣量，也就是潮氣容積加上吸氣儲備容積的總和（TV + IRV）。如同潮氣容積與吸氣儲備容積一般，吸氣量也跟年紀有關，從七歲時的 1100 mL，增加到十六歲時約 2500 至 3500 mL。

◉ 總肺容量

總肺容量（total lung capacity, TLC）是指肺臟所能承載的最大空氣容量，等於潮氣容積、吸氣儲備容積、呼氣儲備容積及肺餘容積的總和（TV + IRV + ERV + RV）。如同其他肺容積與容量，總肺容量也隨著年紀發育增長，並且受性別影響。七歲男孩總肺容量約為 2000 mL，十歲則在 2000 至 3000 mL 範圍。十三歲階段就開始有性別差異，男孩大約平均在 4500 mL，而女孩在約為 3700 mL 左右。十六歲時差異變得更明顯，男孩來到 6000 mL 範圍，而女孩平均約為 5000 mL 水平。

如同表 2.5 所顯示，肺容積與容量從嬰兒時期至青春期一路增加，直到大約十六歲時來到成年的數據水平。肺容積與容量似乎從此保持穩定，要到老年期，這些數據才會開始降低。Hoit 和 Hixon（1987）提供了三個年齡層一些肺

容積與容量的平均數據，包括 25 歲年輕成年族群、50 歲壯年族群及 75 歲老年族群。表 2.6 顯示，潮氣容積與呼氣儲備容積都隨著年紀稍微減少，這種現象可能與某些言語問題有關。表 2.7 則提供了肺容積與容量在不同年齡的兒童與成人族群之間的比較。

肺容積與容量常以肺活量的百分比來表示，站或坐立時，平靜呼氣水平（REL）大約是肺活量的 38% 到 40%，意思是一個人在平靜呼氣之後，可以吸入 60% 至 62% 肺活量氣體，才能把整個肺臟撐滿到最大容量。相反地，在平靜呼氣水平時，肺臟仍保有 38% 到 40% 肺活量的氣體可以刻意地呼出。在肺活量剩下 38% 至 40% 以下時，代表已經在運用呼氣儲備容積來吐氣。圖 2.10 是用肺活量百分比來表達幾個肺容積的示意圖。

表 2.6　三個年齡族群（25、50 以及 75 歲）的肺容積與肺容量平均值（以 mL 為單位）

	25 歲	50 歲	75 歲
TLC	6740	7050	6630
VC	5350	5090	4470
FRC	3120	3460	3440
ERV	1730	1500	1280

資料來源：Hoit & Hixon (1987).

表 2.7　不同年齡層男女的特定呼吸數據（以 L 為單位）

數據	年齡	男性平均	女性平均
總肺容量（TLC）	7	2.12	2.07
	10	3.14	2.98
	13	4.33	3.74
	16	6.20	4.98
	25	6.74	5.03
	50	7.05	5.31
	75	6.63	4.86

表 2.7　不同年齡層男女的特定呼吸數據（續）

數據	年齡	男性平均	女性平均
肺活量（VC）	7	1.67	1.58
	10	2.51	2.34
	13	3.55	2.99
	16	5.08	3.78
	25	5.35	3.93
	50	5.09	3.60
	75	4.47	2.94
吸氣量（IC）	7	1.14	1.09
	10	1.74	1.55
	13	2.37	2.05
	16	3.26	2.43
	25	3.62	2.61
	50	3.59	2.38
	75	3.19	2.27
功能餘留量（FRC）	7	0.98	0.97
	10	1.40	1.43
	13	1.97	1.69
	16	2.94	2.56
	25	3.12	2.42
	50	3.46	2.93
	75	3.44	2.59
呼氣儲備容積（ERV）	7	0.53	0.48
	10	0.77	0.78
	13	1.18	0.94
	16	1.81	1.35
	25	1.73	1.32
	50	1.50	1.22
	75	1.28	0.67

表 2.7　不同年齡層男女的特定呼吸數據（續）

數據	年齡	男性平均	女性平均
肺餘容積（RV）	7	0.45	0.49
	10	0.63	0.64
	13	0.79	0.76
	16	1.12	1.21
	25	1.39	1.10
	50	1.97	1.71
	75	2.16	1.92
平靜潮氣容積 （RTV）	7	0.20	0.19
	10	0.26	0.28
	13	0.39	0.35
	16	0.56	0.41
	25	0.56	0.46
	50	0.71	0.55
	75	0.53	0.54

資料來源：Melcon et al. (1989); Hoit & Hixon (1987); Hoit et al. (1990).

● ● ● 維生呼吸與言語呼吸的差異 ● ● ●

　　呼吸聽起來是再簡單不過的動作，實際上卻是令人驚嘆的複雜功能，需要整合身體其他功能，包括代謝、溫度調節、體液與酸鹼平衡等（Boliek et al., 1996）。此外，為了維生目的的呼吸（通常稱為維生呼吸或平靜呼吸）與為了需要更多能量說話的呼吸，採用的運動策略是不同的。維生呼吸在大多數時間是一個無意識、自動的程序，呼吸的速度與深度根據當時身體的需要而定。舉例來說，一個人在激烈運動的呼吸量會大於靜靜地坐著看書時。這種吸入空氣的差異是人體的本能反射行為，由血液中氧氣與二氧化碳濃度來決定。

　　言語呼吸的程序就複雜多了，因為適當的氣流控制必須結合語言考量，其中包括只能在語言中恰當的時機才能換氣，以免打斷說話的流暢度、吸入恰

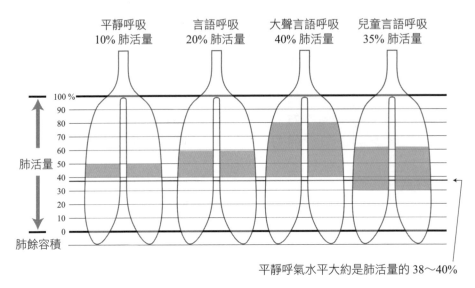

平靜呼氣水平大約是肺活量的 38～40%

圖 2.10　肺容積佔肺活量百分比的示意圖

當的空氣量來發出聲音，以及必須產生足夠的呼氣長度才能在一次吸氣後說出多一點音節。呼吸系統也跟言語的韻律特性息息相關，例如發音基頻（F_0）與強度的變動、音節與字詞的重音、加強語氣等（Metz & Schiavetti, 1995）。人類的言語能力表現出細緻的控制能力，以及精確的神經整合活動，涉及 70 到 80 塊肌肉，包括呼吸、喉、咽、顎及臉部肌群（Davis, Zhang, Winkworth, & Bandler, 1996）。對言語呼吸來說，原本傳達給呼吸與發音肌群的自主神經訊號，必須由意識控制的神經訊號取代，才得以控制相同的肌肉群（Smith & Denny, 1990）。

　　根據氣流、語言以及韻律的需求，從維生呼吸切換到言語呼吸會發生五個主要的改變：吸入空氣的位置、吸氣與呼氣的時間比、每次呼吸循環的空氣量、呼氣時的肌肉活動，以及**胸壁形狀**（chest wall shape）。詳見表 2.8。

表 2.8　從維生呼吸轉到言語呼吸的五個改變

改變	維生呼吸	言語呼吸
吸入空氣的位置	鼻子	嘴巴
吸氣與呼氣的時間比	吸氣：40% 呼氣：60%	吸氣：10% 呼氣：90%
空氣量	500 mL 10% 肺活量	不等；根據發音的長度與音量，約 20～25% 肺活量
呼氣時的肌肉活動	被動：胸部與橫膈膜肌肉放鬆	主動：胸部和腹部肌肉收縮以控制肋廓與橫膈膜的回彈
胸壁位置	腹部相對於肋廓向外移位	腹部相對於肋廓向內移位

● 吸氣的位置

　　除非因為感冒、扁桃腺腫大或鼻中隔彎曲造成阻塞，維生呼吸皆經由鼻子吸入與呼出。這種方式呼吸是健康的，因為經過鼻腔吸入的空氣將變得溫暖、潮濕，而且有過濾的效果。根據研究，經過鼻腔吸入的空氣，溫度會從 22°C 升高到 31～32°C，相對濕度（relative humidity, RH）則會從 30～40% 增加到 95～99%（Bien, Okla, van As-Brooks, & Ackerstaff, 2010; Zuur et al., 2009）。言語呼吸的吸氣與呼氣則經由口腔，對言語呼吸來說，這是個更有效率的位置，因為透過口腔可以更快的吸氣，並且在呼氣時發出口腔聲音。

● 吸氣與呼氣的時間比

　　在維生呼吸循環中，吸氣時間比例幾乎與呼氣時間相仿，吸氣佔了 40% 的時間，而呼氣佔了 60%。然而，言語呼吸的吸氣與呼氣比例則有非常戲劇性的改變：吸氣只佔了一次循環 10% 的時間，呼氣則佔了超過 90%，說話時的呼氣可以延長到 20 至 25 秒之久，相對於維生呼吸的呼氣則只有約兩秒鐘，這樣的比例對言語的產生很有效率，因為言語是在呼氣階段發聲的。若非如此，說話會變得斷斷續續的，因為說話者必須幾秒鐘就得暫停一下，等待約兩

言語科學
理論與臨床應用

秒鐘的吸氣時間。透過縮短吸氣並延長呼氣時段，說話者就可以平順、不被打斷地連續說完整句話。這種快速吸氣並大幅延長呼氣的現象，也可見於嬰兒以及年幼兒童。

◉ 吸氣與吐氣周期的空氣容積

維生呼吸的潮氣容積平均約為 500 mL，會因為年紀與性別而有差異；500 mL 大約是肺活量平均值（5000 mL）的十分之一。維生呼吸的吸氣從平靜呼氣水平開始（REL，肺活量的 38～40%），往上增加 10～12%，來到大約肺活量的 50%，然後再開始呼氣回到平靜呼氣水平。言語呼吸的吸氣量是變動的，端視接下來的語句長度與音量大小而定。正常對話的容積差不多是肺活量一半（40～60%），也大約是維生呼吸的兩倍量（Porter, Hogue, & Tobey, 1995; Solomon & Charron, 1998）。在肺活量 60% 時，相對應的肺泡壓大約為 10 公分水柱，已經足夠應付大部分的一般對話發音（圖 2.11）。在一半肺活量左右的運作效率極高，因為只需要很少的呼吸肌肉活動（Huber, 2008）。在需要發出更久或者更大的聲音時，語者吸入更多的肺容積，並接續呼出至更低的容量水平（Huber, 2008）。綜合來說，講話使用 20～25% 的肺活量，而維生呼吸只用了 10%。隨著說話音量變大，可能會用到約 40% 的肺活量。大聲講話的吸氣，會從較高比例的肺活量開始（可高達 80%）（見圖 2.10）。

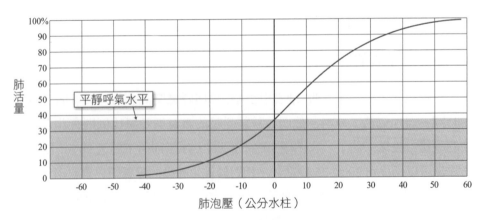

圖 2.11　鬆弛壓力

兒童階段也會使用較高比例的肺活量來說話，通常會從 65% 肺活量開始，並且在大約 30% 肺活量結束。兒童在說話時，也比成人更容易使呼氣低於平靜呼氣水平（Stathopoulos, 1997）。受過正統訓練的聲樂家，在唱歌時會使用相對較大的肺活量，有時候甚至逼近使用整個肺活量（Watson & Hixon, 1985; Watson, Hixon, Stathopoulos, & Sullivan, 1990）。

◉ 呼氣的肌肉活動

　　不論維生呼吸或言語呼吸，吸氣都是主動且需要用到肌肉的過程，橫膈膜與外肋間肌必須收縮，以增加胸腔與肺臟的容積。對維生呼吸來說，呼氣則為被動過程，單純依賴彈性恢復力來進行。相對地，肌肉活動對於說話的呼氣控制則扮演了關鍵角色。為了解呼氣在維生呼氣與說話呼氣的不同，我們需要進一步檢視呼氣的過程。

　　呼氣時胸腔與肺臟的容積必須縮小，使得肺泡壓（P_{alv}）得以增加，才能夠形成從肺臟往外的氣流。有三種力量使胸腔與肺臟回到擴張前的原始位置，達成容積減少的效果。首先是重力將抬高的肋廓往下拉，其次是外肋間肌放鬆，使得肋廓得以回到原本位置。橫膈膜也一起放鬆，並回到原本的圓頂形狀，使得胸部垂直方向的長度變小了。第三種作用力是呼吸相關組織與肺臟的彈性作用，讓已經伸展的組織都回到原本的位置。整體來說，這些恢復的作用力統稱為回彈力（recoil forces）。吸氣時胸腔與肺臟擴張程度越大，呼氣時的回彈力也會隨之越大。

　　被動回彈力所產生的氣壓稱為鬆弛壓力（relaxation pressures），鬆弛壓力曲線以肺活量為縱軸、肺泡壓（P_{alv}）為橫軸（見圖 2.11），數值 0 代表平靜呼氣水平，也就是當肺泡壓等於大氣壓（$P_{alv} = P_{atmos}$）時的平衡狀態（約為肺活量的 38% 至 40%）。在數值 0 的右邊代表正壓，左邊則代表負壓。

　　當肋廓被肌肉力量擴張或壓縮，接下來自然趨勢就是要恢復到平靜時的容積，因此產生了一個非肌肉收縮造成的呼氣或吸氣回彈力（Leanderson & Sundberg, 1988）。每次吸氣之後，回彈力產生了正肺泡壓力，並驅動組織回到平靜時的位置。如圖 2.11 所示，在 100% 肺活量時，肺泡壓（P_{alv}）大約為

60 公分水柱。但當肺容量減低時，肺泡壓（P_{alv}）的正值也會跟著遞減。在平靜呼氣水平以下，肺泡壓變成負值，經歷最大呼氣後會達到 −20 公分水柱的壓力值（Leanderson & Sundberg, 1988），且在此時，呼吸系統開始往吸氣的方向回復。如此，當肺容量大於平靜呼氣水平，吸氣需要肌肉用力，而呼氣則來自被動回彈。相反地，當肺臟容積低於平靜呼氣水平，呼氣過程需要肌肉用力，而吸氣過程則是被動恢復（Zemlin, 1998）。

對說話需求來說，一個人會吸入到大約 60% 的肺活量，使肺泡壓來到約 10 公分水柱（見圖 2.11）。為了說話，我們會不讓被動回彈自然作用，而是控制回彈的速度，藉以達到延長呼氣。若說話時容量大於平靜呼氣水平，吸氣的肌肉必須持續收縮。往吸氣方向的持續收縮動作，可以產生一個抵銷的控制力道，避免胸腔與肺臟放氣的動作太快。至於若要運用呼氣儲備容積並且在平靜呼氣水平以下仍能繼續說話，腹部肌肉以及內肋間肌就派上用場了。腹部肌肉的收縮會迫使腹壁往內擠壓腹腔內容物，而腹腔內容物則因此將橫膈膜向上推，這種促使橫膈膜往上的壓力持續進行，會進一步降低胸腔與肺臟的容積，因此空氣會繼續被吐出。內肋間肌的收縮使肋廓下壓並因之減少胸腔容積。很清楚地，當肺臟容積低於平靜呼氣水平，說話會需要相當多肌肉的介入以避免肋廓往外回彈，如同吸氣時的方向一般。說話呼氣過程的肌肉活動程度各有不同，且受到幾個因素影響，例如發音的力道、發音特定段落的加強，以及語言學上個別單字或音節的重音等。

◉ 胸壁形狀

本章稍早已經提到，胸壁包括肋廓、橫膈膜、腹壁及腹腔內容物，在維生呼吸時，腹壁相較於肋廓會稍微往外移位；但在言語呼吸時，腹部相對於肋廓則會往內移位，促成腹腔內容去推擠橫膈膜往上方移動（Bailey & Hoit, 2002; Kalliakosta, Mandros, & Tzelepis, 2007）。橫膈膜上推的壓力會擴張下肋廓（圖 2.12），此外，橫膈膜的收縮產生了提拉的力量，使得下肋廓得以擴大（Leanderson & Sundberg, 1988）。橫膈膜肌肉纖維被腹腔內容物的上推移位而伸展，使得肌肉纖維可以產生說話所需的快速、強力收縮（Kalliakosta

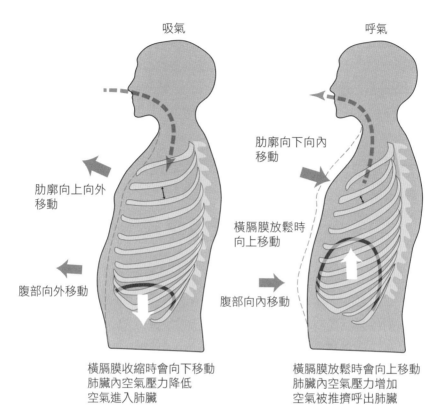

吸氣

呼氣

肋廓向上向外
移動

肋廓向下向內
移動

橫膈膜放鬆時
向上移動

腹部向外移動

腹部向內移動

橫膈膜收縮時會向下移動
肺臟內空氣壓力降低
空氣進入肺臟

橫膈膜放鬆時會向上移動
肺臟內空氣壓力增加
空氣被推擠呼出肺臟

圖 2.12　胸壁形狀與腹腔內容物對橫膈膜與肋廓的影響

et al., 2007; Solomon & Charron, 1998）。此外，腹部保持相對於肋廓內縮的狀態提供了肋廓一個可移動的平台，以利連續說話時控制肺臟容積與所需的空氣壓力（Bailey & Hoit, 2002）。透過肋廓運動以改變肺臟容積會比透過腹部運動來得有效率，因為肺臟有較大的表面面積（約四分之三）緊鄰著肋廓（Connaghan, Moore, & Higashakawa, 2004; Kalliakosta et al., 2007），因此，肋廓壁只需要移動相較於腹壁四分之一的距離，就可以達到肺泡壓同等的變化量（Kalliakosta et al., 2007）。

靜靜地呼氣、吸氣幾個循環。如果沒有感冒或任何鼻塞症狀，你會發現呼吸是透過鼻子，進出的空氣量約略相同，且相較於肋廓，腹部會稍微鼓起。接著，說出一短句話，例如「我的名字是……」，並觀察呼吸方式如何或是否隨之改變。然後再說長一點的句子，例如「我的名字是……，而且我將畢業於……」。有觀察到呼吸方式的改變嗎？是如何改變的？最後，試試看在吸一口氣之後可以說出的最長句子，並記下變化。

● ● ● 說話的呼吸模式 ● ● ●

對於壓力、氣流、容積及胸壁形狀等參數的量測，被用來建立說話的呼吸模式。在說話時，腹部容積會比放鬆時來得小，而肋廓則比放鬆時大。這樣的位置對於說話是有效率的，因為當腹壁往內縮，會將橫膈膜往上推，並擴大下肋廓，使得橫膈膜得以產生說話所需的快速吸氣及壓力變化（Hixon, Goldman, & Mead, 1973）。在說話時，肋廓與腹部會持續的移動，以產生必要的肺容積變化。因為肺臟表面有較大的比例是鄰接著胸廓，肺臟大部分的移動是透過肋廓來調整，而非橫膈膜。如此一來，肋廓相較於腹壁具有更高的效率，來把空氣推擠出肺臟（Solomon & Charron, 1998）。利用動力學分析的研究顯示，就在一個人正要開始講話的那瞬間，胸壁的姿勢會自動地調整，可以快速且有效率地產生必要的壓力（Baken & Cavallo, 1981）。這些胸壁的運動〔稱為**發音前胸壁運動**（prephonatory chest wall movements）〕受到說話內容的影響，例如接下來說話的長度。發音前胸壁運動也跟剛開口說話時語者的肺容積有關。在一般的肺容積下，呼吸結構可以被動地產生大約 5 到 8 公分水柱的肺泡壓（P_{alv}），超過一般說話所需，因此，胸壁也許不需要為了說話有太多預備動作。然而，當肺容積較小以至於無法產生足夠的肺泡壓（P_{alv}）來說話時，胸壁可能需要在剛要開始講話之前，快速地調整肌肉（McFarland & Smith, 1992）。Milstein 和 Watson（2004）針對成年男性與女性，在一般肺容積、高肺容積與低肺容積不同條件下，檢視其說出目標語句的肺活量百分比變

化。在低肺容積時,說話者平均從 19% 肺活量開始唸出目標語句,並在平均 14% 肺活量時結束。而肺容積在正常狀況下,受試者從平均 51% 肺活量開始說話,並在平均 45% 肺活量時結束。至於高肺容積時,受試者從平均 89% 肺活量開始語句,並結束在大約 80%。當肺容積增加,語者說話強度也隨之增加。聲音品質在不同條件下也有明顯改變,聽者可以從音質的蛛絲馬跡辨別發音是處於較低或較高的肺容積狀態。

運動模式的分析也提供了說話時肺容積的相關資訊。回想前面章節的介紹,說話運用了肺活量的中間範圍(Manifold & Murdoch, 1993; Mitchell, Hoit, & Watson, 1996),然而肺容積在不同人之間,以及同一個人但不同發音內容的狀況下都會有所不同。吸氣量深受預計說話的音量影響,當大聲說話時,我們會在較短時間內吸入更多的空氣,以保持說話的流暢並滿足身體氣體交換的需求(Russell, Cerny, & Stathopoulos, 1998)。另一方面在輕聲說話時,一般人普遍會以較低的肺容積來開始發音。

運動學分析也可以顯示肺容積、壓力及氣流受到語言的影響,比方說一整個句子的分段處及分段數量(Winkworth, Davis, Adams, & Ellis, 1995),人們傾向於在語句自然的停頓處吸氣,可藉此提高說話的整體流暢度。如果不依照文法結構停頓呼吸,就會干擾語句的進行,並造成聽起來不通順的言語。研究報告指出,口吃患者通常就是在句子中不恰當的位置停頓,造成口吃的現象(Eisen & Ferrand, 1995)。

另一種言語呼吸模式和說話活動的複雜度有關。越複雜的言語活動,每次呼吸所能說的音節數就越少,說話速度較慢,每個音節所要消耗的空氣量也較多(Mitchell et al., 1996)。說話音素的類型也會影響呼吸的模式,無聲塞音與擦音通過系統時需要比較高的氣流量,而有聲塞音與擦音的氣流量就比較小(Russell & Stathopoulos, 1988)。一般對話與耳語的呼吸功能也有差異性。發出耳語時,通常會在肺容積比較低的情況下停止呼吸群,每次呼吸容納較少的音節,且每個音節消耗較多的空氣;同樣地,耳語時氣管內壓(P_{trach})會比一般對話時的壓力低(Stathopoulos Hoit, Hixon, Watson, & Solomon, 1991)。表 2.9 列出言語呼吸的典型模式。

表 2.9　與胸壁形狀、容積以及語言影響性相關的言語呼吸模式

胸壁形狀
相較於休息狀態，說話時腹部縮小、肋廓擴大
容積
肺活量的中間範圍 大約是安靜時潮氣呼吸的兩倍容量
語言影響性
吸氣時間很自然地發生在語句的停頓處 說話任務的複雜度 預期響度 音素類型 耳語

◉ 獨立母音與連續語句的言語呼吸

　　雖然各種言語呼吸的基本流程相同，然而在單獨發音，例如延長母音，或者連續語句時，呼吸控制的方法還是有一些差異。保持一個母音的發聲需要穩定的呼出氣流，即便在呼氣過程中肺容積與氣體壓力經歷變化。研究顯示，發出這種聲音時，肺容會以固定速率降低，而肺泡壓（P_{alv}）會在發音前突然提高，發音期間則保持穩定水平，然後在發音結束時迅速下降。至於肋廓壁及腹壁的容積則會在發音過程中降低（Hixon & Hoit, 2005）。吸氣與呼氣肌肉在整個發音過程十分活躍，在不同階段有不同肌肉進行收縮或放鬆，以維持延長母音所需的穩定氣流輸出。

　　若與維持單一母音發音相較，連續語句在音調、響度、語速、發音長短及語言重音等方面的變化性更大。即使有這些變異性，但維持穩定氣流及相對單一的肺泡壓（P_{alv}）仍是必需的。語者習慣在呼吸群一開始（意即呼氣）的時機把肺壁位置準備好，這時機通常是在吸氣階段結尾與呼氣階段開始之間（Hixon & Hoit, 2005），此時腹壁會向內拉、肋廓壁則向外撐，為說話準備

好最佳姿勢。在連續說話過程，肋廓壁與腹壁容積減少的速率保持相對固定，肋廓壁的減少速度則稍微快些（Hixon & Hoit, 2005）。持續發音過程，肋廓壁及特別是腹壁將持續發揮肌肉的力量，以保持正肺泡壓（P_{alv}），以及穩定呼出的氣流。在強調特定音節或字詞時，會需要肺泡壓（P_{alv}）呈現小而快速的波動，此時收縮的腹壁就可以提供穩定的壓力基礎，而由肋廓壁的肌肉來收縮運動，以產生所需的變化（Hixon & Hoit, 2005）。因此，對於言語呼吸來說，腹部肌肉會持續地運作，以支持橫膈膜快速吸氣的動作，並支持肋廓在呼氣階段的快速調整運動（Hixon & Hoit, 2005）。

● ● ● 言語呼吸在不同年齡層的變化 ● ● ●

如同其他神經運動技能一般，有效率的言語呼吸也是隨著時間演變，伴隨著幼齡兒童呼吸系統在解剖與生理的變化而逐步發展起來。言語呼吸的發展會經歷幾個階段：萌發、調整以及適應期（Boliek, Hixon, Watson, & Jones, 2009）。萌發時期大約從出生到三歲，這個期間的呼吸生物力學機制與成年人大異其趣。嬰兒肺容積的變化來自橫膈膜位置的不同，而不是透過肋廓運動，因為此階段的肋廓仍無法產生足夠的吸氣力道（Reilly & Moore, 2009）。嬰兒肺臟與胸腔的關聯性也有所不同，他們肺臟萎縮的被動力道大約是擴大肋廓被動力道的三倍大（Papastamelos, Panitch, England, & Allen, 1995）。成年人的功能餘留量（FRC）與呼氣終點水平（EEL），都發生在肺臟與胸腔互相抗衡之回復力呈現平衡時。然而，嬰兒肺臟的被動回復力道較強，他們需要吸氣肌肉在呼氣的階段也持續運作，以保持呼氣終點水平（EEL）的容量遠高於功能餘留量（FRC）（Kosch & Stark, 1984）。即使有這些差別，嬰兒與幼齡兒童也是在呼氣一開始的時間點，運用預期的肺活量中段範圍開始發出聲音，這點則跟年紀大一點的兒童與成年人相似（Boliek et al., 1996; Boliek, Hixon, Watson, & Morgan, 1997; Boliek et al., 2009; Hoit et al., 1990）。

Parham、Buder、Kimbrough Oller 和 Boliek（2011）的研究報告指出，兒童在第二年類似說話時的呼吸模式，已經跟潮氣呼吸有顯著的差異，意思是

說，在類似說話的行為中，吸氣時間已經比潮氣呼吸週期的吸氣時間短，而呼氣時間則變得比較長。研究人員發現，在兩歲時，嬰兒已經調整了呼吸系統，以發出音節或者類似說話的聲音，而這時的呼吸模式已經跟青少年與成年人相似。

當嬰兒持續成長，解剖與生理結構的變化，造成胸壁生物力學上顯著的改變（Reilly & Moore, 2009），包括肺臟增大及伴隨的肺容積增加（見表 2.7）；氣管直徑與剛性增加使得整體空氣道阻力降低，以及肋骨、脊椎和胸骨的骨化等，這些變化使得胸壁剛性增加，對於呼吸系統的順應性（compliance）也變好（Boliek et al., 2009; Reilly & Moore, 2009）。

調整期是指幼齡兒童開始講話，並且持續往成年模式發展的期間（Boliek et al., 2009）。而在適應期間，隨著身體持續成長，兒童說話時呼吸效率也持續往成人模式進展，同時語言也更為熟練。肺臟寬度、長度及總容量持續增加直到十四至十六歲（Stathopoulos & Sapienza, 1997）。

◉ 兒童言語呼吸的特色

幼齡兒童的呼吸道較窄，因此說話時會產生比年齡較大兒童高的氣壓，而較大兒童產生的氣壓也高於成年人（Stathopoulos, 1986）。四到六歲兒童之呼吸群的終點會低於呼氣終點水平（EEL），常接近該範圍的最低部分（Boliek et al., 2009; Stathopoulos & Sapienza, 1997）。年幼兒童的吸氣經常會更深，相較於年長兒童與成人，會在更大肺容積時就開始發音（Solomon & Charron, 1998），這個現象的可能原因，是為了利用較高肺容積時的較大被動回復力。兒童說話時肺容積的使用量較成人多，這現象可以用肺活量使用比例來衡量。Solomon 和 Charron（1998）發現在不同的發聲統計下，嬰兒使用了 25% 預估肺活量，而幼兒則使用 13%。Hoit、Hixon、Watson 和 Morgan（1990）的研究結果指出，七歲兒童使用大約 18% 的肺活量來朗讀與對話；相較之下，較大的兒童則使用 12% 到 18% 的肺活量。肋廓影響肺容積變化所佔的比例隨著兒童成長而增加。表 2.10 顯示肋廓的貢獻度從四歲時大約 50%，提高到十六歲時的 70% 到 80%。

表 2.10　不同年齡層，肋廓動作佔平靜潮氣呼吸容積改變的平均百分比（％ RC）

年齡	男性	女性
4	52.85	52.85
5	61.35	61.35
6	51.07	51.07
7	69.36	60.50
10	64.64	59.51
13	75.51	63.39
16	71.23	80.44
25	80.95	69.71
50	80.59	79.38
75	85.02	89.39

資料來源：Boliek et al. (2009); Hoit & Hixon (1987); Hoit, Hixon, Watson, & Morgan (1990); Melcon et al. (1989).

◉ 老年人言語呼吸的特色

　　隨著年紀增長，老年人用於說話的呼吸模式，也會因為解剖與生理組織的變化而隨之改變，這些改變包括胸腔形狀更為凸起、肋軟骨的骨化與鈣化、呼吸肌肉的力量減弱、肺泡表面張力減小、肺微血管容量降低，以及整體肺臟體積減少等（Huber & Spruill, 2008; Sperry & Klich, 1992）。這些改變使得胸壁的順應性變低，也減少了肺臟在中等大小時的彈性回復壓力，同時減少了肺活量（VC）、吸氣儲備容量（IRV），以及呼氣儲備容量（ERV）；另外增加了肺餘容積（RV）（如 Hoit & Hixon, 1987; Huber, 2008; Huber & Spruill, 2008; Sperry & Klich, 1992）。Sperry 和 Klich（1992）比較年輕與年長女性說話時的呼吸，發現這兩群受試者的肺容積與言語呼吸模式都不相同。舉例來說，年輕群組有平均 3356 mL 的肺活量，而年長群組則只有平均 2456 mL 的肺活

量。年長者並沒有在吸氣後馬上開始發音,而浪費了相較於年輕族群二到三倍的空氣量。為了克服呼吸效率的減損,老年人會在較高肺容積(例如深呼吸)時開始說話,而此時機相對地具有較高的回彈壓力。根據研究報告,相較於較年輕成年人,老年人每次言語呼吸、每次發出的音節,平均而言會從較大的肋廓與肺部容積開始,經歷較長的歷程,也耗用較多的空氣,但每次呼吸只講比較少的音節(Hoit & Hixon, 1987; Huber & Spruill, 2008; Melcon, Hoit, & Hixon, 1989)。在肺容積較大時開始說話這個現象,可能的原因是吸氣肌肉比呼氣肌肉的功能維持得更好。因此,對老年人來說,在肺容積較大時開始說話,會比使用呼氣肌肉並運用到較低的肺容積相對來得輕鬆(Huber & Spruill, 2008)。Huber 和 Spruill(2008)指出,年長者運用腹部來支持言語呼吸的程度也比年輕人來得高,可能是為了彌補肺與胸腔減少的彈性回復力。然而,即使呼吸功能會隨著年紀改變,健康的老年人一般來說還是可以產生並維持適當的呼吸能力來支持說話。

呼吸與唱歌:人們的歌唱,可以視為一種加強了音調與節奏的持續說話形式,音調是指讓音符之間具有特定音頻關係的一種安排方式;節奏則是指音符之間的時間關係。說話與唱歌呼吸的基本機制是相同的,差別在於語者或歌手如何最有效率地運用吸氣與呼氣的氣流。

肺容積:在一般對話情境下,語者使用到的肺容積只略高於平靜呼氣水平(REL),好讓隨之產生的被動回復力,足夠產生需要的氣壓,而不需要用到肌肉活動。然而相對於說話,歌唱會有更長與更強的段落,因此需要運用更大比例的肺活量,所以吸氣時會需要吸得更深,呼氣也會比平常講話來得延長些。受過古典聲樂訓練的歌手,在肺容積的變化更為明顯,呼吸群一般會從高肺容積開始,繼續歷經大範圍的肺活量水平,然後在低肺容積時結束(Watson, Hixon, Stathopoulos, & Sullivan, 1990),這代表不論吸氣或呼氣階段,都需要更多肌肉參與運作。在一般對話情境下,語者通常每五秒鐘呼吸一次(Leanderson & Sundberg, 1988),而歌唱中樂句則相較長了許多,大約每次呼吸延續 10 秒甚至 20 秒的時間。因此,歌手傾向在肺容積非常高的時候開始

唱歌，可以接近百分之百的肺活量，並且使用呼氣儲備容積（ERV）來使樂句延長得更久。唱歌時，會非常快速地吸氣，使歌手能夠在極短時間就讓肺臟充滿空氣（Emmons, 1988）。

肺臟壓力：肺臟壓力也是根據說話或唱歌而有所不同。正常對話肺臟壓力通常只需要在 10 公分水柱或者更低，而大聲說話時的壓力則在 10 到 15 公分水柱。然而，在大聲唱歌情境時，肺壓力可高達 40 到 50 公分水柱（Rothenberg, Miller, Molitor, & Leffingwell, 1987）。在說話的呼氣階段，彈性回復力量通常就足夠產生所需的氣壓。如果語者希望發音能持續到低於平靜呼氣水平（REL），呼氣肌肉（腹肌與內肋間肌）就會被運用上。另有研究顯示，唱歌則涉及更多腹部肌肉的活動（Leanderson, Sundberg, & von Euler, 1987）。

附屬肌肉的參與：為了能深吸入一口氣，並盡可能維持呼出氣流越久越好，有些呼吸的附屬肌肉也會參與唱歌的肌肉調節。舉例來說，研究發現一般說話的時候，只有在要克服吸氣時的阻力或者要吐氣到底，才需要用到闊背肌（latissimus dorsi, LD）（Watson, Williams, & James, 2012）。然而，受過訓練的歌手不只用到闊背肌，也運用了胸鎖乳突肌（sternocleidomastoid, SCM），以吸入達 100% 肺活量的空氣。訓練有素的歌手也使用闊背肌與胸鎖乳突肌動作來維持增加的胸圍，並抵禦在高肺臟容積時胸壁的彈性回復力，藉此延長一段樂句的時間（Watson et al., 2012）。此外，斜方肌在說話與唱歌的運用方式也不同。斜方肌在一般說話時幾乎都用不到（Pettersen, Bjøkøy, Torp, & Westgaard, 2005），然而在古典歌手身上，斜方肌連同內肋間肌與斜肌，也會用來支持並延伸呼氣（Pettersen & Westgaard, 2004）。胸鎖乳突肌、斜角肌及斜方肌協同合作來控制上胸腔，以提供更高階的支援，因應更困難的發音。研究顯示，上胸圍的大小從一般音量的說話、到大聲說話，乃至於到唱歌，會逐步擴大（Pettersen et al., 2005）。

表 2.11 總結了說話與唱歌的呼吸模式中幾個主要的差異處。

表 2.11　說話與唱歌呼吸模式的差異

	說話	唱歌
肺容積	肺活量的中間範圍	可能用到肺活量全部範圍
肌肉活動	被動回復作用力。若低於平靜呼氣水平（REL），則可能用到腹部肌肉	呼氣與吸氣都運用到更多的肌肉力氣；更多的腹肌活動；更多的輔助肌肉活動（闊背肌、胸鎖乳突肌、斜方肌、斜角肌）
肺泡壓力	5～10 公分水柱（一般對話） 10～15 公分水柱（大聲說話）	可以超過 40～50 公分水柱

資料來源：Leanderson, Sundberg, & von Euler (1987); Pettersen & Westgaard (2004); Rothenberg, Miller, Molitor, & Leffingwell (1987); Watson, Hixon, Stathopoulos, & Sullivan (1990); Watson, Williams, & James (2012).

摘要

- 呼吸系統包括肺部系統（肺臟與氣管）及胸壁系統（肋廓、腹部及橫膈膜）。
- 吸氣和呼氣分別發生在肺泡壓 P_{alv} 減少與增加的時機，迫使空氣進入與流出肺部。
- 各種肺容積與肺容量，分別指肺臟在不同時機點的空氣量，這個數值也會隨著年齡增長而改變。
- 相較於維生呼吸，言語呼吸有五個主要的變化：空氣進入的位置、吸氣與呼氣的時間比、每次呼吸的空氣量、呼氣時的肌肉活動，以及胸壁的位置。
- 說話時的呼吸方式會受到語言方面的考量而影響，包括說話任務的複雜度、斷句位置，以及預期說話的音量。
- 隨著年齡增長，呼吸系統的結構與功能發生改變，使得說話的呼吸模式也隨之而變。

習題

1. 畫出肺部系統示意圖，並說明各構成部位。

2. 解釋即使肺臟只有為數不多的肌肉，如何還能擴張和收縮。

3. 簡述四種肺容積以及四種肺容量的定義。

4. 描述呼吸系統如何在不同年齡層改變，請提及呼吸速率、肺容積與容量，以及說話的呼吸模式。

5. 辨別並描述維生呼吸與言語呼吸的五個主要不同。

6. 解釋平靜呼氣水平的概念，並討論在測量肺容積與體積時，此概念所扮演的角色。

第 3 章

臨床應用：
呼吸系統疾病的評估與治療

學習目標

閱讀完本章，你將可以：

- 分辨測量呼吸變數的方法，變數包括呼吸功能檢查、呼吸運動分析、說話時氣流與氣壓的分析。
- 描述呼吸疾病如何分類，以及呼吸功能障礙的主要症狀。
- 分析呼吸功能如何影響神經疾病患者、氣喘患者、使用呼吸器患者、聲音障礙患者及口吃患者的言語產出。

熟悉呼吸變數的測量對了解呼吸和各種影響言語產出之呼吸障礙非常重要。這一章聚焦於非言語和言語活動中肺容量、氣壓及氣流的測量。這一章描述肺功能檢查，並接著將焦點轉向呼吸障礙的主要症狀、神經疾病病患、發聲障礙、流暢障礙、氣喘、聽力障礙，和使用呼吸器病患之言語呼吸的臨床治療。

● ● ● 測量呼吸變數 ● ● ●

呼吸功能測量肺容量、氣壓和氣流，以及胸腔壁的位置和移動。這些變數彼此息息相關。胸腔壁的位置（以及因為胸膜的連結）導致肺裡充滿一定容量的空氣。肺裡的空氣量直接影響肺內壓力，且隨著時間的容量改變直接導致空氣在呼吸系統的進出。

由於這些呼吸參數之間的關聯，我們可以直接測量一個參數，進而推論其他參數的值。舉例來說，研究人員和臨床工作者常常測量胸腔壁的形狀，並因而推算肺容量的改變。這種資訊在分辨正常與異常言語的各面向非常實用。

使用肺活量計直接測量肺容量和氣流稱之為「肺功能檢查」。

◉ 肺功能檢查

肺功能檢查（pulmonary function testing, PFT）是涵蓋一個人能吸多少氣，呼多少氣的各種檢查，也包含一個人將空氣吸進呼出的效率。肺活量計（spirometry）是肺功能檢查最有效的方法（Gildea & McCarthy, 2010; McCarthy & Dweik, 2010）。常見的肺活量計指數列於表 3.1。

有些肺活量計測量有依據年齡、性別、身高和身形，以及種族發展出常規值。個人測量出的值與常規值做比較，計算出預測百分比或參考值。參考值來自健康有正常肺功能的人的平均值。常用的指標為用力呼氣肺活量（forced vital capacity, FVC）和一秒鐘用力呼氣容積（forced expiratory volume in 1 second, FEV_1）。用力呼氣肺活量指的是一個人在完全吸氣後可以用力呼出的空氣量。一秒鐘用力呼氣容積則是測量肺的最廣泛機械性能使用指標（Gildea

& McCarthy, 2010），並反映大、中型氣道的功能。FEV_1 在氣道有問題時會低於正常。表 3.2 顯示相較於預測值，FVC 和 FEV_1 低於正常的程度。

表 3.1　肺活量計指標和定義

指標	定義
FVC	在完全吸氣後可以用力呼出的空氣量
FEV_1	在一秒鐘時間一口氣可以呼出的空氣量
FEF	在一定時間區間內測量可以呼出的空氣量
FEF 25%	在完整 FVC 前 25% 時用力呼出的空氣量
FEF 50%	在完整 FVC 前 50% 時用力呼出的空氣量
FEF 25%～75%	完整 FVC 中半段的氣流
PEFR	在 FVC 動作中最大氣流率
MVV	在 12 到 15 秒內最大的吸氣量
SVC	在完全呼氣後可以慢慢呼出的空氣量
TLC	肺可以容納的總氣量
FRC	在正常呼氣後肺內餘留的空氣量
ERV	在正常呼氣後可以呼出的空氣量
FEV_1%	FEV_1: FVC 比例，顯示在第一秒用力呼出多少 FVC 的百分比
FEF_{50}/FIF_{50}	呼出肺活量 50% 時的 FEF 與吸氣肺活量 50% 時的 FIF 的比例

註：FVC（forced vital capacity）：用力呼氣肺活量；FEV（forced expiratory volume）：用力呼氣容積；FEF（forced expiratory flow）：用力呼氣流；PEFR（peak expiratory flow rate）：最高呼氣流率；MVV（maximum voluntary ventilation）：最高自主通氣；SVC（slow vital capacity）：慢速肺活量；TLC（total lung capacity）：總肺容量；FRC（functional residual capacity）：功能餘留量；ERV（expiratory reserve volume）：呼氣儲備容積；FIF（forced inspiratory flow）：用力吸氣流；VC（vital capacity）：肺活量。

表 3.2　FVC 和 FEV₁ 減低的嚴重度，以預測值之百分比顯示

嚴重度	預測值百分比
輕微	70～79%
中度	60～69%
中重度	50～59%
嚴重	35～49%
非常嚴重	少於 35%

資料來源：McCarthy & Dweik (2010).

在比較一個人的 FVC 值與預測值時，會請他做測量 FVC 的動作，所得到的值再與適合的表中參考值做比較（表格可從網路上尋找）。舉例來說，假設客戶是一位 47 歲，身高 178 公分的白人男性，他的呼出氣量預測值是 4.74 公升，如同肺活量計測量的數據一樣。數值若在 4.74 公升的 80% 範圍內（最少 3.79 公升）就算正常。測量值若是 3.55 公升（預測值的 75%）就表示有輕度呼吸失能。若測量值為 3.08 公升（預測值的 65%），代表中度呼吸失能，以此類推。

肺活量計測量也用來製作一種稱之為**流速容積曲線**（flow-volume loop, FVL）的圖。流速容積曲線圖的縱軸顯示氣流的速度，橫軸顯示空氣量。繪製 FVL 時，受測者需要以最大力氣吸入空氣，再完全吹入肺活量計，接著是用肺活量計做最大的吸入（Bass, 1973）。呼出氣流在圖上顯示為正向上升，吸入氣流顯示為下行紀錄。正常的 FVL 有特定的形狀，呼氣部分（上行支）快速上升至最高氣流量，接著隨著受測者呼氣至儲備容積，線條急遽下行。吸氣支是比較對稱的曲線。FVL 是非常實用的呼吸功能指標，因為相較於正常人，不同的呼吸道疾病會呈現不同特徵的流速容積關係。圖 3.1 顯示常見的呼吸道疾病如氣喘的 FVL。氣喘主要的症狀是呼氣困難，因為支氣管有發炎和腫大阻塞。該圖顯示呼氣支對應的平緩線條。一個因呼吸肌薄弱而影響吸氣的病患可能會有大幅小於正常的吸氣支與呼氣支。

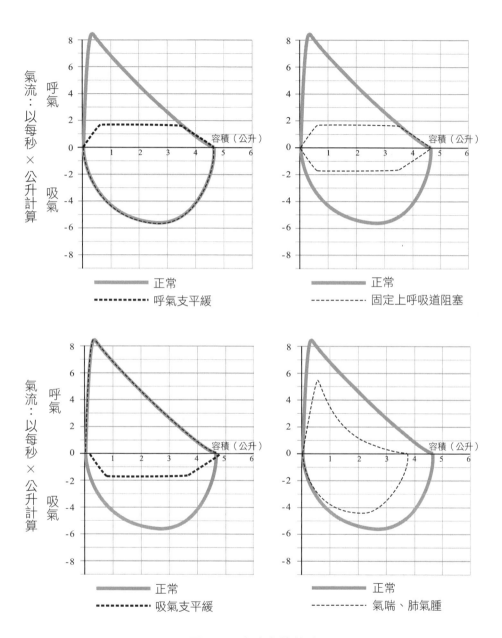

圖 3.1 流速容積曲線

言語科學
理論與臨床應用

　　除了評估肺容量，肺活量計也用於治療，來幫助有各種呼吸問題的病患，以改善肺功能。舉例來說，誘發性肺活量計用來強化呼吸肌，病患可能正在從肺手術、心臟手術、剖腹產後恢復功能，或有呼吸功能老化的問題（如Mahishale, Mahishale, & Patted, 2014; Mahmoud & Ashmawy, 2013; Pinheiro et al., 2011）。治療過程肺活量計提供患者深度吸氣的空氣量視覺回饋。患者使用儀器以最慢速度最完整的吸入空氣，接著閉氣 2 到 6 秒，以利儀表測量患者吸氣的深度。一般會指示病患一天內做這個動作多次。參見圖 3.2。

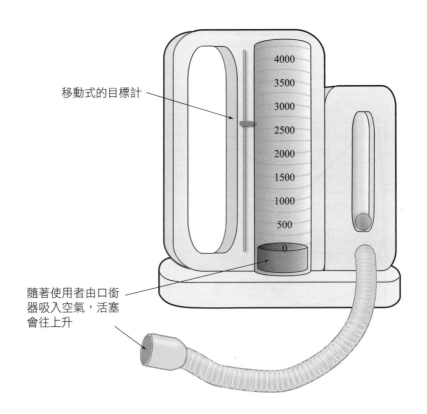

圖 3.2　誘發性肺活量計

◉ 呼吸運動分析

　　肺活量計對於判斷固定的容量和流速很實用，但不能測量在言語產出時的肺容量。在說話的時候，要使用**呼吸運動分析**（respiratory kinematic analysis）以測量肋廓（RC）和腹部（AB）來估算肺容量。肋廓和腹部隨著吸氣與呼氣擴張和收縮。這些構造的移動因此反映胸腔和腹腔容量的改變。呼吸運動分析可以測量潮氣容積（TV）、每分鐘通氣量（minute ventilation）和其他肺容積和容量。肋廓和腹部的移動可以由**體積描記**（plethysmograph）或**線性化磁力儀**（linearized magnetometer）測量。

體積描記

　　體積描記（plethysmograph）主要有兩種：身體體積描記（body plethysmograph）和呼吸感應性體積計（respiratory inductance plethysmograph, RIP）。測量身體體積描記時，受測者必須置身於一個小型、密閉的房間，鼻孔由夾子夾緊，以口銜器呼吸。隨著受測者呼吸，房間內（和口銜器）的氣壓和容積會依據胸壁的移動而改變。因為房間是密閉的，因此可以準確地測量肺容量（Gold, 2005）。

　　呼吸感應性體積計（RIP）有兩條彈性帶，每條帶子內均有金屬線圈。一條彈性帶放置於胸部，另一條在腹部（圖 3.3）。隨著胸腔和腹部的擴張和收縮，體積計測量橫切面面積的改變。這些面積改變的數據傳送到擴大器和紀錄器，或是電腦。這個方法可分別測量肋廓和腹部的動作大小，綜合起來可以計算出肺容量。RIP 比體積描記方便，而且不須使用鼻夾。市面上有可攜帶款式，可攜帶款式的肋廓和腹部感應器建置於合身的彈性衣服內。使用者穿起這件衣服，可以同時做運動或做其他活動（Witt et al., 2006）。這讓使用者不需要被診間或實驗室限制平常的活動，並可同時監測呼吸功能（Grossman, Wilhelm, & Brutsche, 2010）。

言語科學
理論與臨床應用

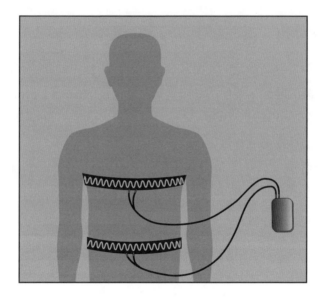

圖 3.3　呼吸感應性體積計

線性化磁力儀

　　線性化磁力儀（linearized magnetometer）由兩條線圈組成。電流流過其中一條線圈，產生電磁場，因而引發另一條線圈中感應電流。由電磁場產生的電壓大小取決於兩條線圈之間的距離。如果一條線圈放置於一個人的背部，並放置另一條線圈於受測者對面的胸腔或腹部的一個點，由感應電流強度就可以計算出肋廓或腹部圓周的改變。以線性化磁力儀所測量出的呼吸數值主要包括肺容量、肋廓的移動，以及腹部的移動（如 Mendes, Brown, Sapienza, & Rothman, 2006）。結構的移動由測量說話的開始與結束時的肺容量、肋廓或腹部計算。言語使用的空氣量等於說話一開始的起始數值減去說話結束時的最終數值。

◉ 氣壓

　　言語產出所需要的壓力包含肺裡的壓力（P_{alv}）、聲帶以下的壓力〔聲

門下壓力（P_s）或是氣管內壓力（P_{trach}）〕，以及口腔內的壓力〔口腔壓（P_{oral}）〕。氣壓可用**測壓計**（manometer）測量，而測壓計有好幾種類型。氣壓測壓計上附有刻度的儀表，以公分水柱（cm H_2O）為單位顯示氣壓的改變。患者吹入口銜器，產生推動儀表的壓力，並顯示所用的壓力大小。

測壓計用於測量靜態壓力，此種靜態壓力對測量一個人可以在一定時間內產出多少壓力，並維持此壓力很有用。例如，一個人最大的吸氣和呼氣壓力可以藉由請他於平靜呼氣水平（EEL）時以最大力氣吸入或呼出（Hixon & Hoit, 2005）測量獲得。測量出的數值可以幫助評估一個有神經疾病或顎裂的病患能醞釀多少壓力（Decker, 1990）。另一種測量則需要被測者先發展出目標氣壓，並閉氣維持一段時間。舉例來說，可能指示被測者先產出 5 公分水柱的壓力並維持 5 秒。然而，測壓計不能常久記錄所測量出的數值，而且不能測量言語產出時的氣壓動態變化。

在臨床情境中可以使用一種簡單的測壓計，就像 Hixon、Hawley 和 Wilson 在 1982 年描述的一樣。只需要一杯水、一根吸管、一個迴紋針和膠帶。吸管以迴紋針夾在杯子上。膠帶上每公分畫記號，並在水位線畫上 0 公分。個案吹進吸管，直到一個氣泡浮上水面。這個背後的原則就是不論吸管尾端位於多深的水中，吹出氣泡所需要的壓力至少跟深度一致。因此，如果吸管位於 3 公分深，吹氣的人需要用最少 3 公分水柱的壓力才能吹出氣泡。如果吸管位於 8 公分深之處，需要 8 公分水柱的壓力才能吹出氣泡，以此類推。臨床工作者可以改變吸管的深度來增加或減少所需要吹出氣泡的壓力。

對於說話時口腔和鼻腔內快速變化的壓力，需要將壓力的改變轉換成電流信號，才能讓電腦做分析。這種儀器是將一個壓力**傳感器**（pressure transducer）放置在管子內，整個置入說話者的口腔內或安裝在蓋住口和臉的口罩上（Decker, 1990）。這個方法可以儲存壓力的變化，以供日後檢視和分析。在對話言語時所需要用到的壓力較小，約在 5 到 10 公分水柱。這是一個人所能產生的總壓力的一小部分。大部分五歲孩子用力吹氣時可以產生 35 到

50 公分水柱的壓力，而成人則可以產生 60 公分水柱或更大的壓力。雖然平常對話所需的壓力不高，但是需要維持不同長度的時間，因此，胸壁的肌肉必須在言語時產出微小且漸進式的力度改變（Solomon & Charron, 1998）。對話言語所需的壓力也隨時變化，變化取決於所強調的音節或字、聲音大小的改變，以及特定的音素。大聲講話時，成人和小孩都需要產出更大的氣管內壓力來增加強度（Stathopoulos & Sapienza, 1993）。要將音量增加 8 到 9 分貝，需要增加一倍的氣管內壓（P_{trach}）（Titze, 1994）。

　　一般不會直接測量氣管和肺泡壓，因為將針頭插入氣管是高度侵入性的。幸好 P_{trach} 可以很容易由測量 P_{oral} 來間接測量。放置一條連接到壓力傳感器的小管子於說話者的口內雙唇內側，就可以測量在停頓子音時嘴巴閉起來時的口內壓（Smitheran & Hixon, 1981）。在停頓子音時產生的最大口內壓（如：/p/）幾乎與肺泡壓（P_{alv}）和氣管內壓力（P_{trach}）一樣。為什麼呢？因為要做出 /p/ 的聲音時，語者會閉起嘴巴，將軟顎提至軟顎與咽的通道位置，以避免空氣流入鼻子，並且打開聲帶。因為語者還在呼氣，整個系統的壓力（P_{alv}、P_{trach} 和 P_{oral}）在這個時刻是一樣的。所以如果在這個時刻測量 P_{oral}，幾乎可以有把握的說 P_{oral} 和 P_{trach} 及 P_{alv} 一樣。利用這種間接測量法，可以比較小孩和成人正常說話的壓力，以及有言語疾病和正常人之間的壓力差。

◉ 氣流

　　氣流（容量速率）是在一個特定地方，測量在一個單位的時間內，流向某一方向的空氣量。氣流可以用每秒幾毫升（mL/s）、每分鐘幾公升（L/min），或每音節幾毫升（mL/syll）計算。胸膜呼吸描記器（pneumotacho-meter）是一種測量氣流的儀器。當一個人將氣流呼進口銜器，呼出的氣流因網子有固定阻力而轉換成網子內外的壓力差。使用胸膜呼吸描記器的好處是，可以測量說話時口腔和鼻腔的氣流。通過言語發音系統的氣流，與氣管之上的結構有高度關聯性，這些結構可如同閥門般開啟和關閉氣道（Solomon & Charron, 1998），這些構造包含喉嚨和發音器官。氣體因為肌肉和肺臟回縮的力量流進流出肺部，由肺部向外流的氣體則會受到喉嚨和其他發音器官的開合

所產出的阻力所影響。如果喉部在發聲時讓太多的空氣通過聲門，發出的聲音會有氣音；如果因為聲帶關得太緊而讓太少空氣通過聲門，聲音會聽起來較緊和壓抑。氣流和阻力也會影響聲音的共鳴。如果軟顎沒有提供足夠的阻力，太多空氣會流入鼻腔，導致鼻音過重和鼻腔漏音。相較而言，如果有某種阻礙（像是腫大的扁桃腺），導致鼻腔內阻力太大，聲音聽起來則缺少鼻音，且會不清楚。

孩童和成人的流速依每音節幾毫升（mL/syll）計算。每音節的流速似乎取決於年齡。Boliek、Hixon、Watson 和 Morgan（1997）發現幼兒每音節使用 100 mL 的流速；Hoit、Banzett、Brown 和 Loring（1990）發現七到十六歲的孩子每音節使用 35 到 60 mL。表 3.3 的流速資訊來自文獻，以及 Baken（1996）提供的數據。

流速除了以 mL/syll 計算外，也可以在特定的音素上以最大流速計算。一個言語聲音，例如由高壓高速產生的摩擦音可能會顯示 7 公分水柱的壓力和 500 mL/s 的流速（Raphael, Borden, & Harris, 2007）。在釋放停頓音時的最大氣流也很高，小孩約 600 mL/s、成人 900 mL/s（Stathopoulos & Weismer, 1985; Subtelny, Worth, & Sakuda, 1966; Trullinger & Emanuel, 1983）。孩子較低的最大流速可能歸因於身體和生理上綜合的因素，像是孩子的發聲管道較小、發聲管道阻力較大，和肺臟的回縮彈力較低等（Solomon & Charron, 1998）。

說話的時候氣流大於正常的人可能是因為他在閥止氣流時較沒有效率，讓太多空氣流失。這在有神經疾病的患者中很常見。然而，很重要的是我們必須記得，說話時氣流的不正常不能只歸因於呼吸系統，因為喉嚨和其他發聲器官也會影響氣流數值（Solomon & Charron, 1998）。

表 3.3　七歲大男孩與女孩、成年男人與女人發 /a/ 時的平均流速（mL/s）

男孩	女孩	男人	女人
95.9	71.6	112.4	93.7

資料來源：Baken (1996).

言語科學
理論與臨床應用

● ● ● 呼吸系統疾病的分類 ● ● ●

　　呼吸系統疾病分為阻塞型、限制型及中央型（表 3.4）。阻塞型疾病可能是因為呼吸道有異物、發炎、呼吸道平滑肌痙攣等因素，導致呼吸道的窄化或阻塞（Mehanna & Jankovic, 2010）。阻塞型患者主要是呼氣受到阻塞，這類

表 3.4　阻塞型、限制型和中央型呼吸系統疾病

症狀	原因
阻塞型	
咳嗽	氣喘
哮喘	支氣管炎
呼吸急促	肺氣腫
胸悶	慢性阻塞性肺病（COPD）
限制型	
充氣困難	肺纖維化
肺容積減少	類肉瘤病
胸痛	肺炎
乾咳	神經肌肉疾病
哮喘	石棉肺
運動後呼吸急促	放射性纖維化
中央型	
換氣不足	藥物使用
	中風
	肌萎縮性脊髓側索硬化症
	腦瘤
	肌肉萎縮症
	肥胖症

呼吸系統疾病包括像氣喘、支氣管炎、肺氣腫及慢性阻塞性肺病（COPD）。

限制型肺病是肺部伸展受到限制，典型現象是肺容積較低。肺彈力的喪失、胸膜疾病和（或）胸壁疾病或神經肌肉失能，都會造成限制型呼吸系統疾病（Kanaparthi, Lessnau, & Sharma, 2012; Mehanna & Jankovic, 2010）。可能原因包括像是肺纖維化或結締組織疾病、神經肌肉疾病及胸膜疾病等。有限制型肺病的患者常常在吸氣的時候有困難，因為擴大胸腔和肺的能力受到限制。

呼吸中樞的神經失能會導致中央型肺病（Mehanna & Jankovic, 2010）。舉例來說，**換氣不足**（hypoventilation）可能是因為中風所導致的腦幹損傷而引起。換氣不足也可歸因於抑制神經系統功能的特定藥物所產出的副作用。換氣不足會導致血液裡氧氣減少和二氧化碳增加，並有可能致命。

◉ 呼吸系統疾病的症狀

氣道問題的兩大症狀為呼吸困難與喘鳴。**呼吸困難**（dyspnea）的定義為由中度至極端的主觀呼吸困難之感受（Hoit, Lansing, & Perona, 2007; Lansing, Im, Thwing, Legezda, & Banzett, 2005; Parshall et al., 2012）。這種感覺來自肺臟、氣道、胸腔、血管和多個腦部位內的感覺受體之間的交互作用，以及患者身體和生理的特性（De Peuter, Van Diest, Lemaigre, & Van den Bergh, 2004）。呼吸困難時會感覺到呼吸較急促、需要更用力呼吸、胸悶，或以上任何組合。呼吸急促通常是因為血液裡有過高的二氧化碳（Gracely, 2001; Hixon & Hoit, 2005; Liotti et al., 2001）。當一個人需要用大量的呼吸肌群才能呼吸時就會有呼吸困難的感覺，原因可能是疲勞或者氣喘等肺病，或是會影響呼吸肌群的神經疾病（Hixon & Hoit, 2005; Lansing et al., 2005）。當呼吸道收縮時，就會感覺到胸悶，特別是氣喘患者。呼吸困難也可能發生於健康的人身上，例如激烈運動時。這種情形下，呼吸困難的程度取決於個人的年齡、性別、體重、身體狀況和動力。

說話時也可能會有呼吸困難，特別是對慢性阻塞性肺病、肺癌和頸椎受傷的人而言（Hoit et al., 2007）。言語相關的呼吸困難也可能在健康人士高度緊張，或有過多情緒時發生。

> 想想看你和朋友一起上健身房或一起跑步一邊聊天時，你的呼吸變得如何？

　　喘鳴（stridor）是在吸氣和（或）呼氣時所產生的一種聲音。這種聲音可能是高音或低音，由空氣通過阻塞或狹窄的氣道所產生（Benson, Baredes, Schwartz, & Kumar, 2006; Sakakura et al., 2008）。吸氣時的喘鳴最常見（Holinger, 1998），原因主要是喉部、鼻子或咽部有阻塞（Benson et al., 2006）。阻塞是因為吸氣時氣道裡的負氣壓導致軟組織下垮，阻擋通氣。呼氣時的喘鳴最常見原因是氣管和支氣管內有阻塞，並與氣道內的氣壓改變無關。喘鳴也可能因為急性發炎而導致，像是會厭軟骨炎、氣道內有異物、喉部疾病（如喉頭軟化症、發聲門下氣管狹窄、腫瘤）、神經疾病、呼吸問題、心血管疾病和胃食道逆流（GERD）等（如 Giannoni et al., 1998; Leung & Cho, 1999; Murphy & Ren, 2009; Nielson et al., 1990; Sakakura et al., 2008; Zoumalan et al., 2007）。

● ● ● 特定疾病的呼吸功能和言語產生 ● ● ●

　　阻塞氣管的呼吸和（或）咽部疾病也會干擾通氣，並有致命風險。產生言語時需要足夠的呼吸功能。吸氣和呼氣困難、無法取得足夠的空氣，或無法維持適當的空氣支撐都會影響言語產生。神經疾病會影響說話時的呼吸；像氣喘或不協調的聲帶動作也會影響呼吸和咽部功能。有聲音異常、流暢問題和需要機器輔助呼吸的患者，說話時的呼吸也受到影響。

◉ 言語呼吸問題的臨床治療原則

　　言語呼吸問題的臨床治療有四個原則（表 3.5）。首先，雖然產出言語所需的空氣量只有肺活量的 20%，但必須有效管理這些空氣才能正常說話。有些臨床研究人員建議，如果患者可以維持 5 秒或更久之 5 公分水柱的聲門下

表 3.5　呼吸系統疾病的臨床治療原則

1. 測量患者在執行非説話和説話任務時的呼吸功能。
2. 為患者特定的呼吸問題量身制訂療法。
3. 執行由氣壓變數、容積變數和胸壁形狀變數為順序的臨床活動。
4. 在説話情境中練習呼吸運動訓練。

壓力（P_s），那麼呼吸系統也許足夠支撐言語產出（Netsell & Hixon, 1992）。然而，雖然有些有呼吸問題的人可以完成這種靜態任務，但在言語呼吸時需要更動態、更複雜的協調時，就較困難。因此，在臨床情境下，測量患者非言語（靜態）和言語（動態）的呼吸功能就非常重要。其次，應依照患者特定的呼吸問題量身制訂療法。例如，有太多肌肉量的患者也許需要的是幫助他放鬆肌肉的治療；有姿勢問題的患者也許穿背袋或腰帶會有幫助；有小腦疾病的患者常常需要幫助提高平衡和位置感的療方；肌肉量太少的患者需要可以增加用於吸氣和呼氣的肌力練習。再者，臨床活動的順序應該先注重氣壓變數，其次是容積變數，最後是胸壁形狀（Hixon & Hoit, 2005）。氣壓為主要部分，因為肺泡、聲門下與口腔內壓力對於聲音和言語的產出至關重要；容積為第二重點，因為可用的肺容積會影響言語量，而胸壁形狀是幫助患者習慣流暢言語產生時快速吸氣和延長呼氣的最後環節（Hixon & Hoit, 2005）。最後，由於説話時和沒有說話時的呼吸方式不同，因此應在言語情境下做療程訓練（Hixon & Hoit, 2005）。

● ● ● 神經疾病 ● ● ●

神經疾病會因為幾個問題影響言語呼吸，問題可能來自於呼吸需要用到的肌肉，或是供應這些肌肉的神經。肌肉可能張力過大（痙攣）或張力過小（鬆弛）。全身肌肉無力會影響患者的站姿與坐姿，而因此干擾言語所需的呼吸。姿勢問題在神經疾病患者特別明顯，像是帕金森氏症、小腦疾病、脊髓損

傷，和腦性麻痺。

◉ 帕金森氏症

帕金森氏症（Parkinson's disease, PD）是一種漸進式的神經疾病，特性是因為肌肉僵硬而限制相關構造的動作。典型上來說，帕金森氏症患者的言語聽起來單調，並且在清晰度、氣音、強度（不足）和力度（微弱）上有受到扭曲。力度和強度不足在溝通上扮演著重要角色，因為會降低一個人說話的清晰度和可辨識性（Ramig, 1992）。產出的氣音及微弱的聲音可能部分來自呼吸支持減弱（Ramig, Countryman, Thompson, & Horii, 1995）。

呼吸特徵

許多帕金森氏症患者有限制型呼吸困難。肌肉僵硬和受限制的肋廓活動讓嚴重帕金森氏症患者無法完全吸氣，並且肺活量（VC）、一秒鐘用力呼氣容積（FEV_1）和用力呼氣肺活量（FVC）減低（De Letter et al., 2007; De Pandis et al., 2002）。就算患者服用像是左旋多巴（levodopa）類的抗帕金森氏症藥物，他們的呼吸困難並沒有適當改善（如 De Letter et al., 2007）。呼吸困難常常在患者激烈運動時出現，而且症狀會隨著帕金森氏症的惡化而更加嚴重（Mehanna & Jankovic, 2010; Vercueil, Linard, Wuyam, Pollak, & Benchetrit, 1999）。帕金森氏症患者言語呼吸的另一個特徵就是較少的肋廓活動，以及更多腹腔的移位（Huber, Stathopoulos, Ramig, & Lancaster, 2000; Solomon & Hixon, 1993）。

使用線性化磁力儀檢視言語呼吸模式，加上共鳴和言語數據觀察顯示，帕金森氏症患者說話時呼吸群（breath group）時間較短，且每秒鐘產出較少音節。很多帕金森氏症患者在開始說話時肺容積較小，相較於健康人，更多帕金森氏症患者在平靜呼氣水平（REL）以下完成呼吸群（Bunton, 2005）。Bunton（2005）建議，增加平靜呼氣水平以下的腹部活動，對於帕金森氏症患者有利，因為使用腹部肌群可以幫助減緩胸壁僵硬的影響，也可以讓患者維持和控制說話所需的呼吸支持。

帕金森氏症患者身上常見的認知和語言退化，也許會導致言語呼吸行為的差異。Huber 和 Darling（2011）利用呼吸感應性體積計（RIP）來比較帕金森氏症患者和非患者在有架構的朗讀和即席說話時所使用的肺容量。他們發現，第一，在較長的一段言語產出時，帕金森氏症患者以較小的肺容積結束說話；而控制組吸入較多的空氣來完成說話的時間。第二，帕金森氏症患者在即席說話前吸氣時間較長，但在朗讀時卻沒有差異。兩位作者猜測，這樣可能讓患者有更多時間構思。第三，相較於健康的人，帕金森氏症患者每音節使用較多的肺活量，原因可能是咽部控制氣流時有障礙。

許多帕金森氏症患者可能可以產出足夠的氣管內壓（P_{trach}）來說話，但是，就算氣管／聲門下壓力充足，許多患者還是無法累積像健康人一樣大的口內壓（P_{oral}）。這意味著帕金森氏症患者大概是從嘴巴或顎咽流洩壓力（Solomon & Hixon, 1993）。帕金森氏症患者也許可以產出言語所需的呼吸壓力驅動說話，但可能在使用發聲器官控制氣流上有困難。在某些帕金森氏症患者身上看到低於正常的口內壓（P_{oral}）可能會加劇說話的模糊度，因為口腔內的壓力不足以產生像是塞音和擦音。

臨床應用

有鑑於呼吸系統是帕金森氏症患者最先受影響的言語產出子系統，改善呼吸功能的策略常常是療程的重點。這些策略應依照患者的呼吸生理情況而建立。舉例來說，教導患者說小段的句子可能比試圖增加肺容量更有效，因為僵硬的胸壁會限制患者達到高肺容量。患者的主訴之一就是發聲力度不夠強。療程通常都是以增加強度為目的，並經由增加氣管內壓（P_{trach}）和增加聲帶關閉的力度而見到成效。常見的策略包括藉由特定任務增加呼吸力度，像是以最大力氣吸進、呼出；維持無發聲的聲音，像是 /s/ 和 /f/ 音，並維持越久越好；常常深呼吸；在一開始呼氣時便開始說話，不浪費任何一口氣；以及盡可能拉長母音，越久越好（Ramig et al., 1995）。Silverman 等人（2006）曾描述一個使用壓力閾值儀器的呼氣肌力訓練計畫。該訓練的目的是讓使用者產生足夠的呼氣壓以打開一個連接彈簧的閥門，並且在整個呼氣過程中維持這個壓

力。這個訓練的根本原理是，力度訓練可以增加肺泡壓（P_{alv}）。增加肺泡壓可以促進較長段言語的產出、增加聲量，並改善發聲品質（Baker, Davenport, & Sapienza, 2005; Silverman et al., 2006）。

◉ 小腦疾病

小腦是協調自主運動的重要器官，控制動作的速度、方向、力度和振幅（amplitude）。如果因疾病或創傷導致小腦損傷而喪失肌群的協調，動作會變得抽動狀且不協調。患者動作看起來像喝醉酒，步伐不穩及踉蹌。如果發聲系統受影響，患者的聲音高低和大小聲會產生不預期的變化，也會失去調整 F_0 和強度的能力，這兩個因素對於強調言語的語氣是必要的。因此，患者發出來的言語變得很緩慢，音節也有相同且太多的強調語氣，聽起來幾乎像機器人發出的聲音一樣。這種言語稱之為掃描式言語（scanning speech）。對某些患者，呼吸系統疾病也會加劇言語問題，因為呼吸系統與大小聲、高低音，和強調語氣的控制息息相關。

呼吸特徵

研究顯示，有些小腦疾病患者有正常值範圍的總肺容量，但各種肺活量數據卻低於正常（Murdoch, Chenery, Stokes, & Hardcastle, 1991）。肺活量的減低大概可歸因於胸壁分部協調動作障礙，像是肋廓和腹腔動作突然改變，和抽動狀的動作。Murdoch 等人（1991）的研究中有些患者甚至在說話呼氣時吸氣，此一模式被研究人員稱之為「吸氣時的喘氣」（inspiratory gasp）。這似乎是因為說話時氣流流出的控制暫時失常。研究人員也發現，大部分有小腦疾病的患者皆在正常肺數值以下開始說話。許多患者在肺容量稍微高於靜態呼氣末潮氣容積的時候才開始說話，而有兩位患者甚至在低於平靜呼氣水平（REL）才開始說話。

臨床應用

量身制訂個人化的治療介入策略時，需要先了解小腦疾病患者的呼吸模

式。例如，一個於比正常值低的肺內容量就開始說話的患者，或許可以教導他如何在較高肺內容量時才開始說話。

◉ 頸椎脊髓損傷

頸椎脊髓損傷（cervical spinal cord injury, CSCI）患者常常會有呼吸問題。支配呼吸肌群的脊髓部位受損時，會導致肌肉無力或癱瘓。如果橫膈膜受影響，患者可能完全無法呼吸，並需要機械輔助呼吸（在本章稍後會更完整的討論）。就算橫膈膜沒有受影響，病患可以自主呼吸，但如果患者難以累積足夠壓力和氣流，也會影響說話。這可能導致音量下降、不精確的子音發音（因為累積發塞音和擦音所需的口內壓出了問題）、比正常短的呼吸群，及緩慢的吸氣（Hoit et al., 1990）。

呼吸特徵

許多頸椎脊髓損傷患者有呼吸困難的問題，特別是在說話時（如 Grandas et al., 2005）。這是因為在呼吸系統受影響時要平衡通氣和言語所需較困難。雖然靜態潮氣容積和呼吸速率正常，但頸椎脊髓損傷患者的吸氣和呼氣肌力較低，且肺活量、總肺容量、功能餘留量和呼氣儲備容積皆減少（Stepp et al., 2008; Tamplin et al., 2011）。有些因為頸椎脊髓損傷而四肢癱瘓的患者需要用到輔助呼吸肌（胸鎖乳突肌和斜方肌）來增加發聲力度（Tamplin et al., 2011）。Hoit、Banzett 等人（1990）在其研究中發現，大部分 CSCI 患者在腹腔容積比正常更大時，開始和結束言語呼氣；而健康人士在言語呼吸時，維持較小的腹腔容積。大部分脊髓受損患者每口氣所能發出的音節比正常人少。但是，與健康人士一樣，每音節的平均氣流約 35 到 80 mL。

臨床應用

Hoit 等人（1990）發現有些患者為了代償肌力不足的問題，而吸入更多空氣。這增加了肺臟的回彈壓，以致不需要依賴呼氣肌來說話。這種代償策略的壞處就是每口氣所產出的音節數較低。雖然有這一小壞處，這種策略可能是

個有用的臨床工具。可以教導頸椎脊髓損傷患者吸進更多空氣，幫助他們增加音量，並更好的傳出聲音。Massery（1991）提出一個非常好的例子，說明CSCI患者言語呼吸臨床輔助之重要性。他描述一位快四歲的CSCI患者，在初始的評估中，這位孩童每口氣只能發出兩個音節。療程聚焦於胸壁發展，像是身體姿勢、肌肉強化和協調練習。兩個月後，這名孩童每口氣可發出八個音節，並可說完整句話。

◉ 腦性麻痺

許多腦性麻痺（cerebral palsy, CP）的孩童和成年人都有呼吸功能問題，或多或少影響說話。不同類的腦性麻痺會以不同方式影響呼吸功能。痙直型腦性麻痺（spastic CP）患者身受影響的結構皆是張力過高且無力。如果有影響到胸壁肌肉，則患者的吸氣會顯得表淺，呼氣則顯得刻意且不受控制（Massery, 1991）。指痙型腦性麻痺（athetoid CP）的特性是患者會有不自主的動作，影響正常的自主運動。這種腦性麻痺較有可能導致不規律和不受控制的呼吸，並且出現不自主地大口吸氣和（或）呼氣。這些突然的動作大概是由於胸壁不正常且不自主的動作所引起（Solomon & Charron, 1998）。共濟失調型腦性麻痺（ataxic CP）患者的協調性不足，導致潮氣呼吸頻率、節奏和深度皆不規則。

呼吸特徵

所有的呼吸功能參數（氣壓、氣流、容積和胸壁形狀）都有可能因為腦性麻痺受影響。患者的氣壓和容積可能比正常低，並且在使用吸氣儲備容積和（或）呼氣儲備容積時有困難。因此，腦性麻痺孩童患者相較於正常孩童，較無法自主性的吸入或吐出空氣（Solomon & Charron, 1998）。受影響的呼吸肌群可能導致腦性麻痺患者需要使用更多（但事實上已經較少）的肺活量來說話。此外，腦性麻痺患者說話時，聲道任何一處閘門（包括喉部、顎咽或其他發聲器官）阻擋氣流的功能較沒有效率。這會浪費空氣，以致他們在說話時氣流量異常的高。

臨床應用

　　胸壁形狀在治療腦性麻痺孩童時，是特別重要的因素。記得之前提到，說話時最有效率的胸壁姿勢，是讓患者相較於放鬆時，能夠使腹腔較小，肋廓較擴張。腦性麻痺孩童患者的胸壁常常有畸形（Davis, 1987），這可能是因為張力過高的肌肉和（或）肌肉無力而導致，也有可能是姿勢問題。痙直型腦性麻痺患者常常會有一個肌肉收縮的姿勢維持很久，這將使得患者隨著身體發展，而導致益發嚴重的呼吸問題，並且會有音質和音量的退化（Workinger & Kent, 1991）。孩童患者言語呼吸惡化的原因之一，可能是他們試圖代償張力過高的肌肉。指痙型腦性麻痺孩童患者可能隨著年齡增長，姿勢越來越穩定，言語也越來越容易辨認。

　　增強胸壁肌肉可能可以幫助孩童產生較大氣管內壓（P_{trach}）和增加音量（Solomon & Charron, 1998）。增強呼吸肌群也可以幫助增加肺活量，並改善呼吸的耐力。孩童患者可能因此可以在一口氣內說較多的音節，並且說較長時間的話。Cerny、Panzarella 和 Stathopoulos（1997）的研究證實了此種現象，研究者試圖訓練肌張力較小的孩童之肌肉，讓他們穿戴一個提供呼氣阻力的口罩。他們每天戴 15 分鐘，一個禮拜戴 5 天，連續 6 週。雖然沒有針對說話做訓練，但孩童的氣管內壓（P_{trach}）和音量在正常和大聲說話時會有所增加，有效改善呼吸困難。

　　其他呼吸運動的目的則可幫助協調言語呼吸。可以教導孩童一邊說話，一邊快速與深度吸氣，並以高度控制和緩慢的方式呼氣。深度吸氣讓說話可使用的肺容積和壓力變大。而要控制呼氣，孩童則必須使用吸氣肌肉群，對抗在高肺容量時的被動肺臟回彈力量（Netsell & Hixon, 1992）。也可以使用其他的技巧，只聚焦於吸氣或呼氣（如抽鼻子式吸氣和吹氣練習）或兩者之間交替練習（Solomon & Charron, 1998）。

　　改善姿勢也可以幫助治療呼吸功能問題。依個別患者調整坐姿擺位系統，可以改變身體位置和改善姿勢。這可以增加肺活量，好讓患者能延長呼氣時間。Boliek（1997）描述一位有痙直型腦性麻痺幼兒園孩童患者的呼吸功

能，以及相伴隨的呼吸問題。當沒有支撐時，這位孩童會在低於平靜呼氣水平就開始發聲，發出的聲音氣音大且音質壓抑。當有適當的支撐時，該孩童則會在較高的肺容量時開始說話，並且在高於平靜呼氣水平時結束說話。

另一個改善姿勢和言語呼吸的方法是利用腹部桁架（truss）。可以使用束腹、包覆帶、背袋及腰帶來將患者的腹部向內壓，提升肋廓，因而使橫膈膜向上提。這會讓呼氣更有效率，並增加肺容積、最大吸氣和呼氣壓、最大流速並延長最大發聲時間。患者也可以在更適合言語表達的地方停頓（Watson, 1997）。

表 3.6 列出神經疾病患者最常見的呼吸問題。

◉ 機械輔助呼吸

了解言語產出時的呼吸模式，對於治療依賴呼吸器的患者非常重要。此類患者由一個稱之為「套管」（cannula）的管子連接至呼吸器。套管緊密的連接至患者脖子上的「氣孔」（stoma），氣孔連接至氣管。呼吸器有吸氣段，這時空氣被送入患者的呼吸系統。在這個階段，因為氣管內空氣密度增加，氣管內壓會增加。隨著患者的胸腔和肺回彈時，患者會呼氣並迫使系統的空氣排出，呼氣時氣管內壓會下降。在某些情況下，如果患者的通氣系統嚴重受損，空氣不流入上呼吸道，而直接導入氣管。然而，有些患者可以使用呼吸器提供的空氣說話。在這種情況下，少部分送入氣管的空氣向上流入咽部和發聲道，以便說話。

機械輔助呼吸一般來說並不舒服，身體和心理上皆是。身體上的不舒服包括口渴、慢性口乾及吞嚥困難（Cappell, 2013）。患者也會有心理上的挫折，並曾訴說痛苦、恐懼、焦慮和緊張、失眠、無法說話／溝通、失去控制、做惡夢和寂寞（如 Rotondi et al., 2002）。患者形容無法溝通的情形與呼吸器導致的身體不舒服相同或更嚴重（如 Bergbom-Engberg & Haljamäe, 1989; Cappell, 2013）。Bergbom-Engberg 和 Haljamäe（1989）強調照顧此類患者時要考慮溝通困難和嚴重情緒反應上的關係。

表 3.6　神經疾病患者的呼吸特徵

帕金森氏症
肺活量、用力呼氣肺活量、一秒鐘用力呼氣容積減低
呼吸困難
肋廓移動受限
腹腔移位增加
在平靜呼氣水平（REL）下完成呼吸群
小腦疾病
正常總肺容量
肺活量下降
有突然吸氣行為
在平靜呼氣水平（REL）附近開始説話
頸椎脊髓受損
呼吸困難
正常潮氣容積
肺活量、總肺容量、功能餘留量、呼氣儲備容積降低
腹腔容積較大
説話時呼氣開始和結束的肺容積較大
腦性麻痺
氣壓和容積較小
運用吸氣儲備容積（IRV）和（或）呼氣儲備容積（ERV）時有困難
説話時需要使用更多的肺活量
姿勢和胸壁位置的問題

資料來源：Bunton (2005); Davis (1987); De Letter et al. (2007); De Pandis et al. (2002); Grandas et al. (2005); Huber et al. (2000); Mehanna & Jankovic (2010); Murdoch et al. (1991); Solomon & Charron (1998); Solomon & Hixon (1993); Vercueil et al. (1999).

呼吸特徵

　　雖然有些使用呼吸器的患者可以說話，但因為有幾個問題導致說話時有困難。首先，患者可能無法控制呼吸器的循環時間點。第二，呼吸器產生的氣管內壓比正常高，並且快速改變。第三，患者必須在說話所需的空氣動力和身體的氣體交換需求中取得平衡（Hoit, Shea, & Banzett, 1994）。正常說話時和依賴呼吸器說話的言語呼吸行為有差異（表 3.7）。Hoit 等人（1994）發現大部分依賴呼吸器患者的潮氣容積比健康人的潮氣容積大三倍。記得之前提到平靜呼吸的潮氣容積約 500 mL。在 Hoit 等人（1994）研究中的受試者潮氣容積範圍從 700 到 1470 mL 皆有。Hoit 等人（1994）也發現患者氣管內壓不盡相同，依賴呼吸器的患者為 13.9 到 26 公分水柱，相較高於正常言語的 5 到 10 公分水柱。此外，依賴呼吸器的患者常常不在呼氣時說話，而是在吸氣氣管內壓上升時開始說話，並在呼氣氣管內壓下降時停止。這些患者經常在吸氣開始後 0.3 到 0.7 秒開始說話，在吸氣流停止後 0.7 到 1.1 秒停止說話。患者停止說話的時間常常受到說話言語結構的影響。然而，有些時候患者會在氣管內壓低於 2 公分水柱的時候停止說話。大致上來說，患者並沒有利用最大的說話機會。平均說話時間為患者說話潛力時間的 59% 到 81%。因此，患者每口氣發聲的音節比正常要少。

臨床應用

　　基於以上研究的發現，Hoit 等人（1990）建議一個增加說話時間的策略，就是鼓勵患者在呼吸器的呼氣段內持續說話，越久越好，直到氣管內壓下

表 3.7　需要呼吸器輔助之患者的呼吸特徵

潮氣容積特別高
氣管內壓高於正常
吸氣時說話

資料來源：Hoit et al. (1994).

降，聲音開始消音為止。但是，雖然這個方法可以增加說話時間，可能會導致患者說話時，常常在不符合言語的地方斷句。Hoit、Banzett 等人（1990）認為這些斷句其實是好的，因為可以讓聽者知道患者想要繼續說話。

需要呼吸器輔助的患者，常常是使用說話閥裝置〔像是佩斯米爾人工發聲器（Passy-Muir valve）〕的好對象。這是一個單向的閥，裝在患者頸部的氣孔。當患者想要說話時，閥門可因氣管內正壓而關閉，因而避免空氣由氣管經由喉部流出，並讓患者能使用喉部發聲。

● 聲音異常

許多因素如聲帶小結或息肉，以及聲帶疲累問題等，都與呼吸失能相關。聲帶小結和息肉是長在聲帶的良性肉瘤，常常導因於不正常使用聲帶，如過度說話、尖叫、吼叫，或以不良的聲樂方式唱歌等。聲帶疲累的患者在發聲時越來越困難，需要花費越來越多力氣，也常常是導因於過度使用聲帶。

呼吸特徵

許多研究已確定，有聲帶小結患者在言語呼吸的表現上與健康人不一樣（表 3.8）。Sapienza 和 Stathopoulos（1994）觀察雙邊聲帶有長小結，孩童和女性的呼吸及喉部功能。他們發現，有長小結的患者肺容積運作幅度較大，特

表 3.8 有呼吸問題患者的呼吸特徵

比正常肺容積較高或較低值開始說話
在平靜呼氣水平（REL）下開始說話
在執行說話任務時每秒花較多肺活量
於較低的肺容積時結束說話
在高力度說話時肺容積降低
比正常高的氣管內壓

資料來源：Iwarsson & Sundberg (1999); Lowell et al. (2008); Sapienza & Stathopoulos (1994); Schaeffer et al. (2002).

徵是他們會於較高的肺容積開始說話，而在較低的肺容積停止說話。研究者提出，高容積可能是為了彌補聲帶無法完全關閉而導致較多空氣通過聲門。Iwarsson 和 Sundberg（1999）提到，相較於沒有長小結的人，患者會在較低肺容積時開始大吼的任務、在所有任務中每秒花費較多的肺活量、呼吸更頻繁但於較小的肺容積呼吸，並在每一呼吸群發出較少的音節。這顯示患者似乎沒有好好利用吸進更多空氣所帶來的更高肺臟回彈壓。Schaeffer、Cavallo、Wall 和 Diakow（2002）比較有聲帶瘤和沒有聲帶瘤的言語呼吸模式。他們發現，有瘤的患者不只在明顯較低的肺容量（平靜呼氣水平下）結束說話，而且持續在平靜呼氣水平下開始說話。此外，有小結患者群組的言語呼吸與健康群組的呼吸發生在不同的肺活量範圍。而且，有聲帶問題的群組在管理言語呼吸時較沒有效率，因為於平靜呼氣水平下說話會更需要依賴呼吸肌群。這種情況下呼吸肌群的緊張會讓發聲時聲帶變得更硬（Milstein, Qi, & Hillman, 2000）。發聲時過度使用喉部肌肉（發聲亢進）常常與高氣管內壓有關，表示會使用較高的呼吸力氣。與亢進聲音問題相關的呼吸模式包括淺度呼吸、呼氣和發聲的不協調，以及使用**鎖骨式呼吸**（clavicular breathing）。有些有發聲亢進問題的患者在發聲時，會有空氣流失和呼吸疲勞的問題（Sapienza & Stathopoulos, 1995），疲勞可能至少有一部分是導因於在較低肺容積時，說話需要較大的肌力。Lowell、Barkmeier-Kraemer、Hoit 和 Story（2008）使用線性化磁力儀測量有聲音問題和沒有聲音問題的老師的肺容積變化，他們的研究結果支持了這個論點。

有嗓音問題的老師在較小的肺容積開始和結束呼吸群，特別是在模擬教學情境下。當被要求用較大音量說話時，有嗓音問題的老師其實會在較低的肺容積開始和結束說話。這情況與大部分語者要增加音量時的現象相反，且需要使用更多的呼氣肌力，特別是在呼吸群結束時。需要使用較大的肌力，可能導致有嗓音問題的老師需要更多氣力、努力，並且發生更疲勞的症狀。

臨床應用

針對降低 REL 水平以下的肺容積使用之治療介入，對有嗓音問題患者會

有益。Schaeffer（2007）測量有嗓音問題患者在治療前後的呼吸和發聲功能。治療聚焦於促進呼吸和發聲之間的協調，語者被教導如何暫停或在適當的時間釋放空氣，以更有效率地補充空氣，且在呼吸群結束時維持發聲。在療程中，呼吸感應性體積計顯示，參與者會使用與健康語者類似的肺容積。此外，治療後患者的嗓音被鑑定為有較佳的嗓音音質。

◉ 口吃

口吃是說話流暢受到干擾的疾病。這些稱為不流暢（disfluency）的干擾可以包含起始單詞或句子開頭困難、重複整個單詞或單詞部分、延長說話聲音、阻塞無法發聲、過度使用像「啊」或「嗯」的填充詞，以及臉部或上半身的僵硬。說話困難可能伴隨著所謂的「次行為」，包含快速眨眼、嘴唇或下顎的顫抖、臉部抽搐，以及頭部的突然動作等。許多口吃患者在溝通情境下都高度焦慮。口吃典型在童年早期出現，與語言發展期同時。

呼吸特徵

說話產出取決於呼吸和喉部系統的協調，呼氣時產出的正壓（肺泡壓、氣管內壓和聲門下壓）提供動力讓聲帶振動。人們長期認為口吃涉及說話次系統（呼吸、發聲、咬字）本身，以及這些系統之間的不協調（如 Perkins, Rudas, Johnson, & Bell, 1976）。以口吃者呼吸為重點的研究已確認呼吸和發聲之間的協調問題（表 3.9）。Denny 和 Smith（2000）發現有些口吃者在改變非言語呼吸時表現得不正常。他們發現有些口吃者在發聲的吸氣階段時，呼吸控制不尋常，就算是聽起來流暢的時候也一樣。Alfonso、Kalinowski 和 Story（1991）也發現口吃者在流暢說話前有呼吸異常，顯示他們產出看似流暢的言語之前，需要有許多吸氣／呼氣週期。口吃者本身或研究者並沒有察覺出（聽到或看到）這些異常現象。

也有報告指出口吃時有非典型的呼吸行為，這些包括腹式和胸腔呼吸間的不協調、不固定的呼吸週期、過長的呼氣或吸氣、呼氣被吸氣干擾、完全停止呼吸，以及吸氣時發聲（Bloodstein, 1995）。Murdoch、Killin 和 McCaul

表 3.9　口吃人士的呼吸特徵

非典型的吸氣控制
腹式和胸腔呼吸之間的不協調
不固定的呼吸週期
延長的吸氣／呼氣
呼氣時被吸氣干擾
完全停止呼吸
較小的肺容積
在平靜呼氣水平（REL）下完成呼氣
說話時肺容積在肺活量的下段
說話時聲門下壓累積方式不正常
說話時聲門下壓太低／太高／浮動

資料來源：Alfonso, Kalinowski, & Story (1991); Bloodstein (1995); Denny & Smith (2000); Murdoch, Killin, & McCaul (1989); Peters & Boves (1988); Zocchi et al. (1990).

（1989）發現在連續說話任務中，口吃者表現出較小的肺容積，且傾向在 REL 下結束呼氣。此外，口吃者說話時的肺容積，大致上處在肺活量下半段，而不是在中段，因此會更費肌力。

　　許多口吃者（成人和小孩）對聲門下壓的控制也有困難。Peters 和 Boves（1988）測量口吃者說話流暢時的聲門下壓，並與正常人相比較。他們描述三個正常和四個異常的聲門下壓的累積方式。正常聲門下壓累積方式的特徵為流順累積聲門下壓，且在達到最高聲門下壓前後不久處發聲。口吃者表現出的異常包含雖可流順的壓力累積，但在達到最高壓之後許久才發聲；有些異常則是在發聲前以不規則的方式增加壓力；由此則累積過高的壓力再下降到適合發聲的壓力；有些則以極慢的方式累積壓力，且在達到最小可行的壓力，或是未達到最高壓的時機就開始發聲。Zocchi 等人（1990）也發現類似情況。他們觀察連結言語的呼吸壓，報告發現所有口吃者無法控制太低、太高或兩個極端間浮動的聲門下壓。他們的測量發現言語呼吸時有多種異常肌肉活動。有些現象

會導致太低的聲門下壓。例如有些情境下，快速的橫膈膜收縮干擾說話，並降低聲門下壓直到無法說話。有些情況則是呼氣肌肉的收縮不足會導致聲門下壓太低。不正常肋廓吸氣肌群的收縮則導致一種狀況，就是就算橫膈膜放鬆時，聲門下壓一樣太低。另一方面，有些時候則是呼氣肌群收縮太多，導致太高的聲門下壓。Werle（2014）發現，有口吃和無口吃的孩童在不同複雜度的對話時，呼吸控制程度不同，無口吃孩童在準備輪到自己說話時，生理的準備敏感度和控制與成人較為一致，這在口吃孩童身上則不然。

臨床應用

　　許多治療口吃的方法完全或部分聚焦於幫助患者控制其言語呼吸模式，以促進流暢度。其中一種方法為控制呼吸（regulated breathing, RB），是於1970年代由 Azrin 和 Nunn（1974）發展而成。這種方法教導口吃患者呼吸的方法，幫助預防或停止開始口吃的時刻，並延伸至連續性說話。患者被教導如何對自己的呼吸行為有意識，並刻意控制言語呼吸。當患者預期即將口吃，或在有口吃時他們停止說話，以放鬆胸部和喉嚨的肌肉，使用腹式—橫膈膜呼吸法，並稍微吐氣再重新開始說話。患者在短句開始前做呼吸練習，以避免口吃。隨著患者越來越會控制言語呼吸後，可以說越來越長的句子。許多研究發現，控制呼吸可以幫助增加口吃患者的流暢度，並維持改善的效果（如 Canelea, Rice, & Woods, 2006）。

　　Murdoch、Killin 和 McCaul（1989）使用運動學分析來檢視口吃患者治療前後的呼吸模式，並聚焦於言語呼吸控制。研究教導患者緩慢吸氣，並使用橫膈膜—肋骨間肌肉呼吸，而不是使用上胸腔的呼吸方式。治療後，呼吸分析確認患者在說話任務前，腹式—橫膈膜對吸氣的貢獻較大。這減少了怪異的胸壁動作和口吃行為。研究者做了結論，在口吃治療中包含呼吸訓練可以幫助患者改變說話時的呼吸模式，並似乎減少口吃的發生率。

　　另一個呼吸治療方法是華特瑞口吃療法（Walter Reed Stuttering Program）。這個療法的呼吸區塊包含增加腹式呼吸、足夠的呼吸支持和音量，以及維持說話時的氣流（Tasko, McClean, & Runyan, 2007）。患者使用電

腦輔助增進流暢訓練（CAFET），提供數個呼吸和共鳴參數的回饋，並由呼吸感應性體積計（RIP）測量胸壁運動。研究者報告，在療程後口吃患者的口吃嚴重度減輕，並且能更深更久地吸氣和呼氣，這些結果與其他研究者的發現類似（如 Alfonso, Kalinowski, & Story, 1991; Story, Alfonso, & Harris, 1996）。

◉ 氣喘

氣喘是一種慢性病，氣喘患者的大小呼吸道都比正常窄。支氣管窄化來自呼吸道黏膜層的發炎和發腫，以及支氣管平滑肌的收縮（Dorinsky, Edwards, Yancey, & Rickard, 2001; Ihre, Zetterson, Ihre, & Hammarberg, 2004）。呼吸道的阻塞可能可以自然地或經治療後完全或部分恢復。請見圖 3.4。

雖然氣喘是慢性病，但是特徵是急性的發作。慢性或穩定期的症狀包括夜咳、只有在運動時呼吸困難、慢性清喉和咳嗽、呼氣時哮喘及胸悶（Saunders, 2005）。發作的時候可能嚴重到需要住院。

有許多引發氣喘發作的事物，例如寵物的毛髮和皮屑、灰塵、過敏、天氣的變化、病毒感染、運動、黴菌、花粉、化學物、煙、未受控制的胃食道逆

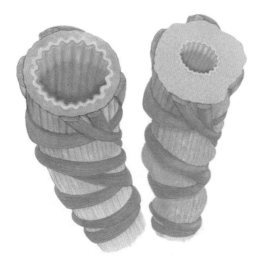

正常呼吸道　　受限呼吸道

圖 3.4　正常與氣喘患者的呼吸道

流（GERD）及壓力。運動常常引發氣喘，說話和唱歌也曾被報導會引發氣喘
（如 Cohn, Sataloff, & Branton, 2001）。

呼吸特徵

　　氣喘是由肺功能檢查診斷的。一般來說，肺功能檢查測量的變數有肺活
量、總肺容量、肺餘容積，以及尖峰呼氣流速（peak expiratory flow, PEF）
值。PEF 是用力呼氣時的最大流速（Eid, Yandell, Howell, Eddy, & Sheikh,
2000）。PEF 測量從大氣道（支氣管和氣管）流出的氣流。其他氣流測量包
括一秒鐘用力呼氣容積（FEV_1）、用力呼氣肺活量（FVC）、FEV_1/FVC 比
（FEV_1 除以 FVC），以及肺活量 25% 到 75% 的用力呼氣流速（$FEF_{25-75\%}$）
（如 Eid et al., 2000; Jenkins et al., 2003）。FEV_1 可以反映大型和中型氣道
的功能，而 $FEF_{25-75\%}$ 則測量較小氣道的功能（Drewek et al., 2009; Stelmach,
Grzelewski, Bobrowska-Korzeniowska, Stelmach, & Kuna, 2007）。FEV_1 在國際
上特別用來建立氣喘的可能診斷、預測由童年至成年氣喘是否持續、預測療
程結束後的復發，以及評估治療的效果（如 Appleton, Adams, Wilson, Taylor,
& Ruffin, 2005; Tantisira et al., 2006）。氣喘患者的 FEV_1 和 FEV_1/FVC 都比
預測值低，且氣喘越嚴重，呼氣指數越低（如 Birnbaum et al., 2009; Firoozi,
Lemière, Beauchesne, Forget, & Blais, 2007）。氣喘患者的典型流速容積曲線顯
示平緩的呼氣支，反映該疾病的阻塞型特質。患者的血氧濃度也較低，且於急
性發作時特別明顯。請見表 3.10。

臨床應用

　　氣喘的主要治療是吸入性類固醇（ICS）。類固醇可降低氣道發炎，並
減少氣喘常常分泌過多的黏液。類固醇在控制氣喘症狀效果非常好（Balter,
Adams, & Chapman, 2001; Roland, Bhalla, & Earis, 2004）。也有綜合類固醇和
氣管擴張劑的藥方，可以降低氣管因平滑肌收縮而導致的狹窄。這些藥物可改
善肺功能，減少氣喘症狀和急性發作，並減少患者需要進急診室和住院的次
數。治療氣喘的藥物可以從 FEV_1 和 $FEF_{25-75\%}$ 的改善看到效果（Stelmach et al.,

表 3.10　氣喘患者的呼吸特徵

流速容積曲線平緩的呼氣支
一秒鐘用力呼氣容積 FEV₁ 減低
一秒鐘用力呼氣容積／用力呼氣肺活量（FEV₁/FVC）比例降低
咳嗽
呼吸困難
長期需要清喉
胸悶
呼吸費力
哮喘／呼氣時喘鳴
血氧下降

資料來源：Birnbaum et al. (2009); Firoozi et al. (2007); Saunders (2005).

2007），FEV₁ 和 FEF$_{25-75\%}$ 也廣泛地被用來比較特定藥物的效果（如 Dorinsky et al., 2001; Patel, Van Natta, Tonascia, Wise, & Strunk, 2008）。

　　大部分的氣喘孩童患者有說話和聲音的問題（Keating, Turrell, & Ozanne, 2001）。有氣喘和其他呼吸道問題的孩童常常用嘴巴呼吸；這與鼻子呼吸相比較不健康，因為經過口腔吸入的空氣並不會像經過鼻腔的空氣受到暖化、濕潤，或經過同樣的過濾。研究曾經發現，口腔呼吸會讓呼吸道的黏膜和聲帶脫水，並讓說話時更費力（Sivasankar & Fisher, 2002）。氣喘也會造成呼吸困難和在說話時使用鎖骨式／胸腔呼吸，而不是較有效率的腹式呼吸。不夠多的呼吸支持會導致音量不足和沙啞（hoarseness）。此外，氣喘患者典型的費力呼吸和哮喘會讓聲帶發炎，並讓音質更加惡化。另外一個問題就是，雖然類固醇對控制氣喘症狀在許多患者身上有效（Balter et al., 2001; Roland et al., 2004），但許多類固醇使用者會有像是聲音沙啞的喉部副作用（如 Kim, Moon, Chung, & Lee, 2011; Roland et al., 2004; Stanton, Sellars, MacKenzie, McConnachie, & Bucknall, 2009; Williamson, Matusiewicz, Brown, Greening, & Crompton, 1995）。

◉ 聲帶動作不協調

聲帶動作不協調（paradoxical vocal fold motion, PVFM）是一種在吸氣時，呼吸系統和喉部系統之間的協調被聲帶的痙攣性內收而干擾的問題（Holmes et al., 2009）。PVFM 主要的症狀有喘鳴、呼吸困難及長期咳嗽。喘鳴在患者吸氣的時候發生，而不像氣喘患者在呼氣的時候發生。但是，患者的呼氣也常常受到影響，因為如果喉部痙攣在吸氣時即開始，過度聲帶內收可能會延續至呼氣的前小段（Andrianopoulos, Gallivan, & Gallivan, 2000）。此外，許多 PVFM 患者也同時有氣喘（如 Doshi & Weinberger, 2006; Gurevich-Uvena et al., 2010; Koufman & Block, 2008; Morris, 2006; Newman, Mason, & Schmaling, 1995; Parsons et al., 2010）。PVFM 和氣喘患者也有其他共同特徵，像是胃食道逆流、鼻涕倒流及過敏（Gurevich-Uvena et al., 2010; Parsons et al., 2010）。由於有這些重疊的症狀，特別是喘鳴和呼吸困難，因此診斷 PVFM 非常困難，而症狀也常常被錯誤的診斷成氣喘或反應型呼吸道疾病。PVFM 患者常常接受積極的氣喘治療，但通常沒有效果（Morris, 2006）。有些情況下，患者會接受侵入性介入，像是插管或甚至氣切（Newman et al., 1995）。

呼吸特徵

診斷 PVFM 時，呼吸功能檢查非常重要。可以分辨出 PVFM 的一個特徵就是無症狀時肺功能檢查值皆正常。就算 PVFM 患者正在經歷嚴重的呼吸症狀，血氧值通常也是正常的（Hicks, Brugman, & Katial, 2008; Noyes & Kemp, 2007），或只有稍微低於正常（血氧和血中二氧化碳在急性發作時可能稍微下降）。PVFM 患者肺活量較低，吸氣容積也不正常（Murry, Cukier-Blaj, Kelleher, & Malki, 2011）。有些 PVFM 患者相較於健康人士，FEV_1/FVC 的比例較低（Morris, Deal, & Bean, 1999）。然而，有症狀的患者可能 FEV_1 和 FVC 皆下降，導致 FEV_1/FVC 比例維持正常（Morris & Christopher, 2010）。FEF_{50}/FIF_{50} 是另一個可以幫助診斷 PVFM 的肺功能測量值，這個變數將呼氣氣流的中段和吸氣氣流的中段做比較，正常的比例應小於或等於 1，在 PVFM

言語科學
理論與臨床應用

表 3.11　PVFM 患者的呼吸特徵

吸氣時喘鳴
發作時血氧正常或稍微不正常
FEV_1/FVC 比例下降
FEF_{50}/FIF_{50} 比例超過 1
氣流容積曲線吸氣支趨平緩

資料來源：Buddiga (2010); Hicks et al. (2008); Morris et al. (1999); Morris & Christopher (2010); Noyes & Kemp (2007).

患者則常常大於 1（Hicks et al., 2008; Morris & Christopher, 2010）。也就是說，PVFM 患者常常呼氣氣流比吸氣氣流大。請見表 3.11。

　　PVFM 患者和氣喘患者的流速容積曲線也不同。PVFM 患者的吸氣支常常有平緩的現象，反映出吸氣較少，這現象就算沒有症狀時也會有（如 Buddiga, 2010; Christopher & Morris, 2010）。有些情況下，流速容積曲線的呼氣支也可能趨平（Chiang, Goh, Tang, & Chay, 2008）。這有可能導因於聲帶運動的不協調持續至呼氣段，並阻礙空氣外流。同時有 PVFM 和氣喘的患者也會有這種現象，有氣喘但沒有 PVFM 的患者只有呼氣支的趨緩，這與該疾病因支氣管發炎和狹窄化的阻塞性質一致。請見圖 3.4。

臨床應用

　　PVFM 的治療目標在於舒緩患者的呼吸道阻塞，可以分成急性發作與長期治療。臨床治療可能包括行為聲音治療、藥物治療、呼吸程序，或是以上的任何組合。聚焦於呼吸管理的言語治療已成為治療慢性 PVFM 的最佳選擇（Morris, 2006）。言語治療在控制症狀上非常有幫助（如 Jines & Drummond, 2006）。因為言語—語言病理學家受過呼吸道和喉部之解剖學與生理學的訓練，知道如何教導患者控制喉部功能來呼吸。典型的言語治療包含衛教、呼吸再訓練、增加意識和放鬆，以及包括減少咳嗽和清喉的口腔衛生觀念。

　　呼吸再訓練技巧的目的為教導患者以較放鬆的呼吸模式來應對喉部的收

縮感覺（Blager, 2006），患者練習使用腹部肌肉而非胸壁肌肉來吸氣和呼氣，這包含吸氣時擴展腹壁，並在呼氣時收縮腹肌（如 Altman et al., 2002; Morris, 2006）。患者同時維持肩膀、頸部和下顎於放鬆的狀態。這種呼吸模式幫助轉移喉部的注意力，呼吸再訓練對於 PVFM 患者的長期症狀控制非常有效（如 Murry, Tabaee, Owezarzak, & Aviv, 2006）。

✎ 摘要

- 可以用肺活量計直接測量肺容積，或由肋廓和腹部移動來估計。
- 肺功能檢查指的是一系列測量一個人吸進呼出的空氣量，以及空氣進出肺部的效率。
- 呼吸運動學分析使用體積描記和線性化磁力儀測量肋廓和腹部的動作估計肺容積。
- 阻塞型肺病因為呼吸道的阻塞或狹窄而導致呼氣困難；限制型肺病指的是限制肺擴張的疾病，特性為較低的肺容積；中央型呼吸疾病由於腦幹的呼吸中樞神經失能而導致。
- 呼吸問題的症狀包括呼吸困難和喘鳴。
- 有神經問題、發聲問題、氣喘及聲帶動作不協調的患者常常有呼吸困難或呼吸失能。
- 口吃者常常在流暢說話和口吃時有言語呼吸模式的失能。

✦ 習題

1. 請描述肺功能檢查如何使用肺活量計的測量值。
2. 請分辨出測量說話氣壓和氣流的方法，並描述每一個測量值的優缺點。
3. 你同意或是反對以下：如果一位患者可以維持聲門下氣壓於 5 公分水柱持續 5 秒，呼吸系統是否足以支持說話？請說明原因。
4. 帕金森氏症的肌肉僵硬如何影響呼吸和說話？

言語科學
理論與臨床應用

5. 請列出一個表，整理小腦疾病患者和頸椎脊髓損傷患者呼吸功能的異同。

6. 請比較腦性麻痺痙直型、指痙型和共濟失調型的呼吸功能。

7. 請解釋在低肺容積說話時如何影響發聲。

8. 請分辨並描述口吃者於流暢說話和口吃說話時常見的呼吸模式。

9. 請比較氣喘患者、聲帶動作不協調患者，以及兩種疾病皆有的患者的呼吸特徵。

10. 請說出依賴呼吸器患者的兩個呼吸和說話功能問題。

綜合案例

一、史帝芬斯先生

• 背景

　　史帝芬斯先生是一位七十八歲男性，五年前診斷為帕金森氏症。他的神經內科醫師轉診至你的復健中心門診做語言評估及治療。史先生的家人，包括史太太和三個成年孩子抱怨無法理解史先生。史太太說先生的聲音非常小聲，聽起來像喘不過氣來且喃喃自語。三個孩子皆住在別州，因為父母沒有電腦，因此只能以電話與父母聯絡。最近，史太太發現越來越難讓史先生與孩子通電話。史太太希望言語治療可以改善史先生溝通的能力。

• 臨床觀察

　　見到史先生時，第一眼看到的是他駝背的姿勢，並且發現他的頭在站立和坐著時皆向前傾。就像史太太所說的，史先生說話的能辨度較低，因為說話力度低，言語韻律不正常，且說話言語不清。

• 呼吸測量

　　你使用可攜帶式的肺活量計測量史先生的肺活量，以平常駝背姿勢，以

及姿勢調整改善頭頸位置後進行測量。此外，你也請史先生維持發 /a/ 的音，以測量他的最長發聲時間，也在駝背和調整姿勢後進行這個測量。駝背情況下的肺活量計測量顯示，肺活量 2800 mL，與相同年齡層正常的 4470 mL 相比較。當有適當姿勢輔助，史先生的肺活量增加至 3500 mL。最久發聲時間也從氣音非常重的 3.5 秒到聲音較有力度的 9 秒。

- **臨床問題**

  1. 要如何使用以上的診斷資料來設立史先生的治療目標？
  2. 有什麼其他的呼吸測量可以幫助診斷和治療這位患者？
  3. 有什麼呼吸練習可以改善史先生的言語呼吸？
  4. 呼吸療法如何改善患者的發聲力度？

二、貝拉

- **背景資料**

  十五歲的貝拉是中學足球隊的明星球員。她在五歲時有輕微氣喘，且視需要使用吸入藥物。最近貝拉開始抱怨在球場上會呼吸困難，並且導致她非常焦慮。在上一次比賽，貝拉因為無法喘氣而被帶離球場，使用吸入器後也無法改善。她的醫師將她轉診給你做完整的評估。

- **臨床觀察**

  在初次見到貝拉時，她很友善，且有自信。雖然有媽媽陪同，但她似乎很輕鬆就自已完成大部分的溝通。她說在發生呼吸痙攣時，她很震驚且焦慮。她也說這些痙攣和以前從小經歷過的輕微氣喘不一樣。你懷疑貝拉除了氣喘外，可能還有聲帶動作不協調。

- **呼吸測量**

  你用肺活量計測量貝拉的肺活量（VC）、用力呼氣肺活量（FVC）、一秒鐘用力呼氣容積（FEV_1）和 FEF_{50}/FIF_{50}。

- 臨床問題

    1. 你覺得貝拉的肺活量計測量值會是如何？
    2. 你認為肺活量計測量值可以分辨出氣喘和聲帶動作不協調嗎？為什麼？
    3. 要確診為聲帶動作不協調還需要哪些其他測量值來幫助斷定？
    4. 氣喘和 PVFM 患者的測量值有哪些是一樣的？

三、麥克
....

- 背景資料

    麥克是一位十七歲依賴輪椅的痙直型腦性麻痺患者。他來到一個專門負責腦性麻痺的門診做年度的語言評估。麥克與父母一起來，他的父母表示擔心他說話時的呼吸。他們說，麥克說話非常小聲，且似乎無法更大聲說話。此外，他們也發現麥克的聲音聽起來非常緊繃和壓抑。因為父母的擔憂，因此評估內容納入完整的呼吸測驗。

- 臨床觀察

    麥克坐在輪椅上時姿勢沒有支撐且僵硬。他的軀幹向右傾斜，而頭部向上 120 度的過度伸展；輪椅似乎無法提供讓他的軀幹和頭維持 90 度角的支撐。臨床師發現麥克的聲音壓抑，音量也減低。他的吸氣較淺，呼吸動作也主要在胸腔部位。麥克的呼氣費力且無法控制。

- 呼吸測量

    呼吸功能測量結果與十七歲 175 公分高的正常白人男性的數值做比較。以下是測量結果：

肺活量（VC）	2286 mL
潮氣容積（TV）	289 mL
吸氣儲備容積（IRV）	579 mL
呼氣儲備容積（ERV）	566 mL

- **臨床問題**

1. 輪椅姿勢的調整或支撐可以如何增加麥克的呼吸功能？

2. 還有什麼其他呼吸測量值可以幫助評估麥克的言語呼吸支持？

3. 請比較麥克的肺容積和參考值。你會如何將麥克的嚴重度做分類？

4. 臨床觀察發現麥克的呼吸較淺，你覺得麥克的流速容積曲線會是什麼樣子？

5. 基於臨床觀察，麥克的胸式呼吸和肺活量計值的減低，有哪些療法可以改善麥克說話所需的呼吸支持？

第 4 章

發聲 / 喉部系統

閱讀完本章,你將可以:

- 分辨出喉部骨骼的架構。
- 描述真聲帶的各個層。
- 比較喉部內外肌的功能。
- 解釋發聲的肌彈性空氣動力學理論。
- 分辨出人的一生中喉部和聲音共鳴的改變。
- 描述音調的生理和聲學基礎。
- 比較正常與不正常的聲音特質。

發聲／喉部系統包含喉部和相關架構——喉部骨架包含舌骨、喉關節、三對軟組織襞、內外黏膜和內外肌。喉部功能由神經系統控制。喉部負責將空氣轉成聲音這個極度複雜的過程。過程中，呼吸系統和聲帶的肌肉與彈力特質產生喉部內的氣壓和氣流。要了解空氣轉換成聲音的過程，熟悉喉部和聲帶架構及架構間如何協調非常重要。

● ● ● 喉部骨架 ● ● ●

　　喉部骨架由一個骨頭和九個軟骨組成。有三個軟骨是非成對的，另外三個軟骨為成對軟骨。不成對的軟骨為甲狀軟骨、環狀軟骨和會厭；成對的軟骨為杓狀軟骨、角狀軟骨和楔形軟骨。喉部的軟骨架構懸於舌骨。軟骨間由膜和韌帶連接。請見圖 4.1、4.2、4.3 和表 4.1。

◉ 骨頭、軟骨和膜

舌骨和甲狀舌骨膜

　　舌骨（hyoid bone）是一塊 U 字型的小型骨頭，連接至舌頭根部。該骨前端有骨身及 U 字型兩端的兩個角。兩個角上的小突出是小角。喉部由這塊骨頭經甲狀舌骨膜〔thyrohyoid membrane，又稱為舌骨甲狀膜（hyothyroid membrane）〕懸吊。這片膜的中間段較厚，稱為內側甲狀舌骨韌帶；膜最外側的部分形成外側甲狀舌骨韌帶。神經和血管通過此膜的外側部分。

不成對的軟骨

　　舌骨下是甲狀軟骨〔thyroid cartilage；thyroid 為屏蔽（shield）的拉丁文〕，也是喉頭最大的軟骨。這個結構由兩個在前端連結的軟骨薄板構成。兩片薄板之連結角度形成一突出。喉部突出的上面有一個明顯的小 V 字形缺口，也就是甲狀凹痕。甲狀腺兩側長條狀的突出，也就是上角，延伸向上，並連結舌骨的韌帶。兩個較小的突出，稱之為下角，延伸向下，並與環狀軟骨的

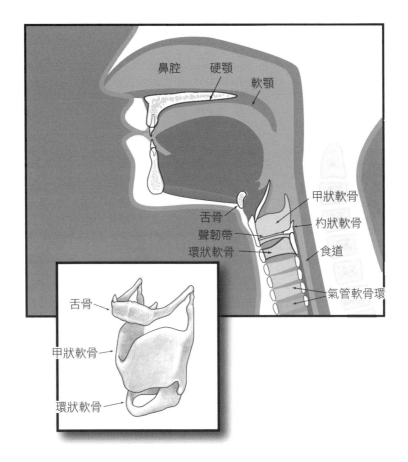

圖 4.1　喉部架構

兩側形成關節。甲狀腺的後側是開放的。聲帶連結至甲狀腺的內側，至甲狀凹痕之下不遠，稱為**前連合**（anterior commissure）的纖維架構。

　　由甲狀軟骨的兩個薄板連接而成的突出俗稱喉結。連接的角度在男性較尖銳，因此男性的喉結較明顯。

　　第二個不成對的軟骨是**環狀軟骨**〔cricoid cartilage；cricoid 為印戒（signet ring）的拉丁文〕，因其形狀得名。這個軟骨前方較窄，稱之為拱，並外伸至

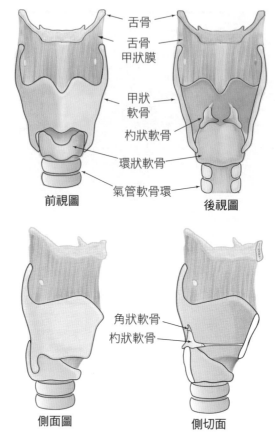

圖 4.2　喉部軟骨

後側較大、正方形的板狀，稱為方形層（有四個角）。環狀軟骨是在甲狀腺之下的完整環，位於氣管第一環的上方。環狀軟骨的外側和後側有兩組關節面，形成環狀軟骨和甲狀軟骨間的關節，以及環狀軟骨和杓狀軟骨間的關節（圖4.4）。

　　甲狀軟骨和環狀軟骨前端由**環甲膜**（cricothyroid membrane）連接。另一片膜，也就是**環狀軟骨氣管膜**（cricotracheal membrane），位於環狀軟骨的內緣和氣管第一環的上緣之間。

　　第三個不成對軟骨，也就是**會厭**（epiglottis），是一個葉狀的寬型軟骨

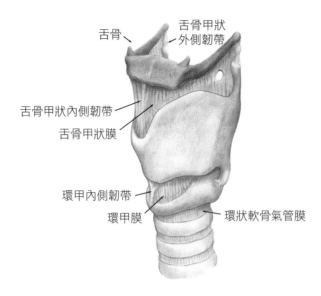

圖 4.3　喉部膜

表 4.1　喉部骨架的結構

骨骼	
舌骨	舌頭的連結；喉部經由「舌骨甲狀膜」懸吊於舌骨。
不成對軟骨	
環狀軟骨	完整的軟骨環；位於喉部最下部位；由環狀氣管膜連接至氣管。
會厭	彈性、葉狀軟骨，連接至舌骨和甲狀腺；向下折以關閉喉部入口。
甲狀軟骨	最大的軟骨；與環狀軟骨形成關節；聲帶連接至前連合。
成對軟骨	
杓狀軟骨	位於環狀軟骨方形層的上方；聲帶連接至聲帶突；喉部肌肉連接至肌肉突。
角狀軟骨	在杓狀軟骨的尖端。
楔形軟骨	棒條形彈性軟骨，埋於杓狀會厭襞內。
關節	
環杓關節	於杓狀軟骨底部和方形層上方之間；負責聲帶的外展與內收。
環甲關節	在甲狀腺下角和環狀軟骨的外側之間；拉長和縮短聲帶以控制 F_0。

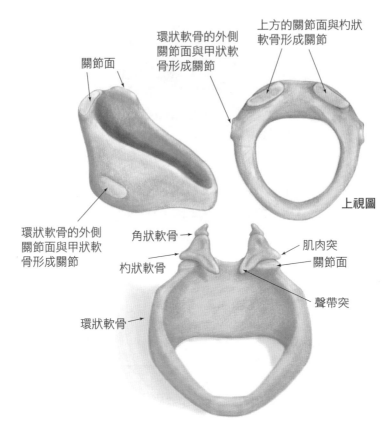

圖 4.4　環狀軟骨的關節面

（圖 4.5）。會厭由甲狀會厭韌帶連接至甲狀軟骨之甲狀凹痕下，並由舌骨會厭韌帶連接至舌骨骨身。會厭軟骨的梗狀下段部分稱之為葉柄。在舌頭的底部和會厭的上表面有一稱之為會厭谷（vallecula）的楔形凹陷。在休息時，會厭是直立的，讓空氣流入喉部。在吞嚥時，會厭於喉部入口向下折，引導食物和液體流入食道。

成對軟骨

　　三組成對的軟骨中，最重要的是杓狀軟骨（arytenoid cartilages）（見圖 4.4）。杓狀軟骨是於環狀軟骨方形層上表面的小型結構。該結構有金字塔形

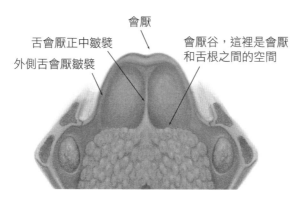

舌會厭正中皺襞
外側舌會厭皺襞
會厭
會厭谷，這裡是會厭和舌根之間的空間

圖 4.5　會厭和會厭谷

狀，底部寬且扁，並向上延伸至一尖端。底部有兩個突出。第一個突出，也就是彈性的**聲帶突**（vocal process），指向前方甲狀軟骨。第二個突出，稱為**肌肉突**（muscular process），向外並向下突出。因為聲帶後端連接至聲帶突，杓狀軟骨在發聲時扮演關鍵角色。喉部各種肌肉連接至肌肉突，移動杓狀軟骨，好讓聲帶可以處於不同姿勢。

　　另外兩組成對軟骨似乎在發聲過程中未扮演重要角色。**角狀軟骨**（corniculate cartilages）位於杓狀軟骨的頂端，但也有些人沒有這個軟骨。**楔形軟骨**（cuneiform cartilages）為小型、彈性的軟骨棒，埋於杓狀會厭皺襞中（描述於下）。楔形軟骨的主要功能可能是將這些襞撐直。

◉ 喉部關節

　　喉部有兩對關節，皆在正常發聲中扮演重要角色。請見圖 4.6 到 4.8。**環杓關節**（cricoarytenoid joints）由杓狀軟骨底部和環狀軟骨方形層上表面形成。這些環杓關節為可動關節，可以讓杓狀軟骨有寬廣的活動範圍，向內或向外滑動，並能向後和向前傾，做出搖擺動作。這些動作綜合起來旋轉杓狀軟骨。因為聲帶連接至杓狀軟骨的聲帶突，杓狀軟骨的任何移動都會影響聲帶的位置。當特定的喉部肌肉（本章之後會提到）收縮時，肌肉突會向前向外移動，將聲帶突帶向中線，受連接的聲帶因此內收合緊。相反的，當肌肉突被向

言語科學
理論與臨床應用

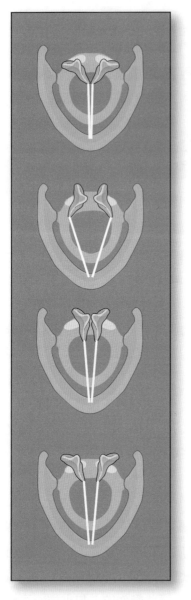

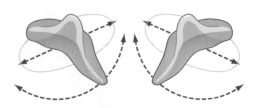

環杓關節讓杓狀軟骨可以沿著環狀軟骨的
關節面旋轉和滑動。

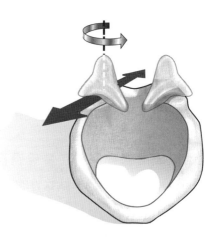

杓狀軟骨的移動影響聲帶的位置。

圖 4.6　環杓關節

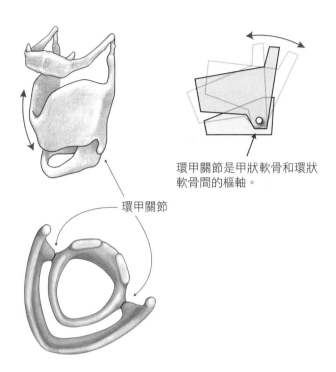

環甲關節是甲狀軟骨和環狀
軟骨間的樞軸。

環甲關節

圖 4.7 環甲關節

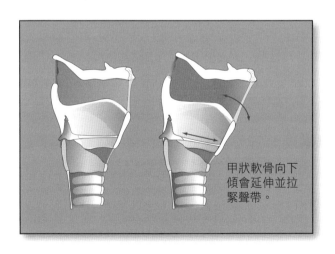

甲狀軟骨向下
傾會延伸並拉
緊聲帶。

圖 4.8 聲帶因為環甲關節而延長

後拉時，會將聲帶突和聲帶向外延展。因此環杓關節在聲帶的內收和外展扮演
重要角色。

　　屬於可動關節的**環甲關節**（cricothyroid joints）位於甲狀腺的兩個下角，
以及環狀軟骨的側邊。這些環甲關節讓甲狀軟骨可以往下傾向環狀軟骨的拱，
或是環狀軟骨向上傾，好讓拱可以更靠近甲狀腺。當環狀軟骨或甲狀腺這樣移
動時，杓狀軟骨後側和甲狀軟骨前側的距離會增加。因為聲帶連接至杓狀軟骨
的聲帶突，以及連接至甲狀軟骨的前連合，增加這兩點間的距離會拉緊聲帶，
讓聲帶更細、更緊。當聲帶被拉長、延伸和拉緊時，聲帶會更快速的震動，導
致 F_0 更高，音調聽起來也較高。環甲關節因此是人聲 F_0 的主要控制。

　　表 4.1 列出了喉部骨架的結構。

> 　　就像身體的其他關節，喉部關節也會得關節炎。研究顯示，超過四十歲的
> 人的喉部關節可能有退化性改變，並可能導致發聲功能受損。

● ● ● 喉部的閥門 ● ● ●

　　喉部基本上是一個中空的管子〔**內腔**（lumen）〕，並有三組可開關的閥
門執行各種功能。這些稱之為皺襞的閥門由結締組織束和肌肉纖維組成，並在
喉部內由上至下排列。這些皺襞包含**杓狀會厭皺襞**（aryepiglottic folds）、**假
聲帶**（false/ventricular vocal folds）和**真聲帶**（true vocal folds），請見圖 4.9。

● 杓狀會厭皺襞

　　杓狀會厭皺襞是最上方的皺襞，從會厭的邊緣延伸至兩個杓狀軟骨的尖
端。這個皺襞是由一張張的結締組織和一些肌肉纖維所組成，以圓形或括約肌
的收縮方式將會厭往後拉，並在吞嚥時將喉部入口關閉。

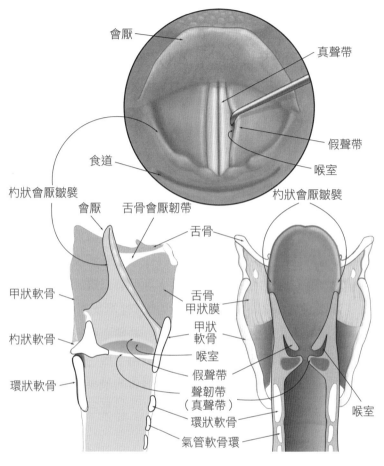

圖 4.9　喉部內的閥門

◉ 假聲帶

　　假聲帶皺襞位於杓狀會厭皺襞的下方，並於真聲帶的平行上方。假聲帶皺襞沒有太多肌肉，且只能於有限的範圍活動。假聲帶在吞嚥時、或如用力搬運重物時和排便或生產時關閉。一般在發聲時假聲帶是開的，只有在生病情況下才關閉。假聲帶和真聲帶間是一個小空間，稱之為**喉室**（laryngeal ventricle）。這個空間有分泌黏液的腺體，保持喉部濕潤和滑順。

◉ 真聲帶

真聲帶是喉部閥門中最複雜的。直到過去幾十年，因為一位日本耳鼻喉科醫師和聲音科學家 M. Hirano 和他的同事，人們才理解真聲門的特殊本質和複雜性。

真聲帶層

聲帶有五層，包含一層甲狀杓狀肌、三層包圍肌肉的黏膜，和一層包覆黏膜的上皮。Hirano 和其他人的研究使用高度複雜的科技，像電子顯微鏡，展現每層組織各自不同的細胞組成和生物力學特徵。聲帶最外層是鱗狀上皮，是一層非常薄且富有彈性但有高度韌性的組織。上皮由基底膜連接至底下的黏膜層。黏膜層稱之為**固有層**（lamina propria），並共有三層。固有層的最外層，也就是「任克間歇」（Reinke's space）大致由彈性纖維組成，賦予組織高度的順應性。固有層的中間層主要由彈性纖維和一些膠原纖維組成，但纖維組成較密，因此此層比起表層較沒有彈性。固有層的第三層，也就是最深層，主要由膠原纖維組成，且比起中間層較沒有彈性。聲帶的最後一個結構就是**甲杓肌**（thyroarytenoid muscle），這是聲帶的主要構造，且是最厚、最密和最沒有彈性的一層。圖 4.10 提供聲帶各層的橫截面。

◉ 體膜理論

請回想所謂剛性是指構造被移位時的阻力；而順應性則反映一個構造多容易被移位。Hirano 和他的同事描述了一個聲帶的理論，稱為**體膜理論**（cover-body model）。此理論以聲帶每一層的剛性和相關構造移動特性，將五層構造歸類成三個生物力學層（請見圖 4.10）。膜層包含上皮層和固有層的表面層。這兩層順應性非常好，並有類似的生物力學特徵。過渡層，或稱**聲韌帶**（vocal ligament），包含固有層的中間層和深層，比膜層更僵硬。甲杓肌構成聲帶體，且是聲帶中最僵硬的一層。因此聲帶構成一個多層次且非常複雜的震動體。聲帶的結構和複雜的生物力學導致產生具有許多諧波的複雜週期性聲

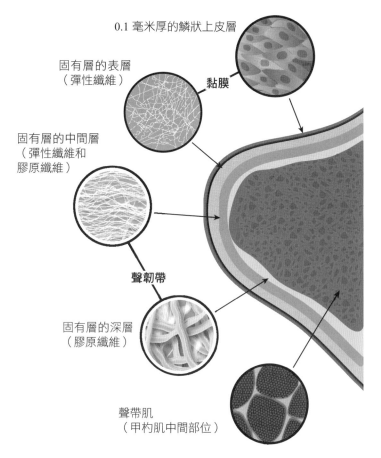

0.1 毫米厚的鱗狀上皮層

固有層的表層
（彈性纖維）

黏膜

固有層的中間層
（彈性纖維和
膠原纖維）

聲韌帶

固有層的深層
（膠原纖維）

聲帶肌
（甲杓肌中間部位）

圖 4.10　真聲帶各層

波，從而得以產出豐富和具有共鳴的人聲。

◉ 聲門

　　聲帶是**聲門**（glottis）外圍可移動的結構。聲門分為**聲門膜部**
（membranous glottis）和**聲門軟骨**（cartilaginous glottis）。聲門膜部是成人聲
門整體長度的前五分之三，這個部位兩側皆由聲韌帶包覆。聲門軟骨是聲門的
後五分之二構造，且由聲帶突包圍。聲門膜部在成人男性約 15 毫米，在成年

女性約 12 毫米。依照個人的性別、年齡和身材，聲門軟骨長度從 4 到 8 毫米不等。聲門的形狀也因聲帶的位置而有所變化（圖 4.11）。

安靜呼吸時，聲門是開的，但不是全開。聲帶處於一個中線兩旁的位置。當需要吸進更多空氣，像是劇烈運動時，聲門會打得更開。這個位置稱為用力開展。發聲時，聲門關閉，聲帶處於中線位置。小聲說話時，聲門膜部關閉但聲門軟骨打開。所有的聲門形狀都是由於喉部肌肉收縮而產生的聲帶動作所造成。

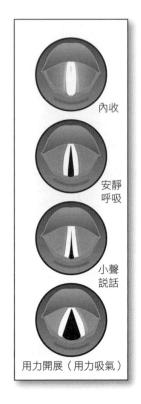

內收

安靜
呼吸

小聲
說話

用力開展（用力吸氣）

圖 4.11　聲門形狀

● ● ● 喉部肌肉 ● ● ●

喉部肌肉分為內在肌和外在肌。外在肌在喉部有一個附著點，而另一個附著點位於喉部之外。

◉ 外在肌

外在肌（extrinsic muscles）也就是帶狀肌，有一個附著點位於喉部內，在舌骨或另一個喉部軟骨上，而另一個附著點位於喉部外，像是胸骨或頭骨上。外在肌形成一個包圍喉部的網絡，並將喉部固定於頸部。外在肌又分為**舌骨下肌**（infrahyoid muscles）和**舌骨上肌**（suprahyoid muscles）。

　　舌骨下肌在外部的附著點位於舌骨下，包含胸骨和肩胛骨；舌骨上肌其中的一個附著點位於舌骨上的構造，包含下頜骨和顳骨。舌骨下肌收縮時會將整個喉部向下拉，而舌骨上肌收縮則會將整個喉部在頸部內向上拉。這些上下的大動作主要在吞嚥時發生。圖 4.12 顯示喉部的外在肌；表 4.2 列出所有肌肉。

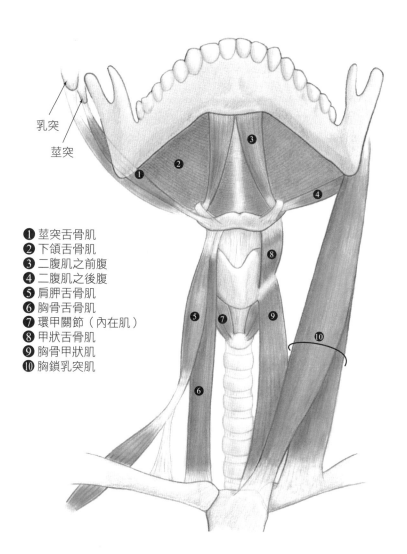

乳突
莖突

❶ 莖突舌骨肌
❷ 下頜舌骨肌
❸ 二腹肌之前腹
❹ 二腹肌之後腹
❺ 肩胛舌骨肌
❻ 胸骨舌骨肌
❼ 環甲關節（內在肌）
❽ 甲狀舌骨肌
❾ 胸骨甲狀肌
❿ 胸鎖乳突肌

圖 4.12　喉外肌

言語科學
理論與臨床應用

表 4.2　喉部的喉外肌

肌肉	附著點	功能
舌骨下肌		
胸骨舌骨肌（sternohyoid）	鎖骨和胸骨至舌骨骨身	下壓舌骨和喉
胸骨甲狀肌（sternothyroid）	第一肋軟骨和胸骨至甲狀翼板斜線	下壓舌骨和喉
肩胛舌骨肌（omohyoid）	肩胛骨至舌骨下緣	下壓並回拉舌骨
甲狀舌骨肌（thyrohyoid）	甲狀翼板斜線至舌骨主要角	將舌骨和甲狀腺互相拉近
舌骨上肌		
二腹肌（digastric）	後腹：顳骨乳突至舌骨 前腹：下頜骨至二腹肌的中間肌腱	上拉舌骨
莖突舌骨肌（stylohyoid）	顳骨莖突至舌骨骨身	上拉和回拉舌骨
下頜舌骨肌（mylohyoid）	下頜骨骨身至舌骨	上拉舌骨
頦舌骨肌（geniohyoid）	下頜骨頦骨縫至舌骨	將舌骨向前向上拉

◉ 內在肌

　　喉部有五個主要的內在肌，這些肌肉附著點和起端皆位於喉部內。這五個肌肉中有兩個負責內收聲帶，一個是聲帶內收肌，另一個將聲帶拉長並拉緊，還有一個形成聲帶的主體。喉部內在肌顯示於圖 4.13、4.14 和 4.15，並列於表 4.3。

　　第一對內收肌是**環杓外側肌**（lateral cricoarytenoid, LCA）。這個肌肉源自環狀軟骨的外緣，並止於杓狀軟骨的肌肉突。當環杓外側肌收縮時，會將肌肉突向前並向中拉近。這個動作的效果就是將聲帶突互相向內向下拉近。連接至聲帶突的聲帶也互相靠近，並將聲門膜部關閉。

　　杓間肌〔interarytenoid（IA）muscle〕是第二個內收肌。杓間肌是不成對的肌肉，由兩束肌肉纖維組成。橫向纖維橫跨兩塊杓狀軟骨後段。斜向纖維從

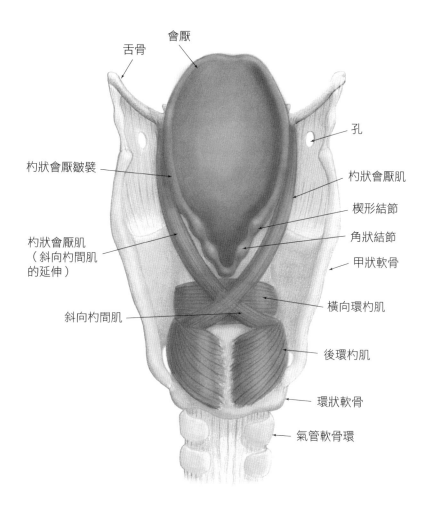

圖 4.13　喉內在肌

一個杓狀軟骨的底部連接至另一塊杓狀軟骨的尖端，構成兩塊杓狀軟骨後面的交叉。當杓間肌收縮時杓狀軟骨向中間滑並互相靠近，將聲門後段關閉。有些杓間肌的斜向纖維向上延伸，形成位於杓狀會厭皺襞內的杓狀會厭肌。

　　成對的**後環杓肌**（posterior cricoarytenoid, PCA）是唯一外展聲帶打開聲門的肌肉。後環杓肌是一塊大型扇形的肌肉，源於環狀軟骨的後方，並附著於杓狀軟骨的肌肉突。收縮時，後環杓肌使肌肉突向後旋轉，將聲帶突和聲帶互

言語科學
理論與臨床應用

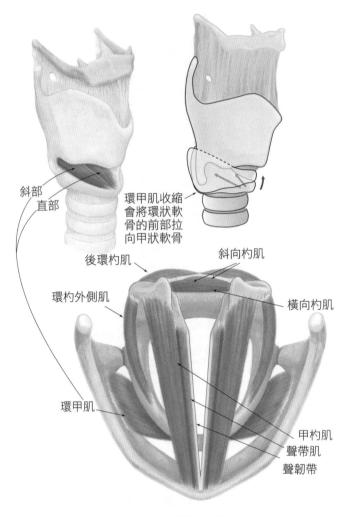

斜部
直部

環甲肌收縮
會將環狀軟
骨的前部拉
向甲狀軟骨

後環杓肌　　　　斜向杓肌

環杓外側肌　　　　　横向杓肌

環甲肌

甲杓肌
聲帶肌
聲韌帶

圖 4.14　喉內在肌

相拉遠，打開聲門。

　　成對的**環甲肌**（cricothyroid, CT）也由兩組肌纖維組成。它的直部源自環
狀軟骨側面，它的纖維幾乎以直立的角度附著於甲狀軟骨的下緣。環甲肌的斜
部和直部從同一個地方出發，但斜部纖維以更小的角度行走，並附著於甲狀軟
骨前表面的下角。環甲肌的功能是改變音調。當它收縮時，甲狀軟骨向下且朝

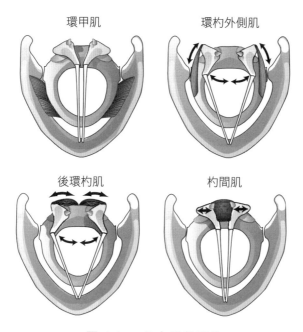

環甲肌　　　　　　環杓外側肌

後環杓肌　　　　　　杓間肌

圖 4.15　內在肌的動作

環狀軟骨傾斜，因此增加甲狀軟骨前連合與杓狀軟骨之間的距離。聲帶前端附著於前連合，後端附於杓狀軟骨。因此，增加這幾個點之間的距離會將聲帶拉長，降低每平方公分的質體並增加施加於肌肉的縱向張力。這會增加聲帶的振動率，增加頻率，並讓聲音聽起來音調較高。

第五塊肌肉是甲杓肌，組成真聲帶的主要質體，是體膜理論的主體部分。甲杓肌是成對的肌肉，從前連合行走至杓狀軟骨。較外側的纖維有時稱之為甲狀肌，附著於兩塊杓狀軟骨各自的肌肉突。較靠近中線的肌肉纖維有時稱為聲帶肌，附著於兩個聲帶突。除了形成聲帶的主體，甲杓肌也可以產生內部張力，將甲杓肌硬化，並幫助增加聲帶的振動頻率。

表 4.3　喉部內在肌

肌肉	附著點	功能
環杓外側肌	環狀軟骨外側、杓狀軟骨之肌肉突	內收聲帶
杓間肌		
縱向	杓狀軟骨外側至另一杓狀軟骨後端的外援	內收聲帶
斜向	杓狀軟骨基底至另一杓狀軟骨後端的尖端	內收聲帶
後環杓肌	環狀軟骨後端、杓狀軟骨之肌肉突	內收聲帶
環甲肌		
直部	環狀軟骨前端、甲狀軟骨下緣	伸展並拉緊聲帶
斜部	環狀軟骨前端、甲狀軟骨下角	伸展並拉緊聲帶
甲杓肌		
甲狀肌	前連合、肌肉突	聲帶主體；縮短、放鬆聲帶
聲帶肌	前連合、聲帶突	聲帶主體；拉緊聲帶

● ● ● 發聲的肌彈性空氣動力學理論 ● ● ●

　　聲帶透過震動從肺進入喉部的空氣，並在聲道建立聲波，進而成為聲音產生器。發聲的**肌彈性空氣動力學理論**（myoelastic-aerodynamic theory of phonation）是 1950 年代時所提出，為目前最廣泛接受的發聲模式，自提出數十年來，已經過延伸並增加論述。基本模式將發聲過程描述為肌力（myo）、組織彈性（elastic）及氣壓與氣流（aerodynamic）之間的互動。

　　要起始聲帶振動，聲帶需要內收以關閉聲門。這個動作是由環杓外側肌和杓間肌發出**內側壓縮**（medial compression）的力量來完成。當內側壓縮將聲門關閉，聲帶下的氣壓（聲門下壓 P_s）就會開始上升。當 P_s 夠大，會超越

關閉聲門的阻力,將聲帶撐開。空氣會流入聲道,震動聲道內的空氣並產生聲波。聲波經過聲道,加入發聲並產生共鳴。同時,聲帶因為兩種力量的互動再次開始內收。首先,聲帶一被撐開,會因為自然的彈性回彈到中線。在聲帶開始關閉的時候,會形成一個較窄的通道。第二,通過正在關閉的聲門而形成較窄的通道內,空氣壓會因為**柏努利原理**(Bernoulli's principle)而形成負壓。根據這個原理,當氣體通過較窄的通道時,會增加流速並減少壓力。聲帶間的負壓進一步幫助關閉聲帶,將兩條聲帶互相拉近。

> 柏努利原理可以解釋飛機如何飛行。機翼的設計可讓機翼上的氣流較快移動,機翼下的氣流移動較慢。快速流動的空氣在機翼上會產生負壓,同時機翼下流動較慢的空氣會產生較高的氣壓。這股高壓會將飛機向上推,提供飛行所需的上提力量。

◉ 聲帶振動模式

自從最原始的肌彈性空氣動力學理論描述之後,有許多模式解釋,並增進我們對聲帶振動的了解。許多模式將聲帶描述成一個獨立但相關的質體,以特定的方式振動並互相影響。

聲帶振動的單質體模式

在單質體模式(one-mass model)裡,兩條聲帶被視為一個單位,並以單一質量的方式振動。這延伸基本的肌彈力空氣動力學理論,將在振動時聲門上壓加總效果納入考量。隨著負壓將聲門關閉,已經通過聲門的空氣慣性繼續讓空氣流過聲帶。聲門和行動中氣體之間距離的增加,會導致聲門上產生負壓。聲門上的負壓加上聲門內的負壓,形成更強的聲帶關閉力量(http://www.ncvs.org/ncvs/tutorials/voiceprod/tutorial/model.html)。

相反的,隨著聲門由正壓打開,通過聲門的空氣加入其正上方的氣體會壓縮空氣,並增加正氣壓。聲門上的正氣壓讓聲門內的氣壓增加,產生更強的

開展力量。聲門上下的氣壓差讓聲帶振動可以持續，直到說話者不需要為止。然而，這個模式並沒有正確的反映聲帶的活動。在振動時聲帶的活動並不一致，而是一種波形動作。

聲帶振動的三質體模式

三質體模式（three-mass model）進一步描述聲帶開關時的形狀，來說明聲帶振動理論。這個模式將聲帶視為三個互相連結但各自獨立的大小質體。聲帶主體（甲杓肌）是最大的質體；固有層的上皮和表皮層，也就是膜的上下部分，由兩個較小的質體組成。當聲帶分開時，底部邊緣較分開，頂部邊緣較靠近，這稱為互聚形狀。這個形狀下，聲門內氣壓增加，幫助打開聲門。相反的，當聲帶內收，聲門在下緣較窄，上緣較開，稱之為互分形狀，可以減低聲門下壓並協助關閉聲門。

三質體模式更精準的描述聲帶如何因應其不對稱，以及在聲門上下壓和內壓隨時改變的狀況下維持振動。這個模式中，聲門以不對稱的方式開關，從下到上有不一致的直向差。這稱為「黏膜波」，以下會詳述。

聲帶活動模式的研究還在持續發展中。目前有些研究者用十六質體的模式來更精準地展現聲帶振動的複雜性。

振動週期

一旦聲門因以上描述的負壓而關閉後，聲門下壓便再次開始累積，整個開關的過程將再次重複。聲門一次的開關代表聲帶振動的一個週期。振動週期可被視為有四個聲帶動作階段：開啟中、開啟、關閉中、關閉，此稱為**工作週期**（duty cycle）。在說話時，聲帶依照年齡和性別每秒振動上百次。只要內側壓縮持續存在，振動就會持續，空氣的正負壓間的互動，維持聲門的開展和閉合。因為有**跨聲門**（聲門上壓和聲門下壓）**的氣壓差**（transglottal pressure），振動因而持續，且不需要外力來維持每一個週期，聲帶被視為是一個自持續振盪器（self-sustaining oscillator）。請注意，要發聲時聲帶不能完全關閉，也不能打開超過 3 毫米。聲帶只要是在發聲時，就會持續振動。發出

無聲的聲音或吸氣時，後環杓肌會打開聲門。

◉ 聲帶振動特徵

聲帶的組織和生物動力特徵形成一些特性，包含振動的複雜性（黏膜波）、振動聲帶所需要的聲門下壓（發聲閥門壓）、諧波內容（頻譜斜率和諧波間距），以及聲音的週期性（近週期性）。

黏膜波

就如我們所看到，聲帶因為有多層結構，因此以非常複雜的方式振動。聲帶並非以一個整體展開及閉合，而是從底至頂以波動方式打開及閉合。這種複雜的振動是因為聲帶沿著直向和橫向軸外展及內收時，有其時間差。在直向方面，隨著聲帶下緣開始互相靠近，但上緣還是打開的。隨著空氣向上經過聲門產生負壓，閉合的動作也向上進行。當聲帶上緣互相接觸並閉合，下緣因為聲門下壓（P_s）的累積已開始撐開聲帶。聲帶上下部位開合的些微時間差稱為**垂直相位差**（vertical phase difference）。聲門前後間的開合也有類似的時間差。聲帶由聲帶突的後附著點向前連合的前部位打開，但是，閉合時是由前到後，這個閉合的時間差稱為**縱向相位差**（longitudinal phase difference）。時間差讓聲帶振動呈現波浪方式震動，這在聲帶較鬆較容易彎曲的膜層特別明顯，因此稱為**黏膜波**（mucosal wave）。聲帶波浪式的振動導致一種複雜週期，有著基本頻率和許多諧波的聲音。圖 4.16 呈現一個代表振動時聲帶開合的圖。

發聲閥門壓

只要聲帶在適當內收的位置，為了讓聲帶振動，聲帶下的氣壓需要比聲帶上的氣壓高，空氣才能通過聲門。這個氣壓差（跨聲門壓）帶動空氣流經聲門。讓聲帶振動所需的最小聲門下壓（P_s）稱為**發聲閥門壓**（phonation threshold pressure, PTP）。在一般音量的對話時，PTP 由低基礎頻率的 3 公分水柱到高基本頻率的 6 公分水柱不等（Kent, 1997b）。在較高的 F_0，聲帶較薄較僵硬，因此振動所需的壓力較大。較大聲說話時也需要較大的壓力。例

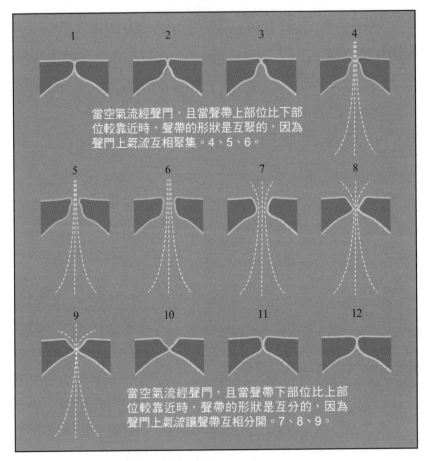

圖 4.16　顯示黏膜波的聲帶振動週期

如，大聲吼時需要約 50 公分水柱的壓力。

頻譜斜率

　　人聲的 F_0 和諧波可以畫成線性頻譜。人聲的頻譜稱為**聲門頻譜**（glottal spectrum），且有特定的**頻譜斜率**（spectral slope）（圖 4.17）。頻譜斜率指的是連續諧波的振幅下降率。聲門頻譜不代表人們所聽到的聲音，因為聲音會經過發聲道，且經過口鼻會有共鳴和改變。聲門頻譜代表的是如果麥克風放

置於喉部,在聲音經過其他發聲道之前會聽到的聲音。圖 4.17 顯示 F_0 頻率最低時振幅最大。隨著諧波頻率增加,振幅每八度減少 12 分貝(滾降率)。因此,聲門頻譜在 100 到 200 Hz 時降低 12 分貝,從 200 到 400 Hz 又少了 12 分貝,從 400 到 800 Hz 又減少 12 分貝,以此類推。因為聲能會隨著頻率增加而減少,較低頻率的聲音聲能較高,高頻率的聲音聲能較低。這是正常人聲的頻譜。每八度 6 分貝的頻譜斜率較平緩,會有較大聲的高頻率聲音;每八度 18 分貝的頻譜斜度較陡,會導致低頻率的聲音較大,且快速下降。人聲的聲能在 4000 到 5000 Hz 還可以很大。

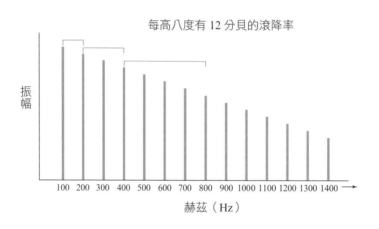

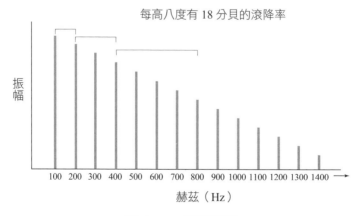

圖 4.17　頻譜斜率

言語科學
理論與臨床應用

諧波間距

如同先前所述，環甲肌會改變聲帶的張力，因此增加或減少聲帶的震動率和 F_0。改變 F_0 也會改變**諧波間距**（harmonic spacing），也就是複雜聲音的諧波間距離（圖 4.18）。

很明顯的，諧波間距必須隨著不同的 F_0 改變，因為諧波是 F_0 整數的倍數。因此，如果一個人的 F_0 為 100 Hz，諧波會是 200、300、400 Hz⋯⋯，至大約 4000 或 5000 Hz。如果增加 F_0 至 200 Hz 來提高音調，諧波就會是 400、600、800 Hz⋯⋯，到大約 4000 或 5000 Hz。當一個人的諧波頻率的間距從 100 Hz 增加到 200 Hz，這人的聲音將會有較少的諧波。因此，在 200 Hz 的 F_0，音調不只較高，聲音的聲學複雜度也隨之改變。一個人的 F_0 越高，諧波間距就越寬。這可以解釋為什麼孩童的聲音聽起來與成年人聲音不一樣。青春期前孩童的 F_0 比成人高許多（約 300 Hz，相較於成年男性的 100 Hz 和成年女性的 200 Hz）。孩童聲音音調不只較高，且因為諧波間距較寬，孩童的聲音沒有像成年人聲音一樣豐富或富有共鳴。孩童聲音的諧波較少，導致聲音相較於大人顯得較薄、較純。

> 孩童聲音的純度在教會和合唱團（如維也納少年合唱團）中佔有優勢。在前幾個世紀，這種聲音的純度被高度提倡以至有些男孩被閹割以防止青春期的變聲。

人聲近週期性的特質

因為聲帶的組織和生物動力學特徵，聲帶並不以完全一致或週期性的方式振動。頻率和振幅總是會有小波動，從而產生近週期性但不是完全週期性的聲音。請思考一個情況，一個人試圖發 /a/ 的音，並盡量穩定維持在 200 Hz。發聲人的目標是將聲帶維持在精準的張力和硬度，以讓聲帶每秒振動 200 次。如果聲帶振動為完全週期性，每振動週期會花 200 分之 1 秒（0.005 秒）。但因

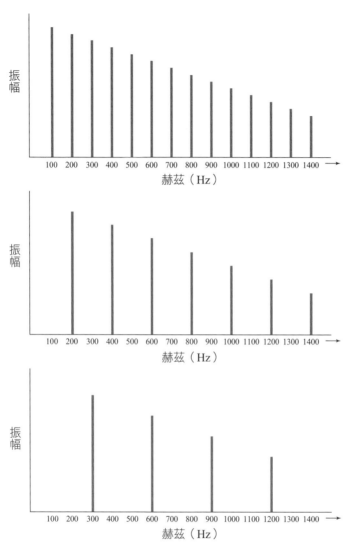

圖 4.18　諧波間距

為聲帶振動並非完全週期性而是近週期性，一週期可能維持 0.005 秒，下一個
週期可能 0.004 秒，而下一個又可能是 0.006 秒等。振動週期間的時間變異稱
為**頻率擾動**（frequency perturbation），或是更通俗的**頻率擾動率**（jitter）。週
期間的變異在振幅上也有類似情況。如果維持 /a/ 聲的人試圖維持穩定音量，

聲帶還是會每週期以些微不同的振幅振動，這種變異稱為**振幅擾動**（amplitude perturbation），或**振幅擾動率、音量變動率**（shimmer）。

週期間的頻率和振幅變異也會受神經、生物動力學及空氣動力學等因素影響。喉部容易受到神經、血管、呼吸道及淋巴運輸系統微小改變的影響，並反映在聲帶的振動模式（Titze, 1994）。左右聲帶也不一定對稱，組織密度和張力可能會有些微差異。或是，一邊聲帶上可能會有較多黏液，導致一邊密度比另一邊高。肺壓的變化也會造成聲帶振幅和頻率的擾動，因為聲門下壓在累積和透過聲門釋放氣壓時會稍微浮動。發聲器官也會影響聲帶振動。例如，每當舌頭往前移時，會將舌骨向前、向上拉，並一起帶動喉部的上提。喉部向上提會改變聲帶的僵硬度，因而擾動 F_0（Titze, 1994）。空氣動力學事件也會造成聲帶振動週期的變化。隨著空氣由聲門流出，氣流變得不穩及有亂流，導致聲音產出時壓力快速變化（Titze, 1994）。

● ● ● 生命全期發聲／喉部系統的改變 ● ● ●

人的一生中聲音改變很多，包含從嬰孩時高頻率的哭聲到老年時薄弱顫抖的聲音。這些改變隨著呼吸和喉部系統結構的發育、成熟和退化，會與呼吸和發聲的神經動作控制一起改變。其他因素，如整體健康、聲音使用的方式和頻率、是否抽菸喝酒、胃食道逆流，以及精神狀況也都會深深地影響聲音。

◉ 嬰兒時期和童年

新生兒的聲帶約 3 毫米長，膜部構成大部分。新生兒和幼嬰因為聲帶很短小，平均 F_0 為 400 到 600 Hz（如 Hirschberg, 1999; Michelsson & Michelsson, 1999; Robb et al., 2007）。嬰兒時期的聲韌帶未分化，並且在四歲時才開始發展出可分辨的三層結構。在童年時期，喉部和聲帶開始長大。聲帶變長，其膜部持續成長約二十年：每年男性成長 0.7 毫米，女性 0.4 毫米（http://www.ncvs.org/ncvs/tutorials/voiceprod/tutorial/changes.html）。這些改變的主要聲學表現就是從嬰孩的 F_0 降到青春期前的 230 Hz（表 4.4）。

表 4.4　文獻中男孩和女孩的平均 F_0（Hz 為單位）

作者	年齡層	男孩	女孩	種族
Wermke 和 Robb（2010）	新生兒	362～394	362～394	
Robb 和 Saxman（1985）	11～25 個月大	357	357	
Awan 和 Mueller（1996）	5～6 歲 5～6 歲 5～6 歲	240 241 249	243 231 248	W AA H
Ferrand 和 Bloom（1996）	3～6 歲 7～10 歲	256 237	246 253	
Sorenson（1989）	6 歲 7 歲 8 歲 9 歲 10 歲	251 288 229 221 220	296 258 251 266 229	

註：對於後天失聰的孩童，數據來自對話或朗讀。有些研究包含種族因素。W：白人；AA：非裔美國人；H：西班牙裔。有些數值為四捨五入後的整數。

● 青春期

　　青春期是快速成長和改變的時期，影響包含身體各處，如喉部。發育由男性和女性賀爾蒙控制，這些賀爾蒙可以分為雄激素（男性）或雌激素（女性）。這些賀爾蒙皆存在於男性和女性，但各自以不同比例存在。男性有較多的雄激素（睪酮素），而女性有較多的雌激素。雖然喉部發育在兩個性別皆會發生，但因為男性有較多的雄激素，發育在男性身上特別明顯（Gugatschka et al., 2010; Puts, Hodges, Cardenas, & Gaulin, 2007; Raj, Gupta, Chowdhury, & Chadha, 2010）。喉部軟骨的發育造成喉部整體增大，男性喉部在前後尺寸和重量上比女性大二到三倍（Kahane, 1982）。聲帶也會增加長度，平均男性增長 11.57 毫米，女性增長 4.16 毫米（Kahane, 1982）；這可換算成男性增長 63% 和女性增長 34%（Kahane, 1982）。一般來說，男性的 F_0 在這個時期穩

定下降。對男性來說，F_0 降低可轉換成聲調下降一個八度，同時女性 F_0 降低可轉換成 2.5 個半音的聲調下降。在青春期結束時，男性 F_0 約 120 Hz，女性約為 220 Hz。請見表 4.4 和 4.5。

表 4.5　文獻中各年齡組的成年男性和成年女性的一些平均 F_0
（以 Hz 為單位）

作者	年齡層	男性	女性
Fitch（1990）	21～26	109	210
Kent（1994）	20.3	120	
	47.9	123	
	73.3	119	
	85	136	
Hollien 和 Shipp（1972）	20～29	120	
	30～39	112	
	40～49	107	
	50～59	118	
	60～69	112	
	70～79	132	
	80～89	146	
Morgan 和 Rastatter（1986）	20～24		228
Russell 等人（1995）	65～68		181
Brown 等人（1996）	20～22		189
	42～50		186
	65～89		175
D'haeseleer 等人（2011）	20～28		200
	46～52		184
Ferrand（2002）	21～34		210
	40～63		204
	70～90		175

註：有些數值四捨五入成整數。

◉ 成年時期

　　所有的喉部結構（軟骨、關節、軟組織、肌肉）都在三十歲或四十歲時開始有退化跡象。這些結構上的改變會導致嗓音機轉功能的改變，包含較不精準的頻率和振幅控制。有時候會用**老年性喉症**（presbylaryngis）來形容喉部機制的老化。**老年嗓音**（presbyphonia）指的是年老過程所導致的嗓音改變。老年嗓音常見於健康年長者，並帶來生活品質的負面影響（如 Golub, Chen, Otto, Hapner, & Johns, 2006; Turley & Cohen, 2009）。常見的嗓音影響包括因為甲杓肌萎縮造成的聲帶彎曲、發聲時聲門無法完全閉合，以及造成**氣息聲**（breathiness）和沙啞（Tanner, Sauder, Thibeault, Dromey, & Smith, 2010）。基因和環境因素皆可能影響老齡化進程（Tanner et al., 2010）。

　　報告常指出的一種年長語者諧波變化就是 F_0 的改變（請見表 4.5）。有些研究者報告，年長男性有增高的 F_0（Harnsberger, Shrivastav, Brown, Rothman, & Hollien, 2008; Linville, 2004; Xue & Deliyski, 2001），同時女性 F_0 隨著年齡增長傾向降低約 10～35 Hz（Brown et al., 1991; Ferrand, 2002; Higgins & Saxman, 1991; Linville & Fisher, 1985; Teles-Magalhaes et al., 2000）。年長男性 F_0 的增高或許可以部分歸咎於聲帶萎縮；也有可能是因為語者試圖彌補弱化的聲帶，而增加聲帶張力。年長女性的 F_0 範圍約 160～186 Hz，相較於年輕女性的 191～224 Hz。較低的赫茲可能部分因為更年期水腫而導致聲帶質體變大、震動頻率減少，以及聲帶的輪廓和形狀的改變（如 Biever & Bless, 1989; Pontes, Brasolotto, & Behlau, 2005; Reubold, Harrington, & Kleber, 2010）。

◦ ◦ ● 嗓 音 品 質 ● ◦ ◦

　　喉部聲調有基本的頻率和諧波，就如其他週期性的複雜聲音一樣。F_0 對照嗓音的音調，而諧波影響嗓音品質。人們的嗓音可依音質來分辨，例如，如果兩個人以同樣的 F_0 發 /a/ 的音，還是可以區分兩者的嗓音。嗓音就算音調聽起來一樣，因為嗓音的諧波不同還是有差別。樂器也是如此，鋼琴和小提琴的

中央 C（middle C）F_0 一樣（約 262 Hz）。然而，除非完全聽不出音調（非常少人完全聽不出來），通常很容易可以聽出兩個樂器的不同；每種樂器因為樂器的共鳴特質和產出的聲音頻譜而有特殊的聲調。

> 你很可能有過接起電話時，對方沒有說自己是誰，但因為他的特殊嗓音音質你還是聽得出來是誰。

雖然有大量的研究探討嗓音品質，目前還沒有一個被廣泛接受的定義，其中一個原因就是嗓音品質的概念在不同專業使用上代表的概念不同。例如，語音學家可能會用音質來區分音素（phoneme），像是 /i/ 和 /a/；歌手會用音質來指胸聲或頭聲的不同**音域**（register）；音質也用來指嗓音的種類，像氣音、沙啞音及粗糙音（Childers, 1991）。另一個原因是嗓音品質是一個多面向的概念，與發聲的多種面向相關，包含 F_0、嗓音振幅、發聲道的共鳴特徵及說話語速等。一個人的嗓音品質取決於聲帶如何振動和發聲道的形狀，包含長度、硬顎的弧度、口腔咽部的大小比例等。女性與男性的發聲道不同，所以就算男性和女性發同樣 F_0 的聲音，還是可以由音質分辨出男生和女生。

聲帶振動的方式在塑造嗓音品質扮演著重要角色。閉合太緊且內側壓縮太大的聲帶稱為**過度內收**（hyperadducted），過度內收的原因可能很多，從習慣性的損害聲帶行為到神經疾病都有。當聲帶過度內收，肌張力和聲門下壓（P_s）之間的平衡受破壞。當聲帶內收得太緊，會需要更大的聲門下壓來超越聲帶的閉合阻力。這種情況下的嗓音聽起來壓迫且壓抑。不夠緊密內收的聲帶稱為**內收不足**（hypoadducted）。這種情況也可能是許多因素所導致的，例如不適當使用或如神經問題的聲帶癱瘓。內收不足就像過度內收，肌肉和空氣動力學之間不平衡。在這種情況下，肌力太小無法提供聲帶足夠的阻力，空氣因此由聲帶間流失，而沒有被正常地轉換成聲能。流失的空氣流出聲門導致亂流，在嗓音聲調上加諸了吵雜、氣音的特徵。

顎咽閥門也會影響音質。在發聲時顎咽關閉不足會導致過多的鼻音；阻

止空氣流經鼻腔的情況（如孩童時期大型的扁桃腺），會導致發鼻音時鼻腔共鳴不夠多。

◉ 正常音質

正常的嗓音會因為性別、年齡、體型、文化、區域、個性、嗓門使用度、嗓音感覺和健康而不同。任何正常嗓音品質的定義都需要納入所有以上因素。當音質清晰、音調和音量符合年齡、性別和情境，不需要以太多力氣發聲且不會疼痛、壓抑或疲勞，以及當嗓音可以符合個人的職位、社會和情緒需求時，嗓音就可以廣泛的被定義為正常（Ferrand, 2012）。

為了提供正常嗓音更客觀的描述，研究者和臨床人員試圖辨識聲學與生理原理，以形塑正常嗓音的基礎。Zemlin（1998）列出六個幫助產出正常、清晰音質的特定聲學參數（表 4.6）。這六個參數清楚呈現音質的多面向天性，以及 F_0、音量和音質的互相依存關係。這些參數為：最大頻率範圍、習慣音調、最長發聲時間、在不同 F_0 水平的最小一最大音量、振動週期性及頻譜噪音量。

最大音頻範圍（maximum frequency range）：正常的嗓音在對話時有改變音調的彈性。沒有這種改變音調彈性的嗓音聽起來非常單調。成年人的最大頻率範圍約 2.5 到 3 個八度。平均對話時的聲帶振動率〔說話基本頻率（speaking fundamental frequency, SFF）〕是指：孩童、成年女性、成年男性說話時有特定的 F_0 水平。對一個人的年齡和性別來說太高或太低的 F_0 聽起來就會不正常。參見表 4.4 和 4.5。

最長發聲時間（空氣成本）：這指的是一個人一口氣內可以發一個母音的最長時間。成年人應可以輕鬆的發音持續 15～25 秒；孩童可以維持至少 10 秒。無法維持這個時間表示說話時閥門有問題。

不同 F_0 水平的最小一最大音量：一位健康的語者應可以在頻率中段內調整 20～30 分貝的音量。一位音量範圍受限的語者聽起來就會很單調。

聲帶振動週期性：這個參數反映聲學上的頻率擾動率。當質體、長度、張力，以及聲門下壓維持固定，正常的聲帶振動也會是近乎但不完全是週期性

言語科學
理論與臨床應用

表 4.6　正常嗓音品質參數

最大頻率範圍 孩童：2 個八度 成人：2.5～3 個八度
說話基頻 F_0 孩童：300 Hz 成年女性：200 Hz 成年男性：100 Hz
最長發聲時間 孩童：10 秒 成人：15～25 秒
不同 F_0 水平的最小一最大音量 中段頻率範圍內可以在 20～30 分貝內變換音量的能力
振動週期性 少於 1% 的頻率擾動率
由亂流產生的噪音 正常的額外噪音量

資料來源：Zemlin (1998).

的。正常的頻率擾動率數值少於或等於 1%。過多無週期性的振動，聲音聽起來可能就粗糙、沙啞。

　　噪音：噪音來自亂流，並隨機分布於聲能。當有阻礙干擾聲帶振動，導致空氣以較不流線型的方式經過聲門，就會產生亂流。在正常的噪音，由近乎週期性的振動所產生的諧波能量應比任何噪音能量還要高。嗓音中的噪音，稱為附加性噪音（additive noise）或頻譜噪音（spectral noise），聽起來會像氣息聲、沙啞、粗糙的聲音（roughness），或是這些特性的綜合。聲門來源的少量噪音會造成有氣音的音質。更大的亂流會聽起來較嘶啞，而非常大的亂流聽起來是沙啞的。正常的噪音有陡斜的頻譜斜率，所以在較低的頻率應有更多能量，在較高頻率較少能量。如果一個頻譜在較高諧波頻段顯出較高能量，可

能代表原本的訊號內有附加性噪音，造成高頻段能量的增加。頻譜中些微的噪音，特別在女性嗓音中是被視為正常的，讓女性聲音聽起來較有氣音（Klatt & Klatt, 1990; Mendoza, Valencia, Munot, & Trujillo, 1996; Sodersten & Lindestad, 1990）。

◉ 不正常的噪音音質

發音困難（dysphonia）是一個形容任何聽起來音質、音調，及（或）音量不正常問題的統稱。在描述聲音時，有十幾個可以形容不同嗓音音質的形容詞，像是：刺耳、粗糙、尖銳、高刺、不舒服、嘶啞、沙啞、細弱無力、壓抑。這些詞彙是臨床聲音治療的一個問題，因為各個詞皆是主觀的形容詞。一個人認為粗糙的聲音可能對另一個人來說是沙啞或刺耳的。專業人士使用這些詞彙時並沒有嗓音音質的標準架構，這讓專業間的溝通非常困難。另一個主觀詞彙的問題就是，詞彙並沒有指出導致該音質背後的聲帶振動模式。這些詞彙沒有一致的生理基礎。雖然專業人士用許多詞彙來形容不同的嗓音音質，但最廣為接受的幾個詞為：氣息聲和粗糙 / 沙啞。氣息聲的音質指的是聽起來像吸入聲音，並在發音時聽得到空氣流出。粗糙 / 沙啞指的是一種音調低且刺耳的嗓音。氣息聲、粗糙和沙啞這些形容詞較受歡迎，因為它們是最適合做聲學分析的噪音性質。研究人員也因此試圖測量這些性質，以產出客觀的方法，來連結不正常嗓音和嗓音訊息內相關的聲學因素。已有許多聲學量測方法，針對正常與異常嗓音，成功地透過量測的參數將兩者加以區分。

氣音的聲學特質

當聲帶沒有完全密合時，整個振動週期會有持續的空氣流出，流露出的空氣沿著振動的聲帶產生摩擦噪音（Zemlin, 1998）。這時聲帶足夠靠近可以振動，但是持續流出空氣的聲音伴隨著聲波，空氣的亂流導致較無週期性的聲學訊號。因為正常嗓音的週期性成分在中高頻率較弱（請見圖 4.17 和 4.18），致使噪音在 2～3 kHz 以上的頻率範圍特別明顯（Hillebrand & Houde, 1996）。有氣音的訊號比無氣音的訊號有較多高頻能量。有些研究者曾指出，

氣音與在 2～5 kHz 之間相對消失的聲能有關，並在高於 5 kHz 的頻段有較多的噪音（Rihkanen, Leinonen, Hiltunen, & Kangas, 1994）。

因為聲帶無法完全密合，聲門下累積的氣壓較小，氣音是無效率發聲的表象，震動範圍受限。此外，有氣音的人常常在發聲時比正常人每秒多用上三到四倍的空氣量。氣音不一定是不正常，氣音或是吸氣的噪音可以區分不同語言的音素。比如說，祖魯語（Zulu）是南非語言的一種班圖語。祖魯語會區分無聲停止音的吸氣音和非吸氣音，像是 /k/ 和 /kʰ/。在祖魯語，這兩種發音基於伴隨著的氣音量不同而被視為音素。另一方面，氣音也是器質性（organic）和功能性（如聲帶癱瘓）聲音問題常見的症狀，且老年化常常伴隨著較多的氣音。

粗糙／沙啞聲音的聲學特徵

粗糙或沙啞的噪音是許多喉部問題很常見的症狀。粗糙／沙啞的聲音可能是某些嗓音問題最先出現的症狀，從喉炎到有可能致命的癌症腫瘤皆是。粗糙的噪音部分來自經過聲門的擾流所產生的聲譜雜音。粗糙的噪音也與聲帶振動的週期性有關。例如，當聲帶受刺激或發腫時，會以較無週期性的方式振動。這是因為發炎阻止聲帶正常的振動，因而干擾黏膜波。因為非週期性聲音被視為噪音，振動越無週期性，聲調上就有越多的雜音。聽起來粗糙沙啞的噪音在小於 1000 Hz 的低音頻較常見（Isshiki, 1989）。

總結來說，氣息聲和粗糙的噪音都有附加性噪音，但氣息聲中的噪音位於較高音頻，而粗糙噪音中的噪音則分布在較低音頻。這些因素有可能一起出現，也的確常常綜合出現。

● ● ● 嗓音音域 ● ● ●

人聲有非常廣的 F_0 的範圍，從 60 Hz 以下的男低音到 1568 Hz 以上的女高音（Zemlin, 1998）。音域這個詞在聲樂和說話都指向整個 F_0 範圍的特定區塊。在聲樂領域，音域這個詞被模糊使用，可以指向聲樂家的音樂範

圍、共鳴區（如頭聲、胸聲）、嗓音特定音質，或是嗓音停頓的嗓音區塊等（Echternach et al., 2010; McKinney, 1994）。在聲樂裡，「胸音域」指的是音調的中段，而「假聲」指的是高很多的音調範圍；「頭音域」有時候用來描述胸聲和假聲的混合（Titze, 1994）。在言語產出方面，音域這個詞有更清楚的定義，與嗓音生理、嗓音產出的聲學和空氣動力學參數，以及聽到的嗓音特質相關。

關於嗓音產出，F_0 範圍常常分為三個音域：脈動音域（pulse register）、模式音域（modal register）和假聲音域（falsetto register）。這些都是感知上可以區分出嗓音品質的音域，並可以維持於 F_0 的某些範圍和音量。「脈動音域」指的是非常低的 F_0，聽起來像輾過木頭或彈跳的聲音，也稱為氣泡音（vocal fry）、喉嘎音（glottal fry）或咯咯作響的嗓音（creaky voice）。「假聲音域」指的是 F_0 很高的音域範圍，有時候稱為頂音域（loft register）。「模式音域」是正常對話最常見的音域。有些研究發現，不同音域間幾乎或完全沒有重疊（如 Baken, 2005; Blomgren, Chen, Ng, & Gilbert, 1998; Hollien, 1974），同時其他研究者發現雖然嗓音音質不同，但不同音域的基礎頻率是有重疊的（如 Riede & Zuberbuhle, 2003; Roubeau, Henrich, & Castellengo, 2009）。表 4.7 顯示三個主要音域的 F_0 範圍。

可以區分音域的一個主要方法就是各個音域由不同型態的聲帶振動產出，特定的 F_0 範圍有自己的振動模式。在正常對話中，當語者到達模式音域

表 4.7　男性和女性脈動、模式和假聲音域的平均範圍

	男性	女性
脈動	43～82[a] 25～80[b]	87～165[a] 25～45[b]
模式	98～147[a] 75～450[b]	175～294[a] 130～520[b]
假聲	349～494[a] 275～620[b]	659～988[a] 490～1130[b]

資料來源：[a] Zemlin (1998); [b] Baken (1996).

的最上限，聲帶振動模式馬上轉變，聲音也轉變成假聲。同樣的，在模式音域的最下限，聲帶振動的調整會導致喉嘎音或脈動音域。振動的改變會導致嗓音音質的改變。嗓音音質的改變往往會很突然，聽者很容易分辨。在聲學特性上，音域的轉變有時候會伴隨著頻率擾動率和振幅擾動率的增加（Echternach, Sundberg, Zander, & Richter, 2011）。

◉ 音域的生理和聲學特徵

模式音域

模式音域的特徵是聲帶膜和主體完全參與振動，還有明顯的黏膜波。一般人在這個音域可以產出最大的音量。在模式音域狀況下，聲帶在振動時比無振動時短，膜部較鬆弛，且主體完全參與振動（Titze, 1994）。工作週期的特徵是較快速的開啟階段，短暫的打開過程，接著是較長的關閉過程和較短的關閉階段（Hollien, 1974）。在這個音域，發聲閾門壓 PTP 大約為 2～7.5 公分水柱（Blomgren et al., 1998; Jiang, Ng, & Hanson, 1999）。模式音域的完整基礎音頻在男性約 75～450 Hz，女性約 130～520 Hz（Baken, 2005）。曾有研究報告指出，模式音域的平均說話音頻在成年女性為 211 Hz（175～266 Hz），成年男性為 117 Hz（86～170 Hz）（Blomgren et al., 1998）。

脈動音域

脈動音域指的是說話者可以產出最低的 F_0 範圍。男性和女性產出的 F_0 類似，約在 48 Hz（Blomgren et al., 1998）。這大約是男性正常模式音域低八度的音域（Blomgren et al., 1998）。為了達到這非常低的音頻，聲帶呈現短厚的型態。此外，假聲帶也會接觸到真聲帶，因此增加振動質體，進一步降低基礎音頻（Blomgren et al., 1998; Hollien, 1974）。聲帶內緣以鬆散的方式內收，PTP 因此是低的，且數值為約 2 公分水柱（Zemlin, 1998）到 5.5 公分水柱（Blomgren et al., 1998）。聲帶在週期內 90% 的時間皆是完全內收的，聲門打開和閉合的動作只佔週期的 10%。另外，相較於模式音域，聲帶也以

不同的方式振動。聲門並不隨著每個週期開關，而是一次、兩次或三次部分閉合之後，再完全內收（Blomgren et al., 1998）。這種現象稱為**多段式閉合**（multiphasic closure）。在每一次部分閉合時，會有一股聲能，這個聲能消失時會留下短暫的時間間距〔**時間差距**（temporal gap）〕，在這間距中沒有任何聲音能量（Titze, 1994）。低於 70 Hz 以下，人似乎可以在每一個聲門週期內辨識出這股聲能和時間差距。這就是脈動音域聽起來像是輾過木頭和彈跳聲音的來源。約在 70 Hz 以上，聲音聽起來會是一個持續的聲音，而不是獨立的聲波和時間差距。脈動音域的頻譜斜率較平緩，因為 F_0 較低且有許多諧波。脈動音域是完全正常的音域，很多人會使用這個音域，特別在段落結束時或句尾（如 Wolk, Abdelli-Beruh, & Slavin, 2011）。這個音域是模式音域範圍下限的延伸。然而，臨床上來說，當習慣性的使用脈動音域而不只是在句尾使用時，就會是問題。

氣泡音（vocal fry）在音素上用來區分一些語言的母音，像是墨西哥西南—中部高原的薩波蒂克語（Zapotec）族語。在美國，年輕女性明顯的使用氣泡音已成為一種社會文化現象，儼然成為名流用語（Valleyspeak）的同義詞。時尚名流像是小甜甜布蘭妮、凱蒂・佩芮、和金・卡戴珊將這種說話方式變成潮流，社會也在廣為流傳的雜誌和報紙如《哈芬登郵報》（HuffPost Live）、《商業內幕》（Business Insider）、《華盛頓郵報》（Washington Post）討論這種語調。雖然這種語調似乎主要由年輕女性使用，報導指出中年女性也使用氣泡音（如 Oliveira et al., in press）。

想想看你自己的說話模式——你會使用氣泡音嗎？如果會，是在特定的地方或情境下使用嗎？你有發現其他人使用氣泡音嗎？

假聲音域

假聲音域是最高的音頻範圍，男性是從 275～620 Hz，女性約為 490～1130 Hz（Baken, 2005）。要產出這非常高的音頻，需要由環甲肌施加非常大

的縱向張力。高速攝影顯示發出此音域時聲帶非常長、僵硬、厚度很薄、在邊緣非常尖銳，而聲門則呈現較為窄與緊（Hollien, 1974; Van den Berg, 1958）。聲帶的膜部鬆垮，同時聲門韌帶很緊（Titze, 1994）。聲門韌帶的極度張力避免聲帶在振動時完全閉合，進而導致振動幅度減少，產出些微氣音的音質。高度的僵硬也導致 PTP 較高，約 6 到 8 公分水柱（Solomon & Di Mattia, 2000）。此外，因為聲門韌帶的高度張力，聲門韌帶和聲帶的主體不會像在模式和脈動音域內完全振動，導致較不複雜的振動，產出較薄音質的聲音。因為聲帶高速的振動和較不複雜的振動方式，音質幾乎聽起來像長笛的聲音（Zemlin, 1998）。當 F_0 非常高時，諧波間距很寬，聲音聽起來較薄，而不像低音調的豐富厚實音質。頻譜斜率在假聲的高音調較陡，因為 F_0 較高、諧波較少。另一個構成假聲嗓音特殊音質的原因，就是因為聲帶在振動時不完全密合而產生氣音。

◉ 唱歌和說話時使用的不同音域

　　雖然模式音域和假聲音域有不同的振動方法，其實在模式音域範圍上限和假聲音域範圍下限有一定的重疊。多數受過訓練的聲樂家唱出高音聽起來為模式音域內的音質，並且可以產出同樣 F_0 的聲音，但聽起來像假聲音域的低音段。此外，有些受過訓練的聲樂家可以將模式音域提高到非常高的上限，約 500 Hz（Titze, 1994）。音域的轉換也被應用在某些唱法中，像是約德爾調（yodeling）、鄉村／西部音樂、民謠、靈魂與福音音樂等。在透過電子擴音的歌唱聲音，使用假聲音域來唱高音調越來越能被大眾所接受。然而，在古典西方聲樂，像是歌劇、藝術歌曲和清唱劇等，明顯聽得出來音域改變的嗓音基本上是不被接受的。這些風格的聲樂家花很多時間和心力學習如何以聽不出音質改變的方式在不同音域間轉換。

　　以說話來說，模式音域是最常用到的音域，雖然如上文所提及，許多人會在段落尾聲或句尾將模式音域降至脈動音域。在對話中使用假聲較不常見。但是，這三個音域都是聲帶振動的正常方式。其實，轉換音域在語言學、美學或生理學上有時候是必要的。舉例來說，有些非洲和亞洲語言會用突然的音域

改變來區分音素（Titze, 1994）。然而，當語者對話時主要使用的是脈動音域或假聲音域，言語—語言病理學家會視其為需要治療的嗓音問題。

摘要

- 喉部由一塊骨頭、九塊軟骨、兩對關節、三組皺襞和內在與外在肌肉組成。這些結構都由膜和韌帶連結。
- 發聲的肌彈性空氣動力學理論以肌肉、彈性回彈和空氣動力學力量描述聲帶振動的週期。
- 有許多資料描述一生中聲帶的改變；在青春期男性的 F_0 大幅下降，並維持穩定至成年的後幾年，之後在男性可能增加，女性減少。
- 嗓音音質是一個多面向的概念，受到聲帶振動時的內收程度、F_0 和音量，和喉部以上聲道結構的影響。
- 氣息聲和沙啞音在聲學上的特徵，是分布在聲音頻譜上不同頻率區段的附加性噪音。
- 聲帶在不同音頻範圍以不同方式振動，也因此產生模式、脈動和假聲三種音域。

習題

1. 請解釋聲帶如何內收和外展。請描述所有涉及的結構（軟骨、關節、肌肉）。
2. 請比較單一質體和三質體模式的聲帶振動模式。
3. 黏膜波是如何產生的？它的重要性為何？
4. 請描述從嬰孩時期到老年的過程，嗓音在結構、生理與聲學方面的改變。
5. 請解釋嗓音音質和音域之間的關係，討論內容涵蓋脈動、模式和假聲音域的生理和聲學參數。

第 5 章

臨床應用：
發聲問題的評估與治療

學習目標

閱讀完本章，你將可以：

- 描述發聲功能的聲學測量，包括與音頻、音量、干擾及雜音相關的測量。
- 比較幾種喉部視覺化的方法，包含使用電聲門圖、內視鏡、頻閃鏡檢查錄影法、高速數位造影及動態喉鏡。
- 討論與神經問題、良性和惡性聲帶瘤、聽力受損，以及變性者之嗓音治療相關的聲學和視覺資訊。
- 描述口吃治療介入的發聲測量。

● ● ● 發聲變項的測量 ● ● ●

　　發聲及喉部功能可以用聲學和（或）視覺測量。本章先討論最常使用的聲學測量方式，包含音頻和音量變項；干擾測量，包含頻率擾動率和振幅擾動率；並且測量嗓音中的噪音，像是諧波噪音比（harmonics-to-noise ratio）、噪音諧波比，以及正常化的噪音聲能。本章接著聚焦於直接和間接的喉部視覺化技巧，包含電聲門圖、內視鏡、頻閃鏡檢查錄影、高速數位造影及動態喉鏡。接下來，本章將強調喉部結構及功能受損的溝通問題之評估與治療。這些溝通問題可能包含特定的神經問題、聽力受損、喉部癌症、良性聲帶瘤、肌張力發聲問題、胃食道逆流／喉咽逆流、變性者的嗓音及口吃。

◉ 聲學分析

　　如第四章所描述，聲帶振動產出近乎完全週期性的複雜聲波，有著基礎音頻（F_0）和諧波。F_0 是聲帶振動的頻率，並與嗓音的音調相關。聲帶也可以在振動時產出特定的振幅，這與說話者的音量相關。在臨床實務中常會使用嗓音音頻和音量的測量，包括平均 F_0、音頻變化性、最大發聲音頻範圍、平均音量水平、音量變化性及動態範圍。

平均基礎音頻

　　聲帶振動的頻率取決於聲帶的長度、組織密度及張力。長度越長和組織密度越高或張力越低、越不僵硬的聲帶，振動得越慢，嗓音聽起來越低；聲帶若越短、密度越低或越僵硬，振動就會越快，聲音聽起來越高。嗓音的 F_0 主要取決於聲帶膜部的張力，而不是聲帶實際上的長度（Kent, 1997b）。如第四章所述，F_0 因為年齡和性別而有所差異（請見表 4.4 和 4.5）。F_0 的平均值是在執行特定任務，如持續發出母音、朗讀或對話時，量測該期間的 F_0 並計算出平均值。朗讀或對話時的平均 F_0 稱為該語者的說話基本頻率（SFF）。出生幾年內嬰孩的 F_0 非常高，約 350 到將近 500 Hz。從三到十歲，男孩和女孩

平均 F_0 約為 270 到 300 Hz。青春期後男性的 F_0 會大幅下降至 120 Hz 左右，等同於低一個八度；女性則降低至約 220 Hz（二到三個半音）。就像我們在第四章提到，較年長男性的平均 F_0 可能增高，而年長女性的平均 F_0 可能減低。

音頻變化性

人們說話時 F_0 隨時都在改變，以反映不同情緒、強調方式與音節重音，以及不同文法句構。F_0 的變化影響整體說話的語調或是音律。舉例來說，英文的「Peter's going home」（彼得正要回家）可作為一個事實或是問句。當這句話是事實時，F_0 在句尾時會下降，而當這句話是問句時，F_0 會在句尾向上提。句子的音律也受到說話者情緒的影響。比方說，當說話者對於彼得要回家這件事很興奮，若相較說話者對於彼得的計畫感到沮喪，前者的 F_0 很可能會有更多、幅度更大的變化。在聲學上，這些 F_0 的變化與音頻變化性相關。說話者嗓音中一定程度的音頻變化性是好的，也取決於說話者的年齡、性別、文化背景及心情。這種變化性是特定文化中特定語言說話者可以馬上分辨出來的。太多或過少的音頻變化聽起來很怪，也可能指向功能性、結構性或神經來源的嗓音問題。

F_0 變化性是測量 F_0 平均值的標準差（SD）。標準差是一個統計的度量，反映出平均值周圍的數值分布；因此，F_0 的標準差反映了 F_0 值在平均值周圍的散布。當變化以赫茲表示，就稱為 F_0SD。正常對話的 F_0SD 約 20 到 35 Hz 或更高。F_0SD 在語者很興奮或激動時會升高。在獨立的母音中，F_0SD 通常較小，因為語者試圖在發整個母音長度皆維持相對穩定的 F_0。有時候，F_0SD 會轉換成半音。當音頻變化性以半音而非赫茲度量時，稱為**音調標準差**（pitch sigma）。正常語者在對話時的音調標準差應為二到四個半音，男女皆是（Colton & Casper, 1996）。

另一個 F_0 變化性的度量方法就是幅度，也就是特定說話中最高和最低 F_0 的差距。這個幅度可以用赫茲表示，或可以轉換成半音或八度的變化。表 5.1 顯示不同年齡層的 F_0 範圍資訊。

言語科學
理論與臨床應用

表 5.1　以赫茲表示男性和女性特定年齡層即席說話的 F_0 範圍

作者	年齡層	男性	女性	種族
Robb 和 Saxman（1985）	11～25 個月	1202	1202	
Ferrand 和 Bloom（1996）	3～4 歲 5～6 歲 7～8 歲 9～10 歲	202 214 158 151	190 199 203 180	
Awan 和 Mueller（1996）	5～6 歲 5～6 歲 5～6 歲	186 204 185	214 190 164	W AA H
Benjamin（1981）	年輕成年人 年長成年人	64 78	95 101	
Fitch（1990）	21～26 歲	46	77	

註：有些作者提供種族資料，W：白人；AA：非裔美國人；H：西班牙裔。有些數值
　　將最大音頻減去最小音頻。有些數值四捨五入至整數。

　　表 5.1 的數值中出現一個有趣的趨勢。嬰孩（11～25 個月大）的音頻最廣。這不令人意外，因為他們的發聲包含多種非語言的聲音，如咿咿呀呀和哭叫聲。從三歲開始，當孩童可掌握言語，直到青春期前，正常對話的 F_0 範圍為 150～200 Hz。這個範圍在成年人又更下降。從七歲後，女性傾向使用比男性更廣的 F_0，這可能是一種社會文化現象，而不是身體上的因素所造成。Ferrand 和 Bloom（1996）將不同年齡層的男孩和女孩之 F_0 做比較。研究中，七到十歲的男孩比三到六歲男孩的範圍窄；七到十歲女孩的範圍則與較年輕的女孩一樣廣。作者表示，青春期前幾年的男孩開始模仿成年男性的音律模式，使用比女性較少的聲調改變，並避免太大的音調轉換。

最大發聲音頻範圍

　　最大發聲音頻範圍（maximum phonational frequency range, MPFR）指的是一個人可以發出的完整音頻範圍。這與 F_0 變化測量不同，F_0 變化測量反映

一個人在連續說話時最常使用的 F_0 範圍。MPFR 的定義是一個人可以維持最低音的音頻，不包含脈動音域，到包含假聲音域的最高音頻範圍。MPFR 通常以半音或八度計算。年輕成年人正常的範圍約三到四個八度（36 到 48 個半音）（如 Lamarche, Ternström, & Pabon, 2010; Zraik, Keyes, Montague, & Keiser, 2002）。較年長的成年人可能範圍較小，如果語者不是很健康，此範圍約 2.5 個八度或更低。以赫茲來說，成年男性可以發出的最低音頻約 80 Hz，最高可到 700 Hz（Colton & Casper, 1996）。成年女性產出的最低 F_0 為約 135 Hz，最高到超過 1000 Hz；受過訓練的聲樂家可以產出比這更高的 F_0。Kent（1994）的研究指出，健康不佳的年長男性產出最低 24.3 個半音或兩個八度的數值。

　　MPFR 是一個有用的測量，因為它反映了說話者的生理極限（Colton & Casper, 1996）、發聲機制及基本嗓音能力的結構狀況（Baken, 1996）。曾經有人發現，正常的成年人中，年齡和性別皆不嚴重影響 MPFR，真正影響的是身體狀況。較年長的健康受試者比年輕但不健康的受試者往往有更高的 MPFR。

　　如果你有樂器，你可以算算你的 MPFR，方法是維持最低音（但不使用脈動音域）與最高音（包括假聲音域），並在樂器上找到相對應的音符。之後，算出最高音和最低音之間的半音數量，或幾個八度，以找出你的 MPFR。

嗓音音量／力度

　　音量（amplitude）和力度（intensity）常常互相替代來表達嗓音的響度。音量由聲門下壓來控制，主要透過增加和減少內側壓縮來調節其壓力。當增加內側壓縮時，聲帶更緊密的互相貼合，並維持較長一段時間，導致聲門下壓累積較大的氣壓。此時，當聲帶被聲門下壓分開，其推開的力量也較大。又由於有回彈力量，聲帶將更有力的閉合，在聲道產生更強力的氣流擾動，於是產生出音量和力度較大的聲波。

平均音量水平

「平均音量」指的是在說話任務（像朗讀、對話或維持母音發聲）的整體音量。從感知觀點來說，這就相對於說話活動中產出的響度。音量大小取決於說話者的情境。一個人的平均音量在教室中的小聲對話較小，而在為足球賽歡呼時較大。正常對話的音量約 60 到 80 dB SPL，平均 SPL 範圍在成年男性、女性和孩童約 70 分貝（Baken, 1996; Lamarche et al., 2010）。音量也不像音頻這麼受年齡影響，雖然有證據顯示音量可能在年長人士較低。

音量變化性

在任何對話中，音量會受說話者的心情和感覺、所要表達的訊息、要強調的音節或字詞，以及社會背景所影響。音量變化性以標準差表示，並以 dB SPL 為測量單位。中性、不帶情感的句子的音量標準差約 10 dB SPL。語者越興奮或越熱忱，變化就會越大。改變音量的能力讓語者嗓音變得動態有趣，缺乏這種能力的人講話偏單調和平緩。因為音量變化性是強調語氣和情緒的重要指標，缺乏改變大小聲的能力可能讓語者覺得挫折，並嚴重影響溝通效率。

動態範圍

動態範圍是最大發聲音頻範圍（MPFR）的相對觀念。動態範圍指的是說話者生理上可以產出的嗓音音量範圍，從比悄悄話大聲一點的最小發聲到最大聲的大吼。健康的成年女性應可以產出最少 50 分貝，最大約 115 dB SPL 的音量；健康成年男性則應該再稍微大些（Coleman, Mabis, & Hinson, 1977）。受限的動態範圍會阻礙說話者適當地使用強調語氣，因而降低言語的變化。雖然 60 到 80 分貝範圍以上或以下的音量在對話中並不常見，提高音量的能力對需要較高響度的特定情境是重要的（Sulter, Schutte, & Miller, 1995）。動態範圍取決於所產出的 F_0，並且在中段 F_0 為最大，中段以上或以下較小。

嗓音範圍圖

嗓音範圍圖〔voice range profile, VRP，或稱音域圖，或 F_0 SPL 圖（F_0 SPL profile）〕是一個根據動態範圍畫出最大發聲音頻範圍的圖（圖 5.1），縱軸為動態範圍 dB SPL，橫軸為以赫茲計算的 F_0。

要產出這個圖，語者需要在不同 F_0 維持母音發聲。在每一個 F_0，語者皆產出最小和最大的聲音，這可以畫出圖裡的兩個輪廓線。上輪廓線顯示每個音頻的最大音量，下輪廓線顯示每個音頻的最小音量。音域圖顯示正常人嗓音音頻和音量之間的關係。音域圖所推算出來的參數包含最大和最小音頻、音頻範圍、最大最小音量（SPL）、SPL 範圍、平均 SPL，以及落在音域圖範圍內的區域（如 Lamarche et al., 2010）。

音域圖有特別的形狀，反映出人嗓音系統有趣的生理特徵。音域圖形狀大致上像是一個橢圓，兩端較窄，中段較寬。這個形狀來自人類可發出的音頻和音量範圍之間的典型關係。人類在中段音頻的動態範圍較大，而在很高或很低音頻，動態範圍較小。在音頻範圍中段，人可以產出 20 到 30 分貝的變化，但在兩個音頻極端，可以產出的音量變化只有幾個分貝大（Titze, 1994）。

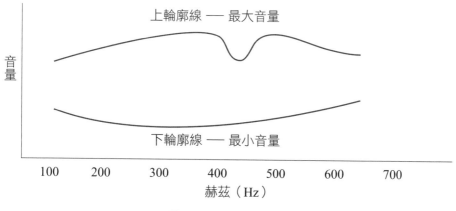

圖 5.1　嗓音範圍圖

音域圖的另一個特徵就是在上輪廓線，大約男性 390 Hz、女性 440 Hz 的地方，常常可以看見下陷（Sulter et al., 1995）。這個下陷反映出最大音量的下降，也就是未受過嗓音訓練的說話者從普通對話音頻範圍轉到較高的假聲音域範圍時的變化。受過訓練的聲樂家的下陷明顯較小，表示在音域間的轉換較平順。

VRP 可被視為某個特定時刻的聲帶行為（Aerainer & Klingholz, 1993）。嗓音範圍圖提供有用的資訊，首先，VRP 可以幫助決定任何人的嗓音生理極限，因為動態範圍和發聲音頻範圍與控制聲帶的能力直接相關（Sulter et al., 1995）。有困難達到正常音頻和音量範圍的人將會顯示受限或壓縮的 VRP，因此上下輪廓線比正常來得互相靠近；第二，這種圖可以顯示行為治療或外科介入嗓音的效果。治療後擴展的 VRP 會在圖上顯示患者的發聲和（或）動態範圍有所增加。

◉ 擾動測量

擾動測量是用來量化聲帶振動的週期性程度。音頻和音量的擾動（分別通稱為頻率擾動率和振幅擾動率）是以每個週期間聲帶振動的差異計算。現今的電腦科技可以在一個滑鼠的點擊下就計算出非常複雜的數學程序。許多市面上可以取得的工具和軟體可以測量頻率擾動率和振幅擾動率，包含 Kay Pentax 的 Multidimensional Voice Program（MDVP）、Dr. Speech（Tiger Electronics），以及可以免費下載的聲學分析軟體 Praat（www.Praat.org）。MDVP 和 Praat 軟體已被全球臨床和研究所採用（Deliyski, Shaw, & Evans, 2005）。

聲帶振動週期間的微小變化是人聲自然的一部分，太少頻率擾動率和振幅擾動率聽起來都不自然。許多研究者的成果顯示，在人聲中約 1% 以下的聲音頻率擾動率是正常的。Titze（1991）藉由操弄聲帶的神經肌肉的各個面向功能，找出了一個聲音頻率擾動率的數學模式。他發現，人聲最少的聲音頻率擾動率約 0.2%。這些數據與許多研究相符，顯示正常嗓音的聲音頻率擾動率範圍為 0.2% 到 1%。超過這個水平的聲音頻率擾動率數值則顯示聲帶以非週期

性方式振動，高度的聲音頻率擾動率指向有東西干擾正常聲帶振動和黏膜波。
聲音振幅擾動率並沒有像聲音頻率擾動率一樣被大幅研究，但研究人員估計在
人類嗓音中，0.5 分貝以下的聲音振幅擾動率是正常的。

擾動測量的優點

聲音頻率擾動率測量是非常受歡迎的評估工具，且在研究和臨床實務中
被廣泛使用。這些聲學測量有許多優點，包含容易取得、相對成本便宜（甚至
免費）、對病人安全和不具侵入性，以及可量化的資料等，可以用來測量臨床
進展和治療結果（表 5.2）。聲音頻率擾動率也是測量孩童嗓音成熟的指標，
孩童比成年人有更高的聲音頻率擾動率數值；年長成年人的聲音頻率擾動率比
年輕成年人高。

擾動測量的缺點

擾動測量也有缺點（參見表 5.2）。首先，不同的聲學測量方法使用不同
的數學公式計算聲音頻率擾動率和振幅擾動率，讓不同測量方法之間的比較
非常困難。此外，頻率擾動率和振幅擾動率的測量單位在不同方法間也不一
致。有些方法以百分比作為頻率擾動率的單位，有些則以毫秒計算；有些方
法以百分比作為振幅擾動率的單位，有些則以分貝計算。因為週期間的音頻
變化性會被 F_0 影響，頻率擾動率測量存在一些問題，例如較高的 F_0 較難測
量。有些用來計算頻率擾動率的公式將這個因素納入考量，而有些則無。由

表 5.2　擾動測量的優缺點

優點	缺點
容易取得	計算公式不同
便宜	對中重度發聲問題不實用
安全且非侵入性	內在和外在因素導致信度和效度問題
提供可量化資料	

於所有這些無法控制的變項，因而很難比較不同系統、不同軟體間的擾動測量（Maryn, Corthals, De Bodt, Van Cauwenberge, & Deliyski, 2009）。頻率擾動率需要精準地決定聲音訊號週期，使得這種測量存在嚴重的缺點，那就是非週期性噪音的聲音頻率擾動率測量是無效的（如 Manfredi, Giordano et al., 2012）。中重度發聲問題的頻率擾動率測量可能無效或不可靠。說話者聲音的響度低於 75 到 80 分貝以下時，也會大大影響頻率擾動率和振幅擾動率的量測（Brockmann, Drinnan, Storck, & Carding, 2011; Brockmann, Storck, Carding, & Drinnan, 2008）。此外，聲學測量的信度和效度都受到錄音設備、麥克風的款式和位置、電腦硬體、分析軟體及錄音環境的噪音所影響，個人因素如年齡和性別也會有影響（Deliyski, Shaw, & Evans, 2005; Deliyski, Evans, & Shaw, 2005）。最後，若使用桌上型麥克風和個人電腦內一般用途的音效卡，加上欠缺適當的聲音測量儀器，都會讓聲學噪音評估的精準度備受質疑（Deliyski, Evans, & Shaw, 2005; Vogel & Maruff, 2008）。因為錄音環境大大影響聲學數值，應於環境噪音小於 50 分貝的隔音室錄音（Titze, 1995）。

　　由於聲學訊息內在和外在因素的影響，美國國家嗓音言語中心（National Center for Voice and Speech, NCVS）建議，嗓音應以週期性歸類（Titze, 1995），並提出三個類別建議（表 5.3）。第一類訊號幾乎是完全週期性的（健康人嗓音），這種類別的訊號中，可信的測量出擾動小於 5%（Titze & Liang, 1993）。第二類訊號較不具週期性，包含次諧波（基礎頻率的分數）和（或）調頻。第三類訊號為非週期性，不適合擾動分析。

表 5.3　擾動分析的不同訊號適用性

擾動類別	週期性	分析適用性
第一類	近週期性	小於 5% 的數值可靠
第二類	有次諧波和（或）調頻	可能不可靠
第三類	非週期性	不可靠

資料來源：Titze & Liang (1993).

◉ 噪音測量

　　噪音測量提供嗓音中諧波聲音（週期性）與噪音（非週期性）的比例，並以分貝為單位。這些測量對於嗓音訊號中外來噪音的相對量化很有用（Awan & Frenkel, 1994）。噪音測量包括諧波噪音比（harmonics-to-noise ratio, HNR）、噪音諧波比（noise-to-harmonics ratio, NHR），以及正規化的噪音能量（normalized noise energy, NNE）。最常用的測量為 HNR 和 NHR。HNR 值越高，代表嗓音內的諧波成分越高，噪音越低；HNR 越小，嗓音就存在越多的噪音。0 分貝的 HNR 反映出嗓音訊號中週期性和非週期性成分的能量相等（Verdonck-de Leeuw, Festen, & Mahieu, 2001）。另一方面，較小的 NHR 數值代表較少的噪音和更強的諧波，反之亦然。非週期性的聲帶振動及（或）聲門亂流產生的額外噪音，會導致低於正常的 HNR 或高於正常的 NHR。舉例來說，如果一個人有因為增生（如息肉、節結）、單條或雙聲帶癱瘓，或其他類的喉部問題而導致聲帶振動的某種問題，會有比正常多的空氣在振動時流出，製造亂流噪音，並減少嗓音中諧波部分（Pabon & Plomp, 1988）。

　　有些單位將數據以 NHR 值呈現，而其他則以 HNR 值呈現。雖然這些都是測量噪音的同樣部分，卻很難比較報告中的資訊。若要做有效的比較，可以利用由 Smits、Ceuppens 和 De Bodt（2005）提到的一個公式，將 NHR 數據轉換成 HNR 數據：

$$HNR = 20 \times LOG\,(1/NHR)$$

　　例如，0.12 分貝的 NHR 可以如以下轉換：20×LOG (1/.12)。其中 1/.12 = 8.33，8.33 的 log 是 0.920645001（可以在 Google 上查到）。

　　將這個數字乘以 20，答案就是 18.4129 分貝的 HNR 值。因為臨床人員和研究者有些使用 HNR 值，而另一些人使用 NHR 值，這個轉換公式在比較正常和有問題的噪音時很有幫助。

言語科學
理論與臨床應用

表 5.4　正常說話的成年人和孩童的諧波噪音比（HNR）平均數值

作者	成人／孩童	諧波噪音比（HNR）
Awan 和 Frenkel（1994）	成人	15.63 dB（男性） 15.38 dB（女性）
Bertino 等人（1996）	成人	7.23 dB
Dehqan 等人（2010）	成人	18.42 dB（男性） 18.81 dB（女性）
Ferrand（2000）	孩童	2.346 dB（女孩） 2.368 dB（男孩）
Ferrand（2002）	成人	7.82 dB（年輕女性） 7.86 dB（中年女性） 5.54 dB（年長女性）
Horii 和 Fuller（1990）	成人	17.3 dB（男性） 19.1 dB（女性）
Yumoto 等人（1982）	成人	7.3 dB

　　諧波噪音比（HNR）與嗓音音質的感受高度相關，所以可以作為對氣息聲或粗糙沙啞音的一種客觀與量化評估工具。表 5.4 顯示不同研究者所報告正常說話者的諧波噪音比。孩童和年長成年人的 HNR 比年輕成年人和中年人小（Ferrand, 2000, 2002）。

● ● ● 喉部視覺化方法 ● ● ●

　　以視覺觀察喉部是很實用的，可以評估和治療聲帶功能與喉部病理。電聲門圖（EGG）是一種間接的測量，而內視鏡、頻閃鏡檢查錄影法（videostroboscopy）、高速數位造影及動態喉鏡（videokymography）則可以提供直接的喉部構造和功能圖像。

◉ 電聲門圖

電聲門圖（electroglottography, EGG），有時也稱為喉部造影（laryngography），已成為受歡迎，且是安全與非侵入性的聲帶功能評估工具。電聲門圖源自於 1950 年代，並在 1970 年代由英國的 Adrian Fourcin 加以修改，EGG 的運作是基於電力傳導的原則。人體組織是好的導電體，而空氣則不是。EGG 的設計是利用組織和空氣的導電差，EGG 產生低電流的高頻率訊號，並通過貼於甲狀軟骨兩側由魔鬼氈固定的兩個電極。因為組織導電佳，當聲帶關閉時，電阻低，因此電流很容易從一個電極流到另一個電極。但是當聲帶開啟時，中間有相對較多的空氣，而產生較高電阻。聲門開啟和關閉的電阻變化，可以改變螢幕上的波形，橫軸代表時間，縱軸代表電壓。這個波形稱為 Lx 波（Lx wave），反映出聲帶互相接觸的面積（圖 5.2）。隨著聲帶在振動時密合，電流阻力減少，波形的振幅增加；隨著聲帶振動時外展，電流阻力增加，波形振幅減低。因此，Lx 波形產生一個發聲時聲帶振動的紀錄。無聲的嗓音不會產生 Lx 波形，因為無聲嗓音不是由聲帶振動產生的。

Lx 波形看起來與聲學波形類似，但是測量的標的各自不同。聲學波形代表的是氣壓的增加和減少。Lx 波形顯示與聲門開合相關的電性活動的增減，Lx 波形反映出聲帶振動的週期。回想第四章介紹聲帶振動工作週期的不同階段，包括：聲帶關閉中的階段、聲帶最密合的階段、開啟中的階段，以及完全打開的階段。Baken（1992）提供了 Lx 波形中每個點的仔細解釋，以及這些點如何對應到聲帶振動。請見圖 5.2。在時間點 A，聲帶的下緣會互相接觸，表示關閉中階段的開始。在 A 和 B 點間，下緣會持續閉合。在 B 點，聲帶上緣互相接觸。在 B 和 C 點間，上緣持續閉合。在 C 點，聲帶達到最大密合，表示關閉中階段的結束和關閉期的開始。C 和 D 點之間的區塊反映週期的關閉期。在 D 點，聲帶下緣開始分開，起始了開啟中階段。在 D 和 E 點之間的區塊，下緣會持續分開。在 E 點，下緣分開，上緣也開始分開。在這個時間點斜率突然改變，稱為開啟中階段的「膝部」。在 E 和 F 點的區間，聲帶上緣持續開展。在 F 點，聲帶間的接觸達到最少，而在 F 和 A 點之間的區間，

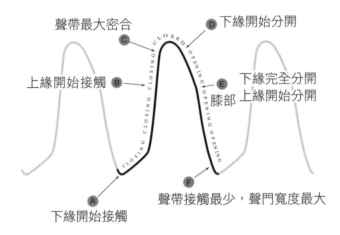

聲帶最大密合　　　　　　　　Ⓓ 下緣開始分開

上緣開始接觸 Ⓑ　　　　　　　　Ⓔ 下緣完全分開
　　　　　　　　　　　　　膝部 上緣開始分開

Ⓐ 下緣開始接觸　　　　　Ⓕ 聲帶接觸最少，聲門寬度最大

Lx 波形以圖形表示與聲帶開合相對應的電性活動增加和減少。
圓點代表的是聲帶特定姿勢的相對波形位置。

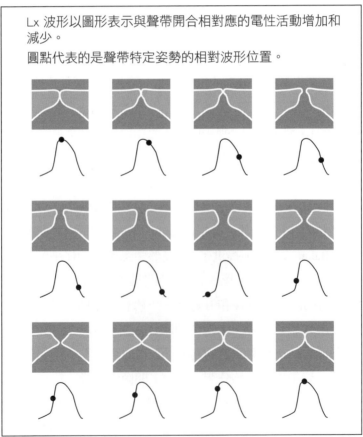

圖 5.2　Lx 波

聲門寬度最大。這個循環接著重複。

　　Lx 波形可以幾種方式解讀。首先，計算 Lx 波形特定時間區間中高峰的數量可以精準的決定語者的 F_0。舉個例子，每秒越多週期表示使用的音域是假聲音域；每秒較少的週期可以表示是脈動音域。其次，評估波形的形狀可以幫助了解關於聲帶如何開合。比正常還長的聲帶打開期可能肇因於有更多空氣經過聲門而導致的氣息聲。比正常還長的聲帶關閉期則可能肇因於過度內側壓縮，而導致的亢進且受壓抑的音質。固定與平均的週期波形反映出聲帶以週期性開合，而不規則的波形代表較少週期性的振動，聽起來會像沙啞音。圖 5.3 顯示 Lx 波的樣本。

　　要記得，EGG 代表的是相對而不是絕對的聲帶接觸面積。Lx 波形的最高峰不一定代表聲門完全密合。有可能聲帶振動時聲門不完全密合，聲帶有可能分開 3 毫米，但還是可以振動。好比說在假聲音域，聲門在聲帶振動時是不完全密合的。如果只看 Lx 波形，是沒辦法知道聲帶是否完全密合，也無法指出聲門初期開合的精準時間點。

◉ EGG 和音域

　　因為 Lx 訊號直接對照嗓音 F_0，因此可以很容易用 EGG 評估音域。每一個音域都有由特定振動模式產出的特定 Lx 波（參見圖 5.3）。

模式音域

　　模式音域的特徵是聲門完全密合，以及幾乎等同的開啟中和關閉中階段。請注意，脈動音域關閉中階段的斜率比開啟中階段大，這反映了聲帶閉合時是快速和突然的，但是聲帶開展時較慢，較漸進。這個差別是因為聲帶密合時，聲門下壓必須漸進式的累積到比內側壓縮還要大的壓力。另一方面，聲帶一旦打開，回彈力和聲帶之間的負壓將會使聲帶快速地閉合。

脈動音域

　　在脈動音域中，聲帶會強力內收，但是膜部鬆弛，且縱向張力小。脈動

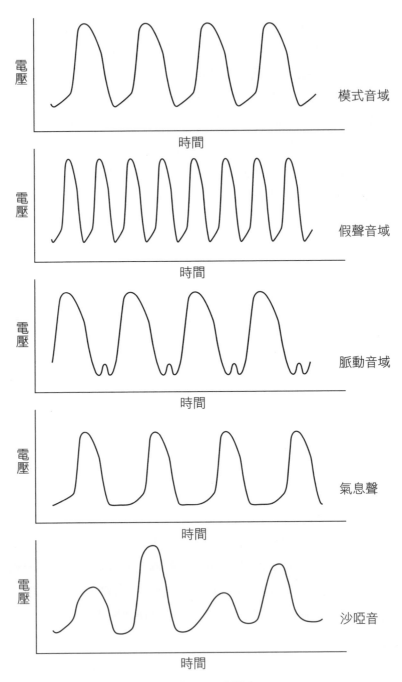

模式音域

假聲音域

脈動音域

氣息聲

沙啞音

圖 5.3　Lx 波樣本

音域的 Lx 波形中常常可以看到一個週期中不只一個峰值，反映出**雙段閉合**（biphasic closure）或**多階段式閉合**（multiphasic closure）模式（Blomgren, Chen, Ng, & Gilbert, 1998）。脈動音域振動時的開啟中階段在聲帶完全密合前可能有一次、兩次或三次的部分開合。EGG 顯示多階段模式在男性說話者身上較常見（Chen, Robb, & Gilbert, 2002）。脈動的特徵為一個陡斜、短暫的波，之後為長久的聲門密合期（Childers, 1991）。同時就像我們所理解的，脈動音域中的每秒週期數比模式音域少。

假聲音域

假聲音域中的 Lx 週期數比其他音域多。波形看起來幾乎為正弦曲線（幾乎像純音的波形），反映出縱向的極度張力，以及聲帶振動時的不完全密合（Childers, 1991; Salomão & Sundberg, 2009）。接近正弦曲線的波形表示缺乏密合期，聲帶活動維持週期性，但聲門的開合幅度呈現時大時小交替動作（Nair, 1999）。

◉ EGG 斜率商數

EGG 波形的量化方式可以不依賴視覺觀察和主觀詮釋，這些測量主要是由工作週期和完成每一個階段所需要的不同時間比例演算而來。EGG 斜率商數顯示聲帶在接觸時的行為（Fisher, Scherer, Guo, & Owen, 1996）。EGG 斜率商數可從正常和有問題的嗓音中測得。這種分析中，一個週期的每個階段以時間長短計算，商數由特定時間除以其他時間得之（表 5.5；圖 5.4）。許多 EGG 商數已經透過聲帶振動模式的高速數位造影得到驗證（如 Bhandari, Izdebski, Huang, & Yan, 2012）。

密合商數（closed quotient, CQ）也稱為**接觸商數**（contact quotient），比較密合期與整個振動週期的差異。因為反映了聲帶互相接觸的時間比例，密合商數與內側壓縮的程度相關聯。模式音域的密合商數一般為 0.25 到 0.65（如 Nair, 1999; Salomão & Sundberg, 2009）。較高的密合商數意味著較長的密合期，較低的密合商數反映較短的密合期。例如，0.67 的密合商數比起密合商數

表 5.5　由週期演算出的 EGG 商數

商	測量
密合商數或接觸商數（CQ）	密合期的時間除以整個振動週期的時間
開展商數（OQ）	聲門開展時間相對於整個週期時間
接觸指數（CI）	密合期與開展期的差異除以密合期時間
合開比（C/O ratio）	密合期和開展期的時間比
速度商數（SQ）	開啟中階段與關閉中階段的時間比值

譯註：有研究者對於 CI 與 SQ 的計算式定義不同，建議參考 Christian T. Herbst (2019).
　　　Electroglottography–An Update. *Journal of Voice, 34*(4), p. 503-526。

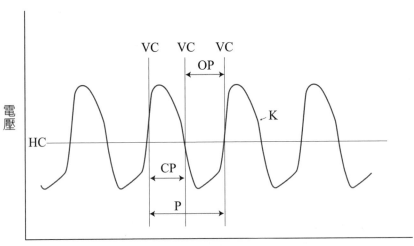

P　＝週期時間
HC＝橫指標
VC＝縱指標
K　＝膝部
OP＝開展期
CP＝密合期

密合商數（CQ）＝ $\dfrac{CP}{P}$

合開比（C/O ratio）＝ $\dfrac{CP}{OP}$

接觸指數（CI）＝ $\dfrac{CP-OP}{CP}$

圖 5.4　EGG 斜率商數

0.52 的密合期來得長。較大的嗓音顯示較高的密合商數，壓抑或高張力嗓音的密合商數也會比小聲、有氣音嗓音來得高。因此，這可以提供語者嗓音亢進或功能不全的一個客觀測量（Orlikoff, 1991）。

密合商數也用來評估男性語者和聲樂家的假聲音域使用，Salomão 和 Sundberg（2009）報告中指出，男性在假聲音域的密合商數為 0.13 到 0.43；他們也發現，平均來說，假聲音域的密合商數是模式音域的一半。Herbst 和 Ternström（2006）在使用假聲音域的男性聲樂家取得較高的密合商數，其值約 0.35 到 0.60。

開展商數（open quotient, OQ）反映出聲門開展相對於整個週期的時間（Bhandari et al., 2012; Echternach et al., 2010; Roubeau, Henrich, & Castellengo, 2009）。開展商數被用來探究男性語者從模式音域轉換到假聲音域的聲帶振動模式改變。Echternach 等人（2010）的研究中，超過一半語者的模式音域與較低的開展商數有關，且開展商數從模式音域轉換到假聲音域的過程中持續增加。音域間的轉換伴隨著開展商數的大幅增加，就算聽不出轉換也是如此（Bhandari et al., 2012）。

接觸指數（contact index, CI）是將聲門密合期與開展期兩階段的時間差除以密合期時間。接觸指數反映接觸期對稱的程度，並提供關於聲帶如何在特定音域中振動的資訊。

　　接觸指數（CI）曾被用來研究不同程度聽力損傷和正常聽力的孩童聲帶振動的對稱性。Kumar、Paul、Basu 和 Chatterjee（2012）發現聽力損傷和正常聽力孩童的 CI 值差異很大。隨著聽力受損嚴重性加重，CI 值逐漸減少。這顯示較嚴重聽力受損孩童的聲帶振動較對稱，反映出較短的聲帶接觸時間，以及較多的氣音。較高的對稱性也反映出說話者較常使用假聲音域，約有兩成的聽力受損孩童會較常使用假聲音域（Higgins et al., 2005）。

另一個類似的測量就是**合開比**（closed-to-open ratio, C/O ratio），合開比提供關於振動週期中，密合與展開時期的相對時間長度。這個關於聲門關閉和

開展多久的資訊可以決定一個人的嗓音亢進或機能不良的程度，較長的密合期會導致較高的 C/O ratio，而較低的 C/O ratio 代表較短的密合期。

速度商數（speed quotient, SQ）的定義為：開啟中階段和關閉中階段的比例，關閉中階段為 Lx 波形最低和最高音量的間距，開啟中階段為最高和最低音量之間的間距。1.0 的速度商數表示開啟中階段和關閉中階段時間一樣；高於 1.0 的速度商數反映較長的開啟中階段和較短的關閉中階段；小於 1.0 的速度商數表示關閉中階段比開啟中階段長（Chen, Robb, & Gilbert, 2002）。模式音域的典型特徵是 SQ 高於 1.0。

從 EGG 取得的聲學測量值

EGG 分析可以用來計算聲學資訊，包括 F_0、聲音頻率擾動率、振幅擾動率及 HNR。由於 EGG 測量聲帶接觸，因此並不會有其他計算聲學方式的問題，也提供一個較穩健的指標來標示嗓音中的噪音量。

◉ 觀察喉部的視覺化技術

聲學與 EGG 分析提供關於聲帶振動有用的資訊，但為間接測量，且無法顯示喉部結構與功能。視覺化技術是直接觀察喉部的極佳工具，其方式包含內視鏡、頻閃鏡檢查錄影法、高速數位造影及動態喉鏡。

內視鏡

內視鏡為一種不需要開刀的人體內部觀察方式。內視鏡為一條裝置攝影機的管子，攝影機拍攝想要觀察的器官，並傳輸至螢幕。喉鏡伸入患者的喉部，照亮該部位；入口可以是患者的鼻孔或嘴巴。當從嘴巴進入時會使用較硬的內視鏡，較硬的內視鏡無法檢查連續說話的發聲功能，因為患者被限制只發 /i/ 的母音。但是，較硬的內視鏡可以產出高品質的喉部影像，可以清楚看到不同音調的聲帶改變。當由鼻孔進入時，是用一條非常細且富有彈性的管子放置於鼻孔，伸入喉部。大致上患者可以正常地發聲，但是畫質較不清楚。然而，現今的技術包含所謂的「尖端晶片」（chip on the tip）數位內視鏡，可以

綜合喉部功能的評估，同時產出較好的畫質。不論哪種內視鏡，影像都是經由放大鏡和攝影機展現在螢幕上。

喉部內視鏡有兩個主要優點。首先，患者是清醒的，因此可以避免全身麻醉的風險。第二，內視鏡可以仔細的觀察喉部結構和功能。

頻閃鏡檢查錄影法

內視鏡可以與頻閃鏡檢查錄影法（videostroboscopy）一起使用。頻閃鏡利用週期性的閃爍光源照亮移動的物體，觀察者只看得到燈光照到的動作片段，在沒有照燈時的動作是看不到的。這會產生光學錯覺的影像，讓觀察者看到移動中的物體，像是定格或慢動作播放（Manfredi, Bocchi, Cantarella, & Peretti, 2012）。喉部頻閃鏡檢查中，光源經過內視鏡照亮喉部。儀器根據光源暫停的時間，有兩個模式。在走路模式（也稱為跑步或旅行模式）時，光的閃爍頻率設定為與患者的 F_0 相差約 2 Hz（Poburka, 1999），因此，聲帶在許多振動週期中的多個連續點被照亮（圖 5.5）。最終看似慢動作的聲帶是由一序列週期中擷取的圖像所組成，每一個圖像顯示每個週期的不同階段（Mathieson, 2001）。

觀看者看到的是整合的影像，而不是一系列不連貫的動作，因為根據塔耳波特定律（Talbot's law），人眼最多只能看到每秒五個圖像（Kaszuba &

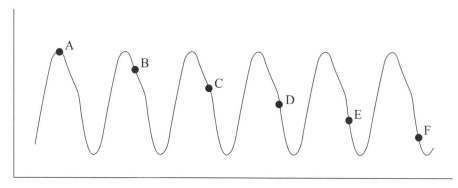

振動週期

圖 5.5　喉部頻閃鏡檢查錄影法

Garrett, 2007）。更快速出現的圖像看起來就會像一個連續的影像，因為觀看者會自動填滿中間漏掉的部分（Kaszuba & Garrett, 2007）。這跟看到轉動的電風扇是一樣的狀況，隨著電風扇開始轉動，我們看到每片扇葉分別移動。但是，當電風扇加快速度，我們沒辦法分別看到每片扇葉，而像是只看到非常快速轉動的整合扇葉。同樣的，當間斷的燈光以每秒超過五次照亮喉部，聲帶看起來就像持續動作。而在停止模式或鎖定模式，燈光與 F_0 完全一致，每次照亮每一個週期的同一時間點。這個模式中，只要振動規律並具週期性，聲帶就會看起來像沒有動作（Deliyski, 2007; Hapner & Johns, 2007; Poburka, 1999; Walker & Messing, 2006）。聲帶結構的許多部分和功能都可以由頻閃鏡檢查錄影法評估。請見表 5.6。

　　這些參數可以濃縮成較小的數值，讓檢查員更容易評估。Kelley、Colton, Casper、Paseman 和 Brewer（2011）分析有聲帶良性瘤、聲帶癱瘓、聲帶失能，以及手術後嗓音病變的患者的頻閃鏡檢查結果。他們發現，兩個因素（聲帶振動和聲帶邊緣）可以表達出 11 個頻閃鏡參數，這些因素可以由音量、振

表 5.6　喉部頻閃鏡檢查錄影法能觀察到的喉部參數

參數	描述
聲帶邊緣	聲帶內緣的平滑度
聲門的密合	振動週期的密合程度和模式
開展度	聲帶最開展時聲門的張開程度
階段密合	展開與閉合期的對等性
黏膜波的呈現與幅度	聲帶邊緣由下至上和側邊的延展
非振動部位	在聲帶無振動的任何部位
振動幅度	聲帶外側移位程度
對稱期	兩條聲帶同時回到中線及最外展的程度
週期性／規律性	相鄰振動週期的類似性
聲門上活動	內側壓縮或假聲帶的前後壓縮程度
縱向連結	兩條聲帶同在一垂直平面的程度

動行為及聲帶邊緣精準估算出來。這兩個因素可以區分四種聲帶病變，也與臨床人員評估的發聲問題嚴重度相關。

雖然頻閃鏡被視為評估喉部結構和功能的「黃金標準」，其缺點是無法觀察不規律的聲帶振動，因為頻閃鏡需依賴聲帶的週期性振動。此外，頻閃鏡的解讀是主觀的，且評分也未標準化（Krausert et al., 2011）。雖然與 EGG 同時運用時，是可以偵測到聲帶下緣的開展（Krausert et al., 2011），但頻閃鏡沒辦法觀察聲帶的下緣。

高速數位造影（HSDI）

近幾年來高速數位造影（high-speed digital imaging, HSDI）已成為觀察喉部結構和功能的可行選擇。高速設備可以錄製每秒 2000 到 5000 影格（frames per second, fps），讓聲帶振動的每個週期都可以被錄製和分析（Krausert et al., 2011; Mortensen & Woo, 2008）。這克服了頻閃鏡每秒最多只能錄製 30 影格，且無法捕捉單次振動各個週期的問題（Patel, Dailey, & Bless, 2008）。高速數位造影也克服頻閃鏡的另一個限制，因為它不需要依賴完全或近週期性的振動來做精準的測量（Deliyski & Hillman, 2010）。

這個儀器可以將錄製的聲門週期放慢以做分析。因為高速數位造影與 F_0 相互獨立，可以仔細評估有嗓音暫停或複聲（diplophonia），以及嚴重發聲困難患者的聲帶振動模式，因此在診斷聲帶振動的病理時較為有效（Krausert et al., 2011; Mortensen & Woo, 2008; Patel, Dailey et al., 2008）。高速造影對捕捉振動的各個面向非常實用，例如左右聲帶在每個階段的差異、振幅、整體左右對稱性、聲門密合類型，和黏膜波的存在及程度等（如 Inwald, Döllinger, Schuster, Eysholdt, & Bohr, 2011; Mehta, Deliyski, Quatieri, & Hillman, 2011）。表 5.7 列出並定義由 HSDI 補捉的聲帶振動參數。但是，取得 HSDI 並不容易，就算取得了，這個觀察方式也應被視為頻閃鏡的補充，而非取代工具（Patel, Dailey, & Bless, 2008）。

Patel、Dailey 和 Bless（2008）比較各式各樣嗓音問題的 HSDI 和頻閃鏡影像。大部分的患者都有中度到重度的發聲困難，反映出高度非週期性的聲帶

表 5.7　由高速數位造影觀察的聲帶振動參數

參數	描述
暫停運動震盪	聲帶動作在持續發聲任務中完全停止。
微動作事件	嚴重偏離週期模式，導致幾乎但不完全的停止發聲動作，並導致一部分聲帶邊緣非週期性運動、突然及微小的開展運動。
動作不規則	非重複性的振動週期片段。
聲門姿態	無密合、不完全密合、紡錘型密合、後段間隔、前段間隔、完全密合、完全密合且假聲帶接觸、聲帶水平、聲帶長短、聲帶邊緣、膜部特性。

振動。因為頻閃鏡需依賴相對具週期性的訊號，若只使用頻閃鏡，將有 62% 發聲者的振動特徵無法被偵測出來。然而，對有輕度嗓音問題的發聲者而言，作者發現頻閃鏡相對於 HSDI 有許多優點，包括：頻閃鏡較便宜、可以顯示彩色畫面、立體畫質較好、可以錄製較長的發聲時間，且硬性和彈性內視鏡皆可以錄製、數據減量和重播較不複雜、較實際的數據儲存適合針對每天臨床使用，以及近期的遠端晶片技術，讓軟式鼻內視鏡可以取得較優質的畫面。HSDI 的優點則是可以讓觀察者做振動模式的判斷，不論嗓音問題的嚴重性皆可，這對中度或重度沙啞聲和神經肌肉問題患者很重要。

動態喉鏡（VKG）

動態喉鏡（videokymography, VKG）是利用改良的攝影機和內視鏡觀察聲帶特徵的一種技術。攝影機以標準速度或高速（每秒 8000 影格）拍攝（如 Manfredi et al., 2012）。在檢查前，動態喉鏡會在整個聲帶影像中選出一條橫線，置於螢幕上（Manfredi, Bocchi, Bianchi, Migali, & Cantarella, 2012; Verdonck-de Leeuw, Festen, & Mahieu, 2001）。動態喉鏡（VKG）基本上由這條線放大影像，在振動時，將特定區塊的動作顯示為一系列隨著時間改變的垂直畫面（圖 5.6）。當使用高速攝影時，可以捕捉聲帶振動時聲帶內外側動作

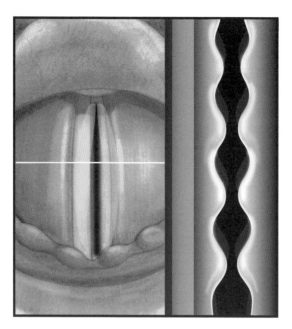

圖 5.6　動態喉鏡

的微小細節（Tigges, Wittenberg, Mergell, & Eysholdt, 1999）。不像頻閃鏡提供
聲帶運動的重組影像，VKG 顯示出真實的動作。因此，也可以錄製高度無週
期性的聲帶振動（Baken & Orlikoff, 2000）。VKG 也可以顯示不能經由頻閃鏡
評估的聲帶振動模式細節，像是黏膜波的些微變化、開展和閉合期、週期變動
及前後振動動作（如 Krausert et al., 2011; Švec, Šram, & Schutte, 2007）。這種
資訊可以補充傳統頻閃鏡所取得資訊的不足。

◉ 發聲功能的聲學和視覺分析優點

　　了解發聲系統，並以聲學和視覺方式測量喉部結構與功能，讓臨床人員
可以運用這些知識在診斷及治療與嗓音功能相關的多種問題。提供給嗓音問題
患者的臨床服務中，使用聲學和視覺資料具有許多優點，詳見表 5.8。

　　透過分析的嗓音表現以評估說話者發聲機制的方法特別有利，因為一個
人的健康狀況資訊可能反映在嗓音參數，如 F_0、音量、聲音頻率擾動率及振

表 5.8　發聲功能的聲學與視覺測量之臨床優勢

- 可以作為復健的起始點，以及評估患者進展的一種方式。
- 可以提升臨床人員的可信度。
- 可以作為治療時的回饋，同時也評估介入策略的效果。
- 可以幫助偵測無法聽出來的早期言語和嗓音變化。
- 可以用來篩檢患者潛在的嗓音問題。
- 可以藉由提供正常值，幫助驗證臨床人員對嗓音和言語問題的主觀判斷，以比較健康和問題嗓音。

幅擾動率等（Doherty & Shipp, 1988）。這些測量提供復健一個起始點，並提供方法評估患者的進展。較客觀的嗓音音質測量，如聲學分析、EGG 測量、影像內視鏡及高速數位造影等，可以更精準的評估問題，協助找出最適合患者的治療。嗓音功能的測量不只補強臨床人員的治療技術，也同時增加臨床人員的可信度。越來越多如保險公司和健康維護組織（HMO）的第三方付費公司，只在證明治療有效時才會給付。儀器測量可以提供患者治療成果的客觀文件。此外，聲學和視覺分析的資訊可以作為療程中的回饋，也可以評估介入策略的效果。儀器分析可以幫助偵測言語和嗓音的早期變化，這階段光靠耳朵是聽不出差異的（Silbergleit, Johnson, & Jacobsen, 1997）。這種測量也有助於篩檢說話者潛在的嗓音問題。舉例來說，Jotz、Cervantes、Abrahão、Settanni 和 de Angelis（2002）篩檢了許多沒有被察覺有嗓音問題的年輕男孩，並發現多數男孩有某種程度的發聲困難。噪音諧波比（NHR）在這些說話者中明顯較高，這些有問題男孩的後續軟性喉鏡顯示他們當中許多有聲帶結節或囊腫。最後，聲學和視覺測量在驗證臨床人員的感官判斷中非常重要，因為可以提供正常值來做健康和有嗓音問題說話者間的比較。

許多控制良好的研究發現聲學測量和說話者嗓音健康狀況間的連結。Werth、Voigt、Döllinger、Eysholdt 和 Lohscheller（2010）做了一項研究，廣泛的做聲學評估，比較各式各樣嗓音問題和健康說話者的錄音。他們發現，不論

男女，嗓音的頻率擾動率和振幅擾動率，以及正規化的噪音能量（NNE）的中位數值在病變嗓音皆增加，而 HNR 降低。Carding 等人（2004）研究有嗓音病變患者治療前後、嗓音病變患者無接受治療，以及健康嗓音的噪音頻率擾動率、振幅擾動率和 NHR。治療後三個數值皆有改善。噪音頻率擾動率可以區分有接受治療和健康的嗓音。不正常嗓音的兩組受試者相較於健康嗓音有顯著且較高的平均振幅擾動率分數。有發聲困難但沒有接受治療的患者的 NHR 平均值比其他兩組低。

● ● ● 涉及發聲系統溝通障礙之評估與治療 ● ● ●

有發聲障礙的患者常常在醫院、診間、私人診所、養老院、幼兒園、小學和中學接受治療。聲學和視覺資訊在臨床治療神經問題中非常實用，這些問題包括聽力受損、喉癌、聲帶良性瘤、喉部肌肉張力所造成的問題、變性人的嗓音及口吃。

◉ 神經疾病

許多神經疾病種類皆會影響發聲，包括肌萎縮性脊髓側索硬化症、帕金森氏症、單邊聲帶癱瘓及痙攣性發聲障礙。

肌萎縮性脊髓側索硬化症

肌萎縮性脊髓側索硬化症（amyotrophic lateral sclerosis, ALS）是一種漸進性、讓身體的所有動作功能退化的神經疾病。退化是因為支配身體自主肌肉的動作神經受損，而受影響的肌肉包括與言語產出相關的肌肉。

- **聲學特徵**

ALS 患者有各種聲學變化，包含過多的聲音頻率擾動率、較小的最大發聲音頻範圍、不正常的 F_0 值，以及連續說話時音頻範圍變小（Silbergleit et al.,

1997; Strand, Buder, Yorkston, & Olson Ramig, 1994）。雖然語者聽起來正常，但有些變化可以在聲學中偵測得到。聲學分析是一個可以提供早期偵測臉、嘴和喉部徵兆的方法。

- **臨床應用**

臨床人員了解雖然嗓音可能聽起來正常，但其實有神經肌肉弱化，所以會在疾病早期提供介入方式，以盡可能維持患者長期的嗓音功能。聲學分析也指出 ALS 患者的嗓音特徵並不一致，每個人皆不同。雖然 F_0 變化看似在 ALS 患者身上一致出現，但有些患者 F_0 比正常值低，而有些則比正常值高。此外，部分 ALS 患者在連續說話時 F_0 範圍較窄。這類資訊在安排有效的客製化治療是非常重要的。

帕金森氏症

帕金森氏症的病理生理問題就是神經傳導物質多巴胺（dopamine）的減少。缺乏多巴胺導致帕金森氏症的典型症狀，如肌肉僵硬、**動作遲緩**（bradykinesia；動作困難、變慢）及顫抖。帕金森氏症患者也可能有嗓音問題，包括聲音變粗糙、音量變小及音調範圍縮小。在許多案例中，嗓音改變是帕金森氏症的第一個跡象（Logemann, Fisher, Boshes, & Blonsky, 1978）。

- **聲學特徵**

帕金森氏症的聲學特徵包含較高的 F_0、較多的聲音頻率擾動率、連續說話時音量較小、音頻變化較少及音量範圍較窄（Gamboa et al., 1997; Midi et al., 2008）。較高的 F_0 和較少的音頻變化可能肇因於喉部張力的增加（Goberman & Blomgren, 2008; Harel, Cannizzaro, & Snyder, 2004）。這些聲學資訊都支持感官接收到的音調和音量限縮的現象，也是帕金森氏患者常常主訴的症狀。此外，這些測量有另外的優勢，就是可以將音頻範圍損失和音量範圍損失精準地量化。

喪失喉部控制所導致的聲學問題，可能在疾病出現臨床症狀的幾年前早

已出現。Harel 等人（2004）分析了一位帕金森氏症語者和健康語者在對話時的 F_0 變化。在帕金森氏症患者被診斷前，研究者已蒐集他超過五年的言語紀錄，也在診斷和服用帕金森氏症藥物幾年後持續記錄。研究者報告，診斷之前幾年 F_0 皆有縮小，直到接受藥物治療。當語者開始服用藥物，平常對話的 F_0 變化就正常化了。研究者認為聲學分析可以幫助追蹤疾病的進展和患者對治療的反應。

• **臨床應用**

聲學測量被用來評估帕金森氏症的藥物和手術治療效果。帕金森氏症最常見的藥物為左旋多巴（levodopa, L-dopa）。左旋多巴經由轉換細胞在大腦中被轉換成多巴胺，補足缺失的多巴胺。這可減少主要的僵硬和顫抖問題。但是，帕金森氏症早期患者服用左旋多巴的聲學測量顯示，會有較多的聲音頻率擾動率、振幅擾動率及 NHR，就算有藥物治療，嗓音穩定度還是較不佳（Midi et al., 2008）。

帕金森氏症的手術治療包括胎兒細胞移植（fetal cell transplantation, FCT）和深部腦刺激（deep brain stimulation, DBS）。在胎兒細胞移植中，將適合的胎兒細胞移植入患者腦部的適當位置，這個治療的目的是補足缺乏的多巴胺以緩解症狀。Baker、Ramig、Johnson 和 Freed（1997）提到，雖然胎兒細胞移植改善了研究中患者的整體動作表現，聲學分析顯示患者發聲能力並沒有改善。在進行深部腦刺激時，將數條電線植入患者的特定腦部位，且植入脈衝發生器於患者胸部。當患者自主啟動儀器，會傳送電脈衝至腦部，這可以減少僵硬和阻止顫抖（Benabid, 2003; Trépanier, Kumar, Lozano, Lang, & Saint-Cyr, 2000）。但是，聲學分析也顯示患者嗓音的混雜測量結果，有些研究者發現嗓音沒有改善（如 Valálik, Smehák, Bognár, & Csókay, 2011; Xie et al., 2011）；有些則有嗓音頻率擾動率和嗓音穩定度的改善（Mate, Cobeta, Jimenez-Jimenez, & Figueiras, 2012）。

EGG 被用來比較帕金森氏症的不同療法。帕金森氏症患者常常抱怨嗓音音量減弱。Ramig 和 Dromey（1996）比較兩種針對增加嗓音音量的治療方

法，其中一種治療稱為呼吸治療（respiratory treatment, RT），目的為增加呼吸肌群以產生較高的音量和較大的聲門下氣壓；另一種治療稱為 Lee Silverman Voice Treatment（LSVT），目的為改善聲帶內收來增加音量。EGG 分析顯示接受 LSVT 治療的患者聲帶內收有改善，且相對應的音量也有增大；而只接受 RT 治療的患者在聲帶內收和音量上皆沒有改善。這個客觀的發現讓研究者得以建議，只針對呼吸來增加音量的治療方式對帕金森氏症患者可能有反效果。

> Martinez 博士是一位 68 歲的大學教授。她自己轉診至大學的言語－語言－聽力診所，因為她對自己的嗓音有所擔憂。她宣稱在上課時提高音量說話有困難，且發現自己的聲音很「扁平」和「單調」。她擔心嗓音問題會影響她的教職。診所的 Visi-Pitch（臨床治療聲學儀器）所做的分析顯示，連續說話時有嚴重降低的音頻變化（8.3 Hz）。連續說話的平均音量為 49.6 分貝。Martinez 博士的最大發聲範圍小於一個八度，且能產出的最大音量為 53.7 分貝。基於這些數值，臨床人員懷疑 Martinez 博士有神經問題，並將 Martinez 博士轉診至神經內科。神經內科醫師確診 Martinez 博士為帕金森氏症，並開始藥物治療。Martinez 博士也開始接受大學診所的 LSVT 言語治療服務。接受言語治療六個月後的再評估顯示，Martinez 博士的對話音頻變化增加到 18.4 Hz，且對話的平均音量增加至 57.3 分貝。Martinez 博士說她覺得教學上更有自信了。

使用胎兒細胞移植於帕金森氏症患者的效果已被 EGG 測量過。Baker 等人（1997）取得患者手術前三天和手術後幾個月的 EGG 數據。患者的肢體動作在術後沒有明顯改善。但是，EGG 測量在術前和術後皆類似。這與感官測量一致，指向 FCT 術前聽者的評分與術後評分大同小異。

單邊聲帶輕癱／癱瘓

輕癱（paresis）指的是輕度或部分癱瘓，導致肌力和活動有部分損失。如果喉返神經和上喉神經任一條神經受損，喉內肌會有輕癱現象。雖然聲帶可以活動，但是其內收、外展或控制張力的能力減弱，特別是當執行重複的發聲任

務時（Heman-Ackah & Batory, 2003; Rubin et al., 2005）。這樣的狀況有可能是單邊或雙邊癱瘓。喪失活動的程度一般來說取決於損傷的程度，從輕微到嚴重皆有。單邊聲帶癱瘓（unilateral vocal fold paralysis, UVFP）是因迷走神經和其喉部分支（喉返神經和上喉神經）損傷而造成。

- **聲學特徵**

　　單邊聲帶在與中線平行位置的輕癱或癱瘓會導致聲門功能不足，特徵是氣息聲和音量弱化。報告顯示輕癱或單邊聲帶癱瘓患者有較高的聲音頻率擾動率、振幅擾動率和較高的 NHR（如 Inwald, Döllinger, Schuster, Eysholdt, & Bohr, 2011; Zhang, Jiang, Biazzo, & Jorgensen, 2005）。

- **臨床應用**

　　聲帶輕癱的診斷具挑戰性，因為一般的喉鏡只顯示聲帶些微的不規則。Mortensen 和 Woo（2008）使用高速數位造影加上動態喉鏡來做單邊聲帶輕癱的確認。雖然內視鏡檢查說話者的喉部為正常，但高速數位造影和動態喉鏡顯示兩條聲帶各自有不同的振動模式和頻率。因為這種振動模式常常與輕癱相關，研究者讓患者轉診以便做更多測試。電腦斷層掃描胸部和頸部發現患者的胸腺有長瘤（胸腺瘤），且影響神經導致輕癱。在移除胸腺瘤後，說話者的嗓音功能便正常化。

　　許多患者進行如聲帶注射、聲帶**內移型甲狀軟骨成形術**（medialization thyroplasty），以及（或）**杓狀軟骨內收術**（arytenoid adduction）之手術，以矯正單邊聲帶癱瘓導致的聲門功能不足。注射如膠原或脂肪的物質進入受影響的聲帶可以增加聲帶體積，因此促進振動時聲門更緊密的閉合。「內移型甲狀軟骨成形術」將人造植入物放置於癱瘓聲帶的後方，以將之推向中線，並改善聲門密合。「杓狀軟骨內收術」藉由手術將受影響側的杓狀軟骨轉向，將癱瘓聲帶移動到較中線的位置。聲學測量被廣泛用來評估這些療法的效果，且許多研究者的結果支持這些手術的效果。效果包含嗓音穩定度增加、嗓音噪音減少（F_0SD 減低），以及聲音頻率擾動率、振幅擾動率和 NHR 減低（Choi,

Chung, Lim, & Kim, 2008; Hartl, Hans, Crevier-Buchman, Vaissière, & Brasnu, 2009; Little, Costello, & Harries, 2011）。

EGG 測量也被用來分析單邊聲帶癱瘓患者聲帶振動的模式。Choi 等人（2008）發現患者在手術後閉合商數增加，反映了聲帶振動時聲門間隔寬度的窄化。Zagólski 和 Carlson（2002）以及 Zagólski（2009）比較單邊聲帶癱瘓女性和正常語者的聲帶開啟中階段和關閉中階段，他們發現大部分單邊聲帶癱瘓女性在達到最大聲帶接觸時有延遲，導致較長的關閉中階段，同時開啟中階段較短而開啟期則延長了。有些患者的聲帶在一段時間後恢復動作，表現出較正常的各個振動期樣貌。

頻閃鏡可能是評估單邊聲帶癱瘓治療前後聲門開合最常被使用的技巧。在一項具代表性的研究中，研究者使用頻閃鏡評估注射型喉部成形術對患者嗓音音質的影響，研究者在術後的幾個時間點做測量。頻閃鏡顯示所有患者在術後的聲門閉合皆有改善。術後一到三個月內，大部分患者聲帶重新振動，且嗓音音質改善（Szkiełkowska, Miaśkiewicz, Remacle, Krasnodębska, & Skarżyński, 2013）。

除了振動參數的視覺檢查，研究者也指出了幾個分析發聲振動週期的開展商數和密合商數的方法，該等方法算出頻閃鏡錄影的影格數。聲帶開啟中、開啟、關閉中及關閉期個別的影格分析可以提供關於聲帶閉合（聲門功能不足）的資訊。其中一種方法計算整個聲門週期中聲門閉合所佔的影格比例。正常語者有 50% 時間聲帶為閉合，而有聲門問題語者的聲門閉合期小於 40%（Carroll, Wu, McRay, & Gherson, 2012）。另一種以頻閃鏡評估聲門閉合的方法就是算出特定影格中的像素數，再除以左右聲帶平均長度的平方。Kimura、Nito、Imagawa、Tayama 和 Chan（2008）使用這個方法，加上感官和空氣動力學測量來評估聲帶內移手術前後和（或）聲帶注射喉部成形術。研究者發現，兩個方法皆成功增加相對的聲門面積，顯示治療後聲帶能較完整的閉合。

動態喉鏡（VKG）被用來檢視單邊聲帶癱瘓患者的聲帶振動模式細節。Kimura 等人（2010）使用動態喉鏡和聲學分析來比較杓狀軟骨內收手術前後

的嗓音。手術前，聲音頻率擾動率和振幅擾動率測量值較高。動態喉鏡顯示，
癱瘓的聲帶未達到中線，導致所有受試者都未完全閉合聲門，動態喉鏡也顯示
左右聲帶不同的振頻。手術後，動態喉鏡顯示所有患者的發聲明顯改善，包含
聲門間隔變窄、聲門閉合改善，以及完全或幾乎完全一致的振頻。

痙攣性發聲障礙

痙攣性發聲障礙（spasmodic dysphonia, SD）是一種讓患者聲帶痙攣的神
經嗓音問題。依據涉及的喉內肌，痙攣可能導致發聲時聲帶不恰當內收〔**內
收痙攣性發聲障礙**（adductor spasmodic dysphonia, ADSD）〕或外展〔**外展痙
攣性發聲障礙**（abductor spasmodic dysphonia, ABSD）〕。ADSD 的**喉部痙攣**
（laryngospasms）導致聲帶過度緊密閉合，讓起始振動變得困難。有這種問題
的患者嗓音稱為**嗓音緊困**（strained-strangled voice），因為音質聽起來嚴重壓
抑且很緊。

- **聲學特徵**

ADSD 最常見的聲學特徵為嗓音中斷、無週期性、不穩定的音頻變化、
F_0 標準差較高、較高的聲音頻率擾動率和振幅擾動率，以及較低的訊號噪音
比（如 Sapienza, Walton, & Murry, 2000; Zwirner, Murry, Swenson, & Woodson,
1991）。

- **臨床應用**

肉毒桿菌注射（botox injection）已成為緩解喉部痙攣的標準治療。肉毒
被注射入受影響的肌肉，此肌肉在 ADSD 患者通常是甲杓肌。肉毒桿菌暫時
弱化或甚至將該肌肉癱瘓。因此，在振動時聲帶閉合沒有太大的內側壓縮，讓
發聲變得較容易。但是注射肉毒桿菌後患者嗓音常常有氣音，且很微弱，特別
是前一兩週。然而，注射的效果不是永久的，隨著時間患者嗓音會失去氣音音
質，變得越來越壓抑。依據效果長短，患者通常每三到六個月需注射一次。

聲學分析和 EGG 測量的結果顯示肉毒桿菌注射效果非常好。Silverman、

Garvan、Shrivastav 和 Sapienza（2012）評估了注射前，注射後三、七、十二週，以及再注射前的聲學特性。研究者將聲學產出的測量結果分為一類訊號（近週期性）、二類訊號（包含次諧波）和三類訊號（非週期性）。一類訊號為最佳，二類和三類訊號為不佳。研究者報告，在注射後所有的受試者在維持發聲和連續說話時顯示較多的一類訊號，以及較少的二類和三類訊號。

　　另一種最近用來治療 ADSD 的手術就是第二類甲狀成形術，這個手術藉由鈦橋將聲帶外展，因此避免聲帶內收得太大力。這個手術優於其他手術，因為不像注射肉毒桿菌，它是永久性的且不會有氣音的副作用。Sanuki、Yumoto、Minoda 和 Kodama（2010）的研究報告了第二類甲狀成形術在 ADSD 患者身上的結果：患者的聲音頻率擾動率、振幅擾動率、F_0SD 及 HNR 皆顯著改善，且在手術後都大致回到正常範圍內。

　　EGG 將聲帶接觸面積量化，也因此可提供亢進或功能不足為主的嗓音問題相關資訊。EGG 對 ADSD 特別有用，若改用頻閃鏡或內視鏡直接檢視喉部，常會因為喉部痙攣導致看不清楚聲帶。Fisher、Scherer、Swank、Giddens 和 Patten（1999）使用 EGG 來量化五位患者因 SD 而接受肉毒桿菌注射的聲帶接觸模式。他們發現，注射前聲帶過度內收若越嚴重，注射後越有可能出現強烈的功能不足反應。他們也注意到，EGG 可以觀察患者間和患者本身隨著時間聲帶內收的差異。他們建議，長期的 EGG 測量可以分辨出一些因素，以預測個別患者或患者族群中注射肉毒後的反應。

◉ 良性黏膜病變

　　生活習慣、性格及職業因素被長期認為會導致或維持許多聲帶的良性問題，包含結節、息肉、接觸潰瘍、聲帶張力過大〔肌張力發聲困難（muscle tension dysphonia, MTD）〕，以及與胃食道逆流相關的沙啞聲音。結節是在聲帶表皮層的良性增生，歸因於嗓音亢進和其伴隨著的聲帶發炎。息肉是聲帶黏膜上的良性增生，也可能因喉部亢進或其他因素，如過敏而導致。潰瘍是因為表面組織損失而導致的一種黏膜表面的病兆。聲帶的接觸潰瘍是由聲帶突表面的黏膜重複與硬體表面撞擊而導致，這會破壞黏膜，造成病變。肌張力發聲困

難（MTD）用來形容因為喉內肌和喉外肌，以及其他部位的肌肉，如臉部、下顎、舌頭、頸部和肩膀的過度收縮而導致的發聲困難（Lee & Son, 2005; Mathieson et al., 2009; Nguyen & Kenny, 2009; Van Houtte, Van Lierde, & Claeys, 2011）。患者頸部、下顎、肩膀和喉嚨明顯緊張，且會抱怨這些部位疼痛、需要更多的發聲力氣及有發聲疲勞等症狀。往往因為喉外肌張力的增高，患者的喉部在頸部位置較高（Van Houtte et al., 2011）。胃食道逆流（GER）指的是胃容物上移至食道。胃食道逆流是一個正常的生理過程，大多於飯後發生；但是有時候過度的逆流，或頻繁的逆流將導致胃食道逆流症（gastroesophageal reflux disease, GERD）。GERD 指的是因為高酸性的胃容物逆流入食道或喉部和口腔所導致的廣泛損傷疾病（Sataloff et al., 2006）。進入喉部並與喉部後段接觸的逆流稱為**喉咽逆流**（laryngopharyngeal reflux, LPR）。這種因胃酸導致的喉部損傷會造成腫脹與發炎，可能影響聲帶的體積和張力，因而干擾聲帶振動（Selby, Gilbert, & Lerman, 2003）。

聲學特徵

良性聲帶病變最常見的聲學特徵包含聲音頻率擾動率和振幅擾動率增多，以及較高的 NHR 值，這反映了聲帶較無週期性的振動（如 Oguz et al., 2007; Schindler et al., 2012）。

臨床應用

聲學測量被廣泛地使用於良性黏膜病變、肌張力發聲困難，和（或）GERD/LPR 的評估、治療與結果測量。聲音頻率擾動率、振幅擾動率、HNR 與嗓音範圍圖為各種喉部問題之行為和手術治療後的成效測量。例如，Uloza、Saferis 和 Uloziene（2005）檢視有各種病變，如結節和息肉之患者，在摘除增生手術前後的變化。在手術後兩週的時間內，聲學分析顯示聲音頻率擾動率、振幅擾動率和正常化噪音聲能（NNE）明顯下降。Speyer、Wieneke、van Wijck-Warnaar 和 Dejonckere（2003）使用嗓音範圍圖（VRP）比較一組發聲困難語者的嗓音行為治療結果，研究者於嗓音治療前後，和治療

結束後三個月時取得測量。研究者發現治療後低音頻範圍的 VRP 增高，且這些改變在治療完成後三個月還是明顯的。反逆流藥物也對於改善逆流症狀有效，降低沙啞聲評分，並改善聲音頻率擾動率、振幅擾動率和 HNR（如 Selby et al., 2003; Vashani et al., 2010）。

聲學測量也是提供嗓音問題患者圖像回饋的好方法。Mora 等人（2010）使用聲學計畫來治療嗓音功能不足的成年男性，這個計畫包含一組遊戲，利用嗓音控制的動畫即時代表音調和音量。這些遊戲聚焦於發聲、發聲時間，以及音調和音量控制。平均 F_0、頻率擾動率、振幅擾動率及 NHR 在接受三個月的治療後恢復正常。研究者也提到，相較於接受類似治療但沒有使用聲學回饋的語者，使用視覺回饋縮短了治療的時間。

EGG 可用來測量各種良性聲帶病變，如結節和息肉患者的聲門閉合及聲學參數模式。Lim、Choi、Kim 和 Choi（2006）使用 EGG 檢視聲帶慢性水腫（Reinke's edema, RE）患者手術前後的 F_0、頻率擾動率、振幅擾動率、HNR 及密合商數。RE 是一種息肉退化疾病，讓聲帶變得腫脹，大多因為重度抽菸而引起。研究者報告，腫脹越嚴重，F_0 越低、F_0SD 越高、聲音頻率擾動率和振幅擾動率值越高，且密合商數也越高。手術後，男性和女性的 F_0 皆增高至接近正常值，頻率擾動率、振幅擾動率和 HNR 值皆改善，密合商數也改善。

不論有無頻閃功能，內視鏡都有助於顯示嗓音病理治療前後的聲帶振動機制。Lan 等人（2010）為 20 位有聲帶息肉的患者做手術，手術以局部麻醉進行。因為患者是清醒的，他們可以在手術中發聲，且聲帶和聲帶振動皆可以由頻閃鏡和感官評估。患者在手術後幾個月再次進行評估。回診時頻閃鏡顯示聲門閉合程度、聲帶規律性、階段對稱性及黏膜波皆有改善。

內視鏡也有助於確診 GERD 和（或）LPR 的喉部症狀與徵兆。這些發現包含杓狀軟骨紅腫、杓狀軟骨間過多的組織及聲帶發炎（Belafsky, Postma, & Koufman, 2001, 2002）。這些常常是醫師開立抗逆流藥物或手術的依據，許多研究顯示治療後症狀明顯減少或完全消失（如 Suskind, Zeringue, Kluka, Udall, & Liu, 2001; Tashjian, Tirabassi, Moriarty, & Salva, 2002）。

另一個內視鏡的臨床應用為提供嗓音問題患者視覺回饋的治療方法。

Rattenbury、Carding 和 Finn（2004）使用鼻腔進入的軟性喉鏡（transnasal flexible laryngoscopy, TFL）作為一種治療肌張力發聲困難患者的方式。研究者將患者分為兩組：一組接受傳統嗓音治療，另一組接受 TFL 輔助的嗓音治療。TFL 組的患者除了接受傳統嗓音治療，也接受來自自身內視鏡評估的回饋。其後以聲學測量（聲音頻率擾動率和振幅擾動率）為成效評估。兩個組別的頻率擾動率和振幅擾動率測量顯示，在接受治療後皆有明顯下降。但是 TFL 輔助組比傳統治療組需要較少的時間來完成療程。研究者認為，使用軟性內視鏡作為治療工具比傳統治療有效，且有助於在療程中維持說話者動機。較有效率的時間運用，也有助減輕患者的經濟負擔。

◉ 喉癌

喉癌患者需要進行各種藥物及（或）手術治療。取決於癌症的位置和嚴重度，患者可能需要放射線療法、化療、上述兩種治療的結合，或移除部分或整個喉部的手術。如果及早治療，喉癌的治癒率是高的，但是患者最後常常有嗓音問題。在**全喉切除術**（total laryngectomy）後，患者沒辦法以正常方式發聲。在這種情況下，可以選擇幾個發聲資源，包含使用人造喉（artificial larynx, AL）、**食道發聲法**（esophageal speech, ES），以及（或）氣管食道發聲法（tracheoesophageal speech, TES），這些發聲的形式歸類為一般非喉部發聲。AL 以電子方式震動產生音源，患者持儀器於頸部，聲音通過組織進入聲道，並在聲道完成構音發聲。食道發聲法指的是將空氣吸入食道，再由喉部釋放聲音。當空氣被釋放時，會振動咽部下段和食道上段間一圈肌肉所形成的括約肌。這個括約肌稱為咽食道段（pharyngoesophageal segment, PE segment），構成**新聲門**（neoglottis）。新聲門的振動會產生聲音。氣管食道發聲法是食道發聲法的一種變形，這種發聲方式依賴氣管後壁和食道前壁之間的一個手術開口。將一個單向的人造氣閥放置入開口，讓氣管內空氣可以傳送至食道，並由咽食道段釋放。就像食道發聲法，由咽食道段振動產生聲音。人造氣閥可避免食道內容物進入氣管。

非喉部發聲之聲學特徵

嗓音音頻和音量為非喉部發聲語者是否成功恢復發聲功能的指標。食道發聲法和氣管食道發聲法的 F_0 和音量比正常發聲法低很多。接受全喉切除術且使用食道發聲法的男性語者 F_0 值平均為 77.29 Hz，使用氣管食道發聲法的男性語者則為 97.59 Hz，正常男性喉部發聲語者為 120.30 Hz（Arias, Ramon, Campos, & Cervantes, 2000）。

嗓音訊號內的噪音估計也可以用來將非喉部發聲音質做分類。非常高的聲音頻率擾動率和非常低的 HNR 出現於非喉部發聲語者的聲音（Arias et al., 2000）。Van As-Brooks、Koopmans-van Beinum、Pols 和 Hilgers（2006）發展了一個氣管食道發聲法聲音的訊號分類系統，這個系統建立於窄頻頻譜上，利用目視檢查母音發聲諧波的結構。一類訊號為穩定且和諧的訊號；二類訊號為穩定且 F_0 至少有一個明顯的諧波；三類訊號為不穩定或只有部分和諧的訊號；四類訊號為幾乎不和諧或完全沒有諧波的訊號。透過聲學和感官評估的比較，顯示一類和二類訊號在感知上比其他訊號類別正常。

EGG 被用來檢視非喉部發聲的聲學特徵。EGG 不需依賴週期性訊號做分析，因此，EGG 較不會受到非週期性噪音的影響，且可提供較健全的聲學指標以顯示噪音是否不平均。Kazi 和他的同事（Kazi et al., 2008; Kazi et al., 2008a; Kazi et al., 2008b; Kazi et al., 2009）在一系列研究中使用 EGG 檢視非喉部發聲語者的說話特徵，同時研究早期和晚期喉癌之不同治療方式的效果。在其中一項研究中，研究者分析男性和女性 TES 語者的獨立母音發音和連續說話。兩組 F_0 值均比喉部發聲語者顯著低，且頻率擾動率、振幅擾動率及 NNE 都表現不佳。男性喉部發聲語者的平均 F_0 為 122.3 Hz，相較於男性 TES 語者的 105.2 Hz；女性喉部發聲語者的平均 F_0 為 226.4 Hz，相較於女性 TES 語者的 112.4 Hz。

臨床應用

傳統上，言語—語言病理學家認為熟練的食道發聲法語者的 F_0 比不熟

練的食道發聲法語者高，且音量也較大。Slavin 和 Ferrand（1995）測試了
這個假設，他為高度熟練的食道發聲語者做聲學分析。整組語者的平均音頻
為 69 Hz，這比第四章列出的成年人正常值要來得低。但是 Slavin 和 Ferrand
（1995）發現這些人可細分為四種組別，每一組別都有不同的音頻和音量。
舉例而言，其中一組的平均 F_0 較高，且比整組的音頻變化大。另一組語者的
平均 F_0 較低，且音頻變化少。第三組的 F_0 約 69 Hz，但音量相對較高（約
70 dB SPL）。臨床人員在選擇適合個別患者結構特徵和溝通需求的復健策略
時，可以因為更了解個別患者的音頻和音量模式而較有彈性。

　　也有針對不同階段的喉癌患者進行不同藥物和手術治療的研究，分辨出
特定的療法是否可以改善嗓音音質，同時移除癌症。舉例來說，Kazi 和其同
事使用 EGG 分析早期喉癌患者接受放療前、療程結束後不同時間的 F_0、頻率
擾動率、振幅擾動率及 NNE。在療程結束後一年，干擾和噪音皆改善，且較
接近正常值。在一項針對喉癌後期患者的研究，Kazi 等人（2008a）比較接受
放化療患者和全喉切除術且使用 TES 發聲法的患者。研究者使用 EGG 分析治
療前和治療後長期追蹤（12 個月）的 F_0、頻率擾動率、振幅擾動率及 NNE。
接受放化療群組的所有測量參數皆比食道發聲法語者較好。平均 F_0 比食道發
聲法語者高（約 124 Hz，相較於 88 Hz），且放化療組的頻率擾動率值也較
低。研究者認為放化療可以保留的不只是喉部構造，也包含嗓音功能。在一
項類似的研究中，Singh 等人（2008）使用 EGG 比較三組語者的 F_0、頻率擾
動率、振幅擾動率及 NNE。其中一組接受保留部分喉部的**垂直部分喉切除術**
（vertical partial laryngectomy, VPL）；一組使用 TES；最後一組為正常喉部發
聲語者。如預料結果，食道發聲法語者的 F_0 比正常語者明顯低，且正常語者
的頻率擾動率、振幅擾動率和 NNE 測量值皆顯著較低（較佳）。但是兩個喉
癌組的聲學測量非常類似，因而研究者做出一個結論，就嗓音功能上來說，
VPL 不一定是比全喉切除術並使用 TES 好的治療選擇。

◉ 聽力受損

　　聽力回饋對 F_0、嗓音音量及嗓音音質很重要（Hocevar-Boltezar, Vatovec,

Gros, & Zargi, 2005）。聽力受損患者顯示出在嗓音功能上受到各種干擾。

聲學特徵

聽力受損語者的言語特徵包含非典型的 F_0 和音量變化、不正常的音調輪廓，以及不正常的嗓音音質。聽力受損語者常常表現有沙啞音、壓抑及高音量的發聲困難（Baudonck, D'haeseleer, Dhooge, & Van Lierde, 2011）。一個常見的問題就是，聽力受損語者的 F_0 比正常高，過高的 F_0 可能因為語者依賴觸覺而非聽力回饋，而導致喉部收縮和張力過高（Lenden & Flipsen, 2007）。喉部位置提升、發聲力氣增加，以及控制聲帶張力障礙等因素都可能導致高 F_0（Dehqan & Scherer, 2011; Poissant, Peters, & Robb, 2006）。另一個常見的問題就是音調和大小聲的控制，以及異常的壓力模式（如 Campisi, Low, Papsin, Mount, Harrison, 2006; Holler et al., 2010; Lenden & Flipsen, 2007）。 此 外，嚴重聽力損失的孩童嗓音穩定度也較低，呈現出比正常多的頻率擾動率、振幅擾動率，以及比正常低的 HNR（Dehqan & Scherer, 2011; Garcia, Rovira, & Sanvicens, 2010）。

臨床應用

嗓音受損語者的介入治療主要是利用助聽器或人工電子耳放大音量。就算有助聽器或人工電子耳，通常還是需要提供言語服務來改善嗓音和言語產出。研究顯示當有視覺回饋來補足聽覺回饋時，治療會比較有效。舉例來說，Chernobelsky（2002）使用 EGG 治療耳聾的青春期男孩，他們說話的 F_0 比正常高（平均 436 Hz）。研究者請男孩們咳嗽，然後將有聲發音延續為發出母音的聲音。當使用 EGG 時，四個男孩皆可以在 8～10 次的練習後降低 F_0 至平均 184 Hz，且較低的 F_0 可維持至少 12 個月。

人工電子耳（cochlear implant, CI）在增加如時間、音量及音頻的聽覺回饋上非常有幫助（Holler et al., 2010）。許多研究探討人工電子耳對於嗓音聲學測量的效果。Hocevar-Boltezar 等人（2005）測試裝置人工電子耳前和之後 6、12、24 個月的孩童，發現頻率擾動率、振幅擾動率和 NHR 值皆顯著改

善。此外，四歲前裝置人工電子耳的孩童相較於四歲後裝置的孩童，音調和音量控制改善得較快且較好。Lenden 和 Flipsen（2007）評估了兩組聽損孩童的韻律和嗓音特徵，持續 12 到 21 個月，其中一組使用助聽器，另一組則裝置人工電子耳。報告結果顯示助聽器使用者在音調控制上有障礙，但人工電子耳使用者沒有。整體來說，人工電子耳使用者沒有音量或音質的問題，但在共鳴音質和重音的使用方面持續仍有困難。研究者認為，韻律和嗓音特徵在使用人工電子耳孩童身上比起使用助聽器孩童較無問題。這表示人工電子耳所提供的聽力資訊改善了嗓音的運動功能和嗓音音質。人工電子耳在改善 F_0、F_0 變化控制及嗓音穩定度很有效果（如 Evans & Deliyski, 2007; Hassan et al., 2011; Poissant, Peters, & Robb, 2006; Ubrig et al., 2011）。

即便人工電子耳有這些好處，音調和音量控制的問題仍常持續發生（Cousineau, Demany, Meyer, & Pressnitzer, 2010）。Peng、Tomblin、Spencer 和 Hurtig（2007）檢視裝置人工電子耳的孩童和年輕成年人模仿對錯問題的適當語調模式，這些問題需要在說話結束時提高音調。研究者從感知上判斷，受試者並未一致使用適當模式。這在聲學分析上也有同樣結果，顯示孩童沒有掌握提高語調模式所需的 F_0、聲音力度，以及持續的時間控制，儘管受試者已使用人工電子耳多年。聲學測量可以提供目標導向言語治療的合理基準，用於安裝人工電子耳後，嗓音功能各聲學面向的調整。

◉ 變性者嗓音

當今「變性者」（transsexual）這個詞指的是認為自己的性別與生理性別起衝突，且明確的認為自己非出生時的性別（Denny, 2004）。變性者對於自己的生理身分和社會對傳統男性與女性的角色、期待及態度有強烈不舒服感。變性者常常會依據社會對其出生時的性別規則生活許多年（Thornton, 2008）。許多男性換女性的變性人曾在軍隊或是執法單位、營造業，或其他典型男性的領域工作。最後變性者可能會尋求幫助，並決定進行手術，改變其性別身分。

大部分完成變性手術的人都是男性換女性（male-to-female, MTF）。通常

手術會加上適當的賀爾蒙治療，如隆乳、電解及臉部整形手術，可以非常成功地改變外表。但是所謂的「變性女性」常常還留著大眾認為是男性的嗓音，與她的外表有衝突。變性女性的音調、語調模式、嗓音音質，以及整體的溝通都還是屬於男性。

聲學特徵

MTF 說話者的主要特徵為擁有成年男性的低 F_0，以及男性傳統上的語調模式與嗓音音質。Holmberg、Oates、Dacakis 和 Grant（2010）分析了 MTF 變性語者的嗓音範圍圖（VRP），並比較聲學資料和男性或女性的感官評估。研究者發現說話者嗓音低頻能量越多，她越不會被視為是女性。雖然 F_0 與所評估的性別高度相關，女性評分分數最高的兩位受試者的 F_0 值卻相對較低（150和 135 Hz），為一般女性嗓音音頻下限以下。相反的，擁有較高的 F_0 值（皆165 Hz）的另外兩位受試者評分較低。MTF 的最高 SPL（85 分貝）與男性SPL（86 分貝）非常相近，且比女性最大 SPL（80 分貝）要高。MTF 的最小SPL（67 分貝）則同時比男性（65 分貝）和女性（64 分貝）高。

臨床應用

MTF 說話者的嗓音治療目標是強調和凸顯女性嗓音的特徵，這些特徵包含較高的音調、較大的語調範圍和音調變化、較多的嗓音表情、上升的語調、較多的氣音、女性化的換句模式，以及非口語的視覺標示，如較多的眼神接觸、較多的手或手臂動作，以及較多的肢體接觸（Parker, 2008）。

F_0 是區分變性說話者性別和男性、女性生理性別最明顯的指標（Gelfer & Mikos, 2005）。因此，提高音調被視為最重要的治療目標。研究人員設定了 150 到 173 Hz 的 F_0 門檻，在這個值以下的說話者被視為男性，若是在這個值以上則被視為女性（如 Brown, Perry, Cheesman, & Pring, 2000; Gelfer & Schofield, 2000; Wolfe, Ratusnik, Smith, & Northrop, 1990）。145 到 165 Hz 被視為是一個性別模糊的 F_0 區塊，不容易區分這個範圍內說話者的性別（Adler, Hirsch, & Mordaunt, 2006; Thornton, 2008），這個區塊就是提升音調練習的初

期目標。

　　音調範圍和變化皆是確定性別身分標示的因素。女性語者典型上使用較廣的 F_0 範圍及較多變的音調曲折；男性語者趨向使用較窄的 F_0 範圍及較少的曲折（Ferrand & Bloom, 1996）。研究顯示被視為女性的變性語者的嗓音特徵有較多上提和下降的音調轉折，以及較少下行移轉、較多上行移轉與較少平緩的語調模式（如 Gelfer & Schofield, 2000; Wolfe et al., 1990）。女性語調模式與男性不同的地方不只是語調範圍，句尾也是如此。女性傾向在說話結尾時使用較多的上升曲折，讓言語聽起來較不確定。事實是，使用較低音調但較女性化的語調模式和風格的語者，聽起來比起使用較高音調但較少女性化模式的語者更女性化。

　　Palmer、Dietsch 和 Searl（2012）用內視鏡和頻閃鏡檢視 MTF 語者使用女性化嗓音時的喉部變化。研究者發現，在發聲時語者沒有像男性喉部一樣完全閉合聲門，而只有部分閉合聲門。此外，大部分語者有嗓音亢進。因為女性語者在聲帶振動時，聲帶後部有稍微的開展，讓女性嗓音有氣音。研究者認為沒有完全閉合的聲門，使變性者得以產生較女性化的嗓音。為了要促進達成這個喉部位置，喉部造影的視覺回饋治療可能會有效。

◉ 口吃

　　口吃者在控制發聲系統上常常有困難，即使在聽起來流暢時也是明顯的不容易。研究發現口吃者在反應時間實驗中表現出較慢的發聲起始點，就算是言語聽起來流暢時也是如此（如 Adams & Hayden, 1976; Max & Gracco, 2005）。Watson、Pool、Devous、Freeman 和 Finitzo（1992）檢視正常語者和口吃者在做簡單和複雜言語時喉部的反應時間。受試者需要在接受視覺刺激後發 /a/ 的音、說「Oscar」（奧斯卡），或說「Oscar took the dog out」（奧斯卡帶狗出去），並且說得越快越好。有些口吃受試者（有顯示特定腦部血流模式的人）在說整段話時比發一個音和說單字的反應時間要來得長。流暢語者和與流暢語者腦部血流模式類似的口吃者，在說不同長度的話時，沒有明顯較長的反應時間。

喉部和聲學特徵

　　口吃者常常有不同於正常的聲帶振動模式。Sebastian、Benedict 和 Balraj（2013）使用 EGG 檢視開啟中階段（聲帶打開所需的時間）、開啟期（聲帶維持在兩側打開的時間）、關閉中階段（聲帶關閉聲門所需的時間）及關閉期（聲門維持閉合的時間）。口吃受試者與流暢受試者差異大，開啟中階段和開啟期較短，但關閉中階段和關閉期較長。口吃男性也比流暢控制組有較高的 F_0（210.8 Hz 相較於 127.4 Hz）。研究者猜測這可能是由於較高的喉部張力所導致。

　　另一種區分口吃者和正常流暢語者的喉部測量就是發聲區間（phonated interval, PI）。PI 指的是在特定說話中聲帶振動的時間（Davidow, Bothe, Richardson, & Andreatta, 2010），在明確的說話時間內語者產出多個不同長度的 PI（Davidow, Bothe, Andreatta, & Ye, 2009）。研究顯示，相較於流暢語者，口吃語者傾向產出非常短的 PI。然而當口吃者有意識地減少短 PI 的次數，口吃則大幅改善（如 Davidow, Bothe, Andreatta, & Ye, 2009; Ingham, Ingham, Bothe, Wang, & Kilgo, 2015）。

　　言語的超音段屬性（如韻律、重音、音調）在口吃者和流暢語者間也有不同。語言上要強調重音有幾種方式，包括增加 F_0、振幅、目標音節或字詞的長度，只要與鄰接非重音的段落做出區隔即可。要達到這個目的，說話者必須持續在每一個音節之間進行呼吸、發音及構音系統的協調變化（Packman, Onslow, & Menzies, 2000）。Bosshardt、Sappok、Knipschild 和 Hölscher（1997）檢視受試者在不同重音模式的句子中模仿 F_0 的方式。只有口吃者的流暢發音被列入分析，並與非口吃受試者做比較。口吃者產出的 F_0 增加幅度比控制組小很多，且比流暢語者更需要延長重音語段。

臨床應用

　　幾世紀以來，甚至千年來人們認為在特定活動中，如唱歌、慢速言語、與另一個人一起朗讀，以及跟著節拍器一起說話等，口吃的現象可以改善或

完全消除。這些情境被稱為「流暢引導情境」（fluency inducing conditions FICs）。Wingate（1979）提出，FIC 賴以成功的基本機轉就是建立連續的發聲，並持續整個說話期間。持續的發聲可能可以減低喉部的動作要求，因而改善口吃。

目前最受歡迎和最有效的兩種治療方法，致力於教導口吃者使用基於 FIC 的不同發聲模式。其中一種方式稱為延長言語，另一種則為節奏言語。

• 延長言語

延長言語（prolonged speech）這個詞涵蓋面很廣，指向一整群說話模式，這些說話模式又稱為流暢言語、輕鬆言語、速度控制／呼吸流管理，以及精準的流暢塑型（Cream, Onslow, Packman, & Llewellyn, 2003）。延長言語有許多種，皆讓患者以極慢速度說話，並使用跨越音節和字詞的連續發聲來移除或大幅改善口吃。大部分的療程也聚焦於輕微的發聲器官接觸、輕聲地開始發聲，以及在整個說話中維持空氣流動（Davidow, Bothe, Richardson, & Andreatta, 2010; Packman & Onslow, 1994）。

目前大部分的延長言語療法都讓患者模仿臨床人員或錄音來建立新的說話模式。目的是讓患者可以在非常低的語速開始說話，接著系統性的增加語速，且維持無口吃的產出。但是很多時候，患者的說話雖然沒有口吃，但還是聽起來不自然，所以建立和維持聽起來自然的言語也成為一個重要的治療目標。Block、Onslow、Packman、Gray 和 Dacakis（2005）描述一種延長言語的療程中，患者被教導模仿臨床醫師的延長言語模式來產出無口吃的言語，患者從每分鐘 60 音節增加到 120 音節。研究者報告，口吃頻率在五天的密集治療期程後大幅下降，且可以在療程結束後維持三到五年。Onslow 和 Costa（1996）描述了一個類似的療程，使用一系列的語速目標逐步塑造患者的言語。但是，他們並沒有設立最終目標，而是讓患者自己選擇可以消除口吃且維持自然言語的療程後語速。

科頓‧馬瑟（Cotton Mather）是一位北美殖民時期的清教徒牧師和醫學學徒。1724 年，他寫了一篇關於醫學的長篇文章，名為〈貝賽斯達的天使〉（The Angel of Bethesda）。在這篇文章裡，有一段稱為「以法大（Ephphatha），給口吃人士的建議」（譯註：「以法大」為聖經用語，在耶穌醫治耳聾舌結的人時所提及）。這段的副標題為「如何改善與如何擺脫可悲的病情」。馬瑟是第一位起筆著墨口吃的美國人。他本身有嚴重口吃，文章訴說關於一位年長的謝長（Schole-Master，校長）如何給他建議怎麼控制口吃的故事。這個建議與今日延長言語療法有異曲同工之妙。

「我的好友，我不求回報的來看你，但只是想與你談談你言語中的病情，且提供我的建議；因為也許這是一件困擾你的事情。我想建議的是，可於刻意思考方法（Method of Deliberation）中尋求治療。你有認識任何人在唱詩篇時口吃嗎？……當你抓住文字，且太快的想要說出來，你一天內言語會受到阻礙一千遍。但可以先找到一個刻意的說話方式；只比唱歌快一點的慢速。這種慢速說話都會比口吃好；特別是如果你想說的內容值得我們等待。這種刻意的說話方式也可以讓你好好控制想要表達的想法；是的，如果你發現有太難說的字，你會有時間想到另一個沒那麼難的取代字。這種刻意的方式會讓你習慣無不恰當停頓的說話，且會習慣成自然；是的，你的說話器官會非常習慣正確說話方式，以致你會比你想像的更快地一步一步加快說話速度，就如同刻意說話法則一開始起作用時一樣。但是，我建議，在一生當中別說話說得太快。」（Bormann, 1969）

節奏言語

節奏言語（rhythmic speech）也稱為音節計時言語（syllable timed speech, STS），是與固定節拍一起說話或發音節的言語。這會讓言語的重音和音節對比聽起來都比較低，因而藉由減少言語系統的動作而恢復言語系統的穩定度（Packman, Onslow, & Menzies, 2000）。Trajkovski、Andrews、O'Brian、Onslow 和 Packman（2006）利用 STS 來治療一位三歲大的孩子。治療是讓孩子的父母在對話中不時提供幾乎正常語速和正常語調的 STS 模式，並鼓勵

孩子模仿該模式。在治療後幾個月，該位孩童的口吃完全消失。在後續的一項追蹤研究中，Trajkovski 等人（2006）使用 STS 於較大群組的學齡前口吃孩童。幾乎一半的受試者達到並維持減少口吃的現象。Andrews、O'Brian、Harrison、Onslow、Packman 和 Menzies（2012）在口吃學童身上使用同樣的 STS 方法，但發現只有某些孩童的口吃有顯著改善。

　　一個建立節奏言語的方法就是使用節拍器定出每個音節的長度。節拍器控制的言語大多會讓口吃頻率幾乎或完全消失，可能是因為以這種節奏說話有助於減少口吃者言語中短 PI 的數量（Davidow, 2014）。基於這個概念的一種電腦介入系統稱為「改變發聲間距」（Modifying Phonated Intervals, MPI），由 Ingham、Ingham、Bothe、Wang 和 Kilgo（2015）所研發。這個研究中的受試者被分配到延長言語組或 MPI 組。MPI 軟體提供所有 PI 時間的聽覺和視覺的生物回饋。如果超過一定的短 PI 數時，電腦自動停止進度，並重複之前的步驟。完成任務的兩組受試者的口吃頻率有類似且明顯的改善。Davidow、Bothe、Andreatta 和 Ye（2009）建議，同時減低短 PI（MPI）的比例和增加長區間（延長言語）的比例可能可以增強口吃治療的效果和效率。

✎ 摘要

- 嗓音的聲學分析聚焦於音頻和音量變數，如平均音頻／音量、音頻變化、最大發聲音頻範圍，和動態範圍。
- 觀察喉部結構及功能的方法包含電聲門圖、內視鏡、頻閃鏡檢查錄影法、高速數位造影，和動態喉鏡。
- 聲學和視覺的嗓音分析優點包括精確評估問題、提供復健的起始值、提供評估患者進度的方法、增加臨床醫師的可信度、提供治療中的回饋、測量結果、偵測言語和嗓音的早期變化，以及提供正常值來驗證臨床醫師感官的嗓音言語判斷，並用來比較健康嗓音和具嗓音問題的患者。
- 因為神經問題、喉癌、良性黏膜病變、肌張力發聲困難及聽力損失的嗓音問題患者，在發音時會有各種聲學特徵上的變異。

• 許多常見的口吃治療方法，都奠基於發聲測量的結果。

習題

1. 根據所能提供的聲帶振動模式相關資訊，比較頻率擾動率、振幅擾動率以及 NHR 三者的異同。

2. 分辨以聲學測量來呈現嗓音功能的優缺點。

3. 解釋 EGG 形狀、EGG 斜率商數及聲帶振動之間的關係。

4. 分辨出內視鏡、頻閃鏡檢查錄影法、高速數位造影及動態喉鏡的優缺點。

5. 找出聲學和視覺嗓音因素的測量可能有幫助的三個臨床情境，並解釋原因。

6. 描述建立男性、女性及孩童的平均 F_0 與 F_0 變異性常規值背後的原因。

7. 解釋聲學和視覺測量如何補充針對嗓音功能問題患者的感官評估。

8. 描述接觸商數與合開比涉及過度內收或內收不足的電聲門圖測量值。

9. 分辨測量高度非週期性嗓音時，高速數位造影和動態喉鏡的優缺點。

10. 選一種嗓音問題，並比較聲學、電聲門圖及內視鏡測量等方法所能取得關於嗓音功能的資料類別。

11. 比較並對照「延長言語」治療法與「改變發聲間距」口吃治療法的異同。這兩種治療方法背後的假設或前提為何？

綜合案例

一、婕姆

● 背景資料

　　婕姆是一位大學區的小學言語治療師，她的工作有很重要的一部分是篩選該學區所有的幼兒園新生是否有言語或語言問題。她下載了一個免費的聲學軟體 Praat，且迫不及待地想要執行她發展的一套新的篩選流程，以找出孩童潛在的嗓音問題。

● 聲學測量

　　婕姆的測量程序包含幾個 F_0 和音量變數，如平均 F_0、說話基頻（SFF）及平均音量。要取得平均 F_0，孩童需發 /a/ 的音並維持五秒；SFF 則來自一項描述圖片任務。這些任務也可以取得平均音量。婕姆也仔細聆聽孩童的嗓音，並做出感官評分。

　　在篩檢 150 名孩童後（87 位女孩和 63 位男孩），婕姆取得了這些聲學測量的平均值。婕姆不認為需要將男孩和女孩的數據區分出來，她從所有孩童的平均得到所有的資訊。所有孩童發 /a/ 音的平均 F_0 為約 248 Hz；SFF 平均為 242 Hz。平均音量為 59 分貝。基於婕姆得到的這些正常值，婕姆找出超出這些平均值範圍的孩童。例如，彼得發 /a/ 音時的 F_0 為 224 Hz，SFF 為 215 Hz，平均音量 77 分貝。這與他聽起來大聲、低沉的嗓音一致。艾瑪發 /a/ 的音為 258 Hz，SFF 為 254 Hz，平均音量為 56 分貝。婕姆對這個 F_0 值感到訝異，因為艾瑪的嗓音聽起來對她的年齡來說極端的低。艾瑪嗓音聽起來也沙啞，並抱怨喉嚨痛。這兩位孩童之後轉診至耳鼻喉科做喉部檢查。

● 臨床問題

　　1. 併用聲學測量和傳統的感官篩檢方法有哪些可能的優缺點？

　　2. 使用婕姆自己的正常值比起使用文獻中的正常值較有利還是較不利？為什

麼？

3. 兩位篩檢出來的孩童的測量值應不應該與婕姆篩檢出來的單組平均做比較？為什麼？

4. 在艾瑪的例子中，什麼原因造成感官和聲學測量結果的不一致？

二、薩勒諾女士

• 背景資料

薩勒諾女士今年 37 歲，因為擔心嗓音所以來到你忙碌的言語診間掛號。她說最近剛開始一份新的工作，為大型電子公司做電話行銷。她一天工作八小時，需要打電話給潛在客戶，並說服他們替換電子公司。薩勒諾女士說她的嗓音在過去一年越來越壓抑，她說她的嗓音似乎要消失了，而且有時候很難發出任何聲音。薩勒諾女士說她的嗓音問題越來越嚴重，且說話也越來越困難，她擔心嗓音問題影響工作和社交生活。薩勒諾女士也說她看過許多醫生，但是沒有人可以告訴她出了什麼問題。你做了完整的言語檢查。在檢視結果且與其他醫療人員合作檢視時，認為薩勒諾女士有內收痙攣性發聲障礙。

• 臨床觀察

你第一眼看到薩勒諾女士覺得她是一個外向、喜好社交的女性，而說話時有某種程度上的困難。她的嗓音音質可以描述為「沙啞」而且「緊困」，有時候有像說悄悄話般的音質。此外，她的聲音也時常中斷，讓人很難聽懂她的話。你也發現，患者在說話困難時眼睛有稍微的跳動。

• 聲學／視覺測量

薩勒諾女士進行軟性喉鏡檢查。檢查發現在發 /i/ 音時、說悄悄話和唱生日快樂歌時，她的聲帶振動正常。但是，連續說話時可以觀察到真聲帶和假聲帶有痙攣情形。獨立母音的聲學分析顯示頻率擾動率和振幅擾動率分別為 2.6% 和 1.3 分貝；HNR 為 −2.7 分貝。頻譜分析顯示二類和三類訊號比一類訊號多很多。EGG 取得的平均密合商數為 0.82。

● **臨床問題**

1. 基於以上資訊，你會建議薩勒諾女士注射肉毒桿菌減低嗓音症狀嗎？為什麼？

2. 在注射肉毒桿菌後，你會馬上看到哪些聲學和視覺數據的改變？

3. 在治療週期中或結束時，你預期會看到哪些其他改變？為什麼？

4. 薩勒諾女士的工作對她來說很重要，且她的嗓音問題困擾著她。生活中的壓力會惡化她緊困的嗓音嗎？請解釋。

5. 在提供個案完整的治療計畫時，你會想要諮詢其他哪些醫療人員？

三、洛佩茲先生

● **背景資料**

　　洛佩茲先生是一位 70 歲的退休美國空軍機師，最近因為明顯的臉部無力和吞嚥困難去醫療中心求助，並被診斷為肌萎縮性脊髓側索硬化症。醫療中心的言語—語言病理師報告，患者的構音障礙（dysarthria）特徵為沙啞音、微弱嗓音和過度鼻音。洛佩茲先生被轉診到你的診間，做口說溝通保留服務，也為之後運用輔助溝通裝置的可能性預做準備。

● **臨床觀察**

　　在就診時，你發現洛佩茲先生的嗓音音質沙啞、有過度的鼻音，以及不精準的發聲動作。同時，微弱嗓音的音量明顯很小。個案的太太稱，她的先生在對話時明顯有嗓音疲勞，且他的沙啞嗓音音質似乎在惡化。在詢問病史時，洛佩茲先生也會在非停頓點暫停說話，以補充空氣量。

● **聲學觀察**

　　你使用聲學儀器取得洛佩茲先生的說話基頻。他的對話平均 SFF 為 168 Hz，比洛佩茲先生的年齡平均值高很多。持續發 /a/ 音的頻率擾動率、振幅擾動率和 HNR 值分別為 2.5%、2.3 分貝和 1.4 分貝。最大發聲音頻範圍為 0.76 個八度。連續說話的平均音量為 46.8 分貝。

• **臨床問題**

1. 除了以上提及的聲學測量，還有哪些儀器測量有助於評估個案的嗓音功能？請為每一個測量說明原因。

2. 有哪些原因造成洛佩茲先生嗓音外多餘的噪音？

3. 為洛佩茲先生建立嗓音範圍圖有用嗎？為什麼？

4. 從你對於人類發聲系統的音頻和音量能力之間關係的了解，洛佩茲先生的嗓音範圍圖會與同年紀、同性別的健康語者有何不同？

第 6 章

構音 / 共鳴系統

學習目標

閱讀完本章,你將可以:

- 分辨出聲道所有的結構,並且了解其在言語產出時的功能。
- 描述母音和子音的傳統分類方式。
- 解釋聲道作為共鳴器的角色,並描述母音發聲的聲源濾波理論中的三個功能。
- 概述母音與子音的聲譜圖特徵。
- 分析連續說話的音素如何受超音段因素和協同構音影響。

發音使用聲道內的結構，如嘴唇、舌頭及軟顎來改變呼出的空氣，產出特定的聲音（音素）。這些結構靠近其他構音器官，如牙齒、齒槽脊、硬顎及軟顎。將構音器官移動到口腔內不同位置和姿勢可以改變通過聲道的音波，讓聲音聽起來有各種音素的特質。本章大部分的內容聚焦於不同的音素，以國際音標（International Phonetic Alphabet, IPA）記錄。章末附錄 A 列出英文的母音和子音的國際音標符號，以美國各區發音為主。請注意，音標符號前後有斜線，以區分通用英文。

移動構音器官也會改變聲道的共鳴。要了解發音和共鳴的過程，以及這些過程如何受各種問題干擾，需要先了解聲道和構音器官的結構與功能。

● ● ● 聲道的構音器官 ● ● ●

就成年男性看，聲道是一條由肌肉組成長約 17 公分的空心管，在成年女性和孩童則較短。聲道包含喉部以上的腔室——咽部、口腔及鼻腔（圖6.1）。聲道位於顱面骨骼內，且許多與構音相關的肌肉附著於頭顱骨。聲道的形狀在幾個方面都非常特別，對構音與共鳴也很重要。首先，成年人的咽部形狀如彎曲的管子，口腔與鼻腔具有相對水平的位置，並且咽部相對垂直。第二，聲道的形狀非常不規則且複雜。第三，聲道形狀是可變的。當移動舌頭、嘴唇或任何構音器官時，聲道的形狀就會改變。

也可將聲道視為一個由可移動和不可移動結構互相關聯的系統，這些系統形成一系列的閥門，可以部分或完全開合。舉例來說，上下嘴唇形成一個閥門，舌頭可以接觸牙齒、齒槽脊、硬顎或軟顎，形成不同部位的閥門，軟顎則可接觸喉後牆形成一個閥門。這些閥門以特定方式引導或限制呼出的空氣流，產生不同聲音。要了解這些閥門如何產出言語，必須了解構成閥門的構音器官結構。大部分的構音器官皆位於口腔內。

● 口腔

口腔（圖 6.2）是一個由許多結構包圍的空間。口腔的前界線為嘴唇，是

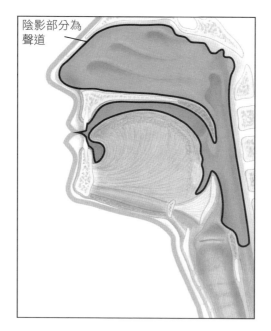

陰影部分為
聲道

圖 6.1　聲道

可移動的。口腔的側邊由臉頰組成，頂部為顎，舌頭則為可移動的底部，而口腔後方開向咽部。口腔對言語產出非常重要。首先，口腔前方開口為釋出大部分言語聲音的部位。第二，口腔內有重要的構音器官，包含嘴唇、牙齒、齒槽脊、硬顎、軟顎及舌頭。第三，口腔的形狀在說話時會改變，這是共鳴很重要的一點。

● 嘴唇

　　兩片嘴唇（形容詞為 bilabial）是由肌肉、黏膜、腺體組織及脂肪組成，都由上皮覆蓋。嘴唇內的組織充滿微血管，讓嘴唇有紅色的外觀，稱為朱紅（vermilion）。上嘴唇的內側經由**上唇繫帶**（superior labial frenulum）的小片組織連結至齒槽中線。下嘴唇則由**下唇繫帶**（inferior labial frenulum）連結至下顎中線。嘴唇的主要肌肉為**口輪匝肌**（orbicularis oris）。這是一個環狀或括約肌形狀的肌肉，包圍上下唇。口輪匝肌並不是獨立的肌肉——肌肉纖維是

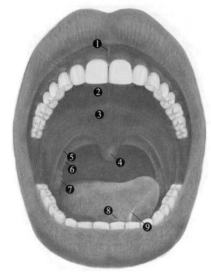

❶ 上唇繫帶
❷ 硬顎
❸ 軟顎
❹ 懸雍垂
❺ 咽門前柱
❻ 咽門後柱
❼ 顎扁桃體
❽ 唾液管孔
❾ 舌繫帶

圖 6.2　口腔

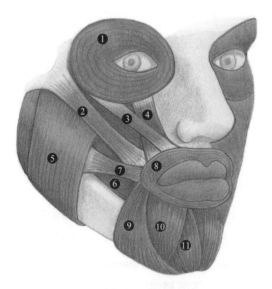

❶ 眼輪匝肌
❷ 顴大肌
❸ 顴小肌
❹ 提上唇肌
❺ 咬肌
❻ 頰肌
❼ 笑肌
❽ 口輪匝肌
❾ 降口角肌
❿ 降下唇肌
⓫ 頦肌

圖 6.3　臉部肌肉和口輪匝肌

來自許多其他臉部肌肉（請見圖 6.3）。臉部肌肉移動其附著點的皮膚，控制臉部表情，並在說話和進食時移動嘴唇和臉頰。上提肌附著於上嘴唇並且將之上提，下壓肌則附著於下嘴唇並將之下壓。上提肌包括提上唇肌（levator labii superioris）、提口角肌（levator anguli oris）、顴大肌和顴小肌（zygomaticus major and minor），以及笑肌（risorius）。下壓肌包括降口角肌（depressor anguli oris）、降下唇肌（depressor labii inferioris）及頦肌（mentalis）。表 6.1 列出臉部肌肉。注意，咬肌（masseter）並不是臉部表情肌，而是咀嚼肌（咬東西）。

　　嘴唇周圍的肌肉網絡讓嘴唇有非常大的活動範圍，不只是快速開合，也可以有許多不同狀態。可以大力或小力的皺起嘴唇，以大小程度的將嘴唇向兩邊拉開，並形成許多不同狀態。這種彈性和動作速度對於發像 /p/、/b/、/m/ 和 /w/ 的音非常重要。肌力小或嘴唇癱瘓的人在控制口水流出嘴巴有困難，並且很難發出唇聲。

表 6.1 臉部和嘴唇肌肉

	源頭	附著點	動作
眼輪匝肌	額骨和上頜骨	眼皮皮膚	眨眼和瞇眼
顴大肌	顴骨	嘴角	將嘴角向後向上拉
顴小肌	顴骨	上嘴唇	將嘴角向後向上拉
提上唇鼻翼肌	眼眶下緣	口輪匝肌	提高上唇
咬肌	顴骨弓	下頜枝	提高下顎
頰肌	上下頜骨的齒槽突	口輪匝肌	壓縮臉頰
笑肌	腮腺周圍的筋膜	嘴角	將嘴角往兩邊拉
口輪匝肌	顏面肌纖維	嘴角的肌肉和皮膚	閉合嘴唇和嘟嘴
降口角肌	下顎	嘴角皮膚	將嘴角下壓
降下唇肌	下顎	下嘴唇的皮膚	下壓嘴唇
頦肌	下顎	下巴的皮膚	提高下唇並嘟嘴

言語科學

理論與臨床應用

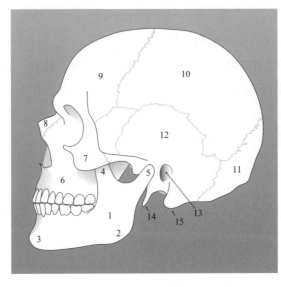

1. 下頜枝
2. 下頜角
3. 頦隆凸
4. 喙狀突
5. 髁狀突
6. 上頜骨
7. 顴骨
8. 鼻骨
9. 額骨
10. 頂骨
11. 枕骨
12. 顳骨
13. 耳道
14. 莖突
15. 乳突

圖 6.4　頭顱和下顎

● 下顎

　　下頜骨形成下顎，是一塊有特定彎曲形狀的大型骨頭。圖 6.4 顯示下顎和其他臉部及頭顱「骨相關區塊的關係。下顎由橫向的骨身組成，骨身在前方於下頜聯合（mental symphysis）或突出處結合；左右兩個直角的部位稱為枝（ramus）。兩側的枝以幾乎直角與骨身相交。各枝頂端有兩個突出，前突出稱為喙狀突，是許多下顎肌肉的附著點；後突出稱為髁狀突。

　　下顎由一個髁狀突與頭顱的顳骨之間形成的關節連接至頭顱。這個關節稱為顳顎關節，可以讓下顎打開閉合，並前突、內收及左右移動。下顎和嘴唇在產生雙唇音如 /p/ 和 /b/ 時形成一個單位運作。

　　人類和其他靈長類，如猴子和猩猩的頭部非常不一樣。但是有趣的是，人類和猩猩的下顎非常相似，意味著兩個物種的咀嚼機制很像。其中一個區別是人類下顎的地方，也就是下巴，在其他靈長類並不存在。推算人類的下巴約於

兩百萬年前演變出來，在演變同時腦部大小和智商一起大幅增加（Pampush & Daegling, 2016）。在一個假設中，Daegling（2012）認為言語產出的生理機制與現代人類下顎的發展有關。

◉ 上頜骨

上頜骨是一塊大型、複雜的骨頭，形成上顎。上頜骨由兩個不規則的骨頭組成，並在中線由頜間縫連接（圖 6.5）。骨頭的兩個半邊各有四個突出稱為「突」，與其他頭顱骨形成關節。顴突與顴骨（臉頰骨）相接；額突與額骨相接；顎突向中線延伸，形成硬顎的前部；齒槽突包含上排牙齒的牙根。

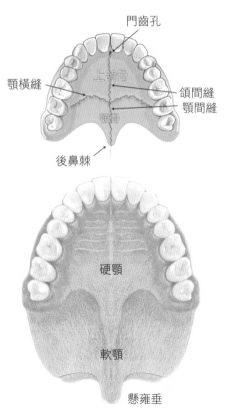

圖 6.5　硬顎和軟顎

● 牙齒

牙齒位於嘴唇後方，分為上下兩排。孩童有 20 顆牙齒，上排（上頜骨）10 顆，下排（下頜骨）10 顆。成人有 32 顆牙齒，上下排皆 16 顆。人類有四種牙齒：門牙、犬齒、前臼齒和臼齒。

牙齒鑲嵌在上下顎稱為齒槽的空間。牙齒在說話時扮演重要角色，形成舌頭可以接觸的固定構音器官。牙齒也有助於在發某些音素時引導空氣和音波。牙齒對於正確發 /s/ 聲時引導空氣特別重要，也可形成阻礙來增加所需的擾流。沒有門牙的六、七歲孩童所發的模糊 /s/ 聲，證實了牙齒在發聲時的重要性。

牙齒咬合

上下齒列的相關位置必須是適當的，否則會影響飲食和說話。咬合（occlusion）指的是上下排牙弓和各顆牙齒之間的關聯。上下排齒弓位置和關聯牙齒之間的問題稱為**錯咬或咬合異常**（malocclusion）。有三種類型的咬合。

第一類咬合（圖 6.6）稱為**中性咬合**（neutroclusion），這是一種正常的咬合關係，上排牙齒的第一對永久臼齒在下排第一對臼齒後約半顆牙齒的位置。上齒弓在前側蓋過下齒弓。上排門牙遮住下排門牙，只露出下排牙齒的一小部分。在這個位置，就算牙齒分別有位置不正或轉向，咬合仍是正常的。

第二類咬合稱為**遠心咬合**（distoclusion）。這種咬合的第一對下排臼齒位於正常位置的後方，導致下顎向後拉或內收，稱為水平咬合過度（overjet）。這種咬合問題常因**小頜畸形**（micrognathia）而導致，這是一種結構性的問題，下頜骨相對比上頜骨小。第三類咬合稱為**近心咬合**（mesioclusion）。這種咬合的第一對下排臼齒位於正常位置前面，下顎太向前突出，稱為下頜前突（prognathic jaw）。這與第二類咬合問題相似，常常可以在顱顏問題患者身上看到。表 6.2 彙整了咬合的類別。

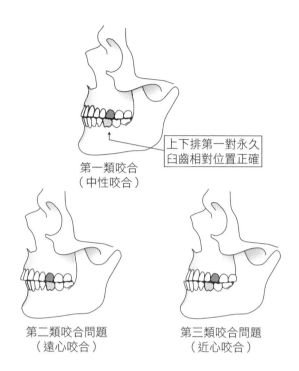

第一類咬合
（中性咬合）

上下排第一對永久
臼齒相對位置正確

第二類咬合問題
（遠心咬合）

第三類咬合問題
（近心咬合）

圖 6.6　咬合關係

表 6.2　咬合類別和臼齒位置

類別	咬合	臼齒相關位置
I	中性咬合	上排第一對臼齒在下排第一對臼齒後約半顆牙齒位置
II	遠心咬合	第一對下排臼齒於正常位置後方；下顎內縮
III	近心咬合	第一對下排臼齒位於正常位置前方；下頜前突

　　顎裂的孩童常常咬合不正常，影響說話。舉例來說，有些孩童在齒槽裂處有缺牙、牙齒位置轉向或有多餘的牙齒，導致他們齒槽和顎部的擦音和塞擦音（/s/、/z/、/ʃ/、/ʒ/、/tʃ/、/dʒ/）在發音時，變成橫向發聲或齒間發聲。第三類咬合不良也很常見，讓齒槽音素如 /t/、/d/、/n/ 在發音時較困難，並被齒間發聲取

代。唇齒擦音（/f/、/v/）大致上由上排牙齒接觸下嘴唇產生，但是有第三類咬合不良的孩童可能會以相反的方式發音（下排牙齒接觸上嘴唇）。

● 硬顎

硬顎（圖 6.5）是由上皮覆蓋的複雜骨骼結構；構成口腔的頂部和鼻腔的底部。硬顎為這兩個腔室之間的阻隔，避免食物、空氣及聲波流出口腔進入鼻腔。

上頜骨的**顎突**（palatine processes）構成硬顎前四分之三的部分。顎突在中線彌合，並於**頜間縫**（intermaxillary suture）形成關節（骨縫是不可移動的關節）。硬顎的後四分之一部位由頭顱的**顎骨**（palatine bones）形成。這些骨頭為 L 字形，且 L 字的橫表面於中線接合，形成硬顎最後方的部位。顎骨和顎突接合處形成**顎橫縫**（transverse palatine suture）。顎骨從後至前和兩側間皆為弓狀。這個弓形，或稱為顎穹窿，每個人皆不同。此外，硬顎的長度、寬度及高度從童年到成人階段會大幅改變。曾經有研究指出，成人的顎表面面積比孩童大三倍，且口腔容量因此而大六倍（Hiki & Itoh, 1986）。

橫跨兩側向硬顎前端形成的上提脊，也就是上排牙齒後幾公分的結構，稱為**齒槽脊**（alveolar ridge）。這個脊由上頜骨的齒槽突構成，齒槽突是骨頭的突出，包含圍繞牙根和牙神經的空間。齒槽脊是許多英文發音中舌頭的接觸點，這類發音包括 /t/、/d/、/s/、/z/、/l/、/n/。在齒槽脊後方的硬顎也是發許多聲音時舌頭的接觸點，且不可活動，這類發音包括 /ʃ/、/ʒ/、/r/。因為硬顎為發多種聲音的關鍵部位，因此像顎裂的結構問題會導致嚴重的說話困難。

● 軟顎

硬顎後方為軟顎，之所以稱為軟顎是因為由肌肉和其他軟組織組成，且不包含骨頭。**軟顎**也稱為**顎帆**（velum），是由許多肌肉和大型扁平肌腱組成，稱為**顎骨腱膜**（palatal aponeurosis）。這個腱膜將軟顎連接至硬顎的後段。軟

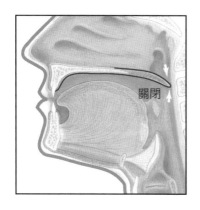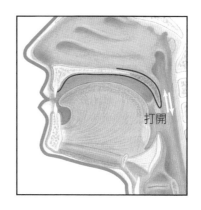

圖 6.7 顎咽通道

顎內有神經、血管及腺體，並由黏膜包覆。因為主要由肌肉組成，軟顎可以移動，且這種移動對言語產出非常重要。

軟顎在休息時向下懸至咽部。這產生了軟顎和後咽壁之間的一條通道，稱為**顎咽通道**（velopharyngeal passage）或入口（圖 6.7）。顎咽通道可以打開或關閉。因為可以移動，軟顎可以改變位置——向上向後提並接觸後咽壁。在提高位置時，軟顎形成口腔和鼻腔之間的阻隔，避免空氣、聲波及食物進入鼻腔。關閉顎咽通道的能力在言語產出扮演重要角色，因為呼出的空氣被迫經由口腔排出。當顎咽通道打開時，口腔和鼻腔稱為已耦合。當腔室耦合時，空氣可以經由鼻腔自由進出呼吸系統，聲波也可以自由進入鼻腔，食物同樣可以自由進入鼻腔，這對顎裂或軟顎癱瘓的患者來說會是個問題。

英文大部分的發音是口腔音（oral sound）——也就是經口腔氣流產出的聲音。英文中只有三個音是由空氣流出鼻腔所產生。鼻音（nasal sound）包括 /m/、/n/ 和 /ŋ/。顎咽功能有問題會導致空氣經由鼻腔而不是口腔流出。這會產生**過度鼻音**（hypernasality，太多鼻共鳴），並扭曲口腔音。當空氣無法進入鼻腔產生鼻音時也會造成問題，會讓聲音聽起來**鼻音不足**（hyponasality），或鼻共鳴不足。

軟顎也是舌頭發 /g/、/k/ 和 /ŋ/ 音時的接觸點。

軟顎肌肉

軟顎共有五塊肌肉，有些提升軟顎，有些下壓軟顎。表 6.3 列出軟顎各個肌肉和它們的功能，圖 6.8 為軟顎肌肉圖。

提顎帆肌（levator veli palatini）是軟顎的主要組織，且其纖維如彈簧的形式，是提升軟顎關閉咽顎入口的關鍵性因素。**懸壅垂肌**（musculus uvuli）位於軟顎的鼻面。這塊肌肉能將軟顎皺起來（Seikel et al., 1997），也會將它提起來。**張顎帆肌**（tensor veli palatini）曾經被視為是增加軟顎張力的肌肉（因而得名），但是現在發現該肌肉與耳咽管更相關。張顎帆肌的纖維往下走，並結束於一條肌腱。這個肌腱再轉向，從下行轉成向內行，左右兩側的肌腱結合並擴展成為顎骨腱膜。張顎帆肌收縮時會打開平常關閉的耳咽管。平常吞嚥時耳咽管會打開，讓中耳內外壓力平衡。**顎舌肌**（palatoglossus）能將軟顎向下壓，並形成一對弓形柱，此弓形柱從嘴巴往喉嚨可以看見。咽部兩側各有一個

表 6.3　軟顎肌肉

肌肉	附著點	功能	備註
提顎帆肌（LVP）	顳骨和耳咽管軟骨內側壁至顎骨腱膜	提升軟顎	左右兩側的纖維接合；為軟顎形成彈簧
懸壅垂肌（MU）	顎骨後段和顎骨腱膜至軟顎的黏膜層	縮短並提升軟顎	纖維長度為軟顎鼻面的整個長度
張顎帆肌（TVP）	頭顱的蝶骨和耳咽管的外側壁至形成顎骨腱膜的肌腱	打開耳咽管	曾經被視為張肌
顎舌肌（PG）	顎骨腱膜的前端和側端至舌後段的外緣	下壓軟顎或提升舌頭	形成咽門前柱
顎咽肌（PP）	多個附著點，包含硬顎前端和軟顎中線至甲狀軟骨後段	縮小咽腔	形成咽門後柱

註：LVP 為 levator veli palatini；MU 為 musculus uvuli；TVP 為 tensor veli palatini；PG 為 palatoglossus；PP 為 palatopharyngeus。

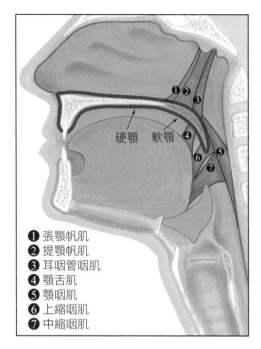

硬顎　軟顎

❶ 張顎帆肌
❷ 提顎帆肌
❸ 耳咽管咽肌
❹ 顎舌肌
❺ 顎咽肌
❻ 上縮咽肌
❼ 中縮咽肌

圖 6.8　軟顎肌肉

柱子：咽門前柱和咽門後柱，此前後柱為口腔的後緣（請見圖 6.2）。**顎咽肌**
（palatopharyngeus）是軟顎和咽部的肌肉，形成咽門後柱。顎咽肌能縮小咽
腔，也因而引導食物在吞嚥時進入下咽部。

顎咽閉合

　　為了要關閉顎咽入口，軟顎須向上向後移動，並接觸後咽壁。但是軟顎
的這個動作並不是單獨性動作；也就是軟顎不只是上下搖擺，而是咽部側壁也
參與其顎咽動作。就算軟顎與咽後壁完全接觸，如果咽側壁沒有動作，空氣還
是可以由軟顎兩側流入鼻腔（Golding-Kushner, 1997）。因此顎咽閉合包含軟
顎、咽後壁和咽側壁。顎咽關閉方式有四種，依據軟顎和咽壁動作的參與比例
而分類。一般人較常使用其中一種特定模式，而較少使用其他模式。表 6.4 描
述了這些閉合方式。

表 6.4　顎咽關閉方式和其軟顎與咽側壁動作的相對參與程度

種類	關閉方式
冠式（coronal）	大部分為軟顎動作，少部分為咽側壁動作
矢狀式（sagittal）	大部分為咽側壁動作，少部分為軟顎動作
環狀式（circular）	軟顎和咽側壁動作各半
帕薩萬特脊的環狀式（circular with Passavant's ridge）	軟顎和咽側壁動作加上咽後壁的帕薩萬特脊肉墊（Passavant's pad）的前向移動

◉ 舌頭

　　舌頭是一個大型肌肉結構，佔口腔的大部分（圖 6.9）。雖然舌頭為單一結構，但可以將其視為包含許多半獨立的部位。舌頭最前部位稱為舌尖或頂點。在舌尖後就是舌葉，舌葉為放鬆時位於齒槽脊下的部位。位於硬顎下的舌頭部位稱為前舌，而在軟顎下的舌頭稱為後舌。舌頭寬廣的上表面稱為舌背，舌身指的是舌頭主要的體積。舌根附著於舌骨，並延伸至咽部。位於咽部的舌頭部位有時稱為舌底，而在口腔內的舌頭表面部位稱為口腔舌。舌頭的另外三分之一位於咽部內，也稱為咽舌面。這些口腔和咽舌面的名稱在討論舌頭於吞嚥所扮演的角色時非常重要；其他名稱（舌尖、舌葉和舌背）則通常用於討論說話時舌頭的功能。舌頭的**中間溝**（median sulcus）區分舌頭為左右兩邊，中間溝也是有些肌肉的附著點。**舌繫帶**〔lingual frenulum，簡稱繫帶（frenum）〕是連接舌下部位和下顎之間的結締組織。

　　舌頭是**肌肉性液壓構造**（muscular hydrostat）的一個例子（Napadow, Chen, Wedeen, & Gilbert, 1999; Takemoto, 2001）。這個詞適用於沒有軟骨或骨頭的肌器官（muscular organ），以複雜的肌肉方向支撐其型態（Kairaitis, 2010）。藉由選擇性收縮特定的肌肉，肌肉性液壓構造可以支持該器官內其他部位的移動，因而提供該結構更大的彈性和靈巧性。

　　由於肌肉的數量和交錯方式，使得舌頭有很大彈性，移動速度很快。舌頭無疑是最重要也是動作最多的構音器官。舌頭可以改變形狀，藉以改變口腔

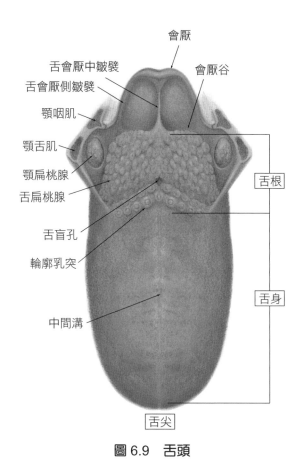

會厭
會厭谷
舌會厭中皺襞
舌會厭側皺襞
顎咽肌
顎舌肌
顎扁桃腺
舌扁桃腺
舌根
舌盲孔
輪廓乳突
舌身
中間溝
舌尖

圖 6.9　舌頭

的共鳴特徵。舌頭也可作為一個閥門，以接觸或靠近其他構音器官和改變經口
腔的氣流達到此功能。

　　大象的鼻子，就像人類舌頭一樣，是肌肉性液壓構造。但是人類的舌頭有
八塊肌肉，而大象的鼻子有超過四萬塊肌肉！

　　舌頭的構造會隨著時間與其他聲道結構一起發育，新生兒的舌頭幾乎佔
滿了口腔，並且以橫切面為主要方向。在人出生後幾年內，舌頭後三分之一會
慢慢下降至漸漸變大的咽腔，並在十六歲時達到成人般大小。

舌頭的肌肉

　　舌頭藉由肌肉懸吊於口腔頂和頭顱底，附著於下顎、舌骨及咽部的內表面。舌頭的肌肉依據其是否附著於舌頭本身，或是附著於舌頭和舌頭以外的結構（一個附著點在舌內，另一個在舌外），分類為舌內肌與舌外在肌。舌內肌（圖 6.10）負責調整舌頭形狀和型態的小幅動作，而舌外在肌（圖 6.11）則負責將舌頭移動至口腔內不同的位置。舌內肌以複雜的方式互動，產生說話和非說話活動所需的快速和精巧動作。舌內肌依其在舌頭內的方向命名。舌外在肌可以整體移動舌頭，並將舌頭放置於正確發聲位置。舌外在肌依據其附著點而命名。表 6.5 列出各塊舌內肌與舌外在肌。

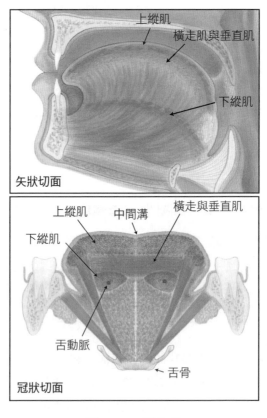

圖 6.10　舌內肌

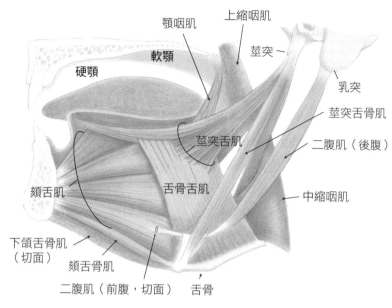

圖 6.11　舌外在肌

表 6.5　舌內肌與舌外在肌

肌肉	附著點	功能
舌內肌		
上縱肌	舌骨和中膈至側緣和舌尖	提高舌尖
下縱肌	舌根和舌骨至舌尖	下拉舌尖；回拉舌頭
橫走肌	中膈至黏膜下組織的外緣	將外緣向中線拉，將舌頭變窄
垂直肌	舌背黏膜至舌頭外側和下表面	下拉舌頭
舌外在肌		
頦舌肌	下顎內面至舌尖和舌背至舌骨	前部肌纖維的收縮會拉回舌頭；後部肌纖維的收縮會將舌頭向前推
舌骨舌肌	舌骨至舌外緣	下拉舌頭兩側
顎舌肌	顎骨腱膜前側和兩側至舌後部的兩側緣	提升舌頭後部
莖突舌肌	顳骨的莖突至舌頭側緣	提升和回拉舌頭

說話時舌頭的移動

　　舌頭是最複雜也是最重要的構音器官（如 Iskarous, 2003）。大部分的舌頭肌肉可以被激發，讓舌頭的不同部位同時活動，並有不同程度的活躍度（Sokoloff, 2000; Stone, Parthasarathy, Iskarous, NessAiver, & Prince, 2003）。此外，舌肌的神經支配非常密集，讓舌頭形狀可以非常細微地控制動作（Mu & Sanders, 2010）。因為舌肌很複雜，舌頭可以非常大幅度地飛速移動。舌頭可以以多種方式移動，讓說話時舌頭可以有非常多不同的型態和位置。Hardcastle（1976）描述了幾種移動方式：舌身可以橫向前後移動，並垂直上下移動。舌尖和舌葉可以橫向前後移動，以及垂直上下移動。舌身可以擺出與顎相對凹凸的姿勢，並且延伸一樣的形態到整個舌頭長度，讓舌頭中間呈現一條溝。最後，舌背的表面可以延展或擴散。Green 和 Wang（2003）描述說話時舌頭四種基本移動模式，包括：提高舌葉同時下壓舌背（發齒槽音和顎音時可看到）、抬高舌身（在 /j/ 音素中可看到）、提升舌背（發軟顎音時可看到）、提升前舌葉並下壓舌身（發側邊 /l/ 音時可看到）。

　　說話發音時會運用舌頭的綜合移動，發母音時動作最簡單，主要是用舌身做橫向與直向活動。齒槽塞音 /t/ 和 /d/ 需要較複雜地移動舌身和舌尖。擦音（如 /s/）需要更複雜移動和互動舌頭肌肉。了解發 /s/ 音的動作複雜性和發此音所涉及的許多不同肌肉和動作，有助於了解為什麼許多孩童發這個音會有困難（如 Miccio & Ingrisano, 2000）。同樣的，發 /r/ 音因為需要肌肉靈巧性，對孩童來說也較困難；其實孩童常常到七、八歲時肌肉才發育完整足以發這些音。隨著孩童成熟，他們才會更獨立地運用這些互相鄰近的構音器官（Nittrouer, Studdert-Kennedy, & Neely, 1996）。

● ● ● 咽部 ● ● ●

　　咽部在許多功能中扮演一定角色，包含吞嚥、呼吸及說話。咽部在說話時的共鳴特別重要，此概念將會在本章後文解釋。咽部是一條由肌肉、

結締組織及黏膜層組成的長條空心管，位於鼻腔、口腔及喉部後方。咽部長約 12 公分，寬度從上方向下縮小，在頂端寬約 4 公分，直到底端寬約 2.5 公分（Zemlin, 1998）。咽部是另一個肌肉性液壓構造的例子（Kairaitis, 2010）。在鼻腔後的咽部稱為**鼻咽**（nasopharynx），口腔後的咽部稱為**口咽**（oropharynx），而喉部後方的咽部則稱為**喉咽**（laryngopharynx）（請見圖 6.1）。喉咽連接至位於氣管後方的食道，食道是連接至胃的消化系統部位。

> 當打開嘴巴照鏡子，並發 /a/ 的音下壓舌頭時，可以清楚的看到口咽。鏡子裡的後壁就是咽後壁。

◉ 咽部肌肉

咽部的主要肌肉（圖 6.12）為**縮咽肌**（pharyngeal constrictors）。這些肌肉為扇形肌肉，並互相重疊，如瓦片一樣（Kent, 1997b）。下縮咽肌是縮咽肌中最大且最強壯的肌肉，來自甲狀軟骨的兩側，並包覆咽部的中下部位。在下縮咽肌的下緣有另一塊肌肉，是為**環咽肌**（cricopharyngeus muscle）。這塊肌肉來自環狀軟骨，並在食道上開口形成一個環。這個肌肉通常稱為**咽食道段**（pharyngo-esophageal segment, P-E segment）。環咽肌在休息時維持收縮，並在吞嚥時放鬆讓食物通過食道（Tjoa, 2011）。中縮咽肌從舌骨延伸，形成咽部的中段。在中縮咽肌之上是上縮咽肌。上縮咽肌源自軟顎內和其周圍的許多不同位置，形成咽部的最頂端。這些收縮肌於吞嚥時活躍，藉由其他咽部肌肉（莖突咽肌和耳咽管咽肌）的協助，提升和打開咽部。鼻咽側壁內有一個重要結構——**耳咽管**（Eustachian tube），將咽部連結至中耳（圖 6.13）。

◉ 鼻腔

鼻腔（圖 6.14）有非常不尋常的複雜結構，是由許多頭顱骨融合所構成。鼻子由**鼻中隔**（nasal septum）分為左右兩個腔，腔內有三個非常小的**鼻甲**（nasal conchae，又稱 turbinates）結構：上鼻甲、中鼻甲與下鼻甲。這些骨

言語科學
理論與臨床應用

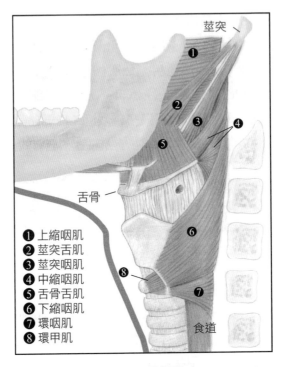

莖突

❶ 上縮咽肌
❷ 莖突舌肌
❸ 莖突咽肌
❹ 中縮咽肌
❺ 舌骨舌肌
❻ 下縮咽肌
❼ 環咽肌
❽ 環甲肌

舌骨

食道

圖 6.12　咽部肌肉

頭形狀又長又窄且捲曲，並將鼻腔分為四個溝，協助引導氣流。鼻腔覆蓋一層
黏膜，黏膜內有纖毛。纖毛有助於將吸入的空氣加溫、加濕及過濾。鼻腔對於
發英語的鼻音（/m/、/n/、/ŋ/）很重要。

◉ 聲道的閥門

聲道可被視為一條空心管，內有一系列的閥門，以開關閥門的動作控制
空氣流動。閥門由構音器官組成，以不同程度的閉合，並配合不同打開的方
式，壓縮或阻擋氣流。

聲道有四個閥門（圖 6.15）。第一個閥門為嘴唇形成的**唇閥門**（labial
valve）。嘴唇可以完全接觸、互相靠近但不接觸，或接觸牙齒。第二個閥門
為**舌閥門**（lingual valve），由舌頭接觸或靠近其他構音器官而形成。舌頭可

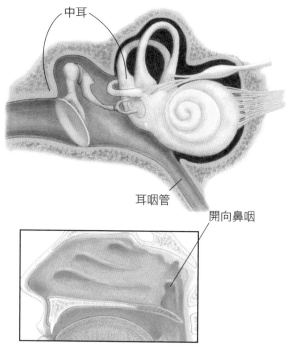

圖 6.13 耳咽管

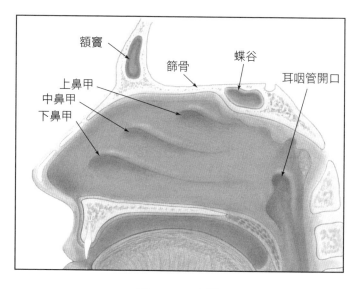

圖 6.14 鼻腔

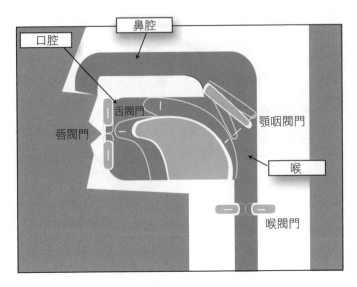

圖 6.15　聲道的閥門

以完全接觸或靠近牙齒、齒槽脊、硬顎和軟顎。舌頭也可以前伸或回縮，並可以改變形狀。

　　第三個閥門是**顎咽閥門**（velopharyngeal valve），由顎和咽後壁與咽側壁組成。這個閥門在說話時，引導空氣流入正確的腔室（口腔或鼻腔）時非常重要。第四個閥門為**喉閥門**（laryngeal valve），由聲帶組成。喉閥門在發聲上扮演關鍵角色。濁音由聲帶振動產出聲音；在發非濁音聲音時，喉閥門必須打開，讓空氣不受干擾地流入聲道。

　　任何語言的發聲都需要以特定方式對氣流進行閥門調節，以產出複雜的週期性和非週期性嗓音。聲道中的閥門位置與阻擋空氣的方式，構成了廣泛使用於母音和子音分類系統的基礎。

● ● ● 傳統母音子音分類系統 ● ● ●

　　子音傳統上依據三個主要面向分類：**構音方式**（manner of articulation）、

構音位置（place of articulation）和是否有聲（voicing）。「構音方式」指的是構音器官如何互動，控制氣流經過口腔和鼻腔。「構音位置」指的是聲道內構音器官互相接觸或靠近的地方。「是否有聲」指的是伴隨聲音是否有聲帶振動。在傳統系統中，依據舌頭在口腔的位置將母音分類，舌身在產出母音時可以位於較高、較低、較前或較後的位置。

◉ 英語子音的構音位置

英文裡有七個主要構音位置（表6.6）。在雙唇（bilabial）構音位置時，嘴唇可以緊密閉合或互相靠近，以塑造音波型態。在唇齒（labiodental）構音位置時，嘴唇接觸牙齒，在英文中，典型的交會點是上排牙齒和下嘴唇之間的接觸。在齒間／舌齒（interdental / linguadental）構音位置時，舌頭位於上下排牙齒間。在舌齒槽（lingualveolar）構音位置（常稱為齒槽位置）時，舌尖接觸或靠近齒槽脊。在舌顎（linguapalatal）或稱為顎位構音位置時，舌頭接觸或靠近硬顎。在舌軟顎（linguavelar）構音位置時，舌背接觸或靠近軟顎。最後，聲門（glottal）構音位置是指發聲時聲帶稍微互相靠近，但還沒有近到足以開始振動。

表6.6　構音位置

位置	結構	例子
雙唇	雙唇互相接觸或靠近	/p, b, m, w/
唇齒	上排牙齒靠下唇	/f, v/
齒間	舌頭於上下唇間	/θ, ð/
齒槽	舌頭接觸或靠近齒槽脊	/t, d, s, z, n, l/
硬顎	舌頭靠近硬顎	/ʃ, ʒ, tʃ, dʒ, r/
軟顎	舌頭接觸軟顎	/k, g, ŋ/
聲門	聲帶互相稍微靠近	/h/

◉ 英語子音的發聲方式

英語中有六個發聲方式，分別為塞音（stops）、擦音（fricatives）、塞擦音（affricates）、鼻音（nasals）、滑音（glides）及流音（liquids）（表6.7）。塞音、擦音及塞擦音都阻擋通過聲道的氣流，稱為阻音（obstruent）。鼻音、滑音及流音由較不受阻礙的聲道所產生，也稱為響音（sonorant）。

表 6.7　構音方式

方式	阻礙／收縮	例子
塞音	口腔受阻擋，口腔內壓增加並在高壓下釋放壓力	/p, t, k, b, d, g/
擦音	聲道收縮，氣壓慢慢釋放	/f, v, θ, ð, s, z, ʃ, ʒ, h/
塞擦音	由塞音開始，氣壓增加並如釋放擦音方式釋放	/tʃ, dʒ/
鼻音	顎咽入口打開，在口腔內阻擋，空氣經由鼻腔釋放	/m, n, ŋ/
滑音	快速移動的舌頭，由前至後或後至前移動	/j, w/
流音	口腔部分阻擋，讓空氣可以繞過阻礙流動	/l, r/

塞音（stops）

塞音或爆破音（plosives）是由兩個構音器官互相接觸，且短暫阻止經過口腔的氣流所產生。在構音器官所形成的阻礙稍後方，口腔的氣壓增加，並以爆發方式釋放（因此稱爆破音）。釋放出的空氣聽起來為塞音。要產生口內高壓，顎咽閥門必須關閉，以避免空氣流出鼻腔。例如，/p/ 的音是由兩片嘴唇互相接觸，讓口內壓增加。當嘴唇打開時，空氣快速的流出，並且只有在這個時候才能產生聲音。

英文中有六個塞音，三個有聲和三個無聲塞音，兩者皆於聲道不同位置產生。構音位置有雙唇音（/p/、/b/）、由舌尖接觸齒槽脊的齒槽音（/t/、/d/），以及舌後段接觸的軟顎音（/k/、/g/）。請見圖 6.16。

產生塞音的肌肉包含提顎帆肌和縮咽肌，它們提升軟顎；口輪匝肌和其

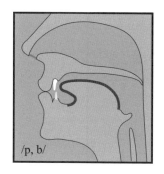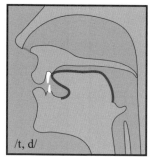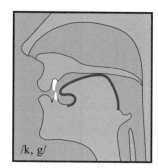

圖 6.16　塞音

他臉部肌肉產生 /p/ 和 /b/ 音；上縱肌（superior longitudinal muscle）發 /t/ 和 /d/ 音；莖突舌肌和顎舌肌發 /k/ 和 /g/ 音（Raphael, Borden, & Harris, 2007）。在發齒槽和軟顎塞音時，舌頭動作較複雜，有橫向和縱向動作兩個部分（Lofqvist & Gracco, 2002）。發塞音需要極大的動作控制，而其神經肌肉控制是經長時間緩慢發展的。曾經有報告指出，發塞音的成人動作控制直到八歲才會出現，且持續發展至成年階段（如 Cheng, Murdoch, Goozee, & Scott, 2007b）。研究中發現，有些六歲兒童在發出阻塞子音時，並沒有很清楚地區別舌尖、舌身，以及舌頭側邊緣的運動位置（如 Cheng, Murdoch, Goozee, & Scott, 2007a）。而且，齒槽和軟顎塞音的構音位置似乎隨著年齡轉向較前方的位置，並會越來越一致（Cheng et al., 2007a）。

擦音（fricatives）

　　擦音的產生是將空氣亂流，以高壓迫使其通過口腔內狹窄的通道，此通道由兩個構音器官互相靠近但不接觸所形成（圖 6.17）。例如，/s/ 音是利用舌尖和舌葉靠近齒槽脊，並將舌頭兩側稍微向上，使舌的中央部位向下凹，高壓空氣通過此凹溝流出時所產生一種嘶嘶聲，稱為擦音。有些擦音像是 /s/，氣流與牙齒接觸，增加亂流程度。顎咽閥門此時關閉，以避免口腔和鼻腔之間的流通，讓口內高壓增加並由狹窄處釋放。英語裡有九個擦音，五個為無聲子音（voiceless），四個為有聲子音（voiced），分別是：齒間音 /θ/ 和 /ð/、唇

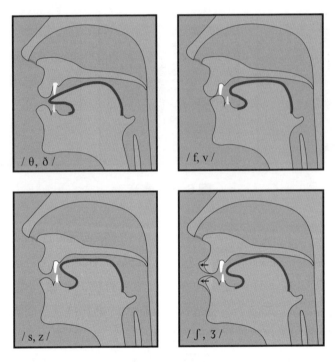

圖 6.17　擦音

齒音 /f/ 和 /v/、齒槽音 /s/ 和 /z/、顎音 /ʃ/ 和 /ʒ/，以及聲門音 /h/。

　　產生擦音需要哪些肌肉，取決於發聲位置。軟顎由提顎帆肌和縮咽肌向上提。唇齒擦音需要收縮臉下半部的許多肌肉，特別是下口輪匝肌。許多舌頭肌肉在發齒間音時是活躍的，其中上縱肌扮演主要角色。發齒槽音時，會使用下顎和舌頭的肌肉，特別是頦舌肌和頦舌骨肌。發聲門 /h/ 音時，聲帶收緊處由喉內肌所控制，而且聲道形狀會呈現緊隨其後之母音所需的形狀（Raphael et al., 2007）。在英語和其他語言中，擦音出現得比塞音少，孩童先學塞音，並在發育過程較後段才開始學習發擦音（Li, Edwards, & Beckman, 2009）。較晚的擦音發展可歸因需要較複雜的舌身形狀，才能正確地發出該音。曾經有報告指出，孩童在童年早期會持續「優化」（fine tune）擦音，直到能完成像成人的動作和聲學模式（如 Nissen & Fox, 2005）。也有證據指出，從大約五歲起，青春期前的男孩和女孩在發擦音時會有稍微不一樣的聲道形狀（如 Fox &

Nissen, 2005）。

塞擦音（affricates）

　　英文的兩個塞擦音綜合了塞音和擦音。聲音開始時為塞音，但在中段改變成最後的擦音。發塞擦音 /tʃ/ 時，舌頭一開始的位置為無聲齒槽塞音 /t/，伴隨著口內壓的增加，卻不以爆炸性釋放壓力，而是讓舌頭改變位置至 /ʃ/ 顎擦音位置，壓力也通過舌溝釋放。這個轉變方式進行得非常迅速，所以最後的 /tʃ/ 音聽起來不是兩個分開的聲音，而是一個清楚的音素。對照 /tʃ/ 的有聲子音是 /dʒ/，其發音綜合了齒槽塞音 /d/ 和擦音 /ʒ/。塞擦音被視為顎音，因為即便一開始是齒槽塞音，最後以顎擦音釋放。

鼻音（nasals）

　　鼻音是英語中唯一在鼻腔和口腔一起產生音波共鳴的聲音（圖 6.18）。鼻音類似塞音，因為聲道內兩個構音器官間有阻隔。不同的是，產生鼻音時，顎咽閥門是打開的。當口腔出口受阻擋，發出的音波必須通過鼻腔釋出。發鼻音 /m/ 時阻擋位置在雙唇，發 /n/ 時阻擋位置在齒槽，而發 /ŋ/ 時阻擋位置在軟顎。要記住，發顎音 /ŋ/ 時，軟顎是打開的，舌頭後段接觸軟顎以阻擋口腔。以肌肉活動來說，可使用顎舌肌降低軟顎位置來發鼻音，同時提顎帆肌在發鼻音時最不活躍（Raphael et al., 2007）。

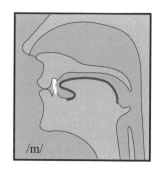
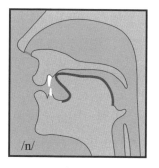
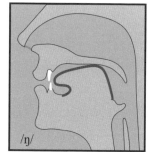

圖 6.18　鼻音

滑音（glides）

英語中的兩個滑音（也稱為半母音）/j/ 和 /w/ 都是以滑過的方式形成。所謂的「滑音」令人想到的是一個平滑、流動的動作，而這也的確描述了這些聲音的產生方式。舌頭從發一個母音到下一個母音時，會快速且平順地移動，滑音則在這個轉變時發出，例如像是 /j/ 這個音。要發這個音時，舌頭首先在口腔內較高且較前方的位置，準備好發前母音，如 /i/ 音。接著，舌頭快速的轉到高後母音如 /u/ 音的位置。/j/ 前後的這兩個母音並不真正發出聲音，而是在舌頭轉位的時間產出 /j/ 音。發 /w/ 音時剛好相反，舌頭快速地從高後母音到高前母音位置，且在轉換時發出 /w/ 音。發 /w/ 音時，嘴唇常常是圓形或嘟嘴型。以發聲位置來說，/j/ 被視為顎音，而 /w/ 被視為雙唇音。

頦舌肌在發 /j/ 音時參與舌頭的擺位。發 /w/ 音時，需使用口輪匝肌和其他嘴唇肌肉，且當需要時，莖突舌肌將舌頭向上向後提（Raphael et al., 2007）。

流音（liquids）

有些語音學家將流音歸類於滑音。但是，「流音」這個名稱描述得非常好。液體的特質就是流動性的，暗示此類聲音通過口腔的氣流是平順、流動的。發流音時，舌頭在口腔內形成一個鬆散的阻礙，讓空氣可以繞過阻礙流出口腔。流音有兩個，分別為 /l/ 和 /r/。

要發 /l/ 音時，舌尖接觸齒槽脊，但舌兩側被向下拉，讓空氣於舌頭側邊流出嘴巴。發 /r/ 音時，舌尖常常稍微向後捲舌（retroflexed），指向硬顎，但不接觸硬顎。/r/ 的舌頭位置也可以是簇成一束而不向後捲舌。在這兩個情境下，空氣可以自由地繞過鬆散的顎阻礙，從口腔流出。發 /r/ 音的位置是顎部。舌尖的位置對發流音非常重要，因此上縱肌特別活躍，下縱肌（inferior longitudinal muscle）在發 /r/ 音時也比 /l/ 音活躍，特別是如果 /r/ 音是以捲舌方式發聲。舌背的形狀大概是由垂直和橫肌（transverse muscles）間的互動所達成（Raphael et al., 2007）。

◉ 發聲

在傳統的分類系統中，子音分為有聲及無聲兩類——依據其聲帶是否振動來分類。舉例來說，雙唇塞音可以是有聲 /b/，或無聲 /p/。這兩個聲音在構音位置和方式上完全一致，只有在發聲的方法有所不同。只在發聲方法有所不同的成對聲音稱為**同源音**（cognates）。注意，同源音只出現於塞音、擦音及塞擦音。請見表 6.8。

表 6.8　同源音

塞音
/p, b/
/t, d/
/k, g/
擦音
/f, v/
/θ, ð/
/s, z/
/ʃ, ʒ/
塞擦音
/tʃ, dʒ/

所有子音都可以依構音位置、構音方式及有聲或無聲來區分。以一個齒槽有聲塞音來說，指的就是 /d/ 音素，而齒槽有聲擦音指的就是 /z/。無聲的顎擦音為 /ʃ/。而 /ð/ 音被描述為有聲齒間擦音。圖 6.19 為英語子音表，呈現出各個音素的發聲方式和位置。對同源音來說，無聲子音列在有聲子音前面。

◉ 母音分類

在傳統的分類系統中，母音主要依據舌身在口腔內的位置歸類。所有的母音皆為有聲的，所以沒有無聲的類別。所有的母音皆由相對打開的聲道所產

	塞音	擦音	塞擦音	鼻音	滑音	流音
雙唇	p/b			m	w	
唇齒		f/v				
齒間		θ/ð				
齒槽	t/d	s/z		n		l
硬顎		ʃ/ʒ	tʃ/dʒ		j	r
軟顎	k/g			ŋ		
聲門		h				

圖 6.19　英語子音的發聲方式和位置

生，因此也沒有其他的構音方式。構音位置在母音間有差異，包含舌身在口腔內多高或多低，以及舌身在口腔內多向前伸或多後縮。舌位高低和舌位前後是母音分類法的兩個主要面向，但其他面向也在母音發聲中扮演重要角色，包含舌頭緊張或放鬆，和嘴唇形狀多圓等；但這些並不如舌頭位置那樣重要。

　　在母音四邊形（vowel quadrilateral）中，是以兩個主要的面向來圖解母音（圖 6.20）。母音四邊形大致上代表口腔的結構。在母音四邊形中，任何發音符號相對的垂直位置代表在發該母音時舌頭的最高位置。發音符號相對水平的位置則代表發該音時口腔內舌頭向前伸的程度。在垂直面向上，母音分類為高、中、低；在水平面向上，母音分類為前、中、後。因此，母音分類為高前、高後、中前、下後或中央等。最高的前母音為 /i/，而最低為 /æ/。後母音中，/u/ 為最高，/a/ 為最低。英語中的後母音皆需要以圓唇發出，而前母音

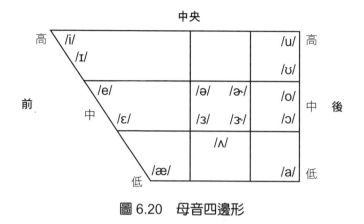

圖 6.20　母音四邊形

則不需要。發中央母音，如中央元音（schwa）/ə/ 時，舌頭位於聲道的中間位置。

　　你應可以感覺到高低，以及前後母音位置的不同。如果從最高到最低位置發各個前母音，舌頭應會依據每個音而逐漸下降。當在發最高到最低的後母音時，也應該可以感受到同樣的差異。如果你從 /i/ 轉成 /u/，也就是從最高的前母音轉到最高的後母音，舌身應從 /i/ 音相對較前方的位置換到 /u/ 音較後方位置，且嘴唇也應在發後母音時變得較圓，發前母音時則變得較擴張。

● ● ● 聲道共鳴 ● ● ●

　　現代人類聲道構造特別適合發出一系列不同的聲音。因為人類聲道的獨特演變，我們可以發多種聲音的驚人能力是其他物種無法做到的。我們史前的物種，如直立猿人（*Homo erectus*）和其他物種如尼安德塔人（Neanderthals）並沒有我們今日的聲道。這些物種的聲道比我們短很多，他們的喉部在頸部較高的位置，位於第一到第三頸椎（圖 6.21）。因此，這些物種只能發出有限的聲音種類。直到演化成現代人類〔或譯為智人（*Homo sapiens*）〕，我們才有位於頸部較低（第四到第七頸椎）位置的喉部。喉部的下降導致聲道變長，一

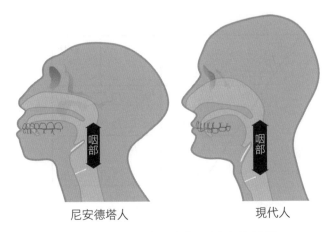

尼安德塔人　　　　　　　　　現代人

圖 6.21　尼安德塔人和現代人的聲道

位成年男性的聲道從聲帶到嘴唇約 17 到 18 公分，成年女性的聲道約 14 到 15
公分。非常年幼的孩子的聲道長度為 6 到 8 公分，且沒有成年人典型的直角結
構（Vorperian & Kent, 2007）。

　　因為聲帶包含咽部和口鼻腔構造，其改變形狀的能力非常高。每當舌頭
變換位置，或上提或下壓軟顎，或開關嘴唇和下顎時，聲道的形狀皆會改變。
改變聲道的這種能力可以發出多種不同聲音。

◉ 聲道共鳴特徵

　　聲道是一條充滿空氣的管子，也因此是個聲學的共鳴器。就像所有其
他的共鳴器，聲道也是一個聲音濾波器，選擇性地以較高或較低的音量回應
特定的音頻，音頻則由聲帶振動或聲道本身產生。聲道作為一個聲學共鳴器
（resonator）有幾個特徵，以下四個特徵最為重要（表 6.9）。

表 6.9　聲道共鳴器的特徵

• 四分之一波長共鳴器。
• 一系列充滿空氣且互相連結的容器。
• 寬頻響應的共鳴器。
• 可變化的共鳴器。

　　首先，聲道可被視為一條一端關閉（聲門）、另一端打開（嘴唇）的管子，因此聲道是一個四分之一波長（quarter wave）共鳴器。如第一章所提及，在四分之一波長的共鳴器中，最低共振頻率的波長是共鳴器長度的四倍，且較高的共振頻率是最低頻率的奇數倍數。

　　第二，因為聲道由咽部、口腔和鼻腔組成，聲道可被視為一系列充滿空氣且互相連結的容器。每一個容器有自己的共振頻率（resonance frequency, RF），且所有容器連結起來的總 RF 與各個容器的 RF 不一樣。每一個腔室都是帶通濾波器（band-pass filter），可以傳輸自身帶寬的頻率，並抑制帶寬外的頻率。

　　第三，聲道不規則的形狀使其成為寬頻響應的共鳴器，可以傳輸每個共振頻率附近寬廣的頻率範圍。

　　第四，聲道是一個可變化的共鳴器（variable resonator），頻率反應依形狀改變。每當說話者移動構音器官至不同位置以發出不同聲音時，聲道的共振頻率就會改變，因為不同腔室的剖面圓周已經改變了。該管子在某些部位較窄，某些部位較開展，腔室的不同部位接著以不同頻率共振。圖 6.22 顯示發 /i/ 和 /m/ 音時與發中央元音 /ə/ 時聲道不同的收緊處和剖面面積。

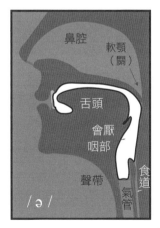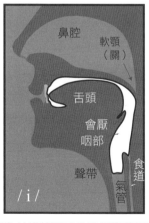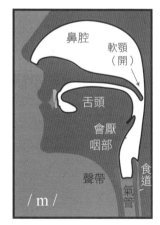

黑色輪廓線顯示共振的聲道部位

圖 6.22　/ə/、/i/ 和 /m/ 的聲道形狀

聲道的共振頻率稱為**共振峰**（formant）。作為一個長管式的共鳴器，聲道以多種不同頻率共振。因為聲道是一條四分之一波長共鳴器，較高的共振峰頻率是最低共振峰的奇數倍數。共振峰頻率可以依聲道的長度計算，當構音器官位於中央元音 /ə/ 這個發聲位置時，聲道的剖面寬度幾乎完全一致。這些計算基於成年男性的聲道，也就是 17 公分長的聲道。表 6.10 顯示如何算出中央元音 /ə/ 的共振峰頻率。

聲道有許多共鳴（共振峰）頻率。然而因為聲帶所產生的大部分共振能都在 5000 Hz 以下，所以一般來說只有考慮說話產出的前三個共振峰。共振峰可以分為共振峰 1（F_1）、共振峰 2（F_2），和共振峰 3（F_3）。F_1 頻率永遠都是最低的。將舌頭的位置從發中央元音 /ə/ 轉換到不同的母音時，會將 F_1、F_2、F_3 從 500、1500、2500 Hz 提升到其他共振頻率。就像其他共鳴器一樣，聲道會更強烈地反應頻寬內的驅動頻率（driving frequencies）。驅動頻率為聲帶振動所產生的複雜週期性頻率。就像所有複雜的週期性頻率一樣，聲門音有特定的 F_0 和諧波，且皆是基頻的整數倍數。隨著聲音通過聲道，F_0 和諧波頻率被聲道共振峰放大或縮小。我們知道聲道是一個廣泛調諧的共鳴器，所以每個共振峰的頻寬相對廣，且許多接近共振峰的諧波頻率會被放大。從這種過濾系統產出的聲音與聲門音有著一樣的 F_0 和諧波，諧波振幅大小則會被改變，有些諧波被放大，有些則縮小。因此，從聲門產出的聲音到從嘴唇出去的聲音，其諧波和音質上有所改變。

表 6.10　計算成年男性發中央元音 /ə/ 的聲道共振頻率

男性的聲道長度	17 公分
最低共振頻率的波長	17×4＝68 公分
將波長轉成頻率	F＝聲速除以波長
	F＝每 68 公分每秒 34,000 公分
	F＝500 Hz
較高的 RF 為奇數倍數	500×3、500×5、500×7 以此類推
	1500 Hz、2500 Hz、3500 Hz 等

◉ 母音發聲的聲源濾波理論

聲道如何過濾聲門音的方法，由瑞典科學家 Gunnar Fant 於 1960 年正式彙整為**聲源濾波理論**（source-filter theory）。這個理論涵蓋了母音的三個部分：聲門音、聲道共鳴器及嘴唇間聲音——並於三個圖表中將它們顯示出來（圖 6.23）。

第一個圖代表的是聲門頻譜，顯示從喉部發出但尚未被聲道過濾的聲音。F_0 的振幅最大，接下來的諧波每八度損失 12 分貝。5000 Hz 以下的共振波能量皆存在。如果可以聽到這個聲音，會像是一種低力度的嗡嗡聲，聽起來並不像任何特定母音。這個頻譜稱為*音源函數*（source function），因為母音來自聲門。

第二個圖不代表聲音，而是一個共振曲線，表示發中央元音 /ə/ 時，成年男性聲道位置的音頻反應，共振（共振峰）為 500、1500、和 2500 Hz。這稱為*轉移函數*（transfer function），也是共振曲線的另一個名稱。這個圖有三個峰，位於 500、1500 及 2500 Hz，反映了這些頻率的最大共振反應。

第三個頻譜代表從嘴巴傳出的聲音，稱為*輸出函數*（output function）。在這個頻譜中，聲門音會依據聲道的頻率反應受到過濾。輸出的聲音會與聲門源有一樣的 F_0 和諧波。但是諧波音量受到改變，導致特定母音有特定的音質。

這些圖清楚地呈現聲音從聲帶產出後，如何受聲道的共振而改變。圖中顯示，當成年男性將構音器官擺到發中央元音 /ə/ 的位置時，從嘴巴產出的聲音由前三個共振峰 500、1500 及 2500 Hz 呈現。感官上，聽到的就是中央元音 /ə/。

聲源濾波理論也考量當聲音通過聲道時，從口中散發至外的效果。這個效果稱為**輻射特徵**（radiation characteristic），與嘴唇擔任高通濾波器功能有關。聲源濾波理論對這個面向的重視程度，一般來說並沒有像該理論其他因素一樣受到強調。

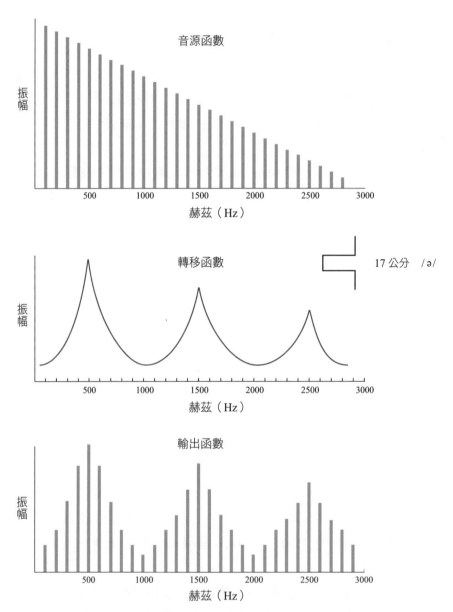

圖 6.23　聲源濾波理論

◉ 與口腔和咽容積相關的共振峰頻率

聲源濾波理論建立於男性發中央元音 /ə/ 時的聲道位置，這位置有著一個相對穩定的剖面。在這個位置時，聲道收緊處前後的發聲地方（口腔和咽部空間）在容積上大致是一樣的。對其他的母音來說，聲道必須改變形狀，才能改變共振特質。隨著聲道改變形狀，口腔和咽部的空間關係也會改變。共振峰頻率與口腔和咽部的容積相關，因為裝空氣的容器會依容積有不同的音頻。一般來說，較大容積的容器會對較低的驅動頻率產生更強烈的共鳴，較小的容積則會對較高的驅動頻率產生較強烈的共鳴。

F_1 音頻與咽腔容積及聲道收緊程度有關，F_2 音頻則與口腔長度有關。這些容積可以經由移動舌頭至不同位置而改變。藉由提高舌頭至硬顎發 /i/ 母音時，處於舌頭收緊處後的咽腔會增大，且舌頭收緊處前的口腔會變小。這意味著 F_1 會較低，因為較大容積的咽腔會與聲門音較低的諧波產生較強的共振；但 F_2 則會較高，因為口腔較短，導致聲門音較高諧波的音量增加。相反的，收回舌頭和將之下壓至口腔底來發低位後母音 /a/ 時，口腔會拉長，且咽腔容積會減少。此外，因為發後母音時常常需要嘴唇呈圓形，口腔因而更長了。因此，F_1 會較高是因為較小的咽腔容量會加大聲門音源中較高的諧音；F_2 會較低是因為較長的口腔會對應聲門音較低的諧音產生共鳴。

從以上描述應可清楚得知，不同母音的 F_1 和 F_2 會依據舌位高低（舌頭直向位置）及舌位前後（舌頭前伸的前後位置）有系統性的差異。要記得，特定的共振峰頻率也取決於聲道的長度。聲源濾波理論是依據成年男性的聲道所建立的，但是成年女性的聲道比男性短，且孩童的聲道比成年人還要更短（圖6.24）。聲道的管狀共鳴與長度相關，共鳴器越長，共振頻率越低，反之亦然。因此，女性較短的聲道會比男性聲道在較高頻率有更強烈的振動，嬰孩僅約成年人一半長度的聲道所產出的中央元音 /ə/，其共振峰約是成年男性的兩倍（1000、3000 和 5000 Hz）。

每一個母音都有不同的共振峰音頻，每個母音產出的頻譜皆不同。因為來自聲門的不同諧波，會依照聲道如何改變共鳴而被放大或收斂，因此每個母

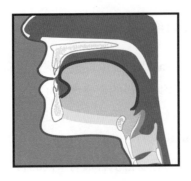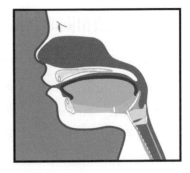

圖 6.24　成人與嬰兒的聲道

音都有不同的音質。每次舌頭改變位置來發不同母音時，聲道共鳴器的過濾特質會因而改變。因此母音的構音方式，與藉由改變聲道共鳴濾波特性以產生不同共振峰型態的聲學結果，兩者間存有直接的關聯性。圖 6.25 顯示發 /i/ 和 /u/ 母音時，口腔和咽部容積之間的關聯，以及每一個母音的轉移函數和產出音頻最終的差異。

　　要記住，發特定共振峰時，聲道的形狀與聲帶振動並不相關。也就是說，音源函數和轉移函數是相對互相獨立的。聲帶振動的速度帶來複雜週期性聲音的 F_0。聲帶振動越快，F_0 越高，反之亦然。另外，聲波的諧波間距也會依 F_0 改變，但是這不會影響聲道。當發 /i/ 的音時，不論 F_0 多高或低，構音器官皆位於可以產出 /i/ 音共振峰模式的位置。只要舌頭維持高前方的位置，這些共振峰不會改變。如果改變 F_0（音調），但維持舌頭在發 /i/ 音的位置，聲道的過濾特質會維持一致，但聲門音源會改變。另一方面，說話者可以以特定的 F_0 發 /i/ 音，例如維持 F_0 為 150 Hz 不變，並可以經由移動舌頭至不同位置改變音質。也就是說，舌頭位置可以從發 /i/ 到 /a/ 或 /u/，同時維持一致的 F_0。在這個情況下，音源是固定的，但是聲道過濾特質的共鳴會有改變。

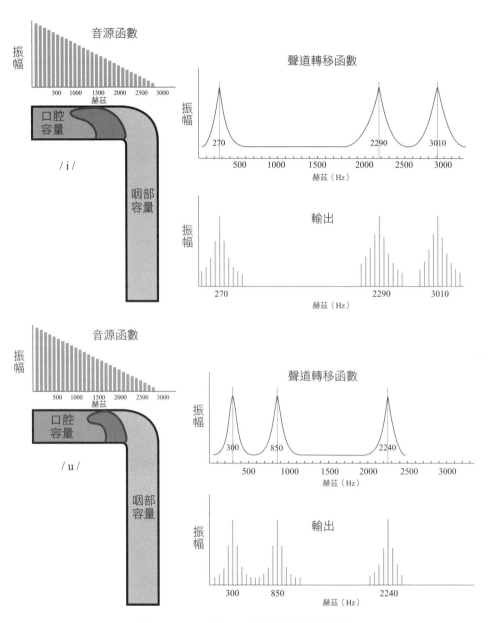

圖 6.25 /i/ 和 /u/ 音的聲道轉移函數

可以測試自己的嗓音音源和過濾器之間的獨立性。於三個不同的 F_0 發 /a/
的音。每一個的音高應有改變，但是聽起來都是 /a/ 的音。只要你的舌頭維持相
同位置，不論選擇什麼音頻，都可以發出同樣的母音。現在發 /a/、/i/ 和 /u/ 並
維持一樣的音頻。音調這時應維持一致，但是每一個聲音的音質會因舌頭的位
置而有所不同。你也可以改變聲音的音源（音頻）和過濾（音質）（亦即，以
不同的音調發不同母音）。

◉ 母音共振峰音頻

母音的特質可依前三個共振峰之間的關係分類。這些關係是區分不同母
音的主要因素。一方面，母音可被視為音樂裡的和絃。音樂中的和弦一般來
說包含三個或更多音符，像是 C、E 和 G，或 F、A 和 C，且這些音符是該和
弦的特徵。每個母音可被視為有相對應的和弦。這個比喻不完全合乎邏輯，因
為音樂的和弦不會依音樂家的特徵而改變，但是母音共振峰則會。此外，在音
樂和弦中，聽眾可同時聽到所有的和弦音，而母音聽起來只有一個音。即便如
此，這是一個可以思考母音結構的好方法。

要改變聲道的共鳴音頻，可以操弄三個因素，這些因素包含：聲道整體
長度、收緊位置（如聲道中的阻礙或狹窄處），以及收緊的程度。聲道的收縮
會導致 F_1 下降。收縮越緊，F_1 會越低。F_2 會因舌後方的狹窄處而下降，但舌
前方的狹窄處會提高 F_2 音頻並將 F_1 音頻降低。唇的前凸會降低 F_1 音頻，約
降 26 Hz（Zemlin, 1998）。此外，喉部也會在言語產出時上升或下降 2 公分
來增加或減少聲道的有效長度。這會導致 F_1 同時飄高至多達 50 Hz（Zemlin,
1998）。

記住，特定的共振峰音頻取決於每個人的聲道長度。表 6.11 清楚顯示
F_1、F_2 及 F_3 的音頻，從男性、女性到孩童逐漸增加。

表 6.11 中可以看到母音高度、母音前位及共振峰音頻之間的關係。注意
具有最高位前母音 /i/，F_1 卻最低。隨著舌頭從發 /i/ 到 /æ/ 音位置的下降，F_1
也會因而增加。發後母音時也有一樣的現象。最高位的母音 /u/ 的 F_1 最低，而

表 6.11　成年男性、成年女性和孩童發前、後、中央母音的共振峰值

前母音											
	/i/			/ɪ/			/ɛ/			/æ/		
	F_1	F_2	F_3	F_1	F_2	F_3	F_1	F_2	F_3	F_1	F_2	F_3
男性	342	2322	3000	427	2034	2684	580	1799	2605	588	1952	2601
女性	437	2761	3372	483	2365	3053	731	2058	2979	669	2349	2972
孩童	452	3081	3702	511	2552	3403	749	2267	3310	717	2501	3289

後母音											
	/u/			/ʊ/			/o/			/a/		
	F_1	F_2	F_3	F_1	F_2	F_3	F_1	F_2	F_3	F_1	F_2	F_3
男性	378	997	2343	469	1122	2434	497	910	2459	768	1333	2522
女性	459	1105	2735	519	1225	2827	555	1035	2828	936	1551	2815
孩童	494	1345	2988	568	1490	3072	597	1137	2987	1002	1688	2950

中央母音					
	/ʌ/			/ɚ/		
	F_1	F_2	F_3	F_1	F_2	F_3
男性	623	1200	2550	474	1379	1710
女性	753	1426	2933	523	1588	1929
孩童	749	1546	3145	586	1719	2143

資料來源：Hillenbrand, Getty, Clark, & Wheeler (1995).

最低位的母音 /a/ 的 F_1 卻最高。因此，F_1 音頻和舌頭高度有反向關係：舌頭位置越高，F_1 音頻越低；舌頭位置越低，F_1 音頻越高。舌頭位置高會增加咽腔的容積，也會更強烈地與聲門聲波的低頻頻率形成共鳴。相反的，舌頭位置較低會增加舌頭收緊處前的口腔容積，縮小咽腔容積，並更強烈地與較高音頻共振。這個關係可以總結如下：**高位母音，低 F_1；低位母音，高 F_1**。

　　F_2 與口腔長度有關 —— 也就是發母音時舌頭收緊處前的空間。口腔越

長，會更加與較低的音頻共振。因此，F_2 與舌位前後有關。發後母音時，舌頭收緊處和嘴唇間的距離較遠。此外，英文中的後母音是由圓形的嘴唇所產生，此形狀更加拉長口腔長度。因為發後母音時口腔長度增加，F_2 會較低；而發前母音時，口腔較短，F_2 則較高。表 6.11 顯示高位前母音 /i/ 的 F_2 最高，且 F_2 會系統性的隨著舌頭下降，以致低位前母音 /æ/ 的 F_2 值為前母音中最低。然而，前母音的最低 F_2 音頻還是比後母音的最高 F_2 音頻高。對 F_2 來說，這種關係可總結為下：**後母音，低 F_2；前母音，高 F_2。**除了增加口腔長度，發後母音時將嘴唇呈現圓形也會增加聲道的長度，導致後母音整體來說共振峰音頻較低。

中央母音的 F_1 和 F_2 並沒有此系統性關係模式。因為發中央母音舌頭置中，共振峰較平均分配。

◉ 第一與第二共振峰分布圖（F_1/F_2 圖）

F_1/F_2 圖是提供共振峰資訊的圖。這種圖也稱為母音空間，或聲學空間。圖中 F_1 位於橫軸上，對應舌頭高度，而位於縱軸的 F_2 對應舌頭的前後位置。讀 F_1/F_2 圖時就像找任何圖中座標方式一樣，看座標在兩個軸的什麼位置。圖 6.26 顯示男性、女性及孩童發 /i/、/a/、/u/ 和 /æ/ 母音的 F_1/F_2 座標，資料來自 Hillenbrand 等人（1995）的平均值。當我們看孩童的 /i/，可以向下看，找出 F_1 軸上的值。要找出 F_2 值，則隨著 F_2 軸向左看。這種圖在個人或群體皆以同樣方式計算，在比較個人和群體的共振峰特質非常實用。不同說話者有不同發共振峰的方式。一位語者發特定母音的 F_1/F_2 模式可能跟另一個人發不同母音的模式一樣。此外，語者的年齡和性別也會影響他的母音共振峰。角落母音和母音之間的關係不論在男性或女性，皆在年齡很小的時候建立（McGowan, McGowan, Denny, & Nittrouer, 2014）。曾有報告指出，母音空間上性別間的不同（男孩共振峰值較低）在四歲的時候開始變得明顯，並隨著年齡越來越突出（Vorperian & Kent, 2007）。母音空間的形狀與聲道成長模式一致，例如曾經有人發現，十四到十五歲的男性喉部有實質的下降，並對照聲道容積的增加。在共鳴方面，這與所有角落母音的 F_1 和 F_2 音頻急遽下降一致（Vorperian

& Kent, 2007）。相對地，女孩則只有低位母音的母音空間增加了。表 6.11 和
圖 6.26 的資訊顯示，成年男性或年輕孩童 /a/ 母音的 F_1 可以涵蓋 730 到 1030
Hz，這個母音的 F_2 範圍約 1090 到 1370 Hz。所有的母音範圍皆類似。

　　母音和子音發聲的方式造就每個音的特殊聲學結構。聲譜分析是一個現
行分辨聲音的聲學結構的方式。

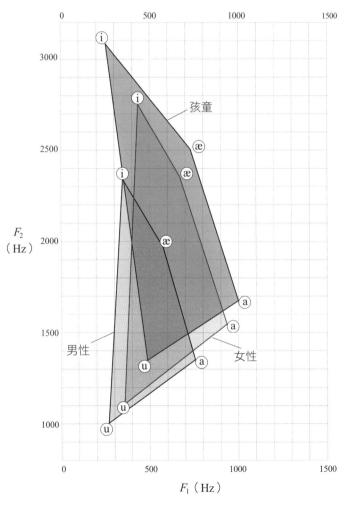

圖 6.26　F_1/F_2 圖

● ● ● 聲譜圖分析 ● ● ●

聲譜圖法（spectrography）是一種分辨聲音諧波與聲頻內容隨著時間變化的方法。聲譜圖縱軸顯示音頻，橫軸顯示時間，而聲音能量的強度則由黑色或彩色的軌跡表現。這個圖像讓使用者可以看出特定時間內特定音頻的聲音能量。聲譜圖讓觀察聲音的共鳴特徵變得單純，並可以看到這些特徵如何隨著時間改變。因為言語的共鳴訊號快速改變，聲譜圖非常實用。

聲譜圖從 1940 年代就已經存在，並由於電腦科技的進步，臨床師和研究者得以更容易使用這個工具。聲譜圖分析曾經是耗費人力和時間的任務，大致上僅能在大學或工業實驗室內進行。然而，現今聲譜圖分析在醫院、大學門診、復健中心及學校內常被用來診斷和治療許多溝通問題。該儀器的成本效益佳，可提供非侵入性且安全的方法，進行細緻的言語聲音聲學分析。這些工具有內建電腦系統，有特定的軟硬體，可接收、分析及在螢幕上顯示言語，並透過喇叭播放。如 Praat（praat.org）的免費下載軟體可以做這類分析，讓我們在任何地點或情境下都可以取得聲學分析。這個軟體讓使用者產出言語訊號的音波，並操作電腦螢幕上的滑鼠即時測量音波。電腦將以適當的單位來顯示音頻、振幅及對應的時間。當軟體擷取音波，就可以執行頻譜分析（和許多其他種類的分析）。

● 窄頻和寬頻聲譜圖

聲譜圖使用濾波器掃描聲音中所有的音頻，以及在每個音頻中的聲音能量。根據濾波器頻寬大小不同，聲譜圖上可以取得不同類型的資訊。**窄頻聲譜圖**（narrowband spectrogram）使用 45 到 50 Hz 的濾波器。大部分說話者的基礎頻率比 50 Hz 高，所以窄頻濾波器會個別響應噪音訊號中的每個諧波，如此便可以顯示聲音中的基礎音頻和個別諧波。因此，窄頻聲譜圖揭露了聲門音源的諧波結構。

寬頻聲譜圖（wideband spectrogram）分析的頻寬一般來說為 300 到 500

Hz。這可偵測到聲門音源的許多諧波共振能量，並將之加總。回想落在任何聲道共鳴的諧波皆會被擴大。當諧波加總後，在聲譜圖上會顯示為高強度的共振能量橫向寬帶，稱為共振峰。每一條能量帶的中間為共振峰的中間音頻，對照聲道的共振音頻，而能量帶的音頻範圍稱為頻寬。因此，寬頻聲譜圖顯示母音類聲音的共振峰，以及聲道的濾波功能。此外，說話者的基礎音頻也在聲譜圖下方由垂直線標示，每一條線代表聲帶震動的一個週期。寬頻聲譜圖也可以顯示聲道內產生的非週期性聲音。

◉ 母音和子音的構音與聲譜圖特徵之間的關係

發音的構音方式與音素的聲學特徵有直接關聯。構音器官的位置和特定型態會影響聲道的共振特質和濾波性質，這會將基本聲音塑形成最終形狀，最終產出特定音素。接下來會討論母音和雙母音的構音與聲學關聯，以及子音的六個類別。

◉ 母音

母音的構音與舌頭在聲道內的位置相關。在母音四邊形中四個角落的母音（/i, u, a, æ/）稱為**角落母音**（corner vowels）。發這些母音時，舌頭遠離發中央元音 /ə/ 時平常的中立位置，因此角落母音代表母音發聲的極限。母音是複雜的週期性噪音，其聲學上的前三個共振峰具特徵性。共振峰在聲譜圖上看起來是寬廣、黑色的橫向帶，反映出這些被聲道共鳴放大的諧波音頻，具有集中的高強度共振能量。因為聲道是寬頻調諧，許多諧波在靠近聲道共鳴頻帶被放大，這可以解釋為什麼最終的共振峰是寬廣的。圖 6.27 顯示前母音、後母音及中央母音的聲譜圖。這些母音稱為**單母音**（monophthongs），或是純母音（pure vowels），並以相對一致的舌頭位置發聲。前母音和後母音有特殊的共振峰模式。前母音的共振峰 1 和 2 之間的間距很大，而共振峰 2 和 3 則較互相靠近。高位前母音 /i/ 的共振峰 1 和 2 之間的間距最大，並依母音的下降，間距越來越小。後母音特徵為互相靠近的共振峰 1 和 2，以及較高音頻的共振峰 3。中央母音似乎顯示較平均分配的共振峰關係。

言語科學
理論與臨床應用

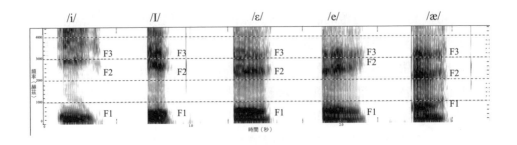

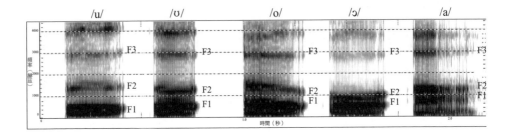

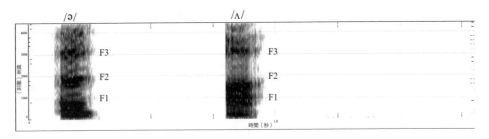

圖 6.27　前母音、後母音和中央母音

◉ 雙母音

　　雙母音是一種會在發聲過程中改變共振特徵的母音。就像母音一樣，雙母音是複雜、富週期性的共鳴聲音，前三個共振峰為其特徵。雙母音是以一個單位發兩個母音。美式英語中有三個主要雙母音：/ai/、/au/ 和 /ɔi/。第一個母音的發音起始點稱為**滑入音**（onglide），而雙母音的結束點稱為**滑離音**（offglide）。舉例來說，發 /ai/ 這個雙母音時，舌頭從發 /a/ 的位置快速轉換到 /i/ 的位置。改變舌頭位置的聲學結果就是聲道的濾波功能改變，導致聲音

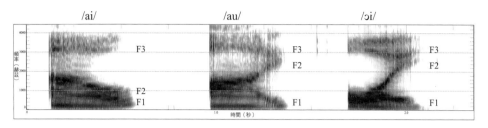

圖 6.28　雙母音

從開始到結束的過程中，改變了共振峰音頻。這些音頻的轉變稱為**共振峰過渡軌跡**（formant transition）。聲譜圖中，獨立產出的雙母音特徵為穩定狀態的滑入音共振峰，接著發生共振峰過渡軌跡。圖 6.28 顯示英語中三個主要雙母音的聲譜圖：/ai/、/au/ 和 /ɔi/。開始發 /ai/ 雙母音時，共振峰為 /a/，其 F_1 和 F_2 相對靠近，F_2 和 F_3 互相遠離。在轉換中，音頻改變至 /i/ 的典型音頻，F_1 非常低，而有相對高許多的 F_2 和 F_3。另外兩個雙母音的共振峰過渡軌跡也同樣依照聲音的各個母音值做音頻變化。第二個共振峰在所有雙母音內都經歷最大的音頻變化。發所有雙母音的舌頭滑離音位置皆為高前（/i/）或高後（/u/）。

◉ 鼻音

　　在英語中的三個鼻音，乃是由軟顎的位置下降和口腔阻礙產生。鼻音在口腔和鼻腔內皆產生共鳴，但只由鼻腔流出。因為口腔的完全阻礙，這些聲音有時稱為鼻塞音，或鼻爆破音。由鼻子出去的音稱為**鼻腔雜音**（nasal murmur）（Pruthi & Espy-Wilson, 2004），並於口腔關閉同時打開顎咽入口時發聲（Hixon, Weismer, & Hoit, 2008）。鼻腔雜音的特徵為同時有**反共振峰**（antiformant）〔也稱為**反共鳴**（antiresonance）〕和**鼻共振峰**（nasal formant）（圖 6.29）。當顎咽通道因軟顎下降而打開，鼻腔與其他聲道在聲學上耦合連通。關閉的口腔就會成為聲學術語中的**側枝共鳴器**（side-branch resonator），或**分流共鳴器**（shunt resonator）。通過聲道的氣流會分離，有些流入鼻腔，有些進入關閉的口腔。進入口腔的氣流產生圖內的反共振峰，因為有些聲能受困於口腔內，沒有通過鼻道產生共鳴。反共振峰與共振峰以相反的

言語科學
理論與臨床應用

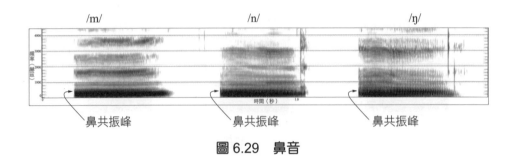

圖 6.29 鼻音

方式產出。回想一下聲道的共鳴為帶通濾波器，會放大頻寬內的諧波振幅。相反的，聲道的反共鳴為帶阻濾波器，抑制在頻寬內的諧波振幅。鼻音因此在共鳴上為非常複雜的聲音，因為在頻譜中有共振峰也有反共振峰。在聲譜圖中，反共振峰看起來像非常弱的共振峰。反共振峰的音頻取決於聲道阻礙的位置（如雙唇、齒槽脊或軟顎）。/m/ 音（最長的側枝共鳴器）的第一個反共振峰位於 1000 Hz，/n/ 音為 2000 Hz，而 /ŋ/（最短的側枝共鳴器）則為 3000 Hz（Kent, Dembowski, & Lass, 1996）。

　　鼻腔和口腔間的耦合效果也在聲音的共鳴結構中產生另一個共振峰，就是鼻共振峰。因為耦合的咽腔和鼻腔容積相對高，鼻共振峰音頻較低（小於 250～300 Hz）。鼻共振峰是鼻腔雜音中力度最大的，鼻腔雜音雖也包含較高的共振峰，但比最低共振峰的音量小許多。各個鼻腔雜音不完全一樣，但非常類似。因為鼻腔不會依聲音改變形狀或容積，鼻腔的共鳴特徵在所有鼻音中皆一樣。

◉ 滑音

　　滑音有時被分類為半母音，並屬於響音（sonorant）。響音都是有聲的音（voiced），且響音的氣流不完全平順或呈現層流狀，但也沒有擾流。發滑音時舌頭快速移動導致快速改變的共振峰音頻，這些聲音因此比雙母音呈現更快速的轉換共振峰。滑音沒有雙母音的穩定狀態共振峰段落。滑音時間很短，並且看起來比較像兩個其他音之間轉換的共振峰。共振峰過渡軌跡需約 75 毫秒（Pickett, 1999）。請見圖 6.30。一般來說，發 /w/ 音時，嘴唇呈圓形，因此

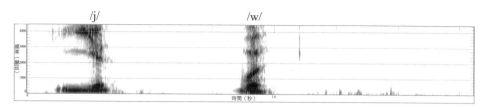

圖 6.30　滑音

聲道的延長導致所有共振峰都有較低的音頻。在子音—母音（CV）情境下的 /w/ 和 /j/，F_1 音頻一開始為非常低，與高位母音 /i/ 和 /u/ 的值類似，因為發這些母音時，舌頭位於發滑音的起始位置。共振峰接著提升到下一個母音的 F_1 音頻。對成年男性來說，/w/ 的 F_2 起始值為約 800 Hz，非常接近 /u/ 的平均 F_2 音頻；/j/ 的 F_2 開始為 2200 Hz，也接近 /i/ 的值。發 /w/ 音的 F_3 起始值大約在 2200Hz，而 /j/ 起始值則為 3000 Hz（Kent et al., 1996）。F_2 和 F_3 的音頻值也移至接近下一個母音的 F_2 和 F_3 值。

◉ 流音

　　流音 /r/ 和 /l/ 皆為響音，特徵是穩定狀態的共振峰，反映出發這些聲音時不需改變舌頭動作。英語中的 /r/ 常常是捲舌音，舌頭向後舌尖指靠近軟顎。這導致 F_3 特徵性的下降，將之帶向 F_2。/r/ 的 F_3 約 1600 Hz，而各個母音的 F_3 從 2200 到 3000 Hz 皆有。大部分帶 /r/ 音的聲音〔r-colored sounds, 翹舌音（rhotic sounds）〕顯示 F_3 下降。舉例來說，成年男性發中央元音（/ə/）的平均 F_3 約 2390 Hz，而帶 /r/ 音的中央元音 /ɚ/ 約 1690 Hz。然而，F_3 下降的程度取決於 /r/ 音在該單字中的位置。位於起始位置之 /r/ 的 F_3 有極大幅度的下降；在字尾的下降就沒有那麼多。/r/ 與 /l/ 音的 F_1 和 F_2 相似。圖 6.31 的聲譜圖顯示產出獨立流音的穩定狀態性質。發 /r/ 音時 F_3 的下降可以在 /ili/ 和 /iri/ 音節中明顯看到（圖 6.32）。

　　/l/ 的音由舌尖接觸齒槽脊產出，且舌頭兩側需有足夠的空間讓空氣可以繞過阻礙。口腔內阻礙後方的部位作用為分流共鳴器，與鼻音類似，/l/ 音也有共振峰和反共振峰。/l/ 的共振峰 F_1 約 360 Hz，F_2 約 1300 Hz，F_3 約 2700

言語科學
理論與臨床應用

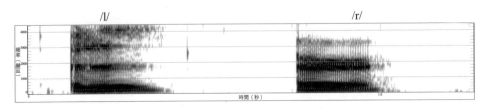

圖 6.31　流音

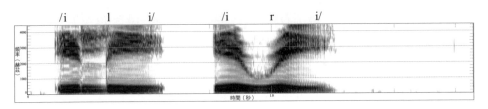

圖 6.32　翹舌音 F_3 的下降

Hz。但是，/l/ 音的共振峰有許多變化。特別是，F_2 會受到相鄰母音的影響（Baken & Orlikoff, 2000）。

◉ 塞音

　　就像所有其他聲音，塞音構音的方式決定該音的聲學特質。但是，響音還是跟阻音（例如塞音和擦音）有一些主要不同處。母音和雙母音都由聲帶振動產生，聲波接著被聲道濾波。發母音和雙母音時聲道相較不受限制，讓聲波通過較寬廣的通道。發滑音和流音時聲道比發母音要縮窄得多，且聲音來源也是週期性聲門振動。相較之下，塞音的主要音源來自構音器官阻礙處後方加壓空氣的釋放，因而產生複雜且非週期性的過渡聲音。塞音發聲的方式產生四種聲學特徵：靜音段（silent gap）、釋放爆裂（release burst）、嗓音起始時間（voice onset time, VOT），和共振峰過渡軌跡。

靜音段

　　聲譜圖中的靜音段（silent gap）反映出構音器官構成阻礙和口內壓增加的時間。對音節起始位置的無聲塞音來說，無法在聲譜圖上看見這個區間。當塞

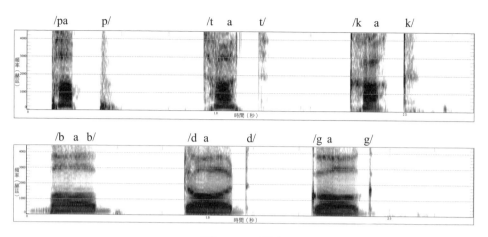

圖 6.33　塞音

音在中間或最終位置時，靜音段顯示為前一個音和塞音之間的空白區塊。對有聲塞音來說，有時候會在靜音段中顯示一條低頻能量帶，稱為**寬橫桿**（voice bar）（圖 6.33）。寬橫桿顯示構音器官關閉和氣壓上升時，聲帶正在振動。

釋放爆裂

　　釋放爆裂（release burst）是非週期性聲音的一段短時間區間，位於靜音段之後。在聲譜圖中（如圖 6.33），爆發時呈現為垂直線，延伸至高音頻區。線條代表非週期性複雜音的廣泛音頻特徵。線條期間很短，因為塞音的釋放是過渡性的，約 10 到 30 毫秒。釋放爆裂通常位於塞音的起始點和中間點。釋放爆裂也許不會發生在塞音的結尾，在美式英語中沒有釋放爆裂段落，但在一些英式英語方言中會被釋放。在 /p/ 和 /b/ 聲的釋放頻譜中，大部分的能量為低音頻，約 500 到 1500 Hz，不然共鳴能量會擴散至廣泛的音頻範圍。發齒槽音 /t/ 和 /d/ 時，收緊處前有一小部位（在舌尖接觸齒槽脊和嘴唇間）的空間稱為前腔，作用如高通濾波器，可強調噪音源的高音頻（Pickett, 1999）。齒槽塞音因此有高力度、高音頻的能量，約於 3000 到 4000 Hz（Baken, 1996; Pickett, 1999）。軟顎音 /k/ 和 /g/ 在收緊處前有較大的腔室。這個較大的前腔會更強烈的對較低音頻產生共鳴。此效果集中音頻中段的能量，約 1500 到

4000 Hz，並取決於發下一個母音的舌頭位置。無聲塞音比有聲塞音的爆裂階段持續更久，因為無聲塞音的特徵是送氣（aspiration）。送氣指的是在聲帶開始準備發下一個有聲聲音時，聲帶開始關閉，空氣流入聲門產生亂流所造成的噪音。亂流通過聲門延遲聲帶閉合，導致較長的釋放爆裂。有聲塞音沒有送氣的噪音，因為聲帶已經在塞音開始時閉合且振動。

嗓音起始時間

有聲和無聲塞音之間的部分差異在聲學上可由嗓音起始時間（voice onset time, VOT）來區分。VOT 是從釋放構音器官阻礙（對應聲譜圖中衝直條的起始點）到下一個母音的聲帶振動起始點之間的時間。這個期間以毫秒計算，並常被用來當咽部和構音器官間的協調指標。VOT 通常測量停頓起始點，其數值可依釋放爆裂和聲帶振動起始點之間的時間歸為四類。這個數值可能是負數，顯示聲帶在構音器官釋放前就已經開始振動。這稱為提早發聲前導 VOT（prevoicing VOT lead），有時會在有聲塞音中發生。第二類涉及同步發聲，嗓音的起始點和構音器官的釋放同時發生，VOT 為 0。第三類為具有短暫延遲的 VOT，其中聲帶振動起始點在釋放爆裂稍後即開始。這三個類別在英語的有聲塞音很常見。第四類包含有長延遲的無聲塞音；聲帶振動在構音器官釋放後較長時間才發生。有聲塞音的 VOT 為 −20 到 +20 毫秒。無聲塞音的 VOT 較長，依構音器官位置和送氣程度不同，約 25 到 100 毫秒。請見表 6.12。

發出適當的 VOT 是一個逐漸發育成熟的技巧。年紀小的孩童發有聲和無聲塞音時，無法清楚區分 VOT。Whalen、Levitt 和 Goldstein（2007）研究發現，孩童早期的塞音傾向只有短暫延遲，對應有聲或無聲的不送氣塞音。這可能是因為發無聲送氣塞音時，較長的 VOT 需要發聲系統和喉部系統之間有較高度的動作協調。然而 Yu、De Nil 和 Pang（2015）指出，其研究中的年輕孩童產出比成年人明顯較長的 VOT，並主張這是因為孩子發聲系統和喉部系統的控制還未發育完全。調節區分細微 VOT 所需之複雜肌肉動作能力，持續發展至十一歲時才成熟（Whiteside, Dobbin, & Henry, 2003）。

表 6.12　噪音起始時間（VOT）類別

類別	+/ － /0	關係
提早發聲前導 VOT	－	聲帶在構音器官釋放前開始振動：有聲
同步	0	聲帶振動與構音器官釋放一起發聲：有聲
短 VOT 延遲	正數，最多 20 毫秒	聲帶振動在構音器官釋放後不久開始：有聲或無聲不送氣音
長 VOT 延遲	正數，最多 100 毫秒	聲帶振動在構音器官釋放後一段時間才開始：送氣音

　　雖然 VOT 在所有語言中的塞音都會發生，但在語言間還是有些許差異。舉例來說，英語的無聲塞音送氣程度有較長的噪音延遲，同時不送氣音的有聲塞音延遲大致較短，這與瑞典語的塞音相似（如 Stölten, Abrahamsson, & Hyltenstam, 2014）。法語有聲塞音的 VOT 值有大量的提早發聲前導（負值），義大利語、西班牙語及泰語的無聲塞音皆為不送氣音，並且有短暫的噪音延遲（如 Bortolini, Zmarich, Fior, & Bonifacio, 1995; Kessinger & Blumstein, 1997; Rosner, Lopez-Bascuas, Garcia-Albea, & Fahey, 2000）。西班牙語無聲塞音（如 /p/）與英語有聲塞音（如 /b/）的 VOT 值有互相重疊（Fabiano-Smith & Bunta, 2012）。事實上西班牙語、義大利語及法語對英語人士來說，聽起來就像只發有聲塞音而已，因為這些語言中的塞音皆為不送氣音（Raphael et al., 2007）。

　　VOT 的差異在有外語腔的英語說話者中也很明顯。例如，Awan 和 Stine（2011）指出，母語為印地語（Hindi）的印度腔英語說話者，其無聲塞音皆沒有送氣，導致相較於美式英語，則有明顯較短的正 VOT 值。就如西班牙語，短 VOT 和缺少送氣音會造成聽者在區分有聲和無聲的同源音時有所混淆（如 /p/ 與 /b/、/t/ 與 /d/）。

共振峰過渡軌跡

　　有聲和無聲塞音都與共振峰相關，因為構音器官會從發塞音時較收緊的

位置，轉成發該音前後之母音時較打開的位置。此外，有聲塞音的共振峰重疊在過渡噪音（transient noise）上，反映週期振動對發聲的重要性。共振峰過渡軌跡通常約 50 毫秒。共振峰過渡軌跡的斜率——也就是是否增加、下降或不改變——取決於發該塞音時構音器官的位置，以及下一個音的聲道位置。

一般來說，非常低的 F_1 音頻意味著聲帶是收緊的。F_1 音頻越低，聲道越窄。因為塞音將聲道收緊至完全阻隔通道，F_1 一開始轉換的音頻都非常低，幾乎為零，也因此都會將音頻增加至下一個母音適合的音頻。不論塞音的構音器官位置為何，共振峰的轉換在塞音接母音時（CV）都是上升的。同樣的，當將發母音的構音器官移動到發塞音位置，F_1 音頻會下降，從母音的音頻降到幾乎為零的塞音。因此，這種情況下 F_1 轉換總是歸類為母音轉塞音情境（VC）。F_2 轉換跟口腔長度有關，反映著舌頭在前後方向的移動。這意味著，F_2 音頻轉換與塞音的構音器官位置相關。雙唇塞音顯示 F_2 音頻轉換從一開始的 600～800 Hz 增加至下一個母音的 F_2 值。齒槽音的起始值約 1800 Hz。如果接著的是後母音或是前母音較高的起始音頻（2300～3000 Hz），軟顎塞音可能與 1300 Hz 的起始音頻互相關聯。/k/ 音如果接著的是後母音，其口腔內的構音位置較後方；若接著的是前母音，構音器官位置則較前方。因為 F_2 與口腔長度相關，之後的母音位置會決定 /k/ 音的 F_2 音頻。當後面接著的是後母音，會產生較大的前腔，因此與較低音頻產生較大共鳴；當 /k/ 後面接著的是前母音，較小的前腔會與較高的音頻產生較大的共鳴。F_3 轉換沒有提供太多關於構音器官位置的資訊（Baken & Orlikoff, 2000）。

表 6.13 總結閉塞子音的共振特徵。

● 擦音

擦音由一條窄通道將加壓空氣變成亂流產生，導致氣壓的變化。這個擾動氣流的共鳴是一種非週期性噪音，稱磨擦（frication），聽起來像嘶嘶聲。擦音是複雜且非週期性的連續聲音。在聲譜圖中，擦音看起來就像一條寬狀帶，顯示共振能量分布於廣泛的音頻（圖 6.34）。擦音的能量歷時比塞音長，因為擦音是持續的聲音，但塞音為過渡音。音頻的特定範圍和非週期性擦音的

表 6.13　閉塞子音的共振特徵

無聲	有聲
非週期性	週期性＋非週期性
較長的爆發	較短的爆發，共振峰重疊於上
音節起始位置有送氣	不送氣
/p/ 頻譜中較低音頻有更多能量	/b/ 頻譜中較低音頻有更多能量
/p/ F_2 音頻軌跡為 600～800 Hz	/b/ F_2 音頻軌跡為 600～800 Hz
/t/ F_2 音頻軌跡為 1800 Hz	/d/ F_2 音頻軌跡為 1800 Hz
/k/ F_2 音頻軌跡為 1300 Hz（後母音）	/g/ F_2 音頻軌跡為 1300 Hz（後母音）
/k/ F_2 音頻軌跡為 2300～3000 Hz（前母音）	/g/ F_2 音頻軌跡為 2300～3000 Hz（前母音）
沒有寬橫桿	寬橫桿
長 VOT	短 VOT 且常提前發聲

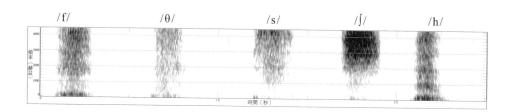

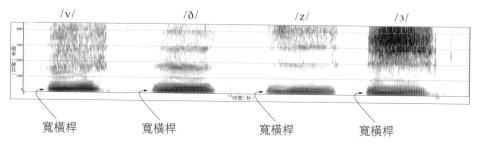

圖 6.34　擦音

力度取決於擦音的構音器官位置。在許多擦音中，氣流衝向阻礙，如牙齒，因而增加於收緊處產生的噪音音量。

　　擦音來自刺激聲道內的空氣，但是該聲音也與其通過的聲道產生共鳴並塑形。取決其構音器官位置，此非週期性複雜音之特定音頻範圍會被再強化，而其他音頻範圍會較衰減。這是因為摩擦噪音與前腔產生最強的共振，前腔則為構音器官收緊位置前的空間。前共振腔的大小會塑造聲音頻譜，共振腔容積越小，腔室共振頻率（resonant frequency, RF）越高。由前位產生的擦音，如 /f/、/v/、/θ/ 和 /ð/ 沒有什麼前共振腔，因此音頻力度非常低，並散播至廣泛音頻範圍。/f/ 的最強共振音頻從 4500 到 7000 Hz，而 /θ/ 的共振音頻為 5000 Hz（Pickett, 1999）。對 /f/ 和 /θ/ 來說，音頻能量高峰所在的頻率非常高，基本上不影響這些音聽起來如何。對 /s/、/z/、/ʃ/ 和 /ʒ/ 來說，可以計算出前腔室的 RF，與相同聲道的共振計算方法一樣。這些音的前腔室基本上就是一條管子，一端打開（嘴唇），另一端關閉（因為前腔後端限縮得非常小），使其成為四分之一波長共鳴器。齒槽擦音 /s/ 的前腔室約 2.5 公分，所以運用 f = v/λ 的公式（頻率 = 速率 / 波長）時，前腔室的最低 RF 為 3400 Hz（2.5 公分 × 4 = 10 公分；34,000/10 = 3400 Hz）；也有較高的 RF，其為最低 RF 的奇數倍數。因此，/s/ 和 /z/ 在這些非常高音頻時音量最大，就如同圖 6.34 所顯示。顎擦音 /ʃ/ 和 /ʒ/ 比齒槽音有更長的共振前腔，且其主要共振區也因此比 /s/ 的要低。此外，/ʃ/ 和 /ʒ/ 通常嘴型呈圓形，會將前共振腔加長。說「噓」的時候，可以聽得出嘴唇形狀呈圓形，首先像發 /i/ 音一樣嘴唇張大，接著如發 /u/ 音一樣呈現圓唇。/ʃ/ 從非圓形的較高音質到嘴唇呈圓形的較低音質。/ʃ/ 的大部分能量聚集於 2000 Hz 以上。/s/、/z/、/ʃ/ 和 /ʒ/ 屬於尖擦音（stridents），或**齒擦音**（sibilants），比非尖擦音 / 非齒擦音（/f/、/v/、/θ/、/ð/）具有更大的能量。齒擦音也比非齒擦音長（Fox & Nissen, 2005）。擦音可以是有聲或無聲，其中有聲的同源音在聲譜圖中有寬橫桿。有聲擦音也有週期性的聲能，這來自聲帶振動與亂流噪音之間的重疊，所以有聲擦音是非週期性和週期性聲音的結合。請見表 6.14。

表 6.14 擦音的共振特徵

無聲	有聲
非週期性	週期性 ＋ 非週期性
連續	連續
無寬橫桿	有寬橫桿
/s/ 音頻能量集中位於 3000 Hz 以上	/z/ 音頻能量集中位於 3000 Hz 以上
/ʃ/ 音頻能量集中位於 2000 Hz 以上	/ʒ/ 音頻能量集中位於 2000 Hz 以上
/f, θ/ 低強度頻譜橫跨廣泛頻率範圍	/v, ð/ 低強度頻譜橫跨廣泛頻率範圍

　　擦音需要高度的舌頭神經肌肉控制，通常孩童發擦音的能力比發塞音的發育更晚出現。Nittrouer 等人（1996）指出，不像成人，三到七歲孩童發擦音所產生的構音器官收緊度，十分依賴下一個母音的構音位置。擦音和緊鄰的母音之間的緊密牽連關係會隨著年齡發育減弱。此外，年紀小的孩童不會像年紀較大的孩童一樣清楚區分 /s/ 和 /ʃ/。從童年早期起，隨著孩子構音器官的控制能力增加，齒擦音之間的對比度將持續發展改善（Nissen & Fox, 2005），且在七歲時才明顯穩定（Mandulak, Haley, Zajac, & Ohde, 2009）。

　　門牙在發擦音時扮演重要角色，提供氣流的阻礙，增加其擾流和摩擦音程度。六到七歲孩童換牙時缺門牙的結果就是 /s/ 聽起來糊糊的（slushy）。

● 塞擦音

　　塞擦音來自快速結合塞音與擦音，以致塞擦音有塞音和擦音的特徵。塞擦音有一個靜音段，與聲音的停頓部分相關，但在連續說話時，這個間隔通常不會被察覺。靜音段後接著的是摩擦噪音。擦音和塞擦音在聲譜圖上看起來非常相似，但塞擦音歷時較短。

● ● ● 語境中語音的產生 ● ● ●

到目前為止，我們主要是討論言語中個別的音素，也就是那些能夠以不同順序組合組成音節、文字及句子的言語片段。

當產生聲音以形成更長的發音時，過程不單單是簡單組合各個言語聲音，獨立的片段間也會互相影響，並改變緊鄰聲音的共鳴特徵，這個過程稱為**協同構音**（coarticulation）。此外，說話是藉由結合言語片段所組成，其中特定聲音的音調、力度及長度會持續改變。這些特徵的改變稱為**超音段特徵**（suprasegmental characteristics），因為這些改變會在相對比較長的時間內影響許多片段。

◉ 協同構音

從母音和子音聲學性質的討論，會很容易去做一個假設，也就是當我們說話時，我們會個別產出每個聲音，並以對每個聲音所描述的方式，精準的移動構音器官，但其實並不是如此。說話是一個動態的過程，快速且流動。每一個聲音不是依序產出，而是以重疊的方式或是協同構音方式產出。協同構音指的是兩個以上的構音器官如何幾乎同時產出兩個以上不同的音素。舉例來說，要說「cat」這個字，說話者並不是移動與 /k/ 聲學特徵相關之所有構音器官，當 /k/ 完成時才改成母音的位置，或是完成發母音後，再移動到 /t/ 位置。取而代之的是，構音器官的活動在時間上互相重疊。隨著說話者移動舌根，將之上提接觸軟顎發 /k/ 音時，舌葉同時向下移動發出 /æ/ 音。在母音完成之前，也有可能在舌根還接觸軟顎發 /k/ 音時，舌尖向上已經接觸齒槽以發塞音 /t/。因為構音器官的移動互相重疊，最終的聲學特質也重疊。因此，很難（甚至不可能）精準地區分連續說話時個別段落的聲學特徵。圖 6.35 顯示獨立發 /r/ 和 /k/ 音素，以及其在單字中（如 red、cookie）的發音。

因為協同構音，前後聲音的聲學元素都會被融入所有的目標聲音。協同發聲的效果在許多地方都可看到。例如，發 sue 這個字時，舌頭要發後母音

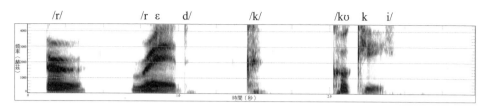

圖 6.35　獨立發 /r/ 和 /k/ 以及在單字 red 和 cookie 中的聲譜圖

/u/ 時形成的圓形，早在發 /s/ 時就已存在。在 see 這個字，發 /s/ 時嘴唇已擴張，為 /i/ 音做準備。在聲學上來說，受到後續的母音影響，這兩個 /s/ 音的頻譜高峰會位於稍微不同的音頻區（圖 6.36）。

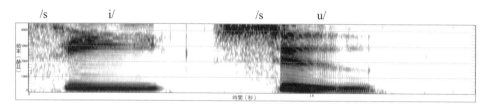

圖 6.36　母音情境下對 /s/ 頻譜特徵的影響

　　協同構音的影響可以在鼻音前後的母音看到。因為顎咽入口在發鼻音時是打開的，有一部分的母音會鼻音化，這在聲譜圖中看起來是有額外的低音頻共振峰（鼻音共振峰），而且反共振峰會反映在對其他共振峰強度的衰減。因此，說 thumb（拇指）這個字時，軟顎已經在發母音時下降，為接下來的 /m/ 做準備。因此，/ʌ/ 也會在聲譜圖上顯示鼻音化，如鼻音共振峰和薄弱的 F_1、F_2 及 F_3。相反的，在發 thud（砰一聲）這個字時，母音沒有鼻音化（圖 6.37）。

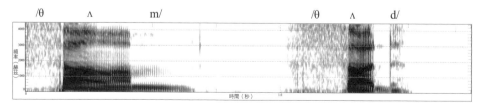

圖 6.37　鼻音情境下對之前母音的影響

言語科學
理論與臨床應用

從以上的論述應可以清楚了解，協同構音在雙向皆會發生效果。也就是說，正要發的聲音可以影響之前的聲音〔預期協同構音（anticipatory coarticulation），或右至左協同構音（right-to-left coarticulation）〕，就如同鼻音母音對 sue 和 see 中不同的發音法的例子中所描述。前面的聲音也會改變後續聲音〔延續協同構音（carryover coarticulation），或左至右協同構音（left-to-right coarticulation）〕。not 這個字中 /a/ 的音有鼻音化效果，因為之前有 /n/，但 dot 就沒有此效果（圖 6.38）。

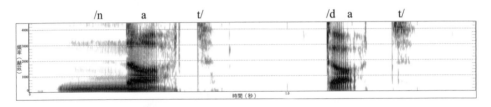

圖 6.38　鼻音情境對接續母音的影響

協同構音是連續說話的重要特徵，讓言語傳輸非常快速有效率。協同構音的效果取決於多種因素，像是子音的構音位置、音節的形狀（打開或關閉）、母音情境（低或高，前或後）及重音等（Modarresi, Sussman, Lindblom, & Burlingame, 2004; Zharkova & Hewlett, 2009）。雖然協同構音是言語的基本特性，但在每位說話者間，協同構音的程度和特定模式有很大的差異（Grosvald, 2009）。

● 語速

音素、文字、片語及句子皆使用協同構音，影響人們說話的速度。語速指的是在特定時間內產出音素、音節或文字的速度，通常以秒或分鐘計算。構音速率是產出音節或文字的速率，不將停頓納入考量。研究顯示，語速會隨著發育而逐漸發展。孩子說話比成人慢，在一項研究中顯示孩子的平均構音速率每秒 3.72 音節（Redford, 2014）。而在一項成人的研究中顯示，說話者的閱讀語速為每秒 5.34 音節（Neel & Palmer, 2012）。Nip 和 Green（2013）在探討

不同年齡層的孩童時，發現他們的語速從四歲到十三歲逐漸增加。

> 　　如果說這個句子「What movie did you see last night?」（你昨晚看了哪一部
> 電影？）同時獨立分別發每個音素（/w-a-t-m-u-v-i-d-I-d-j-u-s-i-l-æ-s-t-n-ai-t/）
> 並計時。現在以正常速度說這個句子並計時，然後比較兩個時間。你可以清楚
> 看到協同構音如何加快句子的產出，並促進溝通時的資訊傳輸。

● 超音段

　　我們說話時會傳達很多訊息給聽者。有些訊息來自我們所使用的文字，但
有許多來自於言語的旋律或音韻中。當一個人說話時，F_0 和力度持續變化，
這些改變傳達了文字集成片語、特定文字和片語的強調程度，以及語者言談說
話狀態的意圖與情緒等相關的資訊（如 Cole, Kim, Choi, & Hasegawa-Johnson,
2007）。舉例來說，在「I'll be home late tonight.」這個句子中，F_0 在句尾下
降以表示這是一個聲明事實的句子。在問問題時，語者會在句尾提高 F_0，像
「You'll be home late tonight?」這些 F_0 的改變不限於單一音素或片段，反而經
常發生於一系列的音素，如一個字、片語或句子。語者也會改變 F_0 和力度來
表達不同情緒、感受及態度。一個興奮的人的 F_0 變化會比一位憂鬱的人的 F_0
變化來得大。言語中主要的超音段特徵為**語調**（intonation）、**重音**（stress）
及**持續時間**（duration）。

語調

　　語調（intonation）指的是說話者改變 F_0 來標示言語中的語言面向，如言
語種類（直述句或問句等）。F_0 變化常稱為 F_0 輪廓（F_0 contour）或音調輪廓
（pitch contour）。英語的特性就是直述句有上下起伏的 F_0 輪廓，F_0 一開始
高，並慢慢下降至句尾。例如：

　　　　　Harry's
　　　　　　going
　　　　　　　home. 　　（哈利正要回家。）

I had eggs

for

breakfast. （我早餐有吃蛋。）

　　有人提出理論說明語者在句尾降低 F_0 的原因，其中之一與協調言語呼吸和發聲的生理有關。此理論由 Lieberman（1967）提出，並立基於**呼吸群**（breath group）的機制。一個呼吸群指的是在一次呼氣中，所能說出的全部片語或句子。在典型的直述句呼吸群中，聲門下壓（P_s）以維持穩定，直到言語的最後部分快速下降。隨著 P_s 下降，F_0 也跟著下降。各種直述類言語的 F_0 起始點似乎大大不同，但是終點都約略落在同樣音頻（Raphael et al., 2007）。因此，下降的 F_0 模式似乎歸因於言語次系統的自然功能，但這個系統也可能為了語言目的而被取代。對上升 F_0 的問句來說，說話者必須以肌肉動作增加聲帶的張力對抗 P_s 的下降，呼吸群句尾上升的音調需要高度神經肌肉控制（Xu & Son, 2002）。以對比方式使用語調的能力似乎是一個緩慢進展的過程，Patel 和 Grigos（2006）發現，研究中四歲孩童無法以上升語調說問句，而是拉長最後的音節來區分直述句和問句。但是孩童卻可以利用適當的下降音調產出直述句；七歲孩童除了使用力度和持續時間外，還以提高語調來區分直述句與問句；十一歲孩童主要是改變語調，並較少依賴力度或持續時間。

　　聲學儀器和軟體可以追蹤顯示 F_0 隨時間變化的語調模式，並且以圖示顯示 F_0 在言語間的變化。圖 6.39 代表以直述句和問句說「Harry's going home.」的 F_0 輪廓圖示。

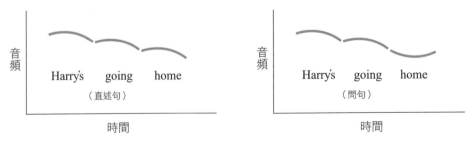

圖 6.39　直述句和問句的 F_0 輪廓

重音

　　重音（stress）是另一個區分言語中不同種類訊息的重要方法。重音可以改變音節或單字的音頻、力度及持續時間，來強調言語中的特定部分。加重音的音節或單字比未加重音的音節或單字有更高的 F_0，和（或）更強的強度，以及（或）更長的持續時間。有些研究發現，音節的大小聲和長度比 F_0 還要更能強調該音節（Kochanski, Grabe, Coleman, & Rosner, 2005）。

　　不同語言有不同的重音模式，且可以依使用強調語氣方式來判斷外語說話者。例如，在英語中 HAMburger（漢堡）的第一個音節為重音，強調第二音節（hamBURGer）的說話者會馬上被視為是非英語母語者。重音也在言語層級有一種功能，可以指出文字的意思〔稱為字重音（lexical stress）〕。例如，PREsent（在場、禮物）和 preSENT（發表、呈現）意思完全不同。前者重音在第一個音節，其意思是禮物，或意指某個時間點在某個地方。而第二個字重音在第二音節，其意思是給予、呈現。在英語中有許多類似的字，稱為**多音字**（heteronym），重音於第一個音節即是名詞，在第二音節則是動詞。例子包括 REcord（紀錄、黑膠唱片）和 reCORD（記錄，動詞）；ADDress（地址）和 addRESS（因應）；IMport（進口品）和 imPORT（進口，動詞）等。重音的另一個功能就是在對話層級中，會放在最重要的資訊上。例如，在以下這個句子：「He sat on a GREEN chair.」（他坐在綠色椅子上。）綠色為最重要訊息。此句可能是回覆這個問句：「Did he sit on a red chair?」（他坐在紅色椅子上嗎？）而這個問題：「Did he sit on a green table?」（他坐在綠色桌子上嗎？）可能會得到以下回覆：「He sat on a green CHAIR.」（他坐在綠色椅子上。）在這裡，坐在何種家具上才是最重要的。

　　在重音音節或清楚構音的語句中，會呈現清楚與好分辨的共振峰模式。相對的，非重音母音通常有較中性（較像中央元音 /ə/）的共振峰頻率，母音的對比就沒那麼清楚（如 Plag, Kunter, & Schramm, 2011）。透過母音的聲學特徵研究顯示，清楚言語（clear speech）中的 F_1 比一般對話高，且 F_2 在前母音較高，後母音則較低（如 Ferguson & Kewley-Port, 2002, 2007）。較為分開

的共振峰會導致較大的母音空間。**母音弱化**（vowel reduction）這個詞用來形容母音的共振峰模式變得模糊的現象。在有溝通失能患者（導因於失聰、神經問題等）的言語中可以察覺到母音弱化。

持續時間

持續時間（duration）指的是言語發聲的時間長度，持續時間會依音節或文字的強調程度而改變。但是由於構音方式不同，音素先天上就有時間的差異。舉例來說，塞音通常非常短，而擦音較長。相同的，雙母音比滑音來得長。聲音的長度也可以當作是否為有聲的線索。英語中，同一個母音，在有聲子音前的母音持續時間比無聲子音前的母音長。因此，母音 /ɪ/ 在 hid（躲藏）這個字裡較長，在 hit（打擊）則較短（圖 6.40）。同樣的，在 hard（困難、堅硬）的 /a/ 較長，在 heart（心）的 /a/ 則較短。

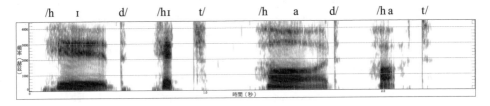

圖 6.40　字尾有聲和無聲子音之間的比較

音節或字詞在一系列連續說話中，其持續時間與完整語意單位（如片段或句子）有關聯。片段或句子中最後一個字通常比句子中任何其他位置的字要長，這有助於聽者分辨片段間的界線。例如，在「I saw the tree.」（我看到那棵樹。）的 tree（樹）這個字長度比較長。當 tree 出現於句子中間，就會較短，如「I saw a tree being cut down」（我看到一棵樹被砍下來）（圖 6.41）。

這些超音段特徵對言語中的文法、認知及語言學等方面的釐清非常重要，超音段提供了所要傳達想法的一個情緒架構，並增進言語的辨識度。缺乏超音段變化的言語聽起來扁平、無趣，而超音段被扭曲的言語也會很難懂。

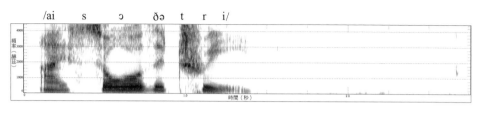

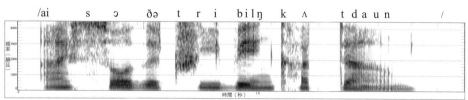

圖 6.41　句子長度對用字時間長短的影響

✏️ 摘要

- 聲道為一條由肌肉組成的空心管子，包含咽部、口腔及鼻腔；聲道的構音器官包含嘴唇、舌頭、牙齒、硬顎及軟顎；這些器官以特定方式構成閥門，產出各種複雜的週期性和非週期性聲音。

- 傳統的子音分類法包含構音位置、構音方式及有聲或無聲；母音依照母音四邊形的舌頭高度和舌頭前後位分類。

- 聲道的頻率調諧是廣泛性的，並且是一個有變化的四分之一波長共鳴器，擁有多個共振音頻，稱為共振峰。

- 聲源濾波理論描述在喉部發出的聲音隨著通過聲道到嘴唇所歷經的變化，呈現於三種圖：音源函數、轉移函數及輸出函數。

- 聲譜圖是一種分辨出音頻、音量及聲音長短的工具；聲譜圖在縱軸呈現音頻，橫軸呈現時間，而聲音能量的強度則顯示為螢幕上黑色或不同顏色的軌跡。

- 音素的聲譜圖特徵與構音器官的移動有關。

- 連續言語的特徵是協同構音和超音段。

習題

1. 請描述聲道內的閥門。

2. 請解釋嘴唇為什麼有豐富的彈性。

3. 請比較舌頭和軟顎的結構與功能。

4. 請描述牙齒咬合的三種類型。嚴重的第二類或第三類阻礙如何影響發聲？

5. 請比較硬顎及軟顎的結構與功能。

6. 請討論子音和母音的傳統分類系統。

7. 請描述雙母音、滑音、塞音、擦音及鼻音之間，其構音和聲學特徵的異同。

8. 請列出聲道為聲學共鳴器的特徵。

9. 請解釋為什麼成年男性聲道發中位元音 /ə/ 的最低共振音頻是 500 Hz，而孩童則約 1000 Hz。

10. 請指出聲源濾波理論中的三種圖，並解釋各個圖背後的理論。

11. 請討論聲道中口腔和咽部空間之間 F_1 和 F_2 的關係。

12. 請說明協同構音和超音段如何影響口說語言。

附錄 A 子音、母音和雙母音的國際音標

子音			
/b/	b<u>ed</u>, ca<u>b</u>	/s/	<u>s</u>un, bu<u>s</u>
/d/	<u>d</u>og, re<u>d</u>	/t/	<u>t</u>oe, pe<u>t</u>
/f/	<u>f</u>ig, <u>ph</u>one, laug<u>h</u>	/v/	<u>v</u>alley, lea<u>v</u>e
/g/	<u>g</u>irl, ba<u>g</u>	/w/	<u>w</u>ave, a<u>w</u>ay
/h/	<u>h</u>at, per<u>h</u>aps	/z/	<u>z</u>oo, bu<u>zz</u>
/j/	<u>y</u>oung, ba<u>y</u>ou	/ʃ/	<u>sh</u>ip, bu<u>sh</u>
/k/	<u>c</u>at, <u>k</u>ick	/ʒ/	plea<u>s</u>ure, bei<u>g</u>e
/l/	<u>l</u>ove, bal<u>l</u>	/θ/	<u>th</u>in, ba<u>th</u>
/m/	<u>m</u>an, lam<u>b</u>	/ð/	<u>th</u>ese, wea<u>th</u>er
/n/	<u>n</u>et, moo<u>n</u>	/tʃ/	<u>ch</u>ime, ba<u>tch</u>
/p/	<u>p</u>ot, to<u>p</u>	/dʒ/	<u>j</u>ump, <u>g</u>iant, ba<u>dg</u>e
/r/	<u>r</u>at, wea<u>r</u>y	/ŋ/	ba<u>ng</u>, si<u>ng</u>er

母音			
前母音		後母音	
/i/	<u>s</u>he, le<u>g</u>al	/u/	<u>sh</u>oe, f<u>oo</u>d
/ɪ/	h<u>i</u>t, <u>i</u>nside	/ʊ/	sh<u>ou</u>ld, b<u>oo</u>k
/e/	c<u>a</u>ke, <u>a</u>iling	/o/	ph<u>o</u>to, c<u>o</u>llate
/ɛ/	<u>e</u>gg, f<u>e</u>deral	/ɔ/	<u>a</u>wesome, fl<u>aw</u>
/æ/	h<u>a</u>t, sn<u>a</u>ppy	/a/	h<u>o</u>t, <u>a</u>rgue

中央母音	
/ə/	<u>a</u>bout, <u>a</u>bove
/ɚ/	moth<u>er</u>, sist<u>er</u>
/ɜ/	w<u>or</u>d, <u>ur</u>ban（不包括「r」音）
/ɝ/	w<u>or</u>d, <u>ur</u>ban（包括「r」音）
/ʌ/	<u>u</u>p, <u>u</u>nder

言語科學
理論與臨床應用

附錄 A　子音、母音和雙母音的國際音標（續）

雙母音	
/ai/	my, adm<u>i</u>re
/au/	cr<u>ow</u>n, sh<u>ow</u>er
/ɔi/	b<u>oy</u>, law<u>y</u>er
/ei/	s<u>ay</u>, d<u>ay</u>
/ou/	sh<u>ow</u>, sn<u>ow</u>

第 7 章

臨床應用：
構音和發聲障礙的評估
與治療

學習目標

閱讀完本章，你將可以：

- 明瞭運用儀器測量來輔助感官判斷清晰度的優點。
- 比較聲學與動力學測量數據，以評估與治療患者的發聲困難及（或）
  言語失用症、聽力受損、語音障礙、唇顎裂及口吃。
- 解釋在發音時顎咽功能扮演的角色，並了解如何運用儀器，來評估與
  治療神經與結構性問題所造成的共鳴發聲障礙。

與 聲門或口腔產出之音波有關的濾波問題,可能導致發聲、辨識度及構音問題。患者的發聲功能可以間接地經由構音分析,或直接藉由評估動作模式(動力學)的儀器工具測量。

本章先描述構音和清晰度之間的關係,之後再討論不同的構音儀器測量,包含超音波、電顎圖、磁振造影及電磁構音儀。接下來的討論會聚焦於溝通問題,這些問題的特徵就是構音皆有受損,包括如發聲困難(dysarthria)和言語失用症(apraxia)、聽力受損、語音障礙及唇顎裂等神經性問題。本章也會檢視構音在口吃扮演的角色。對每一個問題,我們會看其聲學和動力學參數,以評估和治療該疾病的患者。本章亦會討論言語產出的顎咽功能,接著探討用來評估和治療神經及(或)結構問題所導致之構音問題的儀器測量。這種測量包括多面向的電視螢光攝影檢查(videofluoroscopy)、鼻咽內視鏡(nasoendoscopy)及口鼻腔氣流分析。

● ● ● 發聲、清晰度及儀器測量 ● ● ●

正確構音是說話清晰的基本條件,清晰度(intelligibility)指的是聽者可以多容易理解語者的說話內容。清晰度是一個多維度的現象,涉及構音的精準度、語速、話語的長短、言語的熟悉度和可預測性,以及聽者對語者說話模式的經驗(如 Hustad, 2006; Van Nuffelen, Middag, De Bodt, & Martens, 2009)。語者的音量、音調、音質、音律及鼻音共振程度也會影響言語的清晰度(De Bodt, Huici, & Van De Heyning, 2002; Weismer & Laures, 2002)。這些因素干擾所導致的清晰度不佳或減損,可能會造成溝通失敗。減損的清晰度可能會造成社交上、專業上或學習上的極大困難,所以對發聲障礙患者而言,改善清晰度常常是臨床治療最重要的目標。

清晰度在感官上可由兩種方式測量:在**評分程序**(scaling procedures)中,聽者會為語者的整體言語清晰度打分數;而在**分辨任務**(identification tasks)中,聽者會把語者所說的話寫成逐字稿。這些分數在臨床上用以評估患者溝通的效率,並記錄因時間或治療所改變的清晰度。但是感官的評分通常只

能估計語者整體的清晰度，卻不能從分數中了解語者在構音方面做了什麼。這讓運用分數作為治療的起始點有些困難。相對的，找出語者構音的模式，可以確保治療最有效果且最有效率。了解發出不同聲音時發聲器官的移動（動力學資訊），以及產出與這些動作相關的聲學和感官結果，可提供實用的臨床資訊。這樣的資訊可以幫助患者看見並產出正確的發聲模式，且能用來監督患者治療過程之構音功能和進展。對臨床醫生和患者來說，這些是非常重要的資訊，而且在目前的醫療環境下，進展的客觀紀錄可以提供第三方付費者作為治療效益的證據。

◉ 超音波

超音波指的是非常高頻率（高於 1 MHz）且波長非常短的音波。超音波技術主要是運用音波反射的原理，當聲波通過不同密度的媒介時，會反射回來。由超音波探頭（transducer）發射出高音頻聲波指向特定的身體部位，反射回來的音波由探頭接收，轉變成螢幕上的移動畫面。因為超音波波長短，可以看到非常小的物件，所以畫面的空間解析度高（Stone, 2005）。在觀察言語產出時，探頭會被放置於說話者的下巴下，以觀察舌頭。這時可以看到兩個方向的畫面：矢狀面（sagittal view）顯示舌頭的側面影像，觀察舌頭高度、前後位及斜度；冠狀面（coronal view）可以看到舌頭的橫切面，提供關於中線溝或舌頭側邊是否下壓／提升的資訊（Bernhardt, Gick, Bacsfalvi, & Adler-Bock, 2005; Bernhardt, Bacsfalvi, Gick, Radanov, & Williams, 2005）。超音波亦可提供相關結構的部分資訊，如舌骨和下顎的位置（Cleland, Wrench, Scobbie, & Semple, 2011）。不同種類儀器可以產出 2D 或 3D 的影像。超音波很安全且不具侵入性，也可提供即時影像。螢幕上的畫面也可以隨時定格以供檢視，能夠清楚看見齒槽、軟顎及顎的發聲位置（Bernhardt, Gick et al., 2005）。現在也有可攜帶式超音波儀器，供臨床情境使用。超音波可以取得不同群體說話時舌頭的形狀和移動相關的資訊（Earnest & Max, 2003）。

超音波有幾個缺點，包含因為儀器本身產出的畫面扭曲，和無法觀察到舌尖、硬顎及咽部。為了克服這些缺點，Cleland 等人（2011）做了一項實驗，

在舌頭發特定言語聲音時，結合其超音波影像和核磁共振影像（MRI），如此可以提供清楚且具細節的資訊，以呈現不同構音位置時的舌頭和聲道影像。本章後續會更詳盡的介紹核磁共振影像。

◉ 電顎圖和舌位測量法

電顎圖（electropalatography, EPG）系統有著用薄形壓克力板支撐的電極，該壓克力板稱為偽顎（pseudopalate）。偽顎是一個客製化的薄板，可覆蓋於說話者的硬顎和上排牙齒。說話者的手腕被連接到一個表面電極，這個電極會產出小量、安全且不會讓說話者感覺到的電力。當說話者舌頭碰到偽顎時，偽顎電極會通過電流。顎的接觸可以傳達至螢幕，提供舌頭和顎間接觸模式的視覺回饋（圖 7.1）。儀器可即時呈現接觸模式，因此電顎圖可以提供即時回饋，顯示說話者的發聲位置。舉例來說，齒槽子音為 U 字型的模式，此顎音有齒槽後的舌顎接觸模式（Bernhardt, Bacsfalvi et al., 2005）。這個儀器安全且非侵入性，非常適合應用於評估和治療。EPG 適用於子音訓練，可顯示舌頭和顎間的接觸模式，以及如 /i/ 和 /u/ 等高位母音的接觸模式。但是對

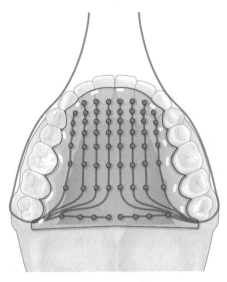

圖 7.1　電顎圖

中、低位母音來說，舌頭並沒有接觸到另一發聲器官，所以這些聲音較無法用 EPG 看見。EPG 的主要優點在於能夠提供動態且即時的視覺影像，以顯示舌頭到顎的動作，這是其他方法較無法看到的（Dagenais, 1995）。

舌位測量法（glossometry）是另一種能看見舌頭在口腔內任何位置之形狀和姿勢的方法，也因此可提供母音模式影像。就像 EPG，一客製化偽顎會被裝在說話者的硬顎和上排牙齒。在偽顎上有四對 LED 光線感應器。在說話者口腔外的硬體和軟體，以每 10 毫秒間隔計算感應器和舌頭之間的距離。這些距離值儲存於電腦，且就像 EPG 一樣顯示於螢幕上。更新的舌測量稱為**光顎圖**（optopalatography, OPG），OPG 測量由舌頭表面反射出之光強度，以及接觸的位置和壓力大小（Earnest & Max, 2003）。

◉ 磁振造影

磁振造影（magnetic resonance imaging, MRI）是一種利用人類組織細胞特性的技術。組織的主要成分之一是水，而每一個水分子（H_2O）有氫原子。氫原子就像迷你磁鐵一樣，以特定頻率圍繞著一個主軸旋轉。組織內氫原子磁性通常隨機而非以特定模式排列。在做磁振造影時，受檢查者會暴露於一個超強磁鐵內，讓氫原子與外面的磁場平行排列。接著，一個短暫的射頻（radiofrequency, RF）波或脈衝指向受檢查者。當 RF 波的頻率和旋轉的氫原子互相靠近時，就會發生建設性干涉（共振），質子因此吸收能量。當 RF 關閉後，氫原子慢慢回到原來的隨機排列狀態，這個過程稱為鬆弛。隨著分子鬆弛，會釋放無線電波形式的能量，並被接收器偵測且放大。不同的組織有稍微不同的水容量。基於氫原子分布狀況，不同組織間因為水和氫含量的差異而產生對比（Lauter, 1997），這導致無線電訊號有不同振幅和不同鬆弛時間。電腦會將這些資訊轉換成顯示目標結構的影像。MRI 安全且非侵入性，但是掃描過程需要花相對較久的時間，因此適合靜態發聲位置（如持續元音）之聲道和發聲器官的造影（如 Takano & Honda, 2007），但不適合於動態的言語產出（Earnest & Max, 2003）。

● 電磁構音儀

電磁構音儀（electromagnetic articulography, EMA）測量舌頭、嘴唇、下顎及軟顎在發聲時的移動方式。語者於說話時戴一頂頭帽，該帽子有三個發射線圈。發射線圈產生交流的磁場，使得固定於特定發聲器官上的小接收線圈（感應器）產生電流。感應器藉由細長、有彈性的電線連接至電腦。隨著感應器穿過磁場，電腦會追蹤並偵測每一個感應器的座標（Al Bawab, Turicchia, Stern, & Raj, 2009）。發聲器官移動的模式因而會顯示在電腦螢幕。電磁構音儀一次可以使用至多 10 個感應器，以假牙黏著劑連接到舌頭和嘴唇的不同部位。最新的構音儀（AG500）使用六個線圈，分別連接至說話者頭外的樹酯玻璃箱，而非頭帽。說話者因此可以在箱子內任意移動頭部（圖 7.2）。使用額外的線圈可以在不同平面上看到發聲器官的動作，並提供發聲器官的 3D 影像。

構音儀安全且非侵入性，觀察者可以細微地觀察舌頭和軟顎發聲器官的移動。對裝有心律調節器患者和植入式除顫器患者而言，這設備都是安全的（如 Joglar, Nguyen, Garst, & Katz, 2009）。雖然使用在神經問題患者身上，準確度和辨識度有些限制（可能與感測器有關）（如 Yunusova, Green, & Mefferd, 2009），但是這個技術（特別是 3D 的版本）讓觀察者可以用前所未見的方式，看見如舌頭和軟顎這種難觀察到的構音器官。

涉及構音和共振之溝通障礙的評估與治療

因疾病而影響構音和共振的患者，通常在醫院、公家或私人診所、養老院、幼兒園及中小學接受治療。聲學和動力學的資訊有助於神經問題的臨床治療，可能的問題包括發聲困難和言語失用症、聽力受損、語音障礙、唇顎裂及口吃。

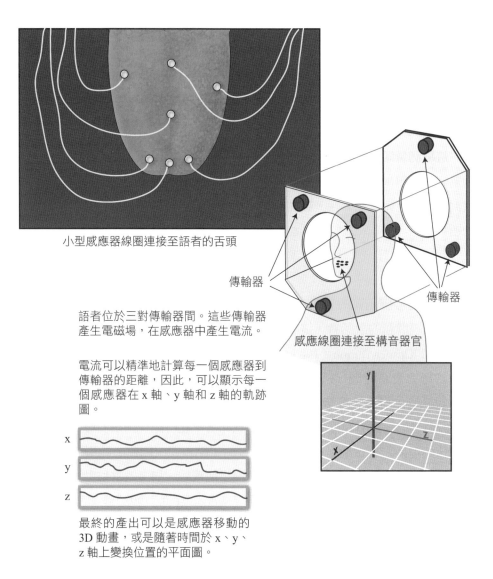

小型感應器線圈連接至語者的舌頭

傳輸器

傳輸器

感應線圈連接至構音器官

語者位於三對傳輸器間。這些傳輸器
產生電磁場，在感應器中產生電流。

電流可以精準地計算每一個感應器到
傳輸器的距離，因此，可以顯示每一
個感應器在 x 軸、y 軸和 z 軸的軌跡
圖。

x

y

z

最終的產出可以是感應器移動的
3D 動畫，或是隨著時間於 x、y、
z 軸上變換位置的平面圖。

圖 7.2　電磁構音儀

◉ 發聲困難 / 言語失用症

　　發聲困難和（或）言語失用症的引發原因，可能包括中風、帕金森氏症、
肌萎縮性脊髓側索硬化症、多發性硬化症、腦部外傷，或其他神經問題。**發聲**

困難（dysarthria）是一個涵蓋面很廣的詞，用以形容言語肌肉疲弱、癱瘓或不協調。言語失用症（apraxia）患者在言語發聲時，發聲器官在連續動作上有困難。有許多研究對於神經言語動作問題的聲學和動力學特徵進行探討。聲學測量，如母音和子音的長度、共振峰頻率資訊、音素的光譜分析，以及關於患者構音模式的動力學資訊，可以輔助並補充對一個人言語清晰度的感官評估。此外，這種測量顯示，一個人如何代償他的缺損。這是臨床上非常重要的資訊，因為兩個聽起來一樣且在辨識度分數上類似的說話者，他們的構音器官移動和代償策略可能完全不一樣。顯而易見，治療計畫應針對每一個患者專屬的潛在問題。

構音特徵

　　許多有發聲困難的說話者，在構音器官移動的時間上呈現出困難。相較於沒有神經問題的說話者，這些患者發出的母音和子音長度較長且變化較大。Caruso 和 Klasner Burton（1987）探討患有肌萎縮性脊髓側索硬化症（ALS）患者的母音發音時間，這些受試者的對話都還有 80% 到 85% 的可辨識度。ALS 說話者的母音長度皆比正常長，這表示患者的舌頭移動較無力且較慢。這些說話者的言語有高度的可辨識度，意味著早在言語受到扭曲發生之前，舌頭動作的速度已經改變，這可能是 ALS 的早期象徵。因此，能揭露發聲功能時間異常的聲學測量，會有助於及早偵測這個疾病。構音器官移動速度變慢也曾出現在有其他神經問題的說話者身上（Seddoh et al., 1996; Skodda, Visser, & Schlegel, 2011）。因為整體語速變慢，母音和子音會變得較長。健康人通常每秒說 5 個音節，LeDorze、Ouellette 和 Ryalls（1994）的研究發現，健康語者每秒平均說 4.7 個音節，但有發聲困難的語者每秒說 3.1 個音節，比健康語者慢了許多。

臨床應用：母音共振峰分析

　　F_1/F_2 圖用來建構母音空間，推論說話者的舌頭移動（請見圖 6.26）。許多有發聲困難的說話者其母音空間較小，角落母音 /i/、/a/、/æ/ 及 /u/ 的共振

峰轉移到較中立的模式（如 Bunton & Weismer, 2001; Goberman & Elmer, 2005; Weismer, Yunusova, & Westbury, 2003），或在母音空間的特定區域聚集（如 Whiteside, Grobler, Windsor, & Varley, 2010）。受壓縮的母音空間顯示較窄的 F_1 和 F_2 音頻範圍。就構音層面而言，較小的母音空間意味著說話者舌頭並沒有達到角落母音的適當位置。比正常高或低的 F_1 音頻意味著舌頭沒有為該母音達到適當的高度；比正常高或低的 F_2 音頻指向舌頭太前位（後母音）或太後位（前母音）。這種母音扭曲對言語清晰度有很大的影響。

　　Ziegler 和 von Cramon（1983）利用共振峰分析發現，有閉合性頭部損傷合併發聲困難患者的構音功能會隨著時間改變。許多患者一開始全啞，在接下來的期間（前八週），有些患者在共振峰上有大幅的轉移，靠近共振峰圖的中間，特別是 F_2。從受傷後八週到六個月，患者的母音空間慢慢增寬，並在六個月後，母音空間有明顯的增大。根據此聲學證據顯示，構音功能逐步復原。特別是，或許可以推論，患者隨著時間慢慢重拾舌頭移動的能力，並改善達成發出母音目標。這些資訊不只提供客觀的證據顯示言語產出的進展，且可記錄下進展程度。在一項類似的研究中，Turner、Tjaden 和 Weismer（1995）為有 ALS 和沒有 ALS 的語者建構母音空間。ALS 患者的母音空間不只比健康語者小，當研究者改變語速時，群組間也有不同的母音空間。當正常語者將語速變慢，母音空間增加，表示他們的舌頭移動在達到母音目標上越來越精準。感知上來說，他們的言語清晰度也增加。這種關係並不存在於 ALS 語者，ALS 語者的母音空間並沒有增大，在減慢語速時清晰度也沒有一致性的改善。這是重要的資訊，因為教導發聲困難說話者常將語速放慢作為是一種增加清晰度的常用技巧。母音空間相關的資訊有助於決定放慢語速的臨床策略是否對特定說話者有效。

　　西蒙先生是一位中學數學老師，他在 54 歲時被診斷為肌萎縮性脊髓側索硬化症。他目前 56 歲，並告訴他的神經內科醫師他說話變得模糊不清。他的神經內科醫師將他轉診至當地醫院的門診中心做全面的言語評估和可能的治療。

言語—語言病理師（speech-language pathologist, SLP）使用 Praat 建構了他的 F_1/F_2 圖，並發現西蒙先生的母音空間變小。門診中心曾以降低語速的介入性治療成功地幫助許多其他發聲困難患者，所以病理師決定讓西蒙先生試試這個方法。在治療一個月後，新的 F_1/F_2 圖顯示母音空間沒有多大的改變。病理師因此決定聚焦於其他溝通層面，包含教育西蒙先生和他的家人，當需要時可以使用補充性和替代性溝通系統。

• F_1/F_2 比例

近年發展了多種角落母音 /i/、/u/、/a/ 的 $F_1:F_2$ 比例測量。健康和受損語者因為聲道的大小和形狀、發聲器官的位置、嘴唇多圓程度、言語任務種類及母音情境的不同，產出高度不同的共振峰模式（Sapir, Ramig, Spielman, & Fox, 2010）。共振峰比例量測對模式分別很有幫助，因為可以減少個體本身和語者間差異的影響，使得語者間的比例類似，讓構音障礙對母音的發音影響更容易在共振峰上看到。

母音構音指數：有一種共振峰比例的測量稱為母音構音指數（vowel articulation index, VAI）（如 Roy, Nissen, Dromey, & Sapir, 2009; Sapir, 2007; Skodda, Visser, & Schlegel, 2011; Spielman et al., 2011）。VAI 將共振峰高音頻除以低音頻，得到高低音頻的比例。較高的比例指向較大的母音空間，而較低的比例反映了較小的母音空間。就算對非常輕微的發聲困難，這個指數似乎也具敏感性。例如，Skodda 等人（2011）發現，輕度發聲困難但聽起來清楚的語者之 VAI 值比健康語者低。Spielman 等人（2011）則發現，帕金森氏症患者在接受 Lee Silverman Voice Therapy（LSVT）嗓音治療後，VAI 值會增加。LSVT 是一種系統性方案，教導患者使用較大聲的健康嗓音。

共振峰集中化比例：另一種類似的比例是由 Sapir 等人（2010）所描述的共振峰集中化比例（formant centralization ratio, FCR）。FCR 是 VAI 的反比。FCR 會隨著母音更集中化與母音空間被壓縮，而得到一個大於 1 的數值，代表母音已集中化（Lansford & Liss, 2014a）。Sapir 等人（2010）報告，FCR 對

於健康和發聲困難語者的區分，具有高度敏感性，且能精準地反映 LSVT 治療後母音產出的改善。Lansford 和 Liss（2014b）的研究發現，在一個發聲困難的大群組中，FCR 與母音的準確度和感知的清晰度相關。

計算 VAI 的公式如下：

$$F_1a + F_2i/F_1i + F_1u + F_2a + F_2u$$

基於 Hillenbrand 等人（1995）根據正常男性語者的數值：

VAI: 768 + 2322/342 + 378 + 1333 + 997 = 3090/3050 = 1.01

計算 FCR 的公式如下：

$$F_2u + F_2a + F_1i + F_1u/F_2i + F_1a$$

基於 Hillenbrand 等人（1995）根據正常男性語者的數值：

FCR: 997 + 1333 + 342 + 378/2322 + 768 = 3050/3090 = 0.99

Sauvageau 等人（2014）為患有帕金森氏症說話者提供了 FCR 值，這些人接受了深部腦刺激手術，以控制帕金森氏症顫抖和僵硬症狀。使用該文章中的值（四捨五入至整數），我們可以算出使用和沒有使用腦部刺激時語者的 VAI。

VAI（無腦部刺激）：583 + 2233/311 + 329 + 1736 + 1186 = 2816/3562 = 0.79

VAI（有腦部刺激）：680 + 2345/307 + 328 + 1753 + 1077 = 3025/3465 = 0.87

當說話者沒有接受腦部刺激，平均 VAI 為 0.79。當使用腦部刺激時，這個數值增加至 0.87，雖然增加了，還是比正常值的 1.01 小許多，顯示帕金森氏症患者的母音空間比正常語者小。

作者們發現帕金森氏症患者的 FCR 在沒有接受腦部刺激時為 1.24。當使用腦部刺激時，平均值為 1.14。非刺激狀態下說話者的 FCR 較高，顯示母音空間較小，且角落母音有集中化。在接受腦部刺激時，FCR 下降，但仍高於 Hillenbrand 研究中健康語者的 0.99。

• F_2 轉換

　　測量 F_2 轉換是另一個使用共振峰資訊，以推測發聲困難患者之發聲器官功能的方法。回想一下 F_2 與構音位置的相關性，乃是因為 F_2 與舌頭的前後運動程度有關。對共振峰中包含轉換部分的斜率進行測量，轉換時間以毫秒（msec）計算，而轉換的程度以赫茲（Hz）為計算單位，這會產出以每毫秒多少赫茲（Hz/msec）為單位的斜率指數（slope index）。斜率定義為在 20 毫秒中等於或高於介於 20 到 30 Hz 的變化（如 Kim, Weismer, Kent, & Duffy, 2009; Rosen, Kent, Delaney, & Duffy, 2006）。較平緩的斜率顯示需要較長時間完成發聲器官運動，這反映了較緩慢、幅度較小的舌頭動作。較平緩的斜率通常出現在有發聲困難的語者（如 Kim et al., 2009）。斜率指數提供了舌頭移動是否正常的診斷資訊，也提供了關於疾病進程，以及對言語產出影響的持續性資訊。研究顯示 F_2 斜率指數與言語的清晰度相關，並且曾被作為說話時聲道功能的敏感指標（如 Kim, Kent, & Weismer, 2011）。如同對母音空間的測量一樣，患者的共振峰轉換資訊也可以幫助偵測該疾病的初期徵象，其變化甚至早於可以聽出清晰度降低之前。舉例來說，Kent 等人（1991）發現，沒有任何神經問題的女性，其斜率指數為 3.76 到 5.4 Hz/msec。這個高斜率顯示，舌頭為特定聲音在短時間內快速改變 F_2 音頻。斜率 3.0 Hz/msec 似乎是健康語者和有肌萎縮性脊髓側索硬化症患者間的界線；而 2.5 Hz/msec 則是構音障礙患者言語清晰度高低區分的界線（Kent et al., 1989）。

　　Weismer、Martin、Kent 和 Kent（1992）檢視正常語者和兩個肌萎縮性脊髓側索硬化症群組的 F_2 斜率數據。兩個 ALS 族群分別為言語清晰度超過 70% 和低於 70% 的說話者。ALS 語者的轉換時間較正常長，且斜率較平緩。兩個 ALS 的群組中，許多字的共振峰軌跡（共振峰轉變的途徑）傾向聚集在 500 Hz 和 1500 Hz 附近，反映出母音集中化。多發性硬化症（multiple sclerosis, MS）和帕金森氏症患者有較平緩的斜率（如 Rosen, Goozee, & Murdoch, 2008; Rosen et al., 2006; Tjaden & Wilding, 2004）。

　　共振峰軌跡分析也被臨床用來記錄治療效果。例如，Dromey、Ramig 和

Johnson（1995）設計了一種治療方法來增加一位帕金森氏症男性患者的音量，並檢視療程中他的構音器官活動和音量的增加。在所有被研究分析的母音中，F_2 轉換的音頻變化程度皆增加，特別是具有高前母音的字。研究者利用這些聲學資訊，強調他們的嗓音音量治療能有效地增進構音器官活動，即使構音好壞並不是治療的主要目的。

　　表 7.1 列出一些常用的母音分析方法。

　　為了要說明斜率指數如何提供構音因子的資訊，Kent 等人（1991）發現，在一位 ALS 女性患者身上，斜率比正常小很多，並隨著疾病的進程變得越來越平緩。在分析該女性言語的兩年之中，一開始平均斜率為 3.17 Hz/msec。該女性的言語在這時是可辨識的，這顯示構音能力惡化的客觀指標，比感知上察覺清晰度降低的時間更早（如 Green, 2015）。在兩年結束時，斜率大約下降 40% 至 1.32 Hz/msec。斜率的減緩反映了患者較弱較慢的舌頭動作和他構音動作範圍的縮窄。在同一時期，患者的言語在感知上的清晰度惡化，在文字清晰度測試中降低約 50%。

表 7.1　母音分析和其衍生

分析	衍生
母音空間	基於角落母音的 F_1/F_2 圖
母音構音指數（VAI）	$(F_2/\text{i}/ + F_1/\text{a}/)/F_1/\text{i}/ + F_1/\text{u}/ + F_2/\text{u}/ + F_2/\text{a}/$：比例越高 = 母音空間越大
共振峰集中化比例（FCR）	$(F_2/\text{u}/ + F_2/\text{a}/ + F_1/\text{i}/ + F_1/\text{u}/)/(F_2/\text{i}/ + F_1/\text{a}/)$：比例越高 = 母音空間越小
斜率指數	F_2 轉換程度（赫茲）／轉換時間（毫秒）= Hz/msec

臨床應用：子音頻譜分析

　　子音的扭曲會導致清晰度變低。許多有構音障礙的人發塞音、擦音和塞

擦音時特別困難，因為這些音需要高度精準地移動舌頭才能正確的發聲。區分齒槽和顎擦音也較困難，因為不精準的舌頭控制，讓發 /s/ 音需維持較前位的窄舌溝姿勢變得困難。研究者也發現有構音障礙患者發 /s/ 音時，頻譜中有比正常人要低的音頻峰，顯示可能有較後位的縮窄處、較寬或較長的縮窄處、經過縮窄處的氣流較慢，或是這些因素的綜合（如 Harmes et al., 1984; Tjaden & Turner, 1997）。在另一方面，有些構音困難語者可能無法將舌頭維持在發 /ʃ/ 時較後方的位置，導致有類似 /s/ 較高音頻峰的頻譜。

塞音子音的頻譜分析也顯示構音障礙患者有類似的構音問題。Shinn 和 Blumstein（1983）發現布洛卡失語症（Broca's aphasia）患者發齒槽音 /t/ 時，有音頻特徵的變化。如果構音控制不足而導致塞音的閉合不完全，會有類似擦音的持續壓力釋放。在頻譜上，塞音所具有的典型靜音段（silent gap）可能消失。Shinn 和 Blumstein 發現布洛卡失語症患者噪音逐漸增加，但沒有與釋放阻塞對應的爆裂音。意味著這類患者發塞音時沒有完全閉合聲道。有些多發性硬化症患者有類似的塞音閉合不全，會反映在持續的擦音上。在一項 Hartelius、Nord 和 Buder（1995）的研究中顯示，多發性硬化症患者在無聲塞音 /p/ 和 /k/ 持續發聲時會發生塞音閉合不全。此外，塞音有鼻音化現象，在有聲塞音 /d/ 的阻塞中形成鼻音共振峰。

一項關於帕金森氏症患者的語速研究顯示，確定何種精準的構音器官動作所導致的清晰度降低很重要。在大部分構音障礙中，語速會下降，但帕金森氏症患者的語速常常聽起來比正常快，這稱為加快語速（accelerated speech）。加快的語速特別會影響清晰度，而將語速放慢也常是臨床上使用的介入方法。Ziegler、Hoole、Hartmann 和 von Cramon（1988）檢視帕金森氏症患者的語速，發現大部分患者聽起來較快的語速，其實是落在正常範圍內或靠近正常範圍。然而，這些患者的其他構音面向也受影響。舉例來說，這類語者在塞音閉合時要完全停止發聲會有困難，這可從無聲塞音的構音器官閉合時有摩擦噪音而得知。語者也花了比正常短的時間，從母音的開啟動作換到子音的閉合動作，意味著構音器官在母音目標達成前，就開始為子音閉合。但是，母音本身

的長度卻是正常的。因此，患者雖然動作時間長短正常，但在發聲上仍有**構音動作不完全**（articulatory undershoot）的問題。研究者主張，語速之所以聽起來比正常來得快，並非語速本身真的比較快，而是肇因於其他聲學線索的原因，例如構音不完全。他們發現，當健康語者增加語速時，構音器官並沒有像慢速時精準地到達目標位置。因此很可能的是，構音障礙語者以正常或幾乎正常的語速說話時，構音動作不完全會讓語速聽起來較快。臨床醫師在擁有聲學資訊時，可以為患者規劃治療計畫，教導帕金森氏症患者更精準地達到構音目標位置。這個方法可能比教導患者降低語速更有效，因為原本的語速已在正常範圍內。很顯然，根據正確推論低辨識度言語的構音原因，將可以協助精確地了解應該針對構音哪些面向進行治療。

臨床應用：動力學測量

臨床上運用了許多不同的分析系統，測量並管理構音障礙和言語失用症患者的構音器官移動模式，這些系統包括電顎圖和電磁構音儀。

● 電顎圖

許多電顎圖（EPG）研究顯示，有構音障礙成年人會有三個典型舌顎特徵，分別為：太少舌頭接觸（構音動作不完全）、太多舌頭接觸〔**構音動作過度**（articulatory overshoot）〕及舌頭過度後移（如 Hartinger, Tripoliti, Hardcastle, & Limousin, 2011; McAuliffe & Ward, 2006）。這些模式都造成構音不精確、音素延長及語速降低的現象，也都常在構音障礙患者身上看得到（如 Kuruvilla, Murdoch, & Goozee, 2007）。EPG 也可以大大幫助決定構音動作是否不足或過度，使用的方法是算出說話者在發特定聲音時，舌頭碰觸到電極幾次。McAuliffe、Ward 和 Murdoch（2006）比較了帕金森氏症患者（PD）、健康年長語者，以及健康年輕語者言語的感知和 EPG 模式。PD 語者聽起來子音不精確，特徵是構音動作不足和有許多構音錯誤。但是，EPG 分析沒有顯示這個群組有偏離的舌顎接觸模式。研究者推論，有兩個構音因素會影響

感知上子音的不精確：舌頭力度降低，以及構音器官動作在時間上的協調困難。言語失用症患者的 EPG 顯示言語產出會有困難，例如舌頭動作的功能獨立性降低、舌頭動作的過度運動、發 /s/ 音時舌顎模式扭曲，以及受損的連音（Bartle-Meyer, Murdoch, & Goozee, 2009; McAuliffe & Ward, 2006）。

另一個在構音障礙語者身上常看到的是言語中段落（音素）之延長。EPG 可提供關於各階段時間的資訊，如舌頭在聲道閉合或縮窄時的動作時間，以及舌頭移開上顎的時間長短（McAuliffe & Ward, 2006）。但是 EPG 並不提供關於舌頭接觸到顎部位，或是移近與移開上顎方式等資訊（McAuliffe & Ward, 2006）。不論如何，構音障礙語者言語的空間和時間特徵將有助於為患者制定客製化的治療計畫，而這些是基於 EPG 系統的生物回饋所獲得的資訊（Kuruvilla, Murdoch, & Goozee, 2007）。

- **電磁構音儀**

電磁構音儀（EMA）已被用來評估和治療有構音障礙和言語失用症的成年人和孩童患者。舉例來說，Goozee、Murdoch、Theodoros 和 Stokes（2000）描述了利用 EMA 取得有構音障礙成年患者的發聲資訊。研究者發現，說話者在發 /t/、/s/、/k/ 音素時，無法控制舌顎接觸，導致子音聽起來不精確。Bartle、Goozee、Scott、Murdoch 和 Kuruvilla（2006）檢視有構音障礙成年患者的舌間、舌背與下顎移動的協調。針對患者的構音模式分析顯示，發 /t/ 聲的時間點和構音器官位置受到干擾。Murdoch 和 Goozee（2003）利用了同樣的技術檢視構音障礙孩童的構音模式，研究中四個孩子都有扭曲子音、延長字詞，以及放慢語速，但是每一位孩童的構音模式皆不同。Kuruvilla、Murdoch 和 Goozee（2007）描述了因受嚴重腦部創傷（traumatic brain injury, TBI），導致構音障礙患者受干擾的構音動作，但中度 TBI 的患者並沒有此干擾。綜合這些研究，凸顯了需要更精準地針對每一位患者各別的構音動作擬定臨床介入方式，才能將成功治療的機率最大化。

EMA 技術可作為構音障礙和言語失用症患者的視覺回饋。在一系列的研究中，Katz 和他的同事提供視覺回饋給予言語失用症患者（Katz, Bharadwaj,

& Carstens, 1999; Katz et al., 2007; Katz, McNeil, & Garst, 2010; McNeil et al., 2007; McNeil et al., 2010）。研究中患者坐在電腦螢幕前面，舌尖、舌背下唇被裝上感應器。螢幕可顯示舌尖目標接觸點，以及患者舌尖位置的即時影像。當患者成功達到目標時，會經由電腦提供視覺和聽覺回饋，以及臨床醫師的感知回饋。研究者發現，說話者在大部分訓練的字詞中改善了構音器官動作。此外，患者也能夠在沒有受過訓練的字詞中，使用從其他字詞中學到的精準移動模式，並維持這些模式一段時間。

◉ 聽力受損

　　了解構音器官動作模式和構音產出之間的關係，對於聽力受損領域相關問題的了解有很大的助益。

構音特徵

　　一般來說，耳聾（deaf）或聽力受損（hearing-impaired, HI）人士在構音上常會有困難，因為發展正常構音需要依賴能夠聽到該語言的聲音，以及說話時構音器官系統所產出的聲音。構音困難會導致輕微至嚴重的清晰度不足。聽起來扭曲的言語常被貼上「聾人言語」標籤，且可以依語者說話的聲音，分辨出是否耳聾或有聽力受損。說話者可能在發母音和子音時有困難，並有可能無法控制言語的附加音素。有些說話者也可能無法適當的發出連音，而是將言語變成分開的音素（Tye-Murray, 1987; Waldstein & Baum, 1991）。發出連音的困難也可能造成部分耳聾語者有許多說話清晰度的問題。構音和動力學分析有助於澄清聽力受損患者在音段和超音段上的問題。聾人言語最常見的音段問題為母音，特別是母音的中性化。F_1/F_2 圖顯示耳聾說話者發母音時，舌頭直向和縱向的動作受到高度限制，就算是說話者言語有中度或高度的可辨識性，情況也是一樣。研究也顯示，有些聽力受損或耳聾說話者會在說所有母音時，以同樣方式移動舌頭（如 Tye-Murray, 1991）。說話者也常有子音錯誤的問題，如關乎構音器官發聲、方式和位置的漏字，以及取代字等問題。對許多聽力損傷患者而言，要達到正確構音位置可能特別困難，因為患者的舌頭位置不精準且

構音動作較小。超音段問題包含不恰當、過度，或不足的 F_0 和音量變化。

臨床應用：聲學分析

　　塞音子音的頻譜聲學分析顯示，嚴重聽力受損患者發齒槽和顎塞音時，縮窄處常常會發生在比正常的更後端。這個資訊在臨床上非常實用，因為提供了有用的生理基礎起始點，以邁向更精準的構音目標。如果一位聽力受損孩童將子音的發聲位置放在聲道較後端而扭曲子音，治療可以聚焦於幫助孩童將構音器官帶至較前面的位置來發聲。另外，也可以在療程中，以感官和聲學方式檢視這個策略的效率。聲學分析有助於將說話者的超音段模式視覺化。Monsen（1979）測試了三到六歲嚴重聽力受損孩童的模仿字詞發音，他檢視文字的長度和音調模式（也稱為 F_0 輪廓）。測試中孩子的任務就是以平順、下降及陳述句的輪廓模仿一個字的聲音。下降的輪廓應可以容易產出，因為隨著聲門下壓，F_0 會在字尾下降。但是大部分耳聾孩童並沒有產出平順下降的 F_0 輪廓。有些孩童產出平緩的輪廓，有些則產出變化的輪廓。在變化的輪廓模式中，音頻變化的方向似乎是不受控制的：一個模式顯示 F_0 一開始上升、接著下降、趨平，最後再上升，這些全部都是在發單一音節的過程中發生。另一個超音段問題就是聽力受損語者常常沒有產出足夠的 F_0 變化，以區分陳述句和疑問句。研究指出聽力受損語者也會顯示過度、同等，及（或）重音的錯位（如 Lenden & Flipsen, 2007），這種非典型的輪廓模式嚴重減低說話者的言語清晰度。

　　許多耳聾和聽力受損語者的治療計畫，其主要目標是為了改善言語清晰度。一個重要的問題是，要對言語產出的各個面向投入多少精力，才能達到最佳清晰度。有些治療計畫聚焦於言語的音段，而有些計畫則可能較重視超音段。聲學分析可以用來決定，究竟是言語產出的音段或是超音段面向對改善清晰度最為有利。在一項有趣的實驗中，Maassen 和 Povel（1985）將耳聾孩童的言語取樣後重新做聲學合成，產出正確的母音和子音。研究者播放原始音檔和重新合成音檔給聽眾，並請他們評估清晰度。矯正音素將清晰度大幅提升 50%，而清晰度主要的改善是來自矯正母音發音。研究者用了同樣的

方式改變言語樣本的超音段，這也會增加清晰度分數，但只有增加 10%。研究者據此主張加強母音構音的訓練。他們提議，孩童可以先改善音段面向，接著才改善超音段來微調清晰度和言語的自然度。Metz、Schiavetti、Samar 和 Sitler（1990）也強調，可以訓練孩童在言語產出的音段面向來改善清晰度。研究者檢視代表言語的音段和超音段的聲學測量，音段面向包含嗓音起始時間（VOT）、F_2 轉換、/i/ 和 /a/ 之間 F_1 的差異、/i/ 和 /u/ 之間 F_2 的差異，以及與雙元音 /ai/ 相關的 F_2 變化。超音段面向包括與陳述句和問句相關的 F_0 變化、母音的 F_0 差異、母音長度、強調和未強調音節之間的母音音量差異，以及整體句子的長度等。耳聾說話者的言語清晰度由聽力正常人評分。研究者發現，與音段控制相關的聲學事件為最重要因素，影響了說話者的清晰度評分分數，而超音段面向的影響則較為次之。

　　言語訓練計畫常常強調綜合利用剩餘聽力和視覺線索來彌補患者受損的聽力。雖然這種訓練有助於明顯改善患者言語聲音，如雙唇音、齒間音及唇齒音，但是對聲道中後段發出的聲音則較沒有改善。另一方面，完全依賴剩餘聽力和視覺線索的缺點就是，孩童並不會獲得關於構音動作的即時回饋，這讓孩童更難將構音動作與舌頭和其他發聲器官的觸覺回饋做連結，而這卻是學習產出言語聲音重要的一環。聲譜圖分析可提供即時的視覺回饋給正在發目標聲音的孩童，這是它的優勢。Ertmer、Stark 和 Karlan（1996）曾使用聲譜圖訓練兩位嚴重失聰的九歲孩童以產出母音，孩子被教導如何分辨出不同母音的共振峰，並為他們示範如何將舌頭放置於正確位置來達到這個目標。治療後孩童的共振峰分析顯示，他們改善了母音的產出。同樣的，Ertmer 和 Stark（1995）曾使用聲譜圖分析檢視一位主要用手勢動作和手語溝通的三歲男孩；當孩童試圖用口說來溝通時，他的言語主要是獨立發出的母音或子音—母音序列。這位孩童只有在三個情境下會自發性的發言：要取得注意力、指物命名，以及在遊戲時。但是當獲得聲譜圖回饋時，他會使用了更多言語來看自己的聲音如何改變視覺圖示。很明顯的，視覺回饋提升了他探索不同聲音的興趣。正常聽力的嬰兒和幼童使用嗓音遊戲時，會學習將觸覺連結至聽覺。因為使用聲學視覺回饋的治療可以鼓勵這種自我刺激的嗓音行為，會讓治療活動變得即時、具遊戲

導向,並由孩童主導。此工具讓孩童有機會發現聲學產出和聲道內觸覺回饋之間的關係,也因此提供更多機會將言語聲音內化。

臨床應用:電顎圖和舌位測量法

對失聰和聽力受損患者而言,聲譜圖提供一項聲學與構音器官間關係的視覺圖示,但並沒有直接與構音功能相連結。電顎圖(EPG)和舌位測量法(glossometry)則可提供關於發聲器官動作的直接資訊。這對言語清晰度低的說話者而言非常有用,因為這個工具提供生物回饋,以及最細微的構音器官表現的證據(Kelly, Main, Manley, & McLean, 2000)。舉例來說,Flectcher、Dagenais 和 Crotz-Crosby(1991a)曾將 EPG 使用在嚴重聽力受損且言語無法辨識的十到十六歲女孩身上,教導女孩們各種塞音和擦音的構音位置及方式。研究者藉由螢幕上的顎測量圖,讓女孩們可以看到自己舌頭碰到齒槽或硬顎的位置,並可以做適當改善。即時的舌頭位置視覺回饋能有效幫助女孩更精確地達到發聲位置,她們的言語清晰度也因而獲得改善。Fletcher、Dagenais 和 Crotz-Crosby(1991b)使用舌位測量法訓練嚴重失聰的四到十六歲女孩,教導她們如何產出較無集中化的母音。舌位測量圖示提供女孩們舌頭在口腔內垂直位置的即時視覺回饋,利用這個技術,有些女孩學會發出清晰度較高的母音,且擴大口腔空間的使用。練習後她們拉開不同母音之間的區隔,舌頭位置和形狀也大幅正常化。

如電顎圖這類儀器測量,對傳統言語治療無效的案例非常有幫助。Bernhardt、Gick、Bacsfalvi 和 Ashdown(2003)使用 EPG 和超音波訓練四位聽力障礙的十六到十八歲青少年。所有受試者均已接受多年針對構音的傳統言語治療,但沒有達到特定音素之發音能力,包含 /s/、/ʃ/、/l/ 和 /r/ 的正確發音。綜合舌頭觸覺、動作及形狀的視覺回饋,研究者非常成功地幫助這些受試者在短時間內達到這些聲音的正確發音。改善的構音模式,包括 /s/ 音素所需較窄的發聲器官縮窄處、/r/ 音所需較對稱的接觸、後母音 /u/ 所需較後位的舌頭位置,以及高母音 /i/ 所需較高的舌身位置(Bernhardt et al., 2005)。

◉ 人工電子耳

　　人工電子耳（CI）被廣泛運用來增進失聰孩童和成年人的言語感知和產出，提供正常管道所不足的聽力回饋。但是改善聽力回饋並不會直接轉換成發聲功能的改善（Pantelemidou, Herman, & Thomas, 2003）。植入人工電子耳後，言語治療介入是過程中重要的一部分，才能建立言語聲音的正確動作模式（Poissant, Peters, & Robb, 2006）。聲學和動力學測量有助於落實與評估患者在植入人工電子耳前後的言語產出。

臨床應用：聲學分析

　　針對孩童和成年人的共振峰和母音空間測量顯示，許多人在植入人工電子耳後可改善母音構音，且放置人工電子耳的年齡是一個重要的影響因素。Seifert 等人（2002）發現，在四歲前植入人工電子耳的孩童，相對於較年長才裝人工電子耳的孩童，其母音空間會是正常的。Ertmer（2001）追蹤了一位在十九個月大時植入人工電子耳孩童的母音發展。這位孩童在植入電子耳兩個月後母音數量增加超過兩倍。在一年後，不像許多失聰孩童大部分母音都只有單一的 F_2，這位孩子的母音空間幾乎正常。Liker、Mildner 和 Sindija（2007）檢視植入人工電子耳孩童和正常聽力／說話孩童的母音空間，研究者發現，有人工電子耳的孩童之母音空間較小，F_2 音頻較高，顯示母音有前位化，特別是後母音 /u/ 和 /o/。但是母音空間的形狀在兩個群組間類似，意味著人工電子耳使用者可辨別角落母音的舌頭位置和關係。

　　也有研究檢視人工電子耳使用者與傳統助聽器使用者的母音空間。Horga 和 Liker（2006）比較使用傳統助聽器的嚴重失聰孩童、使用人工電子耳的孩童，以及聽力正常孩童的母音空間。他們發現，嚴重失聰孩童的母音空間比聽力正常和使用人工電子耳孩童小了許多。使用人工電子耳的孩童其母音區隔程度比傳統助聽器孩童佳。Kunisue、Fukushima、Nagayasu、Kawasaki 和 Nishizaki（2006）比較使用人工電子耳的學齡孩童和使用傳統助聽器的聽力受損孩童的母音空間，F_1 和 F_2 隨著時間變化的分析顯示，人工電子耳使用者最

早會在植入電子耳後約六個月時，改善母音的發聲。這個改善會持續到第十二個月，並在之後維持穩定。母音空間的形狀也會正常化，且與感知上母音清晰度的改善一致。相對的，使用助聽器孩童的母音空間則未隨著時間而改善。

臨床應用：電顎圖

　　動力學回饋可用來幫助使用人工電子耳孩童改善言語的清晰度。Pantelemidou 等人（2003）在一位八歲女孩身上使用電顎圖（EPG），這位女孩即便接受傳統構音治療後在其他發音上有一些進展，但在顎塞音上持續有發音困難。在用 EPG 進行治療時，每次療程的前半段聚焦於建立發顎塞音的正確舌頭位置，後半段則針對不使用 EPG 狀況下維持正確位置。療程後的評估顯示，孩子發 /k/ 和 /g/ 的音大幅改善，並可以廣泛的使用在還沒有教過的字上。此外，改善狀況在停止 EPG 療程後，可持續五週。研究者發現，EPG 可以鼓勵孩童積極探索舌頭動作和所產出的聲音之間的關係，且提供孩童探索的動機。

　　助聽器和人工電子耳的差別是什麼呢？助聽器戴在耳朵後或裡面，功能是增加音量並傳入內耳。助聽器的構造包含偵測聲音的麥克風、分析聲音的處理器、擴音器及揚聲器。揚聲器將聲音傳輸至內耳，這聲音在內耳轉換成電脈衝，並送入患者的聽覺神經和大腦。現在大部分助聽器都是數位式，因為可以更精準地改變個別患者聽力受損的音頻，大幅改善了其效果。許多數位助聽器也提供額外的功能，例如指向性麥克風、減噪迴路、自動音量控制及移除聽覺回饋的選擇。人工電子耳是一種電子儀器，目的是藉由繞過患者受損的耳蝸，直接刺激聽覺神經。儀器有一部分需要手術植入耳蝸，而另一部分則裝置在外面的耳朵後方。儀器的外部包含麥克風、言語處理器、傳輸器及電池，而內部則包含接收器／刺激器及電極陣列。麥克風將聲音訊號轉換成電子訊號，傳送到言語處理器。言語處理器將訊號編碼，送至傳輸器，之後再傳達到植入的接收器／刺激器。接收器／刺激器接著將電子訊號傳到電極，刺激聽覺神經纖維。患者聽到的聲音與正常人聽到的聲音不一樣，因此患者需要學習如何詮釋人工電子耳提供的訊號。

◉ 語音障礙

有語音障礙（speech sound disorders, SSD）的孩童在其發展適切的聲音上會有所延遲，導致言語清晰度降低（Raitano, Pennington, Tunick, Boada, & Shriberg, 2004）。語音障礙的原因包括神經問題、結構問題（如唇顎裂）、症候群問題（如唐氏症），以及感官問題像是聽力受損等（www.ASHA.org）。語音障礙這個詞也包含沒有明顯原因的情況。語音障礙涵蓋構音困難和音韻歷程。

構音／音韻特徵

當孩童發特定聲音有困難時，就是有構音障礙。有些聲音會被取代（如 /f/ 取代 /θ/）、遺漏或扭曲（如側漏音）。音韻歷程問題涉及一些錯誤模式。當非常小的孩童開始學習發音素時，他們並沒有像成年人產出這些音時對細微動作控制方式的複雜概念。很常見的是，年幼孩童使用較簡單的構音姿勢，稱為**音韻歷程**（phonological processes），以取代成人發聲方式。舉例來說，/k/ 音素需要神經肌肉高度控制構音器官，而許多年幼孩童覺得發 /t/ 較容易，因而被用來取代 /k/。以較前位的發聲位置取代較後位的聲音（如 /k/）稱為**前位化**（fronting）；舉例來說，candy 這個字的 /k/ 會前位化變成 /tændi/。另一個常見的音韻歷程就是，孩童會漏掉字尾的子音，稱為**省略字尾子音**（final consonant deletion）。因此，cat 可能會變成 /kæ/，或 seat 可能變成 /si/。

孩童利用許多音韻歷程，有些較常見於正常發展的孩童，有些則較少見。使用音韻歷程對孩童的言語清晰度有不同程度的影響。大部分孩童在發展出更精準的神經肌肉控制時，會降低或完全去除這些音韻歷程。但是有些孩童則會持續使用這些音韻歷程到超過三歲（一般於三歲時會停止使用音韻歷程），因而需要補救指導，來協助他產出較可辨識的言語。在這種情況下，釐清孩童對該語言聲音系統的了解程度就很重要。舉例來說，如果一個孩童將 /k/ 音前位化成 /t/，是因為他沒有聽出 /k/ 和 /t/ 的差別，因此沒有辦法區分這兩個音的發聲嗎？還是這個孩童其實聽得出 /k/ 和 /t/ 的差別，但是他用不同的方式標出

/k/ 來，將之與 /t/ 區分，而這個標籤方式是一般人聽不出來的？如果是這個情況，孩童是具有所謂聲音之間對比的發音知能（productive knowledge）。另一個發音知能的例子是，一位孩童似乎都漏掉最後的子音，但也許他是以成人聽不到的方式發字尾子音；而另一個孩童則也許可能就完全是漏發子音。

臨床應用：聲學分析

對於區分言語困難究竟屬於發音或非發音模式而言，聲學測量非常有用。這種資訊很重要，因為治療具有發音知能和沒有發音知能的孩童會有不一樣的策略。這種資訊可以幫助預測孩童能多快速的學習該聲音。

Forrest、Weismer、Hodge、Dinnsen 和 Elbert（1990）展示了聲學測量的實用性。他們測試了四位將 /k/ 前位化的音韻障礙孩童，這些孩童在所有字詞中皆以 /t/ 取代 /k/。三位孩童在頻譜上的 /k/ 和 /t/ 沒有差異。唯一一位孩童（KR）在 /t/ 和 /k/ 頻譜上有顯著差異。但是這個差異並不是像正常發音孩童的差異，且感知聽起來並沒有不同。也就是說，就算聲學特徵不同，KR 的 /k/ 音在感知上聽起來還是與 /t/ 一樣。有趣的是，四位孩童的治療是針對非 /k/ 音的聲音。然而，就算 /k/ 音沒有直接受到矯正，KR 也在治療後可以正確的發聲。在聲學測量中可以看到，這位孩童對顎音與齒槽音的對比有一定程度的認知。他不需治療即會發 /k/ 音，但其他孩童則無法。這種聽不見的聲學差異，意味著這位孩童對於發聲系統的知識，其實比單單看他的言語發聲逐字稿所呈現出的還來得複雜（Tyler, Figurski, & Langsdale, 1993）。

在其他音韻對比上也有類似的結果，例如 /s/ 和 /ʃ/（Li, Edwards, & Beckman, 2009）以及有聲與無聲塞音的對比。Tyler 等人（1993）使用 VOT 作為嗓音的指標發現，在四位嗓音困難男孩中，三位的有聲和無聲塞音之 VOT 沒有明顯差異。但是其中一位男孩可以產出明顯不同之有聲和無聲的 VOT，即便這個差異在感官上聽不太出來。這位孩子所需的治療時間最短，即可學會嗓音對比，而其他三位男孩則需要較久的時間。

很顯然，對於言語聲音背後之構音模式的確定，聲學圖示是非常有用的。這種視覺圖在臨床上可以幫助孩童，看到也許在聽力上不容易分辨的聲音差異。構音／聲學關係的視覺圖示可以作為孩童比較自己發聲方式的一個範例，而且可以激勵孩子。這種資訊對於檢視孩童在療程中的進展格外重要。

臨床應用：動力學分析

動力學測量被有效用來偵測與調和有音韻／構音問題孩童的構音模式。超音波和 EPG 則為主要測量動力學的技術。

- **超音波**

Adler-Bock、Bernhardt、Gick 和 Bacsfalvi（2007）在持續錯誤發 /r/ 音的兩位青少年語者身上，使用超音波作為視覺回饋的介入策略。受試者的父母和臨床言語師將 /r/ 音顯示於超音波上，並解釋兩位男孩要發該音時所需的舌頭位置和形狀。在治療時，臨床師和受試者輪流使用超音波探頭。超音波的螢幕上放置對應標示，提供使用者參考基準點和發聲時的目標位置。研究也取得關於 /r/ 音共振峰音頻的聲學資訊。治療後在感官上和聲學分析上均顯示，兩位男孩在發 /r/ 音上有明顯改善。回想 /r/ 音的特徵是明顯下降的 F_3。在治療前，這種音頻下降並不明顯，但在療程後可以很明顯的看到 F_3 的下降。在一項類似的研究中，Bernhardt 等人（2008）使用攜帶式超音波儀器，治療學齡孩童發 /r/ 音，這些孩童即便接受多年的傳統言語治療，困難還是持續存在。治療方法包括為正確的音素定型、讓參與者畫出舌頭動作和位置的圖、不發出聲音模擬發 /r/ 音的姿勢，以及最後是否使用超音波的視覺回饋來發聲等。大部分孩童在一到三小時的儀器練習後，便得以快速改善發音。研究者強調，還是需要使用傳統治療方式，來幫助活用這些新技巧於正確文字、句子及對話的治療。

- **電顎圖**

電顎圖（EPG）可以有效的補救孩童和青少年的構音困難。Carter 和 Edwards（2004）在七到十四歲孩子身上使用 EPG，這些孩子雖然接受多年的

傳統言語治療，但持續有構音問題。所有的參與人在十次療程後皆有明顯收穫。Gibbon 和 Wood（2003）在一位九歲男孩身上使用 EPG，這位男孩的顎音有前位化現象（/t/ 取代 /k/），且傳統言語治療無法幫助這位男孩。在十五次 EPG 治療後，男孩成功發出顎音，並可以在日常環境中運用正確的發聲模式。研究者認為，EPG 在幫助孩童學習如何發新的音最為有效，而傳統治療方式則有助於將新學習的模式運用於連續言語中。

◉ 唇顎裂

唇顎裂（cleft palate）人士也常有構音問題。手術矯正過的唇顎裂說話者常常會有延續的顎咽問題，因而導致構音扭曲和錯誤發音。需要口腔內壓的子音，如塞音、擦音和塞擦音等，對許多唇顎裂患者來說特別具有挑戰性，因為完好的顎咽功能對於阻止空氣流入鼻腔是非常重要的。

構音特徵

唇顎裂患者常常會以獨特的錯誤構音方式補償發音，如聲門塞音和咽部擦音。Gibbon（2004）描述了唇顎裂說話者的異常構音模式，這些模式包含過度舌—顎接觸；將前子音後移至較後位的舌頭位置；過度使用舌背；將顎音前位化；減少齒槽和顎舌位置之間的空間；完全閉合導致無法形成中央溝以發齒擦音；產生雙位音（也就是由兩個不同的構音位置產出的一個音）；以及構音時間異常等。EPG 顯示唇顎裂患者之雙位發音（double articulation）其實很常見，特別是齒槽塞音（Gibbon, Ellis, & Crampin, 2004）。雙位發音可能因為唇顎裂患者使用一致的舌頭動作，讓舌尖和舌邊緣無法獨立於舌身移動。

臨床應用

唇顎裂患者使用的異常構音模式，通常很難用傳統聽力刺激類的介入加以消除或改善。反而，研究發現視覺回饋對某些唇顎裂說話者會有助益。舉例來說，Michi、Yamashita、Imai、Suzuki 和 Yoshida（1993）以兩歲前修復唇顎裂但沒有接受言語治療的孩童為對象，比較使用 EPG 視覺回饋和純聽力訓練

的結果。EPG 能提供關於舌頭和顎之間的接觸，以及由孩童產出擦音的摩擦程度的回饋。有接受回饋的孩童治療改善非常快，達到幾乎 100% 的準確度。研究者發現，雖然這個系統有一些缺點，包括較高的成本和需要客製偽顎，但諸多優點仍勝過缺點。優點包含關於孩童構音動作的視覺回饋、客觀的進展紀錄、就算很小的孩子也可以了解的回饋，以及快速改善發聲的高效率。EPG 的另一個好處就是可以讓言語—語言治療師找出唇顎裂患者的異常構音模式，唇顎裂患者可能有持續的構音困難，需要針對性和特定的介入，來克服這些異常構音模式（Howard, 2004）。EPG 的運用顯著改善了許多唇顎裂患者的構音問題（Gibbon & Paterson, 2006）。

◉ 口吃

　　許多口吃孩子除了流暢度有問題外，還會有構音及（或）音韻困難。雖然可能高估，但文獻中推測口吃伴隨音韻問題的孩童比率約 30% 到 40%（Nippold, 2002）。然而這個數字比沒有口吃的孩童高出許多，沒有口吃但有音韻問題的孩童約 2% 到 13%（Shriberg, Tomblin, & McSweeny, 1999）。儘管如此，言語聽起來流暢且沒有構音／音韻問題的口吃人士還是與正常人士有些微的構音差異。

構音特徵

　　言語口吃人士和流暢人士的構音參數差異，包含較長的 VOT 和母音長度、較長的動作時間，以及構音和音韻事件間時間較長等（Daliri, Prokopenko, & Max, 2013; Max & Gracco, 2005）。這些差異在小孩和成年人身上皆可看到。舉例來說，Daliri 等人（2013）曾比較口吃成年人和流暢言語控制組，產出下顎最小幅度動作的能力差異。口吃人士在這個任務上表現較差（下顎動作較大且有較大的位置錯誤）。有許多相似的研究也發現，聽起來流暢之口吃人士若與正常人比較，其下顎、嘴唇和舌頭活動會有些微的差異（如 Archibald & De Nil, 1999; Loucks & De Nil, 2006; Max, Caruso, & Gracco, 2003; McClean, Tasko, & Runyan, 2004）。

Chang、Ohde 和 Conture（2002）曾檢視聽起來流暢的三至五歲口吃孩童和正常流暢孩童的 F_2 轉換率（F_2 transition rate, FTR），FTR 反映舌頭從一個位置移動到另一個位置的速度。研究者發現，在雙唇和齒槽構音位置時，正常流暢孩童的 FTR 較大（舌頭活動較快），即便口吃孩童聽起來也是流暢的。

臨床應用

除了有儀器和聲學的證據顯示，口吃者的構音動作模式上有些微的生理差異外，臨床經驗也顯示，有口吃者的構音力氣常常過大，這些所謂的「*硬接觸*」（hard contacts）會產出可以阻礙口腔內氣流的張力（Blomgren, 2013）。許多介入方式針對（或包含）建立較輕的構音接觸技巧。舉例來說，患者被教導如何分辨出較輕構音動作的本體感覺線索，以及在單音素層級上平滑持續的氣流，並逐漸進展至連續言語。一項類似的技巧請患者將一個字的第一個音節加長，因此子音會變得較輕較慢，隨後的母音也跟著較長。這些方法有助於減少聲道內肌肉的活動量，因而避免阻礙氣流的張力。

◉ 共鳴發聲問題

當硬顎及（或）軟顎失能時會有發聲問題，一般是導因於軟顎癱瘓或是硬顎及（或）軟顎的缺陷。發聲問題也可以造成過度鼻音（過度鼻共鳴）、鼻音不足（鼻共鳴不足）、鼻漏氣（空氣由鼻腔流出），以及盲管共鳴（受遮蓋的嗓音）。

英語中大部分的發音都需要完全閉合之顎咽所產出的口腔氣流；鼻音取決於通過咽部和鼻腔的氣流。說話時若無法預防外流空氣流入鼻腔，則會導致鼻漏氣和過度鼻音（如 Paniagua, Signorini, da Costa, Collares, & Dornelles, 2013）。在需要強而有力的口腔內壓來發音時，鼻漏氣會特別明顯，如塞音、擦音及塞擦音（如 Dworkin, Marunick, & Krouse, 2004）。鼻漏氣可以從輕微至嚴重，在有些案例中，鼻漏氣並不明顯，但在某些案例中鼻漏氣會非常大聲並令人分心（Kummer, 2014）。氣壓流漏也會影響其他子音，讓子音氣壓及力度變弱或是完全被遺漏（Kummer, 2013）。難以累積壓力常常導致補償式構

音（compensatory articulation）。當說話者使用還未通過聲道上部的氣壓，並在氣壓流出鼻腔前就發音，即是補償式構音。結果就是構音位置（不是構音方式）改變了，以至於在聲門或咽部發出塞音與擦音（稱為聲門塞音、咽部塞音或咽部擦音）。

當聲音在鼻咽被阻擋，阻止正常鼻音所需的鼻音共鳴時，就會發生鼻音不足。這情況一般是由過大的扁桃腺、過敏鼻道腫脹，以及鼻中隔彎曲所導致（Kummer, 2013）。

當聲音因為腫大的扁桃腺與腺樣體而無法進入口腔與鼻腔時，被困在咽部的結果就是會產生盲管共鳴（cul-de-sac resonance）（Kummer, 2013），言語聽起來就會像是被蓋住悶悶的聲音。

臨床應用：感知評估

在臨床上，評估過度鼻音的方式主要就是聆聽患者的言語（如 Brunnegård, Lohmander, & van Doorn, 2012; Vogel, Ibrahim, Reilly, & Kilpatrick, 2009）。但還是有些簡單的儀器可以幫助偵測鼻漏氣，舉例來說，See-Scape 是一種有硬塑膠管的儀器，塑膠管內裝著小浮標和彈性塑膠管，上面接著尖端。當尖端置入於患者鼻孔的任一側，任何言語中的鼻漏氣都會讓浮標上升。另一個簡單偵測過度鼻音及（或）鼻漏氣的方法就是利用塑膠管或吸管。管子或吸管的一端放置在孩子的鼻孔內，另一端則靠近檢查者的耳朵，並讓孩子重複只包含口腔子音的音節或句子。正常發出共鳴時，不會聽到任何外部的聲音，但若發生任何程度的過渡鼻音或鼻漏氣，則會很清楚地透過管子或吸管聽出來。這些簡單但有效的儀器有助於提供療程的回饋。

雖然感知評估很重要，直接和間接的儀器分析可以確認或證實臨床人員的感知評估（Perry & Schenck, 2013）。

臨床應用：鼻咽鏡

最常用來評估顎咽機轉之結構與功能的儀器就是鼻咽鏡（nasopharyngoscopy）。鼻咽鏡是一條放置於鼻咽內的軟性內視鏡。鼻咽鏡非常實用，因為可

以讓檢查人員直接觀察說話時整個顎咽入口，包含後咽壁、側咽壁及軟顎的鼻部。這點非常重要，因為每個人的顎咽閉合方式存在很大的差異性，分別由軟顎、後咽壁及側咽壁不同的貢獻度來完成（Kummer, 2013）。此外，有些人可能在某些非言語活動中有足夠的閉合，如吸吮、吹氣及嘔吐時，但在需要與其他構音器官協調的言語時，卻發生閉合不足。

臨床應用：鼻音商數

共鳴發聲可以運用聲學方式來量測，在說話時分別測量口腔和鼻腔發出的音量，並取得兩者的比值，這個比例稱為鼻音商數（nasalance），會與言語中聽起來為鼻音的發音高度相關（如 Awan, Bressmann, Poburka, Roy, Sharp, & Watts, 2015; Brunnegård, Lohmander, & van Doorn, 2012; Sweeney & Sell, 2008）。鼻音商數一般來說是使用所謂的鼻流器（nasometer）（Kay Pentax）加以測量。患者穿戴一副耳機，耳機上有口腔和鼻腔麥克風。患者朗讀或重複不同種的言語刺激，包含沒有鼻音的句子或段落、有鼻音和無鼻音的句子或段落，以及大部分為鼻音的句子或段落。這讓檢查人員可以決定該說話者過度鼻音及（或）鼻音不足的程度。鼻音商數值為百分比，在沒有鼻音音素的段落或朗讀中，邊緣分數約為 20～30%（Perry & Schenck, 2013）。分數高過 30% 則意謂過度鼻音（如 Sell, Mars, & Worrell, 2006）。有許多因素會影響鼻音商數，如年齡、性別、語速、音量、音調及方言（如 Awan et al., 2015; Gauster, Yunusova, & Zajac, 2010; Kummer, 2014; Lee & Browne, 2013）。

鼻音商數值可以用來建立手術前的基礎值和手術後的結果值，以測量治療唇顎裂或顎缺陷孩童的手術療效（Goodwyn-Crane & Melady, 2008）。不令人意外地，唇顎裂或顎缺陷的孩童就算是已接受矯正，鼻音商數值都比正常孩童高（較多鼻音）。鼻音商數值已被用來衡量手術結果、評估輔助裝置的效果，並用以比較行為治療的成效（如 Navya & Pushpavathi, 2014; Sell, Mars, & Worrell, 2006; Wenke, Theodoros, & Cornwell, 2010; Wójcicki & Wójcicka, 2008）。

摘要

- 正確的構音是言語清晰度的基礎。
- 感知分數可以評估說話者整體的清晰度；使用聲學和動力學分析可以決定說話者基礎的構音模式。
- 用來分析言語的聲學測量包含母音和子音長度、母音共振峰分析，以及子音頻譜分析等；這些分析可以顯示說話者治療前後，以及隨著時間變化的發聲模式。
- 動力學測量能有效幫助聽力損傷語者、人工電子耳使用者及唇顎裂患者達到更精準的構音目標。
- 共鳴發聲問題包括過度鼻音、鼻漏氣、鼻音不足及盲管言語；鼻音商數是發音時口腔對鼻腔氣流的聲學比例。
- 口吃者常常有些微異常的構音動作。

習題

1. 請描述電顎圖、舌位測量法、超音波及電磁構音儀在評估和治療構音及音韻問題的優缺點。
2. 請比較母音和子音的聲學分析資料種類。
3. 請描述斜率指數，並解釋該指數如何幫助了解說話者的構音模式。
4. 請解釋為什麼較早裝置人工電子耳可以讓聽力受損或耳聾的說話者有更正常的構音模式。
5. 請描述顎咽閉合，並解釋顎咽閉合問題如何導致共鳴發聲問題。
6. 請比較鼻咽鏡和鼻音商數在評估共鳴發聲問題的異同。
7. 請做出假設，解釋為什麼有些口吃者表現出構音上的硬接觸。

綜合案例

一、瑪莉莎

• 背景資料

　　瑪莉莎是一位有共濟失調型腦性麻痺（ataxic cerebral palsy）的 11 歲女孩，她可以自由活動但需要支架來增加穩定感。在認知方面，瑪莉莎在正常智商範圍內，並就讀普通學校，成績也與同年齡一致。雖然瑪莉莎有一小群好朋友，但因為她的朋友和老師常常要求她重複說話因此她覺得很挫折。眼看瑪莉莎很快就要上中學，她擔心學長姊會取笑她的說話。

• 臨床觀察

　　在小學五年級開學的評估中，瑪莉莎告訴你（你是學校的言語－語言病理師）她的擔憂。瑪莉莎自從幼兒園即接受言語治療服務，她的言語清晰度不錯。但是因母音扭曲和子音不精準，她還是會傾向將一些字連在一起，且她的連續言語之韻律顯得很單調。因此，她的言語聽起來緩慢且吃力。在完整的診斷過程中，你覺得應該建立一些數據的基準，包括母音長度、整體發聲速率，以及音高變化性所反映的語調能力。你利用免費下載的構音軟體 Praat 取得這些測量。

• 聲學測量

　　你以單字、句子及有結構的對話測試瑪麗莎的言語模式。在單字層面，聲譜圖分析顯示，共振峰目標音頻皆在正常範圍內。母音長度為正常範圍下緣。在句子層面，所有的發聲動作皆明顯扭曲，聲音間的切換比較慢，且所有角落母音的共振峰頻率都有集中化現象；子音長度也比正常長，塞音有時出現擦音成分。此外，音調分析軟體顯示，瑪麗莎連續言語的 F_0 平均為 248 Hz，但句子和連續言語的 F_0 動態範圍平均局限於 22 Hz 以內，較同年齡低許多。

- **臨床問題**

    1. 基於這些結果，畫出適合瑪莉莎年齡的 F_1/F_2 圖，以便作為進展的測量基準。

    2. 設立三個與瑪莉莎言語清晰度／語韻相關的目標，並解釋各目標的理由。

    3. 聲學儀器如何驗證瑪莉莎是否達到治療師的目標？

    4. 還有其他哪些儀器可以為瑪莉莎建立介入計畫？

二、艾登

- **背景資料**

    艾登是一位中度雙側聽神經受損的八歲男孩。艾登的聽損是天生的，且從兩歲起就接受助聽器輔助。目前艾登就讀小學三年級，學業表現在正常範圍內，但是他的言語清晰度較低。艾登的老師發現艾登的低言語清晰度會影響他與同學間的溝通，導致他在課堂上和社交上退縮。因為艾登越來越意識到他溝通技巧上的缺乏，在無法讓別人了解時，艾登常會表現出挫折和羞愧。你最近成為艾登學校的言語—語言病理師，並接了艾登的個案。艾登即將要來做三年一次的檢查，你將會評估他的言語和語言能力。

- **臨床觀察**

    艾登自從幼兒園即在目前的學校接受言語治療。他的聽力損失在過去三年從輕度惡化到中度，言語清晰度也大幅下降。此外，艾登最近的聽力評估顯示他的助聽器不再能提供最佳效益，表示他的聽力惡化了。在非正式的評估中，你觀察到艾登在教室與同學的互動，也發現以下說話參數有問題：遺漏和取代子音、音調輪廓降低、語速下降、不恰當的強調音，以及音量變化不足。為了支持你的非正式觀察，你用 Praat 做了一個完整的聲學分析。

- **聲學觀察**

    聲譜圖分析顯示母音空間較小，母音較長，語速為每秒 3.1 音節。齒槽和顎擦音發音位置較後位，表現出音頻較低的摩擦噪音。相鄰的聲音間重疊不

足，表示協同構音有困難。最後，F_0、音量及長度的變化有限，顯示他使用重音和音調模式不足。

- **臨床問題**

  1. 從這些評估結果來看，你的主要治療目標會是音段特徵還是超音段特徵？請提供原因。
  2. 在小兒患者身上使用聲學分析的優點為何？這個儀器可以如何用來作為治療工具？
  3. 你覺得評估時和治療後三個月時的 F_1/F_2 圖看起來會是怎樣？
  4. 聲學資訊如何有助於艾登的治療，協助他改善擦音的發聲位置？

三、佛洛斯特先生

- **背景資料**

  佛洛斯特先生是一位 45 歲、最近中風的男性。他一個禮拜前出院並轉診至大學附設醫院的言語和聽力門診做言語—語言評估。醫院言語—語言病理師評估的資料中顯示佛洛斯特先生的言語緩慢、吃力，且清晰度低。評估也顯示佛洛斯特先生的言語動作範圍和力度大幅下降。在與佛洛斯特夫婦見面時，你得知這對夫妻經營一項大型的慈善基金，且在中風前社交生活很活躍。佛洛斯特先生解釋他常常覺得舌頭很重，且說話變得極度費力。他和太太告訴你，他們的主要目標是改善佛洛斯特先生的言語清晰度，好讓他的親朋好友和社交圈的人可以聽得懂他說的話。

- **臨床觀察**

  見到佛洛斯特先生時，你察覺到他在對話中言語緩慢且聲音糊在一起。他的言語清晰度很低，同時你偵測到他的母音扭曲，單字和連續說話時構音動作不協調。在做完口腔動作檢查後，你發現他的舌頭和嘴唇動作不論是口腔內或外都緩慢且不協調，說話力氣也大幅降低。

• 聲學測量

　　為了取得更好的臨床資訊，以了解佛洛斯特先生的言語模式，並建立治療基準點，你使用 Praat 軟體的聲譜圖功能蒐集關於佛洛斯特先生的單字和連續說話的母音和子音長度、角落母音的共振峰音頻及 F_2 的轉換。佛洛斯特先生的母音和子音長度皆比正常長許多。F_1/F_2 圖顯示母音高度集中化。塞音子音常常伴隨摩擦聲和鼻音化。佛洛斯特先生的斜率指數為 1.43 Hz/msec。

• 電顎圖

　　所幸大學醫院有一個電顎圖（EPG）系統。佛洛斯特先生裝上客製化的偽顎，並在初步評估後一個禮拜回診做進一步的 EPG 評估。

• 臨床問題

1. 你會如何使用以上的聲學資訊來為佛洛斯特先生所需的言語治療保險做文件紀錄？
2. 基於感知和聲學資訊，你預期看到何種 EPG 模式？
3. 基於聲學和動力學結果，你覺得適合為佛洛斯特先生設定什麼樣的治療目標？

第 **8** 章

聽覺系統

學習目標

閱讀完本章，你將可以：

- 辨識外耳、中耳與內耳的構造與功能；解釋耳蝸內基底膜與行進波的關係，並討論基底膜的音調拓樸排列結構。
- 討論言語感知的議題，包括音段及冗贅性的角色。
- 總結母音與雙母音感知的聲學形式。
- 辨識子音感知的特性，包括類別知覺、多重線索，以及協同構音的影響。
- 描述使子音得以被感知的聲學形式。

耳朵的功能就像是轉換器——將能量從一個形式轉換成另一個形式的裝置。例如，麥克風將聲波轉換成電能，擴音器將電能轉換成聲學壓力波。耳朵在中耳將聲學壓力波轉換成機械能，在內耳將機械能轉換成電能。耳朵在某些方面也可以被視為聲譜圖分析儀，因為聽覺系統可以偵測隨時間變化的聲波頻率與強度。為了解耳朵中聲學訊號的轉換，必須了解牽涉其中的結構，包括外耳、中耳及內耳。耳朵不同部位的聽覺功能問題會引發不同類型的聽損，並且可能會干擾言語的感知。此外，我們也會討論為聽者所聽到的聲音賦予意義的過程。

● ● ● 耳朵的構造 ● ● ●

◉ 外耳

外耳由兩個部分組成，**耳廓**（pinna 或 auricle）及**外耳道**（external auditory meatus 或 ear canal）。耳廓是頭部側面突出的部位，通常被稱為「耳朵」。耳廓除了底部的耳垂以外，大部分由具有彈性的軟骨所組成。耳廓以韌帶連接於顱骨的一側。雖然耳廓包含一些肌肉，但那是人類退化後的痕跡（Dickson & Maue-Dickson, 1982）。人類耳廓主要的功能是幫助將聲波導入耳道，尤其是高頻的聲音（Hofman & van Opstal, 2003）。耳廓同時也保護外耳道的入口。由於人類有兩個耳廓，頭部的兩側各一，所以它們也幫忙偵測聲音的來源與方向（稱為音源定位）。然而，與動物相比，人類的耳廓在音源定位中並沒有扮演特別重要的角色。

許多哺乳類動物的生存有賴於找出聲音來源的能力，獵食者與獵物皆然（Grothe, Pecka, & McAlpine, 2010）。可以移動的大耳朵有助於音源定位。狗和貓在這方面比人類強得多。我們的耳廓只有六條肌肉，除了那些可以「搖」耳朵的人以外，這些肌肉很少被使用。另一方面，狗的耳朵大約有 18 條肌肉，

貓的耳朵大約有 30 條肌肉。狗和貓都可以傾斜、豎直、垂下及轉動牠們的耳朵，而且兩隻耳朵可以獨立運作！貓尤其擅長讓牠們的耳朵像碟型衛星信號接收器一樣，朝四面八方 180 度掃描，並且可以聽到極細微的聲音。

　　外耳道從耳廓通往耳膜，或鼓膜（請見圖 8.1）。成年人的耳道是一條 S 形管，長約 2.5 到 3.5 公分，直徑大約 6 毫米（Kent, 1997b）。耳道結束於內側端鼓膜處。耳道側面三分之一到二分之一是軟骨組織，中間二分之一到三分之二是骨組織。整個耳道覆蓋著一層表皮。耳道的軟骨組織部分含有腺體，會分泌油和蠟狀物質，也就是**耳垢**（cerumen）。耳垢的功能是潤滑耳道，並且阻止小蟲進入。耳道的兩側也有纖毛，纖毛能以類似波浪的方式移動，幫助將耳垢以及灰塵或其他物質向外排出。

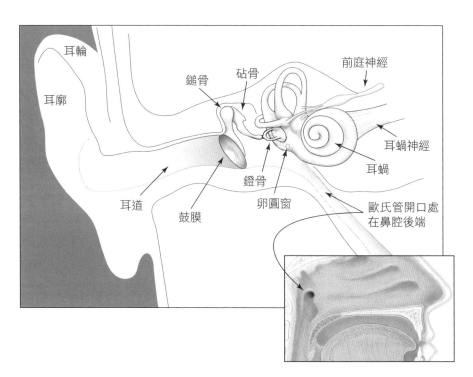

圖 8.1　外耳、中耳及內耳

耳道有數種功能。首先，因為它的長度和形狀，加上有耳垢與纖毛，所以它保護了比較脆弱的中耳及內耳。第二，耳道在聲音偵測上扮演重要的角色，因為它是一個四分之一波長的共振器，在耳廓是開口端，而鼓膜處是閉合端。正如任何四分之一波長共振器一樣，耳道的最低共振頻率會是音速／耳道長 ×4。以耳道長 2.5 公分為基礎，耳道的共振頻率是 3400 Hz：2.5 cm×4=10 cm；34,000/10=3400 Hz。由於是高頻的共振，因此外耳道對進入耳朵的高頻聲音產生響應，並且增強它的振幅。這對於辨識 /s, z, ʃ, ʒ/ 這類大部分聲學能源在 2000 Hz 以上的音很有幫助。耳廓與耳道共同形成寬共振（broad resonance），使得頻譜 2500 到 5000 Hz 的頻率在鼓膜處會比音源增強大約 10 到 15 分貝（Greenberg, 1996）。耳道對高頻振幅的增強，使人類得以偵測到若是鼓膜位在顱部表面就會無法聽見的聲音。

◉ 鼓膜

鼓膜（tympanic membrane, TM）是外耳與中耳的分界面，它在正常耳朵中是半透明、橢圓形且外圍（側）凹陷的薄膜。這使得鼓膜成圓錐狀，圓椎的尖端朝向中耳。圓椎的尖端稱為臍（umbo）。鼓膜以韌帶固定，由外層、中層及內層組成。外層（external layer 或 lateral layer）與耳道的表皮相連；內層（internal layer 或 medial layer）是黏膜，與布滿中耳腔室表面的黏膜相連。在外層與內層之間有一纖維層，由放射狀與環狀細胞構成，支撐鼓膜組織。鼓膜上方一小部分纖維較少，稱為鬆弛部；其餘的部分稱為緊張部。中耳的**鎚骨**（malleus）有一部分嵌在鼓膜上，使鼓膜呈圓錐狀。

鼓膜的主要功能是在聲學壓力波對它作用時產生振動。由於鎚骨有一部分嵌在鼓膜上，因此鼓膜的振動會傳遞到鎚骨，然後傳遞到中耳內的另兩塊骨頭——**砧骨**（incus）與**鐙骨**（stapes）。鼓膜對於壓力的細微變化極度敏感，並且對於廣大範圍頻率的極大範圍壓力都能產生響應。因此，鼓膜在將壓力波轉換成機械振動的過程中扮演著重要角色。

◉ 中耳

鼓膜的正後方是中耳。中耳是一個極小的空間，大約寬 6 毫米，深 4 毫米（Kent, 1997b），容積約 2 mL。中耳空間分成兩個部分──鼓腔（tympanic cavity 或 tympanum）及鼓腔上隱窩（epitympanic recess 或 attic）。正如其名，鼓腔上隱窩位在鼓腔上方。在正常耳朵中，中耳是一個充滿空氣的腔室，透過歐氏管充氣與洩氣。中耳的組織包含三塊小骨：鎚骨、砧骨與鐙骨，合稱為聽小骨（ossicles）；聽小骨是由韌帶及兩條肌肉所固定。

歐氏管

歐氏管（Eustachian tube，有時稱為耳咽管）長約 35 毫米。管的前三分之二位於由軟骨形成的管道內，後三分之一位於由骨頭形成的管道內，連接鼻咽與中耳。歐氏管在咽部的開口為一高約 8 毫米、寬 1 毫米的裂縫。這一端通常是閉合的，只有在吞嚥或打哈欠時，由於張顎帆肌與提顎帆肌的作用才會張開。在骨頭端的開口通常是打開的，管的內部布滿上皮細胞。

歐氏管對於中耳功能非常重要，因為它藉由兩種功能使中耳空間充氣與洩氣。第一，由於歐氏管打開時，大氣中的空氣會進入到中耳，所以歐氏管使通常封閉的中耳與外界氣壓得以平衡。如果發生任何情形致使歐氏管無法開啟，氣壓平衡就變得窒礙難行，結果會造成中耳腔室產生負壓（與大氣壓力相比）的現象，使耳朵產生像是「塞住」的感覺。假使這狀況沒有解決，中耳流出的液體可能會開始累積，最後可能會導致中耳感染。

歐氏管的第二個功能是清理中耳的黏液，將中耳黏液排向咽使其被吞嚥。如果黏液沒有清理乾淨，可能會引發中耳炎（otitis media），這是一種中耳受到感染的疾病。年紀很小的幼童特別容易得到中耳炎，因為他們的歐氏管幾乎是水平的，所以液體的排放不如成人順暢。

你可能在飛行時體驗過耳朵「塞住」的感覺，尤其是在起飛與降落的時候，因為環境氣壓改變得很快，而你打哈欠或吞嚥的動作無法快到足以跟上這些變化。中耳內的空氣會一直被中耳內部表面組織吸收，所以如果空氣無法從歐氏管進入，中耳內會產生負壓，將鼓膜往內拉扯，因而產生堵塞的感覺。

聽小骨

三塊聽小骨是人體內最小的骨頭。它們互相連接，一邊連到鼓膜，另一邊往內側連接到內耳稱為卵圓窗的部位。鎚骨（或作 hammer，形似鎚子）有兩個主要的部分：頭與鎚骨柄（manubrium）。鎚骨柄嵌在鼓膜上，頭則延伸到鼓腔上隱窩。鎚骨柄的頂端與臍相連在一起。砧骨（或作 anvil，形似鐵砧）與鎚骨相連，鐙骨（或作 stirrup，形似馬鐙鐵）與砧骨和卵圓窗相連。鎚骨長約 8 毫米，砧骨長度也大約是 8 毫米，它有個圓形的主體，延伸出兩個突點。鐙骨有個主體，前後各有一隻腳從兩邊往上面匯集。橢圓形的鐙骨底板與內耳的卵圓窗相接合，並且由韌帶固定。聽小骨組成聽骨鏈並由韌帶支撐，形成聽覺系統中機械振動的要素。

中耳的肌肉

中耳的兩條肌肉是鼓膜張肌（tensor tympani）及鐙骨肌（stapedius）。鼓膜張肌長約 20 毫米，與歐氏管平行。鼓膜張肌源自張顎帆肌的肌腱，穿過頭顱顳骨的骨質通道抵達鼓腔，與鎚骨的柄相連。鼓膜張肌收縮時會將鎚骨往內拉扯。

鐙骨肌比鼓膜張肌短得多，長約 6 毫米，沿著鼓腔後壁延伸到鐙骨的前端。鐙骨肌收縮時將鐙骨往後拉扯（Zemlin, 1998）。聽覺反射（或稱鐙骨肌反射），會運用到鐙骨肌。聲音強度高於 80 dB HL（聽力位準）時，鐙骨肌產生響應而劇烈收縮，致使聽骨鏈與鼓膜緊繃，因而發生聽覺反射。這反射是雙側的，也就是說大音量聲響不管傳達到哪一耳，都會引起雙耳的反射。鐙骨

的收縮會減少施加於卵圓窗的壓力,使得聲音強度減少大約 10 分貝,這在低頻聲音尤其明顯。聽覺反射並非立即產生,它需要若干分之一秒的時間才會發生。因此,突發的聲響可能在聽覺反射有時間作用前就傳進內耳。此外,正如其他所有肌肉一樣,鐙骨肌終究會疲乏。因此在吵雜的環境中,聽覺反射抑制大音量聲音的效果就會減弱。中耳肌肉在個體發聲前與發聲中都會作動,能有效減弱發聲者自己的聲音在耳蝸(cochlea)中的音量。中耳肌肉也會對非聽覺的刺激產生反應而收縮,例如臉部的觸覺刺激。

中耳的功能

中耳在聽覺上有三個重要的功能。首先,它解決了中耳與內耳間的阻抗失配(impedance mismatch),因而增強了傳入內耳的聲學能量。阻抗(impedance)是對訊號通過介質(如氣體或液體)傳遞時困難度的量測;導納(admittance)與它相反,測量的是訊號通過介質的容易程度。不同的介質對聲波或多或少都有些阻力,液體對聲波的阻力比氣體大得多。當行進在氣體中的聲波進到液體中時,兩者之間不同的阻力形成一道屏障,大部分的聲音能量因而被反射,而非傳遞到液體中。中耳充滿了空氣,而內耳則充滿了液體。兩者之間的交界為卵圓窗(oval window),位於中耳空間的內壁上,與鐙骨底板相接。當從空氣中傳至中耳的聲波與內耳的液體接觸時,幾乎所有的入射波能量都受到反射,只有極少量能傳送到液體。為克服阻抗失配,必須加強在卵圓窗處壓力改變的強度。中耳以三種方式使氣壓增強。第一,也是增強氣壓最有效的方式,那就是有賴鼓膜表面積與卵圓窗表面積的差異。鼓膜的面積大約是 0.85 cm^2,但其中只有 0.55 cm^2 在振動時會產生作動。卵圓窗的面積大約是 0.03 cm^2(Raphael et al., 2007)。兩者表面積的差異比大約是 17:1(Seikel, King, & Drumright, 1997; Zemlin, 1998)。因為壓力等於作用力除以受力表面積,所以相同的力施加於較小面積所產生的壓力會大於施加於較大面積所產生的壓力。因此,壓力的改變,使得聲波在聽小骨由面積大上許多的鼓膜傳遞到面積較小的卵圓窗時,振動變得強烈許多,大約增強 25 分貝(圖 8.2 與 8.3)。中耳在卵圓窗增加壓力的第二個方法是透過聽小骨的槓桿作用。槓桿

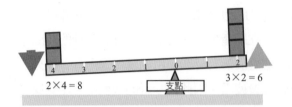

力的效應藉由槓桿作用增
強。透過槓桿作用，槓桿
左端的合力大於右端。

$2 \times 4 = 8$　支點　$3 \times 2 = 6$

透過相同的效應，聽小骨就像槓桿系統，聲波作用在
鼓膜的力在卵圓窗被放大。

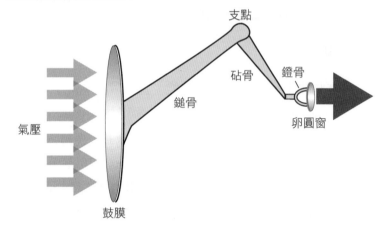

圖 8.2　透過槓桿作用產生的壓力增強

造成鼓膜振動的氣壓能量聚集在面積小上許多的卵圓窗上，
產生增強的效果。

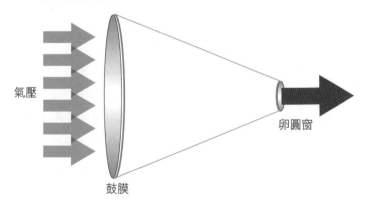

圖 8.3　鼓膜與卵圓窗面積不同造成壓力增強

作用使得施加在鐙骨底板的力比起施加在鎚骨的力增強為 1.3 倍，大約是 2 分貝。第三個方法通常稱為「抵消作用」，與鼓膜的圓錐狀有關，因為這使得鼓膜沿著弧面可以有更大的動作。這三個方法加起來，使得在卵圓窗的壓力增加大約 30 分貝。但這仍然不足以將所有抵達鼓膜的聲學能量傳遞進內耳，大約只有一半真正傳遞進去。

中耳的第二個功能是以**聽覺反射**（acoustic reflex）減弱大音量的聲音。聽覺反射因鐙骨肌的收縮而產生。

中耳的第三個功能是藉由歐氏管使中耳腔內的氣壓與耳道的氣壓相同。為使鼓膜正常振動，中耳內的壓力必須和耳道內的壓力相同。中耳內壓力過高會將鼓膜往外推，造成不適並且干擾聲音的傳遞。中耳壓力過低導致鼓膜內縮，同樣會造成不適並干擾聲音的傳遞。

◉ 內耳

內耳位在顳骨深處，由耳蝸、半規管，以及連接兩者的前庭組成。耳蝸與聽力有關，而半規管和前庭則對平衡相當重要。以下的討論著重在耳蝸，尤其是它那如同頻率與強度分析器的非凡能力。

耳蝸

耳蝸位於顳骨岩部，鼓腔內側。它是個狀似蝸牛殼、骨質、圍繞耳蝸軸又四分之三圈的螺旋管道（圖 8.4）。由耳蝸軸向外突出像螺紋的骨質層架稱為骨質旋板，供連接毛細胞的神經纖維通過。耳蝸螺紋的大小由底部往尖端遞減，尖端是距離中耳最遠的位置。如果將耳蝸拉直，長度大約是 5 公分左右（Pickles, 1988）。在骨質管道內部有一個膜管道，一樣呈蝸牛殼形狀。在骨質管道與膜管道之間有液體，稱為**外淋巴**（perilymph；peri = 在周圍）。在膜管道內部的是另一種液體，稱為**內淋巴**（endolymph；endo= 在……之內）。膜管道與骨質旋板相連，同時也與骨質管道的外壁以螺旋韌帶相連，形成了三個不同的管腔，或稱為階（scalae）。膜管道通常稱為**耳蝸管**（cochlear duct），又稱為耳蝸隔間（cochlear partition）。耳蝸管的底部是

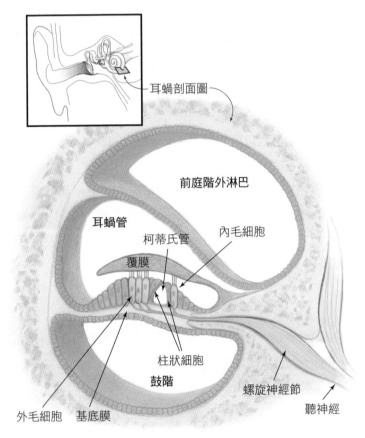

耳蝸剖面圖

前庭階外淋巴

耳蝸管

柯蒂氏管

內毛細胞

覆膜

柱狀細胞

鼓階

螺旋神經節

聽神經

外毛細胞　基底膜

柯蒂氏器

圖 8.4　耳蝸

基底膜（basilar membrane, BM），本章稍後會有更仔細的討論。耳蝸管的頂部由前庭膜或稱賴斯納膜（Reissner's membrane）形成。**前庭膜**（vestibular membrane）上方的空間稱為前庭階，基底膜下方的空間為鼓階。兩者之間是耳蝸管，或稱為中階。前庭階終止在被鐙骨底板覆蓋的卵圓窗。中耳與內耳的另一個開口是**圓窗**（round window），是鼓階的終點，此開口覆蓋著薄膜。耳蝸管幾乎延伸到骨質管道頂端，但沒有完全覆蓋骨質管道。在耳蝸管末端，也是前庭階與鼓階相連處，這個相連點稱為**蝸孔**（helicotrema）。

　　聽覺器官位在耳蝸管內，處在基底膜之上，並且延伸到整個基底膜，稱為**柯蒂氏器**（organ of Corti）。這個結構由幾種支持細胞與聽覺細胞組成。聽覺細胞稱為內毛細胞與外毛細胞，之所以稱為毛細胞是因為其頂端有延伸出的細毛狀凸出物〔**頂纖毛**（stereocilia）〕。外毛細胞頂纖毛的尖端嵌在**覆膜**（tectorial membrane）上，覆膜是形成柯蒂氏器頂部的膠狀結構。表 8.1 列出耳蝸的主要部位。

　　內毛細胞大約有 3500 個，沿著基底膜排成一行；而外毛細胞約有 12000 個，沿著基底膜排列成三到五行。內毛細胞的形狀像燒瓶，外毛細胞的外觀則像試管。這兩種毛細胞不只數量與形狀不同，功能也不一樣。外毛細胞可以運動，它們的運動得以強化訊號，並且加強基底膜的調音功能。這同時改善了聽覺敏感度與頻率的篩選性，也就是強化了解決複雜音頻率組合的能力。當內毛細胞作動時，會釋放出神經傳導物，刺激與細胞基底相連的神經纖維。當基底

表 8.1　耳蝸的主要部位

耳蝸軸	螺旋管道中的骨質核心
骨質旋板	由耳蝸軸向外突出的骨質層架
耳蝸管	位在骨質管道之中
外淋巴	骨質管道與膜管道間的液體
內淋巴	膜管道內的液體
基底膜	耳蝸管的底部
前庭膜	耳蝸管的頂部
前庭階	前庭膜上方的空間
鼓階	基底膜下方的空間
卵圓窗	前庭階的終點
圓窗	鼓階的終點
蝸孔	前庭階與鼓階的交點
柯蒂氏器	位於基底膜上的聽覺接收器
覆膜	柯蒂氏器的頂部

膜振動時，毛細胞的頂纖毛受到覆膜的剪力而彎曲；這種剪力作用（shearing action）激發聽覺神經使其放電。因此毛細胞的功能像是轉換器，將液體振動轉換成電能（Rosen & Howell, 1991）。

基底膜

由於其結構的緣故，基底膜在耳蝸對所有輸入的聲音做出頻率與強度分析的能力上，扮演舉足輕重的角色。基底膜並非從頭到尾都等寬（圖 8.5），在它的底部最靠近中耳的地方，基底膜只有大約 0.04 毫米寬，往頂部逐漸加

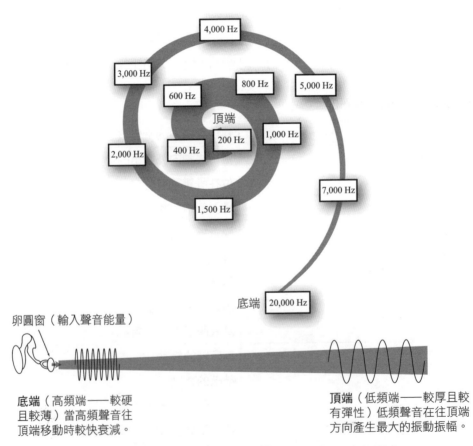

圖 8.5　圖示拉直的基底膜，顯示它對不同頻率的響應

寬，到距離中耳最遠處的頂端時約為 0.36 毫米（Buser & Imbert, 1992）。這與
骨質耳蝸恰好相反，骨質耳蝸底部最寬，往頂端寬度遞減。基底膜不只有寬度
是從底部到頂端遞增，它的硬度也會隨之遞減。基底膜在最狹窄的底端最硬，
在它較寬的頂端處，其彈性大約是底端的 100 倍，這使得它的底部對高頻較容
易產生響應，頂端則對低頻較容易產生響應。基底膜有不同程度的寬度與硬
度，這正是使耳蝸有能力對聲音做出頻率分析的原因。

耳蝸的功能

耳蝸內部的運作由位在卵圓窗的鐙骨底板引發。當鼓膜表面受到氣壓增
減發生拉扯，進而開始振動時，振動經緊密連接在鼓膜上的鎚骨柄傳遞到聽小
骨。鎚骨的動作接著使得包括鐙骨底板的其他聽小骨開始振動。當鐙骨底板在
卵圓窗往內外推移時，它的振動擾動了位在前庭階內的內淋巴。內淋巴受到的
擾動使耳蝸管開始振動，造成基底膜的運動。基底膜隨著鐙骨底板內外移動而
上下運動（與圓窗膜的內外移動相呼應）。

由於基底膜從底部到頂端有不同的寬度及硬度，因此基底膜不同的部位
對不同的頻率會有不同的響應。基底膜的振動會產生由底部往頂端移動的行進
波。當波沿著基底膜行進時，與刺激聲音頻率相應的位置振幅達到最大。在振
幅最大處，毛細胞的頂纖毛受到激發，刺激聽神經在此處放電。從耳蝸發出的
神經脈衝沿著聽覺神經，即第八條腦神經（前庭耳蝸神經）的分支，傳遞到腦
幹。脈衝接著沿著聽覺中樞路徑抵達大腦皮質各區域，開始處理言語的感知。
在基底膜做出最大振幅，神經細胞放電之後，聲波的振幅隨即快速衰減。

基底膜的音調拓樸排列

基底膜的底部對於所有頻率的壓力波都會產生響應，但因為它相當堅
硬，所以它對高頻的響應最為明顯。因此，在高頻時，基底膜的波動在狹窄堅
硬的底部達到最大振幅，再繼續沿著基底膜往前移動不久就快速衰減。基底膜
的頂端較寬且較有彈性，所以對低頻產生比較大的響應。因此，在低頻時，基
底膜在接近頂端處產生最大位移。這種因位置不同而對不同頻率有不同敏感度

的排列，稱為**音調拓樸排列**（tonotopic organization）。整個聽覺系統都有音調拓樸排列的性質。行進波的最大位移也會取決於訊號的強度，振幅較強的訊號造成較大的基底膜位移。強度較大的低頻訊號對高頻（底）端有顯著的影響。這解釋了往上覆蓋的遮蔽現象（upward spread of masking），也就是低頻會遮蔽或干擾高頻的感知。

耳蝸會對複合音做出傅立葉分析（Fourier analysis），得出複合音的組成頻率。Raphael 等人（2007）注意到 /i/ 這個音會產生許多沿著基底膜移動的行進波，其中至少有兩處有最大位移：一處在接近耳蝸底部的高頻區，另一處在接近頂端的低頻區。而 /si/ 這個音的情形則是，高頻的 /s/ 引起的基底膜最大位移會更接近耳蝸的底部。此外，行進波在 /s/ 期間會是非週期波，在 /i/ 期間則變成週期波。

可以將基底膜想成一連串的濾波器，基底膜上的每一點都對應到不同中心頻率（F_c）的帶通濾波器（Rosen & Howell, 1991）。從耳蝸的底部到頂端，每個帶通濾波器的中心頻率逐漸降低，因此對於聲波中連續的較低頻率產生最大響應。理論上這些濾波器是無限且重疊的，但是通常我們把它們想成是獨立且相連的。從這個觀點來看，人類聽力的範圍大約分成 25 個濾波器頻帶，每個濾波器的頻寬都相當狹窄。這使耳蝸有相當卓越的頻率解析能力，並解釋了為什麼即使只有中度的聽力損失，通常在言語的辨識上都會產生相當大的困難度。耳蝸外毛細胞的減損會使聽力濾波器頻寬變大，因而降低了頻率的解析度。頻譜的細節被模糊了，言語中不同頻率範圍的部分會有更多的交互作用。Rosen 和 Howell（1991）發現到，正常的聽覺系統可以使每個頻率都在定位上，但對於聽覺濾波器頻寬變寬的聽者來說，頻率多半是混雜在一起的。這呼應了聽障者通常自述可以「聽見」，但無法「聽懂」別人說的話。

● ● ● 言語的感知 ● ● ●

目前為止的討論都著重在人們如何聽到。現在我們的討論要轉移到人們

如何感知所聽到的聲音——也就是聽者如何為刺激聽覺系統的聲學音波賦予意義。言語感知是非常有趣的現象，因為人們有意識地感知到的，並非組成音素的聲學特徵，像是發聲、波形及發聲起始時間等，而是語言的事件，諸如音素、音節、片語及語句。言語感知是尋找意義，而這意義是奠基在有能力分辨與確認言語波形的聲學—語音（acoustic-phonetic）特徵。事實上，言語感知的根本問題是，聽者如何將持續改變的一連串聲音切分成有意義的不同單位。這問題看似簡單，但是有無數研究感知不同層面與理論的學者，竭盡全力試圖回答這個問題。

◉ 切分音段問題

在聽別人說話時，人們感知到一連串聲音以無數不同方式合併而成音節、字詞及片語。聽者將它們合併成有意義的訊息。然而，在聲學層面上，這些帶有語言訊息的聲波是連續的，並未切分成對應到每個特定音素的可辨識單位。由於音素在產生時變異性也很大，所以這問題更顯複雜。不同說話者所發出的母音共振峰頻率範圍重疊。由於協同構音的現象，音素會受到前面與後面音的影響。例如，/k/ 這個音素的聲學波形，當接在它後面的母音是 /i/ 或 /u/ 時，就會有所不同。以不同的語速發聲，或是重音節改變，都會使聲學波形改變。語速、重音和語調的形式、方言及其他許多因素，都使音素的產生有很大的變異性。因此，個別音素與其聲學基礎之間並沒有一對一的對應關係。

但是聽者有辦法將連續改變的聲波轉換成言語中清楚可分的語言單位。上述的變異性使我們不禁要問，既然這些音的聲學特徵不斷在改變，聽者如何感知到個別的音是恆定的（例如，/i/ 永遠聽起來像是 /i/）。有些理論家提出，雖然音素的產生有變異性，但音素中有些恆定不變的特質一直都存在，聽者正是用這些特質辨識音素。另一派持相反意見，他們認為，因為言語具有動態且持續改變的本質，所以音素並不具有不變的特質；事實上，聽者使用動態訊息搭配上下文的線索，以及他們本身的語言學知識來解讀言語。這一直是個引起激辯的問題，目前尚無結論。這些理論的議題在第十二章中會有更詳細的討論。

◉ 言語感知中的冗贅性

　　雖然說話者對於聲音的聲學結構有相當的了解，但以經過濾波處理而被扭曲的言語所進行的實驗顯示出，聲學線索不只模糊不清，而且有許多聲學線索被消除後，對言語的感知並沒有不利的影響（Denes & Pinson, 1993）。單一音素中含有多重聲學線索，以及來自許多音素的訊息會交會在某個特定音的這些事實，很有可能有助於感知。對於解讀言語同樣重要的是，大部分的感知都發生在語境中。任何語言的說話者都從經驗中得知哪些音會一起出現，哪些音不會。例如，身為英文使用者，當聽到有人開始發 /n/ 這個音的時候，我們知道接下來的音一定會是母音。我們不會預期在字首聽到 /nd/ 這樣的組合，雖然這樣的組合很有可能在字尾出現（例如，end）。人們對於其他的語言學參數，像是句法（字的順序）及語意（意思），也會有類似的預期。因此，語境（contextual）與語言學的訊息可以增強言語的感知，並且也幫助解讀聲學訊號，使其成為有意義的單位。對語言的熟悉度可以使言語更容易被辨識，即便是處在聲學線索本身模糊不清的情況下，或是因為噪音或說話者咬字不清導致聲學線索不足的狀況下皆然（Denes & Pinson, 1993）。這些多重線索來源通常被視為冗贅的（redundant）。

　　Boothroyd（1978）對於言語感知中的多重來源冗贅性提出了一個相當優異的解釋。在聽到「I bought some new shoes」這句話時，聽者的雙耳都受到刺激（生理的冗贅性），聽者也可以取得完整的聲學頻譜（聲學的冗贅性）。從字尾子音本身，以及前面母音的共振峰走勢與長度這些線索，可以得知結尾是子音（語音的冗贅性）。/z/ 是為數不多可以接在 /u/ 之後（例如，/ʃuz/）使其成為有意義的英文字的音素（字彙的冗贅性）。some 這個字標明最後那個字會是複數（句法的冗贅性），聽者對世界的知識讓他（她）知道鞋子是成雙的（語意的冗贅性）。

◉ 母音與子音感知的儀器分析

自 1950 年代以來，科學家做了許多研究，試圖了解從聲學轉換到音素之間是如何發生的。這類研究大部分著重在語音的層面，亦即著重在人們藉以區分為不同聲音的聲學特徵型態。在這個知識領域的探究中，有兩類儀器特別有貢獻。第一種是**頻譜儀**（spectrograph），提供了語音聲學結構的詳細資訊。另一種儀器是**語音合成器**（Pattern Playback, PP），在 1950 年代問世。語音合成器的功能與頻譜儀相反：頻譜儀以視覺方式呈現每個音的聲學特徵，語音合成器則是將視覺圖形轉變成聲音。語音合成器非常方便，因為它讓研究者得以合成言語，並且可以系統性的調整不同聲學線索。PP 在現代電腦語音合成科技的發展上有關鍵的地位，而電腦語音合成現在被廣泛運用在各種文字轉換成言語的應用程式中。

許多實驗測試聽者對聲音的感知，藉以探究他們對於調整過的聲學線索有何反應。在這些研究中，研究人員對 PP 輸入類似頻譜的圖形，PP 以光束掃描圖形，並且以相對應的聽覺聲波播放出來。PP 將印在膠帶上的程式化圖形播放出來時，就會產生人工言語。不同的圖形會產生不同的聲音。研究者藉由調整共振峰的數目、頻率，以及持續的時間來研究共振峰。PP 大約從 1970 年開始被電腦取代，因為電腦可以做相同的調整，但是速度更快，而且音質更好。

許多運用頻譜儀、PP 或電腦程式合成言語的研究都著重在語音的不同類別，像是塞音、母音及擦音等。這些類別的聲音都被以不同方式調整，以了解聽者如何感知並確認它們屬於哪個類別。

● ● ● 母音與雙母音的感知 ● ● ●

母音的特點是具有聲道共振的獨特形式，以及依聲道空間變化而有不同的共振峰。與子音相較之下，母音持續時間比較長且強度比較大；一般來說，它們的頻率組成也比子音低。在 thaw 這個詞中，我們剛好可以看到強度最大的

母音 /a/ 與強度最弱的子音 /θ/，它們強度大約相差 25 分貝（Fletcher, 1953）。母音形成音節的核心（nuclei），即是主要部分。研究指出，特定母音的共振峰，在聽者對於那個母音的感知上並非全部都有相同的功用。當共振峰的頻率相近時，例如後母音中的 F_1 和 F_2，以及前母音中的 F_2 和 F_3，聽者會將兩者整合成一個感知的單位，相當於這兩個相近共振峰的平均值。因此，前母音是基於 F_1 的頻率，以及 F_2 和 F_3 的頻率平均值被聽到；而後母音則是基於 F_1 和 F_2 的頻率平均值與 F_3 的頻率被感知到（Strange, 1999）。然而，母音共振峰頻率不是固定的，即使單純對某個母音個別發音時，由不同人發出相同母音的共振峰頻率也不會一樣。另一方面，不同母音由同一個人或不同人發音時，共振峰頻率也可能有相當程度的重疊。因此，母音與它們的共振峰頻率並沒有嚴謹的一對一對應，但是母音之間邊界的模糊性通常對聽者來說不是問題。人們總是有辦法在母音中或母音間共振峰頻率的異同中做出判斷。

◉ 共振峰頻率的關係

研究者已經提出許多理論，說明為何即使母音缺乏固定的共振峰值，聽者還是可以辨識出這個母音。為什麼聽者在聽到一個 F_1、F_2 和 F_3 各是 270、2290 和 3010 Hz 的音時會認為它是 /i/，在聽到另一個 F_1、F_2 和 F_3 各是 345、2470 和 3325 Hz 的音時，也同樣認為它是 /i/？有一個理論認為在感知上，頻率的絕對值並不是重點，重要的是共振峰頻率之間的關係。在剛才的例子中，即使兩個 /i/ 有相異的頻率絕對值，但是每一個 /i/ 音的特點都是有一個很低的 F_1，後面接著兩個相當高的 F_2 和 F_3，而且 F_2 和 F_3 的頻率很接近。因此，當小孩和成年男性發出 /i/ 音時，因為兩者的聲帶長度不同的緣故，發出聲音的共振峰數值就會很不一樣。然而，這兩個聲音有著類似的共振峰關係形式。因此，感知的基礎是共振峰頻率的形式，而非共振峰頻率的絕對值。

另一個相關的理論則指出，F_2 與 F_1 的比值是母音辨識的重要因素。高前母音，例如 /i/，有著相當低的 F_1 和相當高的 F_2；因此 F_2 與 F_1 的比值相當大，而 F_2 與 F_1 的比值在高後母音如 /u/ 中則小上許多，因為它們的 F_1 與 F_2 比較接近。舉例來說，/i/ 的 F_1 與 F_2 由成年男性發出時，大約是 342 和 2322

Hz，成年女性大約是 437 和 2761 Hz，孩童則大約是 452 和 3081 Hz。根據這些數值，F_2/F_1 的比值就會是男性 6.79，女性 6.32，以及孩童 6.82。這個比值在這三組人當中是相似的。/u/ 音的 F_2/F_1 比值則是男性 2.64（F_2=997 Hz，F_1=378 Hz），女性 2.41（1105/459 Hz），孩童 2.72（1345/494 Hz）。正如在 /i/ 音的情形，這三組人的比值是相似的，但是這兩個母音的比值則非常不同。表 8.2 以第六章（表 6.11）的平均共振峰頻率數據為基礎，列出前母音、後母音及中央母音的 F_2/F_1 比值。比值的差異在前母音中很明顯，在後母音中就沒有那麼明顯。此外，低前母音 /æ/ 的比值與 /u/ 和 /ʊ/ 這兩個高後母音有相當大的重疊。F_2/F_1 比值的重疊也會導致模糊性。

表 8.2　男性、女性與孩童發出的前、後及中央母音的 F_2/F_1 比值

前母音			
	/i/	/ɪ/	/ɛ/	/æ/
男性	6.78	4.76	3.10	3.32
女性	6.32	4.90	2.82	3.51
孩童	6.82	4.99	3.03	3.49

後母音			
	/u/	/ʊ/	/ɔ/	/a/
男性	2.64	2.39	1.83	1.74
女性	2.41	2.36	1.86	1.66
孩童	2.72	2.62	1.90	1.68

中央母音			
	/ʌ/		/ɚ/
男性	1.93		2.91
女性	1.89		3.04
孩童	2.06		2.93

　　如果要了解人們如何在連續性的言談中感知母音，要考慮的條件就更複雜了。當母音在語境中被發聲時，由於協同構音的影響，所以母音之間的聲學對比變得較不強烈。因為發音器官不斷在移動，所以共振峰極少處在穩定的狀態，而是不斷在轉換。由於 F_1/F_2 母音空間縮減，因此共振峰頻率無法達到目標音的標準（target undershoot，未達目標），於是不同母音的共振峰形式就變得很接近。共振峰頻率不足的量，與特定母音前後的音素、說話者及說話的方式有關。有些人即使說話速度很快也可以達到目標母音的標準，而有些人則是在語速較慢時才比較容易達標（Strange, 1999）。

　　雖然在連續言語中母音的共振峰頻率會改變而且降低，但是一般來說，聽者不會有辨識上的困難。這表示聽者在連續言語中判斷母音的時候，使用的線索並非只有共振峰頻率。Strange（1999）與她的研究夥伴操弄了母音的各個面向，包括母音的持續時間、共振峰的轉變，以及母音的穩定狀態部分。他們的研究指出，即使在音節的母音核被移除的狀況下，只要有動態的頻譜資訊，諸如共振峰的波形與方向，以及持續的時間，母音都可以有高度正確的辨識率。在持續時間的訊息也同樣被移除的狀況下，在辨識母音時，動態的頻譜資訊就會比共振峰頻率更有幫助。因此，對於協同構音下的母音感知，應該是以音節中動態的時間頻譜形式為基礎。也就是說，改變的共振峰形式在辨識協同構音下，對母音感知提供了最重要的聽覺訊息。除了存在於母音本身的聲學資訊外，聽者也會利用存在於母音之外的資訊，例如 F_0，以及先行母音與子音的共振峰。換句話說，人們利用言語形式所透露出的說話者身形、年齡與性別等資訊，來判讀不清楚的母音（Strange, 1999）。

　　母音和子音的聲學特性會影響感知，進行中言語的情境也有舉足輕重的地位。諸如聽者對說話者的了解、社交情境、對話主題、文法規則，以及環境的狀況（例如安靜、吵雜）等，都有助於成功的言語感知。例如，如果兩個人在談論他們的朋友 Ed，即使說話者發出的 /ɛ/ 之共振峰頻率與他所發出的 /æ/ 之共振峰頻率很接近，甚至大幅度重疊，他們也不太可能將 Ed 中的 /ɛ/ 聽成是 /æ/。對話者對主題的知識，以及他們預期會在對話中聽到 Ed 的名字，使得他們不容易誤判 /ɛ/ 和 /æ/，即使這兩個音的共振峰頻率很相似。

◉ 雙母音

雙母音被感知的基礎建立在它們的共振峰走勢上，也就是說從一個母音之穩定狀態過渡到第二個母音之穩定狀態的改變過程。目前已知在辨識母音時，最重要的並不是確切的共振峰頻率；共振峰改變的速度才是最重要的線索。這表示聽者對於舌頭往適當的方向移動的聲學結果比較敏感，而不是發完母音後的最終舌位。

● ● ● 子音 ● ● ●

子音發聲時，比起母音有更多發聲器官在快速運動。子音的類別也比母音更多樣，因此用來辨識子音的聲學線索就會比辨識母音的線索更複雜。以下是子音感知的一些特徵。

◉ 類別感知

子音被感知的方式與母音不同，因為許多子音是以類別的方式被感知。也就是說，如果讓聽者聽一連串的子音，其中每一個音某個聲學特質的差異都是以相同的小步驟切分而成，那麼聽者會將其中一些音聽成是同一個音素，直到達到某個界線為止。在界線或**臨界點**（crossover）另一側的音，聽者會將它們聽成是不一樣的音素（圖 8.6）。因此，假設這一連串的音共有十個，聽者

由 /b/ 到 /p/ 等量的聲學改變

/ b / | / p /

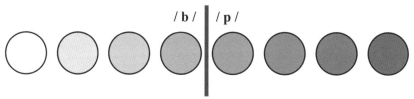

語音的界線
（對音的感知瞬間產生改變）

圖 8.6　類別感知

言語科學
理論與臨床應用

可能只會將所有的音區分成兩類。這個結果出現在對類別感知的測試中,在測試設計的階段,就是以合成的方式,使語音之間只有一兩個聲學特質不同。

在早期的測試中,Peter Eimas 與他的同僚(Eimas, Siqueland, Jusczyk, & Vigorito, 1971; Eimas, Miller, & Jusczyk, 1987)設計了一連串 /ba/ 與 /pa/ 的音。這些研究者預期這些音會被聽成從 /ba/ 逐漸變成 /pa/,中間的許多音會被聽成是模稜兩可的。然而聽者回應他們聽到的是一連串的 /ba/,突然變成一連串的 /pa/。此外,當研究者問聽者是否聽得出這一連串音中相鄰的 /ba/ 或 /pa/ 間的差異時,他們都表示無法聽出,即使這些相鄰的音就聲學的角度來說有所差異。聽者只能辨識出在臨界點兩邊的相鄰刺激音,也就是當音素 /b/ 突然變為 /p/ 的時候(Kuhl, 1991)。這是類別感知的特性,被感知為同一類別的音不容易被分辨出其差異,但被感知為不同類別的音就很容易區分。簡單來說,辨識 /p/ 和 /b/ 的差異是容易的,但是分辨兩個 /b/ 音就很不容易,即使他們從聲學的角度來看是相異的。聽者無法區分同屬一個音素類別的音,這件事可能有助於感知,因為聽者可以不用考慮不相關的差異性,而只專注在得以用來區分屬於不同類別語音的差異性。

類別感知在塞音與擦音的嗓音起始時間(VOT)與構音位置可以看得出來。在 Strange(1999)的研究中,研究人員設計了 14 組逐漸變化的塞音—母音音節,每一個音節只有塞音 F_2 共振峰走勢方向與範圍有所差異,F_2 的改變以小而間隔平均的步驟進行,從低起始頻率的上升走勢(雙唇塞音的特徵),到中起始頻率(齒槽塞音的特徵),再到較高起始頻率與下降走勢(軟顎塞音的特徵)。大多數聽者都回報能夠清楚聽到「bay」、「day」或是「gay」,表示塞音的構音位置也是以類別感知。類別感知也出現在其他聲學特徵中,例如轉換的持續時間在區分塞音如 /b/ 與滑音如 /w/ 時就很重要。

◉ 多重聲學線索

在自然(非人工合成)言語中,聽者使用數種不同的聲學特質來區分子音。例如,聽者可能同時使用 VOT 與 F_1 的起始頻率來判定某個塞音是有聲或無聲。低 F_1 起始頻率與較短的 VOT 為有聲塞音的特徵,而高 F_1 起始頻率

與較長的 VOT 則是無聲塞音的特性。然而，聲學線索顯示出兩者之間的交互作用。例如，有研究發現 F_1 起始頻率和 VOT 線索之間的關係與發聲相關。低 F_1 起始頻率的刺激音，通常會被聽為有聲塞音，但如果加長 VOT，就可能被聽為無聲塞音。高 F_1 起始頻率的刺激音通常被聽為無聲塞音，即使搭配異常短的 VOT，都還是會被聽為無聲（Strange, 1999）。其他聲學線索像是母音的持續時間、擦音的噪音持續時間，以及擦音發聲的 F_0 線索，都被發現有交互作用。這些與子音相關的多重聲學特質，對聽者來說融合成對單一音素的感知基礎。

◉ 協同構音的影響

聽者在辨識某個音素時，並不單只使用此音素的聲學訊息。因為構音器官在言語產生的過程中會持續移動，所以聲道的形狀會受到目標音前後音聲道形狀的影響。因為聲學特質與鄰近的音交互作用並互相影響，所以聲學特質持續不斷地改變。因此，從感知的角度來看，聽者整合攤在數個語音音段中的資訊來確認音素。這個現象在下述的研究中可以看得出來。研究人員合成了一連串的擦音（/ʃ/ 和 /s/），每個音都只有噪音頻寬的不同。這些噪音從 /ʃ/ 的寬帶到 /s/ 的窄帶均分成九段。受試者在兩種情況下聽到此連續音。其中一種情況是後面接著母音 /i/，另一種則是接著母音 /u/（亦即，/si/—/ʃi/，/su/—/ʃu/）。噪音的頻寬落在中段的音，如果後面接的是 /i/ 會被聽成是 /ʃ/，如果後面接的是 /u/ 則會被聽成是 /s/。因此，受試者的感知會因為後面的母音的不同而從 /ʃ/ 變成 /s/。語速也同樣會影響聽者對子音的辨識。例如，在 VOT 受到操弄的連續音中，噪音起始時間位於中間值的刺激音，在語速快時會被聽成無聲的音，在語速慢時則會被聽成有聲。

● ● ● 子音的感知 ● ● ●

◉ 流音

與雙母音類似，流音（liquids）/r/ 與 /l/ 也是以它們的共振峰過渡軌跡為辨識的基礎。分辨流音與雙母音的一個因素是，/r/ 和 /l/ 的共振峰過渡軌跡比雙母音的共振峰過渡軌跡快速許多。在辨識流音時，F_3 的頻率尤其重要。/r/ 音的 F_3 通常比 /l/ 的 F_3 低很多。

◉ 滑音

滑音（glides）/j/ 和 /w/ 的特徵是它們的共振峰轉換持續時間比母音的短。實驗指出，當共振峰轉換持續時間短於大約 40 到 60 毫秒時，聽者容易將其聽成塞音。當共振峰轉換時間長於 40 到 60 毫秒但短於 100 到 150 毫秒時，聽者通常認為這個音是滑音。當共振峰轉換時間超過 100 毫秒時，聽者聽到的是母音加母音的組合（Denes & Pinson, 1993）。

◉ 鼻音

辨識鼻音（nasals）的基礎在於它們本身的共振峰結構，以及鼻音前後母音的共振峰過渡軌跡。因為聲道中產生反共振的緣故，導致鼻音的 F_1、F_2 與 F_3 強度都很弱。鼻音還多了一個鼻音共振峰，這兩個特質能幫助聽者辨識某個音是否為鼻音。在語音合成中發現，當上方共振峰被移除時，光憑鼻腔共振峰就足以判斷這個音是否為鼻音。研究人員也指出，當鼻音出現在音節結尾時，鼻音前方母音的資訊就足以辨識此鼻音。當研究人員將母音與鼻音間的共振峰轉換與鼻音音素本身移除時，聽者仍然可以偵測出母音中的鼻音特質。

鼻音與前後母音之間的共振峰過渡軌跡（尤其是 F_2）顯示發音部位為鼻腔（Raphael, Borden, & Harris, 2007）。這些共振峰轉換含有頻率與持續時間的線索。/m/ 的共振峰過渡軌跡頻率最低，持續時間最短；/n/ 的共振峰轉換頻

率高一些，持續時間也長一些；/ŋ/ 的共振峰頻率最高也最多變，持續時間也最長。

◉ 塞音

　　塞音（stops）得以被感知是以許多聲學線索為基礎，這些聲學線索與交纏在這音素上的母音與子音聲學線索有密不可分的關係。辨識塞音有一部分包含了感知塞音與其鄰近音的關係。有些聲學線索透露了塞音的發音方法，有些透露構音位置，有些則提供發聲狀態的訊息。發音方法的線索包含了短暫的靜默或聲音的衰減、短暫的爆破噪音，以及塞音與前後母音間陡峭的共振峰過渡軌跡。研究顯示，在兩個音素間插入一小段靜默的時間會讓聽者聽到塞音。例如，在 slit 這個字中，如果在 /s/ 和 /l/ 之間插入一小段靜默的時間，這個字就會被聽成 split，靜默的時間會被感知成 /p/。

　　共振峰過渡軌跡的持續時間似乎在辨別構音方式上扮演相當重要的角色。例如研究人員曾使用少於 40 毫秒極短的共振峰過渡軌跡，以語音合成方式做出 /be/ 與 /ge/ 這兩組塞音—母音的組合。雖然並沒有加入釋放爆裂音段，但是聽者仍然可以毫無困難的辨識出這些音。當研究人員將共振峰轉換持續時間延長到 40 或 50 毫秒時，聽者所聽到的音是 /we/ 與 /je/，音節起始音變成了滑音而非塞音。當共振峰轉換持續時間延長到 150 毫秒以上時，聽者聽到的就不是子音與母音的組合，而是兩個母音的組合 /ue/ 和 /ie/（Raphael et al., 2007）。

　　塞音的構音位置也可以由數個聲學線索表示，就如同會因母音而異的爆破音頻率，塞音與鄰近母音間的 F_2 共振峰轉換及 VOT 均是有關的聲學線索。VOT 因構音位置而異，雙唇塞音的 VOT 最短（或負 VOT），軟顎塞音的 VOT 最長。F_2 共振峰轉換似乎在辨識不同塞音時，是特別有力的線索，至少在合成語音中是如此。在運用語音合成的實驗中可以看出，/p/ 與 /b/ 的 F_2 共振峰走勢始於低頻，大約 600 到 800 Hz。齒槽音 /t/ 和 /d/ 的 F_2 共振峰轉換則始於中頻區，大約在 1800 Hz 左右。/k/ 與 /g/ 共振峰轉換的起始頻率取決於和它們一起發音的是後母音或前母音。當它們與前母音如 /i/ 一起發音時，這兩個塞音的構音位置會往口腔的前方移動。相反的，如果後面接的是後母音，

這兩個塞音的構音位置則會往口腔的後方移動。因此，當後面接的是高後母音時，軟顎音的 F_2 共振峰轉換起始頻率可能會在 1300 Hz 左右；後面接高前母音時，其起始頻率可能高到 3000 Hz 左右。然而，F_2 共振峰轉換的起始頻率，稱為軌跡（locus），在自然言語中不如在合成言語中重要。因此共振峰過渡軌跡的聲學線索在聽者辨識塞音構音位置時，都可能是重要的線索（Kent & Read, 1992）。事實上，在塞音爆破音被截去的實驗中，聽者只能以共振峰訊息為基礎來辨識塞音。

塞音也可以用發聲與否作為區分。正如構音方式與位置，有數種聲學線索可以幫助辨識塞音的發聲狀態。塞音釋出時的發聲與否，以及送氣噪音的程度是重要的依據。VOT 也是發聲與否的主要指標，英語中的無聲塞音有比較長的 VOT，有聲塞音的 VOT 則短上許多（有時候甚至是負值）。從連接塞音與後接母音的 F_1 與 F_2 轉換也可以看出這塞音是有聲或無聲。F_1 比 F_2 延遲出現的現象稱為 F_1 縮減（F_1 cutback）（圖 8.7）。研究顯示，在 F_1 縮減時間長於 30 毫秒時，聽者通常表示他們聽到無聲塞音。

然而發聲與否的線索，在某種程度上與音節中塞音的位置有關。如果出現在音節的開始，線索就會包含 VOT、F_1 縮減，以及後接母音的 F_0。接在無聲塞音後的母音通常比接在有聲塞音後的母音有更高的 F_0。對於出現在音節結尾處的塞音來說，母音的持續時間是重要的線索。母音出現在有聲塞音前的持續時間比較長，在無聲塞音前的持續時間則比較短。塞音中的靜默時間也可以幫助標示發聲的狀態。因此，塞音產生時會衍生許多聲學線索。這些線索有許多是冗贅的，幫助聽力正常的人可以更容易感知塞音。

● 擦音

摩擦噪音是擦音（fricatives）構音方式的主要線索。擦音的噪音持續時間比塞音的噪音持續時間長。噪音持續時間在 130 毫秒或更長時常被聽成是擦音，噪音持續時間短於大約 75 毫秒時則被聽成是塞音。摩擦噪音也標示了發聲狀態，有相同構音位置之無聲擦音與有聲擦音相比之下，無聲擦音持續時間比較長，振幅也比較大。

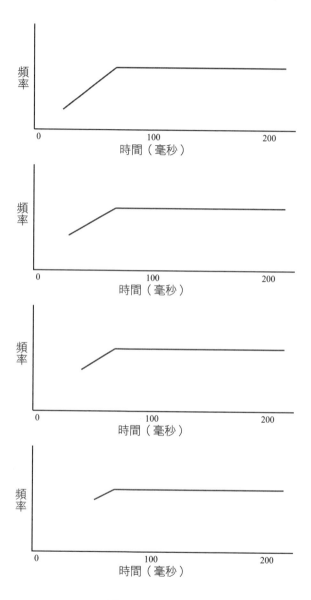

圖 8.7 F_1 縮減

擦音的構音位置被感知的基礎是噪音的頻譜與強度。齒擦音（/s, z, ʃ, ʒ/）有陡峻且高頻的頻譜峰，而非齒擦音（/f, v, θ, ð/）則有比較平坦的頻譜。頻譜峰的位置也可以幫助分辨齒槽擦音與硬顎齒擦音。齒槽音 /s/ 與 /z/ 在大約 4000 Hz 處有一明顯峰值，/ʃ/ 與 /ʒ/ 的峰值比較低，大約在 2500 Hz 左右。唇齒擦音與舌齒擦音的頻譜非常相似，所以不容易分辨。另外，齒擦音的頻譜比非齒擦音強度大上許多。事實上，/θ/ 這個音是英語中強度最弱的音。

除了這些頻譜的差異之外，擦音前後的共振峰過渡軌跡在分辨擦音時也很重要，雖然並沒有像在塞音中一樣重要。鄰近母音前後的 F_2 轉換可能在判斷較弱的擦音時，比判斷齒擦音時來得重要，因為較弱的擦音頻譜形狀很相似，對於辨識沒有幫助。

● 塞擦音

因為塞擦音（affricates）是由塞音加上擦音發出，所以塞擦音有這兩種音的聲學特質。上升時間（rise time）在分辨塞擦音與擦音時可能是最重要的關鍵。上升時間指的是振幅輪廓達到最高值所花費的時間。塞擦音的上升時間大約在 33 毫秒左右；擦音的上升時間更長一些，大約在 76 毫秒左右（Kent & Read, 1992）。摩擦噪音的持續時間也不同，擦音的噪音持續時間比塞擦音的長。

研究顯示，在言語辨識中，母音的角色通常比子音重要許多。Kewley-Port、Burkle 和 Lee（2007）提出，對於年幼聽力正常說話者與較年長聽障說話者而言，母音訊息對語句清晰度有兩倍的貢獻。無獨有偶的，Fogerty 和 Humes（2012）證明了聽者在純由母音構成的句子上表現優於純由子音構成的句子。相對於子音來說，母音至少有部分的優勢，它們的強度較高，頻率較低，而且持續時間較長（Kewley-Port et al., 2007）。

圖 8.8 標明了母音與子音的頻率與強度範圍。

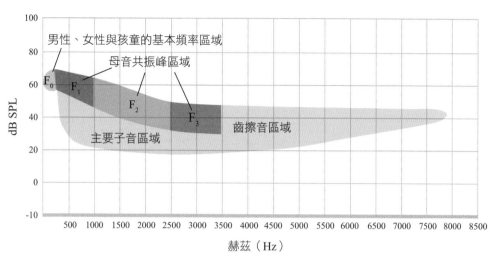

圖 8.8　母音與子音的頻率位置與強度

📝 摘要

• 聽力系統包括外耳、中耳、內耳，以及聽神經傳導途徑。

• 中耳的功能是克服中耳與內耳的阻抗不平衡，藉由聲學反射降低大音量，以及藉由歐氏管保持中耳內外壓力的平衡。

• 內耳將中耳的機械振動轉換成液體振動，再利用柯蒂氏器轉換成電能量；基底膜的構造方便為所有進入耳蝸的聲音做出頻率分析。

• 言語感知是一個尋找語意的過程，而語意的基礎建立在分辨與辨識言語波形之聲學—語音特質的能力上，也建立在語言及語境的冗贅性上。

✏ 習題

1. 描述中耳的構造如何將聲學壓力波傳遞到內耳。

2. 解釋柯蒂氏器與基底膜的關係，並討論基底膜在輸入音頻率分析上的角色。

3. 解釋類別感知、多重聲學線索、協同構音，以及語境如何影響言語感知。

4. 舉出母音與雙母音主要的聲學標記。

5. 比較並說明母音與塞音、擦音、鼻音、流音及滑音間感知的異同。

第 **9** 章

臨床應用：
聽覺障礙相關疾病的評估
與治療

學習目標

閱讀完本章，你將可以：

- 從程度與結構的角度比較傳導性與感覺神經性聽力損失。
- 描述在診斷聽覺障礙時，聽阻聽力檢查、耳聲傳射及聽覺腦幹反應測試的作用。
- 解釋聽力缺損對於母音與子音知覺的影響。
- 指出人工電子耳的組成，以及用以刺激聽覺神經的不同實行方法。
- 解釋言語感知問題、中耳炎、構音問題，以及語言與閱讀障礙之間的關聯性。

聽覺系統的問題或病理現象會造成聽損或失聰。完全沒有聽覺並不常見，即使是失聰的人通常都還是會有殘存的聽力，有助於在言語感知時提供言語中節奏與強度的訊息。這個章節將以描述不同類型的聽損開始，然後討論用以診斷聽力問題的方法，包括鼓室聽力檢查、耳聲傳射及聽覺腦幹反應。接下來會討論對有聽損問題的人們來說，聽力缺損對於言語感知與音素辨識的影響。然後會對人工電子耳有所描述，並且介紹提供給人工電子耳使用者的訓練課程。最後會談到言語感知與不同障礙間的關聯性，像是中耳炎、語言與閱讀障礙及構音異常。

● ● ● 聽力缺損的類別 ● ● ●

聽力缺損通常以類別、程度與型態來區分。聽力缺損的類別包括傳導性聽損〔外耳和（或）中耳病理現象〕、感覺神經性聽損（內耳或第八對腦神經病理現象）及混合性聽損（在同一耳中同時出現傳導性及感覺神經性聽損）。聽損的程度指的是聽力損失的量，通常分為輕度、中度、中重度及重度。輕度聽損大約是聽力損失 25 到 40 dB HL，重度聽損則表示聽力損失大於 90 dB HL；其餘兩個聽損程度則落在這兩者之間。聽損的型態指的是以頻率圖形來表示聽損的情況。常見的型態包括平坦型聽損（所有頻率幾乎都受到相同程度的影響）、上升型聽損（低頻比高頻受到更多的影響），以及緩降或陡降型聽損（高頻比低頻受到更多的影響）。

聽損的類別取決於耳朵受到影響的部位。外耳與中耳合稱為傳導性機制，因為它們的功能是將聲波傳導至內耳。當這個傳輸過程受到干擾時，就會產生**傳導性聽損**（conductive hearing loss）。例如，外耳道可能受到耳垢的阻塞，這會使得許多聲音能量無法抵達鼓膜。在中耳內，則有數種情況會干擾或阻止聽小骨振動，例如中耳炎或是**耳硬化症**（otosclerosis），耳硬化症是鐙骨周圍有骨頭增生，將其固定在卵圓窗上。內耳與聽神經合稱為感覺神經機制（sensorineural mechanism；sensori= 毛細胞，neural= 神經纖維）。這些結構受到影響時就會產生**感覺神經性聽損**（sensorineural hearing loss）。其中一個

情況就是暴露在高強度噪音中，使得耳蝸中的毛細胞受損，這是成年人後天聽損的最主要原因。老化與遺傳因素也是感覺神經性聽損的主要原因。

◉ ◉ ● 聽覺障礙的診斷 ● ◉ ◉

　　許多不同的診斷方法被研發來評估中耳與內耳的功能，以及聽力系統的完整性。其中有三種儀器的技術對於臨床的診斷有很大的影響：**聽阻聽力檢查**（immittance audiometry）、耳聲傳射測試及聽覺腦幹反應測試。

◉ 聽阻聽力檢查

　　聽阻聽力檢查是目前用來診斷中耳問題的最佳方法。**聽阻**（immittance）用以測量一個系統在驅力的作用下，開始振動的容易程度。聽阻這個詞包含了兩個相反的概念：**聲阻**（impedance）與**聲暢**（admittance）。聲阻描述一個系統如何抵抗流經它的能量，以**歐姆**（ohm）為其測量單位。聲暢則是指能量在一個系統內傳導的容易程度，以**毫升**（milliliter）為測量單位，以前為毫歐姆（millimho）。聲阻與聲暢相反的本質也表現在它們的測量單位中；注意 mho 與 ohm 的拼法是相反的。如果一個系統可以很輕易開始振動，則它為高聲暢低聲阻；反之，如果要花費很多力使這個系統開始振動，它就是低聲暢高聲阻。對於因中耳振動系統傳導特性改變而引起的傳導性聽損評估而言，測量聲阻有很大的重要性（Jerger & Stach, 1994）。聽阻可以被測量，並顯示在**聽阻檢查儀**（acoustic-admittance meter）或常稱為**鼓室儀**（tympanometer）上，聽阻檢查儀可以實施三種臨床測試：**鼓室聽力檢查**（tympanometry）、**靜態—聽力中耳聲暢**（static-acoustic middle ear admittance），以及**聽覺反射**（acoustic reflex）。這些測試快速、簡單，且不具侵入性，已成為標準臨床聽力測試評估的主流。

◉ 鼓室聽力檢查

　　做鼓室聽力檢查時會將一個稱為**探測頭**（probe tip）的小儀器伸入外耳

道。因為探測頭是由具有彈性的塑膠做成，所以它可以與耳道緊密貼合，以避免空氣外漏。有四根小管與探測頭相連。一根連接到喇叭，用以傳送聲音到耳道。這聲音稱為探測音或探測信號。第二根管連接到麥克風，用以測量耳道中的探測音。第三根管連接到氣壓幫浦和氣壓計，第四根管則連接到另一個接收器，用以提供測試聽覺反射的刺激（Gelfand, 1997）。

做鼓室聽力檢查時，在探測音傳送到耳朵之際，傳送到耳道中的氣壓同時藉由連接到其中一根管子的氣壓幫浦與氣壓計逐漸產生改變。氣壓的測量與大氣壓力相關，單位為十帕斯卡（daPa）或毫米水柱（mm H_2O）。這兩個單位互有關聯：在 20°C 時，1 daPa = 1.02 mm H_2O（Shanks, Lilly, Margolis, Wiley, & Wilson, 1988）。0 daPa 表示大氣壓力（P_{atmos}）；正壓（如 +100 daPa）表示耳道氣壓大於 P_{atmos}，負壓（如 −100 daPa）則表示耳道氣壓小於 P_{atmos}。**鼓室圖**（tympanogram）的 y 軸顯示的是聲暢（以 mL 表示），x 軸顯示的是氣壓（通常範圍是從左 −400 daPa 到右 +200 daPa）。

鼓室聽力檢查結果是以鼓室圖表示。鼓室圖顯示的是當外耳道氣壓系統性變化時，中耳聲暢的變化。中耳聲暢最強的情況是在外耳道與中耳腔室的壓力相同時。在這個情況下，聲音的傳導有最大的聲暢效果。如果在外耳道的氣壓變得比中耳腔室的氣壓大或小，振動的傳導就會減少，這個系統的聲暢效果就會降低。一旦氣壓變得比產生最大聲暢效果的氣壓略低或略高，流經此系統的能量就會瞬間降至最低值（Jerger & Stach, 1994）。

臨床應用：鼓室圖形

鼓室圖的振幅、圖形及壓力的峰值都可用來提供中耳功能的相關資訊。臨床上常用的鼓室圖分類是由 Jerger（1970）所提出的，分為 A、B 和 C 三種類型。

圖 9.1 顯示的是正常中耳的鼓室圖，呈現類似鐘形的曲線，並帶有單一陡峭的峰值。圖形的最高點即是峰值，大約出現在 0 daPa 時（即大氣壓力），表示中耳最大聲暢效果出現在此壓力點。曲線的坡度相當陡峭，顯示聲暢效果在耳道中壓力高於或低於此壓力時會快速降低。這種形狀的圖形稱為 A 型，

A 型鼓室圖

中耳功能及鼓膜可動性正常。

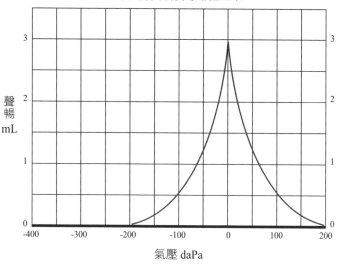

圖 9.1　A 型鼓室圖

顯示的是典型的正常中耳功能。

　　B 和 C 型的圖形則顯示因不同狀況所造成的中耳聲暢改變現象。B 型鼓室圖比 A 型平坦許多，通常沒有峰值（圖 9.2），在耳垢栓塞和數種不同的中耳問題中會出現這種鼓室圖。它常見於中耳炎案例中，此時中耳空間充塞著液體，在這種情況下，中耳負壓極高，再加上充斥著大量液體，導致能量無法流經中耳。

　　C 型鼓室圖與 A 型相似，都有峰值，但是峰值的位置不在接近大氣壓力 0 daPa 處，而是在 0 daPa 左方的負壓區（圖 9.3）。這種鼓室圖常見於歐氏管無法正常運作的情形下，導致中耳氣壓無法補充到與大氣壓力相同。因為空氣會一直被中耳的組織所吸收，氣壓無法均衡的現象造成中耳的壓力減少。在吞嚥時，歐氏管會開啟，使中耳的空氣得以與大氣中的空氣產生平衡。當歐氏管無法正常運作時，氣壓無法均衡，因此耳道中的氣壓高於中耳的氣壓，此氣壓的差異會造成鼓膜被向內側拉扯。為配合中耳內較低的氣壓，並使聲學能量得以

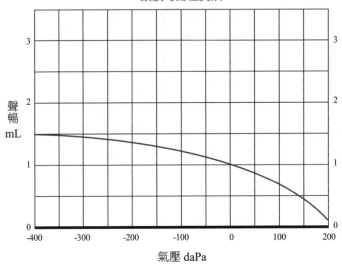

圖 9.2　B 型鼓室圖

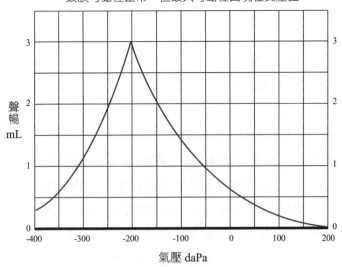

圖 9.3　C 型鼓室圖

流經這個系統，耳道中的氣壓必須也要降低。一旦發生這樣的情形，能量就可以透過這個系統傳送，於是就產生類似正常的鼓室圖峰值，然而卻是出現在負壓區，通常會低於 –100 daPa。因此 C 型鼓室圖反應的是中耳壓力為負壓的情況。

任何造成聽小骨鏈變得較為僵硬的情況，都會造成流經中耳的能量減少，也會使鼓室圖的峰值降低（Jerger & Stach, 1994）。例如耳硬化症，即是鐙骨足板周圍骨頭的病變，會使得聽小骨無法振動。這情形產生的鼓室圖為 A 型，但是峰值較低，所以被稱為 A_s 型（s 表示聽小骨僵硬或鼓室圖峰值較低）（圖 9.4）。

聽小骨鏈斷裂或不連續所產生的圖形與 A 型鼓室圖很類似，但其峰值比一般 A 型鼓室圖的峰值高出許多（圖 9.5）。這是因為聽小骨鏈斷裂會導致中耳振動系統無法與耳蝸系統耦接，使得鼓膜對於氣壓的改變需要以更大的振幅做出反應。這被稱為 A_d 型，d 指的是更高的峰值或是聽小骨鏈不連接。

鼓室聽力檢查的優點

聽阻聽力檢查是敏感度極高的診斷工具，能為潛藏的中耳問題提供寶貴的資訊。從這樣的訊息當中，我們得以判斷出問題是否出在中耳結構的硬化、是否有積液，或是否歐氏管功能不佳（Silman & Silverman, 1991）。在測試的過程中若加入多重頻率（220、660 與 1000 Hz 的探測音）會增強此測試的診斷價值。許多研究人員曾使用較高頻率的設備做鼓室聽力檢查（Alberti & Jerger, 1971; Colletti, 1977; Hunter & Margolis, 1992; Shanks et al., 1988; Van Camp, Creten, Van de Heyning, & Vanpeperstraete, 1983）。由於嬰兒的耳朵構造與成人耳朵不同，所以高頻的鼓室聽力檢查在評估嬰兒聽力時是非常有用的工具（Calandruccio, Fitzgerald, & Prieve, 2006; Holte, Margolis, & Cavanaugh, 1991; Kei et al., 2003; Margolis, Bass-Ringdahl, Hanks, Holte, & Zapala, 2003; Sprague et al., 1985; Williams, Purdy, & Barber, 1995）。

鼓室聽力檢查從 1970 年代問世以來，已經成為例行聽力評估中很重要的部分。因為這技術不費時也沒有侵入性，同時又相對容易執行。對於聽力測驗

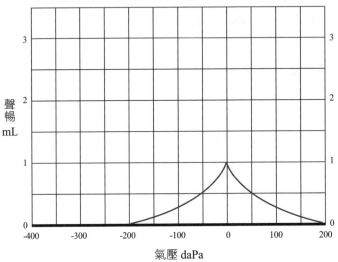

圖 9.4　Aₛ 型鼓室圖

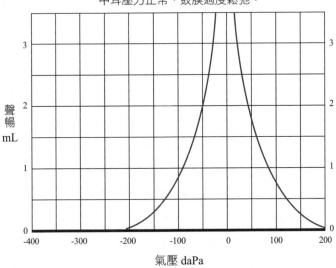

圖 9.5　A_d 型鼓室圖

或其他行為測試反應不佳的人而言，例如非常年幼的孩童或是發展遲緩者，鼓室聽力檢查可以很容易地加以使用。

　　對於因中耳問題而接受手術和（或）藥物治療的病患而言，鼓室聽力檢查是記錄其中耳功能很好的方法。鼓室儀還可以作為一種快速簡便的篩查工具，以檢測包括學齡前在內的所有年級兒童的中耳病理。如果孩童做出的鼓室圖呈現不正常的結果，就可以轉介給耳鼻喉科或是聽力師做更全面性的評估。

◉ 靜態—聽力中耳聲暢

　　靜態—聽力中耳聲暢是中耳在特定耳道壓力值時的聲暢。當耳道壓力處於極端的正值（亦即 +200 daPa）或負值（即 −400 daPa）時，鼓膜會完全繃緊，此時中耳對於聽阻的數值沒有任何幫助。在測量靜態—聽力中耳聲暢時，外耳在上述任一值時的聽阻是由鼓室圖壓力峰值時的聽阻值（外耳與中耳聽阻值的和）減去而來，據此得到靜態—聽力中耳聲暢值。

◉ 聽覺反射測試

　　中耳鐙骨肌對大聲響反應時產生的收縮，可以從測量中耳聽阻變化得知。這過程稱為聽覺反射測試，這包含兩種測量方式：聽覺反射閾值測試（acoustic reflex threshold testing），以及聽覺反射衰減測試（acoustic reflex decay testing）。聽覺反射是雙側的；也就是說，任一耳接收到足夠強度的聲學訊號時，雙耳的鐙骨肌都會收縮，因此受測耳與對側耳的聽覺反射都可以測量得出來。這兩個測試值的比較在診斷上具有用途，在聽覺反射閾值測試中，可以使中耳聲暢產生改變之信號（通常是 500、1000 與 2000 Hz 的純音刺激音）最低強度即為聽力反射閾值。在不同的頻率測試下，聽力正常聽者的聽覺反射閾值大約是在 85 dB SPL 與 100 dB SPL 之間。已有研究報告提出正常聽力聽者與聽力缺損聽者的聽覺反射閾值常模性數值（Silman & Gelfand, 1981）。

在聽覺反射衰減測試中，以高於聽覺反射閾值 10 分貝持續 10 秒鐘的方式呈現刺激音，並在過程中監控反射強度的改變（減少），通常減少 50% 會被視為異常（Jerger, Harford, Clemis, & Alford, 1974; Olsen, Noffsinger, & Kurdziel, 1975）。

◉ 耳聲傳射測試

診斷過程中另一個很有價值的是**耳聲傳射**（otoacoustic emissions, OAEs）測量。OAEs 是外耳毛細胞處理輸入音時，從耳蝸發出強度極低的聲音（通常低於 30 dB SPL）。這些耳蝸音被傳送到相反的方向，也就是說，它們回到鐙骨足板，經過聽小骨鏈抵達鼓膜，然後進入外耳道，因此得以被測量到。

自發性與誘發性耳聲傳射

耳聲傳射分為兩種類型，都是因外耳毛細胞的活動而來，分別為自發性（spontaneous）與誘發性（evoked）耳聲傳射。自發性耳聲傳射（SOAEs）發生在沒有聽力刺激輸入時，有高達 70% 擁有正常聽力的人（包括嬰兒）都有這個現象（DeVries & Newell Decker, 1992; Norton, 1992; Penner & Zhang, 1997; Prieve, 1992; Talmadge, Long, Murphy, & Tubis, 1993）。根據 Bright（2002）的研究，大部分發生在成人耳中的 SOAEs 其頻率落在 1000 到 2000 Hz 之間，在嬰兒耳中則是落在 3000 到 4000 Hz 這個範圍。女性較常出現 SOAEs，而且較常發生在右耳。由於 SOAEs 並非發生在所有正常耳朵中，所以它們目前的診斷價值很低。

誘發性耳聲傳射（EOAEs）是對傳送到耳內的聲學刺激所產生之反應，幾乎所有聽力正常的人都會有此反應。依誘發反應的刺激類型不同而有數種 EOAEs。以短暫音為刺激音時會產生短暫音誘發性耳聲傳射（transient evoked otoacoustic emissions, TEOAEs）；而變頻耳聲傳射（distortion product otoacoustic emissions, DPOAEs）的產生，其刺激音則為一連串頻率和強度有些微差異、成對出現的純音。因為耳蝸並非線性狀態，這兩個音交互作用之下產生了變頻，其中最顯著的就是立方變頻（$2\,f1\text{-}f2$）。用以產生與記錄耳聲傳射

的基本步驟，乃是將含有微型喇叭與高敏感度麥克風的微型探針放入外耳道，並藉由將耳道密閉降低外界噪音，以喇叭產出刺激聲音，而麥克風則錄下傳射。

◉ 臨床應用

誘發性耳聲傳射在臨床上相當重要，因為幾乎所有聽力正常的人都具有此現象，而即使是輕度感覺神經性聽損的人都不會有這現象。例如，Robinette（1992）對年齡介於 20 到 80 歲間，擁有正常聽力之 105 名男性與 160 名女性做 EOAEs 的量測，在所有 265 對正常耳中都觀察到有 EOAEs 的存在，但是在所有感覺神經性聽損的耳中都沒有 EOAEs 的現象。由於在輕度與重度聽損的人耳中都無法偵測到誘發性耳聲傳射，所以它的存在與否，可以被用來當作測量耳蝸功能較客觀且敏感度較高的方式。除此之外，EOAEs 測試沒有侵入性，並且不需要患者的主動參與，這使用它來評估嬰兒與幼童的耳蝸功能效果特別好。另外，EOAEs 測試花費的時間短，價格又不高，在診所與醫院中都是用來為嬰兒與孩童做聽篩時的極佳工具。事實上在全美的新生兒聽篩計畫中，OAEs 是臨床測試的首選。

有一個要謹記在心的重點是，為使 OAEs 的測量結果是有效的，必須要評估受測者的中耳狀況。這是因為傳導性聽損會干擾雙向的聲學訊號傳遞——亦即經由中耳傳到耳蝸的方向，以及從耳蝸經過中耳到外耳道的方向。因此，患有積液性中耳炎（otitis media with effusion, OME）或其他傳導性病症的孩童，無法使用 EOAEs 做出有效的評估。然而，EOAEs 可以用來測量傳導性功能在治療後的恢復程度。

截至目前，EOAEs 最有價值的運用是在新生兒聽力篩檢上。對復健而言，早期確認聽力問題之所在是很關鍵的因素，因為越早發現問題，就可以越早為孩子選配適當的助聽器或人工電子耳。在早期聽力檢測與介入（Early Hearing Detection and Intervention, EDHI）補助與其後的立法（1999-2000）通過之前，並沒有聯邦基金挹注在成立新生兒聽力篩檢及介入計畫上，所以出生就有聽

損的孩子一般要到兩歲半至三歲才會被診斷出來。自從這些計畫開始實施以來，聽力缺損被確診的平均年齡已經降低到二至三個月大（Harrison, Roush, & Wallace, 2003; White, 2003），所以在語言發展關鍵期間就有可能開始介入。研究指出早期確診並開始進行介入計畫的孩子，其口說能力明顯優於較晚確診與開始參與計畫的孩子（如 Kennedy et al., 2006; Moeller, 2000; Yoshinaga-Itano, 2003; Yoshinaga-Itano et al., 1998）。

◉ 聽覺腦幹反應測試

聽覺腦幹反應（auditory brain stem response, ABR）測試是測量腦部在接收聽刺激後 10 毫秒中所產生的電活動。測試時要將以泡棉包覆的小型耳機置入耳中來傳送刺激，刺激音通常是一連串的短促音或猝發音。聽覺路徑對這些聲音反應後所產生的電活動，會由連接在頭皮與耳垂表面的電極錄製下來。錄製的結果是一個有五個波峰的波形，代表聽神經與腦幹路徑在處理刺激時所產生的活動。第一與第二個波應該是由周圍的聽神經所產生，第三、四、五個波則是與腦幹處理刺激時有關（Ponton, Moore, & Eggermont, 1996）。測量的觀察重點在於波峰的潛時（latency）與振幅。對於嬰兒與幼童來說，最好是在孩子睡著時進行檢測。在某些案例中，孩子可能需要服用鎮定劑。由於 ABR 相較下比較不受患者狀態的影響，並且不需要患者的合作或主動參與，所以這項測試與 EOAEs 測試都是新生兒聽力篩檢的工具。它也被用來確認聽力系統的病變以及評估個人的聽力閾值，確認聽損類型與程度，以及在手術中的監測。

● ● ● 聽力缺損與言語感知 ● ● ●

言語感知是學習語言與發展語言眾多基礎如音韻學、構詞學、句法學與語意學時所必需的部分。閱讀和語言之間的關係也很緊密，言語感知在閱讀技巧的發展上也扮演重要角色。因此，言語感知上的問題可能對語言及閱讀的許多面向產生不利的影響。

◉ 臨床應用

評估聽障者的言語感知能力相當重要，可讓我們了解他們感知的型態，以及孩童相關的語言產出問題。在復健時，不論是在聲音擴大方式的選擇、人工電子耳的植入，以及（或）言語—閱讀訓練上，就可以將目標放在根本的感知錯誤上。

對孩童與成人的聽力評估，通常都包含了對閾值以上語音辨識能力的量測，此測量是在寂靜的環境中，測試一連串語音平衡（phonetically balanced）的單音節字詞。雖然這個測驗方法讓我們知道聽者如何感知英語中不同的音素，但是它無法讓我們看到聽者在日常溝通上的全貌，因為它會去除溝通時的冗贅性，而且是在如聽力室這種人工環境中執行。

清晰度指標

使用以清晰度指標為基礎的方法，可以預測語音辨識度（French & Steinberg, 1947）。清晰度指標（articulation index, AI）是將言語頻譜切分成相鄰的 20 個頻帶，每一個頻帶語音可理解性都有相同的貢獻（5%）。從每個頻帶的訊噪比（signal-to-noise ratio）可以得出由 0 到 1.0 的總分。分數 1.0 表示聽者可以聽得到整個言語頻譜；0.5 表示聽者可以聽到二分之一的頻譜，0.0 表示聽者聽不到任何的言語訊號（Holcomb, Nerbonne, & Konkle, 2000）。這個分數被轉換成語音辨識的分數，而且依使用的測試材料不同而有差異。舉例來說，如果 AI 得分為 0.5，表示在單音節字詞上有 75% 的辨識度，但是在句子上則有 97% 的辨識度，這表示語境在言語感知中扮演很重要的角色。清晰度指標很有用，因為它以在對話中沒有被聽到的言語百分比來表示聽力損失的情形。這也可以用來輔導個案，以及當作聲音增強後的成效評估。

語音轉錄

另一個評估聽障者如何感知子音和母音的方法，是請他們將聽到的音素以語音轉錄（phonetic transcription）的方式記下，語音轉錄可以使用傳統分類

系統或是其他語音分類系統。例如，語音轉錄可能會顯示出某人總是漏掉字尾的 /s/ 音，這表示他可能聽不到這個音。從這類的分析中，我們得以了解這個人可能會犯的錯誤類型，但是無法確認這些錯誤實際上的聲學與感知基礎（Ochs, Humes, Ohde, & Grantham, 1989）。若是使用語音合成或是將自然言語以數位方式操弄其聲學特質，我們就有可能可以確認對聽障者來說，哪些是重要的聲學特質。

◉ 聽障說話者的音素辨識

　　了解不同聽損類型、程度與組態之患者所擁有的言語感知能力，在臨床上相當重要，因為助聽器與其他現代科技（如人工電子耳）之所以得以發展與成功運用，主要是從聽力感知，以及對音素與字詞辨識中獲得助益。可聽度（audibility）和閾上辨識力（suprathreshold recognition ability）是兩項影響聽障人士言語辨識力的因素。可聽度指的是某個特定的言語信號是否出現在聽者可聽見的層級中，這個層級稱為閾上層（suprathreshold level）。但是聽障人士常常無法辨識所聽得到的聲音。這是因為聽者無法辨識聲波中頻率與節拍線索等而造成的閾上區辨力（suprathreshold discriminability）與辨識力的缺損。這很有可能是因為外毛細胞受損，降低了聽力系統的頻率解析度，導致耳蝸放大器喪失功能。Glasberg 和 Moore（1986）與 Pick、Evans 和 Wilson（1977）確認了聽損耳中，其聽覺濾波器（auditory filter）比正常耳中的寬，造成了在噪音環境中對複雜音分析與語音辨識的困難。讓聽力正常的聽者聆聽頻率1000 Hz 的聲音時，神經纖維僅會對這個頻率周圍大約 100 到 150 Hz 的頻寬產生反應，這大約是 1000Hz 中心頻率（center frequency）的 10% 到 15%。對感覺神經聽損（SNHL）的聽者來說，他們的濾波器頻寬可能是正常耳的三到四倍，有些人的數值可能甚至會寬達中心頻率的 50%（Turner, Chi, & Flock, 1999）。這情況下的頻率解析度非常差，會妨礙聽者區辨細微頻率的差異，而這種區辨對於音素的感知極為重要。

　　對於聽障的孩童與成人而言，都有辨識相似聲學特質的困難，導致他們無法確認言語中的聲學—語音特質。然而對於擁有正常聽力數年後才喪失聽力

的成年人而言，其語音辨識表現若與先天或學語前即喪失聽力的孩童相比，會有相當大的差異。舉例來說，高頻聽損且無法聽出或辨識 /s/ 音素的成年人，基於語言的冗贅性，所以會知道這個音素出現在 cats 這個字的字尾。此外，後天聽障的成年人即使聽力受損，通常都保有良好的言語能力，因為對有能力說話的人而言，聽覺並非主要的回饋環節。但這對於處在語言發展初期的孩童來說並非如此，孩童如果無法聽出標示複數、所有格與時態詞素的關鍵 /s/ 音，很有可能會影響他的語言習得。音素 /s/ 可以標示複數（cat—cats）、標示所有格（Jack's hat）、標示第三人稱單數的動詞（he walks），以及縮寫（it is—it's）。因此在臨床上，增強孩童對這個音素的聽力感知有很高的優先順序。聽力缺損孩童無法將聲學片段整合成有意義的訊息，會減少了他們可運用的聲學訊息量（Ross, Brackett, & Maxon, 1991）。不同於能夠使用聽覺從言談中提取意義的正常聽力孩童，聽障的孩童必須聚焦在聲學—語音的元素上，而非對於訊息的全面了解。因此，沒有早期發現並接受早療的聽障孩童，通常無法發展出與聽覺正常同儕相同的口語程度。雖然數位助聽器在訊號處理上提供了顯著的優勢，並且對高頻的接收也有改善，但是即使放大音量，聽障孩童都還是無法接收到所有的頻譜訊息。

◉ 音素辨識使用的聲學線索

母音與子音的聲學結構提供知覺許多不同的線索，人們使用多重線索來辨識音素。因為有冗贅的情境線索、語言線索，以及聲學線索，所以擁有正常聽力的人可能不需要使用音素中的所有線索來辨識它。在辨識聲音時，不同的聲學線索通常多少有些功能。例如，幼童比較借重由共振峰轉換所提供的動態訊息，而較大的孩童與成人似乎對聲音之間的頻譜差異比較敏感，像是塞音中含有的爆破特質，或是擦音中的摩擦噪音。有些線索對於有正常聽力的聽者來說是次要的，但對於聽障的人來說可能重要得多，因為這些線索能使他們偵測到特定的聲學特質。例如，因為塞音與擦音的高頻頻譜能量（spectral energy）最強，所以，高頻聽損的人或是助聽器高頻範圍受限的使用者將無法聽出這些頻譜線索。然而，共振峰轉換在低頻的強度最強，因此，即使在缺乏

言語科學
理論與臨床應用

頻譜訊息的情況下，聽障者還是可能偵測出塞音或擦音的存在。此外，聽障者可能可以聽出在聲學音段中的持續時間，所以持續時間或許可以當作是特殊的聲學線索。例如，母音在有聲子音前的持續時間，會比在無聲子音前長。

◉ 母音的感知

頻率辨識能力受損，以及因此而無法偵測複雜音中的頻譜差異性，可能會干擾對母音的感知，因為對母音的感知能力，在相當大程度上有賴於能偵測共振峰頻率間細微差異。然而，許多聽損聽者仍然可以正確辨識母音，這可能歸功於訊號中的冗贅性聲學線索（Summers & Leek, 1992）。另一方面，許多高頻聽損的孩童則常因為母音的頻率清晰度與可聽度不佳而分辨不清。

/i/ 和 /u/ 是一組相當容易混淆的母音。/i/ 和 /u/ 的 F_1 頻率很接近（男性、女性與孩童發 /i/ 的 F_1 頻率分別是 342、437 和 452 Hz；/u/ 則分別是 378、459 和 494 Hz）。因為 /i/ 的 F_2 頻率相當高（大約在 2300 到 3200 Hz 之間），聽障的孩童可能無法偵測到，因此他或她無法取得有助於區辨這些母音的特殊聲學訊息。

◉ 子音的感知

雖然母音的辨識對大部分的聽障者似乎並不是太大的問題，但子音的辨識就相當具有挑戰性。對許多高頻聽損的聽障者來說，擦音是特別難分辨的音。擦音的線索中包含有摩擦噪音的持續時間、噪音的頻譜、共振峰轉變，以及擦音與相鄰母音在 F_3 區域的振幅關係（Hedrick, 1997）。擦音的頻譜能量在高頻時相當強，尤其是齒擦音，/s/ 的頻譜能量甚至超過 3000 Hz。因此，許多聽障人士即使在放大音量的情況下，都無法取得它的頻譜訊息。Zeng 和 Turner（1990）對聽力正常與聽障者實施四個擦音—母音音節（see、fee、thee 和 she）的語音辨識測試。當聽障者聽得到摩擦噪音時，他們將它當作擦音的主要線索，即使在聽得到共振峰轉換的情形下，他們也不使用它當作辨識擦音

的線索。在這個研究中，聽力正常者在頻譜線索被刻意屏蔽而無法聽取的情況下，會使用共振峰轉換訊息來辨識擦音，但是聽障者並不這樣做。因此，造成聽障者難以辨識擦音的一個原因，是他們沒有能力使用擦音與鄰近母音間共振峰轉換的動態訊息。

聽障者最常出現的感知錯誤，還有子音的構音位置，因為構音位置的線索主要出現在高頻。與塞音構音位置有關的聲學訊息，通常出現在子音—母音音節中的前 20 到 40 毫秒。Dubno、Dirks 和 Schaefer（1987）使用時間持續 10 到 100 毫秒的音節，來測試聽障者的塞音子音（子音—母音音節，CV）辨識能力。正常聽力受試者對持續時間在 20 到 40 毫秒間的 CV 音節辨識表現良好。聽障受試者的表現就遜色許多，即使在持續時間最長的音節上都是如此。與正常聽者相比，聽障聽者似乎較少借重 F_2 的頻率，而是比較仰賴他們較容易取得的線索，像是 F_1 或是母音的持續時間。雖然聽障者難以透過聽覺來辨識構音位置，但是一些與位置相關的訊息還是可以透過視覺取得。例如舌齒音 /θ/ 或唇齒音 /f/ 都很容易在臉上觀察到。因此，語音辨識在聽覺—視覺模式中的表現，會優於純聽覺模式（Erber, 1975; Grant, Walden, & Seitz, 1998; Walden, Busacco, & Montgomery, 1993）。

人工電子耳

人工電子耳在美國與其他國家已經成為重度聽損者改善聽力的方法。人工電子耳是一種電子裝置，它的設計是繞過受損的耳蝸，直接刺激聽覺神經。這裝置有一部分經由手術植入在耳蝸內，另有一部分則穿戴在外。體外機（external device）含有麥克風、語音處理器（speech processor）、傳送器（transmitter）及電池；體內機（internal device）包括接收／刺激器（receiver/stimulator）及電極陣列（electrode array）。麥克風將聲學信號轉成電信號，由語音處理器接收。語音處理器將信號編碼並交給傳送器，傳送器接著將其交給植入的接收／刺激器。接收／刺激器接著將電信號傳給刺激聽覺神經纖維的電極，電極則沿著耳蝸結構，依其音調拓樸模式排列。

　　信號呈現的方式相當重要，它如果重建得宜，可以使電子耳使用者獲得最大效益。例如，呈現出來的頻率範圍是個重要的因素。語音頻率的範圍可以很寬，可從成年男性聲音大約 100 Hz 的 F_0，到舌齒音中出現能量的極強高頻，因此電子耳必須能夠偵測並傳送依照頻寬排列且範圍很廣的頻率。另一個考量則是信號的處理器必須可以解決聲音之間微小的頻率差異。例如，要辨識一個母音，電子耳必須要能夠處理母音的共振峰頻率差異（Dorman, 2000），這些差異有時只有數百赫茲。

　　聲音的頻譜涵蓋了有關構音方式與發聲的訊息，塞音、擦音、滑音、流音與鼻音的頻譜圖形都不同。我們之前提過，塞音有一小段非週期音（爆破音），而擦音的特質則是它有一段持續較長的非週期噪音，這種頻譜訊息可以由一個電極編碼。然而，標明母音的共振峰頻率，以及子音構音位置的訊息最好由多個電極編碼（Dorman, 2000）。此外，由於言語具有快速改變頻率與強度的動態特質，電子耳必須有能力同時處理共振峰頻率以及它們在特定時間出現在何處的問題（Dorman, 2000）。

　　人工電子耳的運作方式，乃是將語音信號濾波成一連串的頻率頻道。每個頻道信號的輪廓被傳送到電極以刺激神經纖維。刺激通常使用兩種實施方式：連續交錯取樣（continuous interleaved sampling, CIS）與最大頻譜策略（spectral-maxima strategy, ACE/SPEAK）。因為同時刺激多個電極會造成信號頻譜失真，所以 CIS 策略是將波形調整成為一次只有一個電極受到刺激。最大頻譜策略通常稱為 SPEAK（spectral peak，頻譜峰值）／ ACE（advanced combination encoder，進階組合編碼器）或是 m-of-n 策略（m-of-n strategy），主要是將信號中頻譜的峰值訊息傳送出去。m-of-n 中的 n 指的是頻帶的總數，而 m 則是指出現最高能量峰值的頻道數。這個策略通常將聲學信號切分成大約 20 個頻帶，以取得令人滿意的頻率解析度。語音訊號處理器決定 5 到 12 個出現最高能量的頻道（依製造商與信號的頻譜組合而定），而與這些頻道連接的電極就會受到刺激。因此 m 頻道就代表語音信號中的共振峰。Dorman（2000）指出，m-of-n 策略是傳送語音很優秀的方法，因為只有傳送共振峰，而且隨著共峰頻率改變，受到刺激的電極也會改變。早期使用語音合成對聽力

正常聽者所做的實驗顯示，在只有傳送共振峰之峰值位置訊息的情況下，語音的清晰度非常良好。事實上，電極刺激位置的變化，是模擬沿著基底膜位置的頻率變化（Dorman, 2000）。

另一個將語言訊息編碼的方法，是以特徵提取（feature extraction）為基礎。這種語言信號處理器的做法是呈現聲學線索，如 F_0、F_1、F_2，以及其他高頻的峰值。每隔數毫秒就對信號取樣，以偵測隨時間改變的聲學能量峰值。其中一個例子是 **$F_0F_1F_2$ 策略**（$F_0F_1F_2$ strategy），基於對 F_1 與 F_2 頻率的估算，只刺激兩個電極。當刺激音為有聲時，就以訊號的 F_0 作為驅動電極的速度，若是無聲的情況，則以 F_0 附近的隨機速度來驅動。還有一種是 **MPEAK 策略**（MPEAK strategy），此策略處理有聲的聲音時，分別刺激代表 F_1、F_2 及兩個高頻峰值的四個電極；處理無聲的聲音時，則激發四個分別代表 F_2 與三個高頻峰值的電極。以峰值為基礎的刺激方式並不如其他方式受到廣泛應用，因為要提取共振峰訊息並不容易，尤其是在吵雜的環境中，但是仍然有研究學者對這些方法抱持興趣。想對人工電子耳處理策略的歷史與現況有通盤的了解，可以參閱 Loizou（1998, 2006）的文章。

近期人工電子耳發展出一個新的手術方法，為低頻剩餘聽力患者裝配較短的電極。這個方法使這些患者得以同時取得低頻訊息（由聽覺—聲學方式）以及高頻訊息（由電子刺激方式），進而改善字詞辨識力與音樂欣賞力（Gantz & Turner, 2004）。

目前全球有超過 22 萬個人工電子耳使用者（在美國有超過 71,000 名使用者），對中重度感覺神經性聽損的孩童與成人來說，它逐漸被視為增強語音辨識力的可行方式。許多研究人員檢視了人工電子耳使用者的音素感知成效，例如，Meyers、Swirsky、Kirk 和 Miyamoto（1998）曾對配戴人工電子耳的孩童做語音感知測試。他們使用了最小配對測試（Minimal Pairs Test），以評估人工電子耳使用者對母音舌位高低與前後、子音發聲與否，以及構音方式與位置辨識能力。他們指出，孩童們的表現因電子耳植入時間的長短而異。在電子耳

植入前，孩童的平均分數跟亂猜的程度差不多。但是在植入電子耳後約一年，子音知覺正確的比例高達 65%。這些研究人員發現，平均來說，聽力損失在 101 到 110 dB HL 範圍內的孩童，使用電子耳的助益遠大於助聽器。這是相當有價值的資訊，它指出許多使用人工電子耳的孩童極有可能改善他們的語音感知力。基於候選標準的改變，以及手術技術與處理策略的進步，我們可以預期，使用人工電子耳的成人與孩童，其語音辨識的表現會越來越好。

人工電子耳的使用有著深遠的意義，遠遠超越語音辨識的層面。從有使用人工電子耳孩子的家長報告中指出，孩子們即使在植入人工電子耳數年後，在口語溝通技巧與和同儕之間的關係上，都還是有很明顯的進步（如 Bat-Chava, Martin, & Imperatore, 2013）。

大多數的聽障嬰兒（90%）是由聽人父母生下，這些父母在知道自己的孩子失聰時通常都非常震驚。另一方面，認為自己屬於聾人文化社群的聽障父母，則通常會希望自己的孩子也是聽障。聾人文化社群的人們認為自己是文化與語言上的弱勢族群，並且拒絕將失聰視為一種需要被「治癒」的缺陷。聾人社群多年來都反對人工電子耳的植入，因為他們相信這對他們的文化和語言〔美國手語（American Sign Language, ASL）〕是一種威脅。然而近幾年來，許多聽障家庭選擇讓他們的年幼孩子接受人工電子耳的植入，以便讓他們成為口語（如英語）與手語（如 ASL）的雙語使用者（Mitchiner, 2014）。這稱為雙態雙語（bimodal billingualism）。

● 臨床應用

對於植入人工電子耳的人來說，語音辨識的訓練是很重要的，而視覺回饋是重要關鍵，至少在初期訓練階段是如此。電聲門圖（EGG）與聲譜圖法（spectrography）常被用來將訓練中的音素對比視覺化。一旦電子耳使用者有能力只透過聽覺輸入做出區別，就不再提供視覺回饋。訓練包括音段與超音段層面，新植入人工電子耳的使用者有能力做出的辨別之一，就是音素的整體時

間結構，例如數出聽到聲音的數目（Cooper, 1991）。語調也是訓練時非常重要的面向，訓練包括了使用者要學習感知（孩童則要發出）不同的 F_0 轉變。言語的超音段訊息，例如語調、重音、持續時間及節奏等，都是出現在低頻，對於中重度聽損人士來說比較容易聽取。訓練應該著重在這些方面，如此一來，增強後的超音段辨識度，就可以幫助增強音素與字詞的辨識度。來自聲譜圖、電聲門圖，以及記錄 F_0 強度與轉變儀器的視覺回饋，在增強電子耳使用者對超音段與音段辨識上，都是強有力的臨床工具。

美國的電子耳製造商提供訓練課程給孩童與成人，也提供影片與手冊幫助新使用者發展聽覺技巧。電子耳使用者可以利用一系列有組織的聽力課程，開始他們每天的被動聽覺經驗，這些課程有許多可以在家中完成。研究指出，聽力訓練可以有效改善成年電子耳植入者的語音辨識表現（Qian-Jie, Galvin, Xiaosong, & Nogaki, 2005）與音調品質（Gfeller et al., 2002）。雖然有許多其他因素（如確診聽障年齡、電子耳植入年齡及溝通模式等）會影響使用電子耳孩童的聽覺感知與口語發展，但研究發現指出，每天使用、使用時間及訓練都很重要（Connor, Hieber, Arts, & Zwolan, 2000; Fryauf-Bertschy, Tyler, Kelsay, Gantz, & Woodworth, 1997; Kühn-Inacker, Shehata-Dieler, Müller, & Helms, 2004）。

● ● ● 中耳炎與言語感知 ● ● ●

最常見的傳導性聽損是中耳炎（otitis media, OM）。每個人都可能罹患中耳炎，但在幼童階段特別盛行。這有部分原因來自孩童與成人的歐氏管形狀不同，成人的歐氏管大約與水平成 45 度角，而幼童的歐氏管則幾乎是水平的（Gelfand, 1997）。水平位置使得歐氏管排出液體的效率不佳，因此液體容易累積在中耳。歐氏管功能失調也可能是因為上呼吸道感染，導致水腫與液體堵塞歐氏管，或是因為過敏，腺樣體腫大，或是像唇顎裂這樣的結構問題等。當歐氏管沒有適當開啟，中耳就無法通氣。在中耳裡的一些氣體會被中耳的組織吸收，結果使得中耳內的氣壓變得比周圍的氣壓低，也比耳道的氣壓低。這將

使得鼓膜被往內牽引，中耳內氣壓因歐氏管堵塞而無法與外界平衡。因為中耳無法適度地排除液體，所以液體通常會在中耳內堆積，這稱為積液性中耳炎（OME）。

積液性中耳炎在學齡前幼童身上相當盛行，而且可能導致大約 20 到 40 分貝的暫時性傳導性聽力損失（Groenen, Crul, Maasen, & van Bon, 1996）。許多幼童重複感染中耳炎，稱為復發性中耳炎。每次發病都可能伴隨暫時傳導性聽損。這些反覆出現的聽損期被認為與感知問題、細微的言語障礙及學習困難有關。雖然聽損是暫時性的，但如果在幼童習得語言的階段，這種聽損情形重複發生，幼童有可能在之後會出現語言的問題。在童年早期有過復發性中耳炎病史的孩童，曾被指出與同儕間的言語感知表現上有些微的差異。例如，有些早期有 OME 的孩童在 VOT 的感知表現比較弱，有些則是對人工合成的 /s/ 到 /ʃ/ 連續音感知的策略比較不成熟。Groenen 等人（1996）利用 /b/（/bak/）到 /p/（/pak/）的 VOT 連續音測試有聲—無聲的區別。將沒有 OME 病史或語言障礙的孩子、只有 OME 病史的孩童，以及同時有 OME 病史及語言障礙的孩童做比較。有 OME 病史或語言障礙的孩子在分辨這些音時較不熟練。因此，不論是否有語言障礙，OME 病史似乎都會導致語音處理能力變差。這些研究人員提出，復發性 OME 可以被視為一種早期感覺剝奪的形式。對於言語的感知與分類來說的重要訊息，復發性 OME 可能導致在孩童習得母語的這段期間，語音系統變得比較不一致。

因此，很明顯地，復發性中耳炎有可能會延遲孩童音素覺識（phonemic awareness）的發展。而這可能會引發較高階語言運作及閱讀的困難。

● ● ● 語言與閱讀障礙及言語感知 ● ● ●

研究指出，對於某些形式的語言學習障礙及閱讀障礙而言，若有聲學線索的感知處理困難，均會有很重大的影響。許多研究都著重在找出這些困難的所在，到底是源於語音—聲學層面的音素感知問題，或是源自更高層面與語言更相關的障礙。大部分的研究都是基於以下的假說：對言語快速變化聲波感知

的困難，會導致無法找出音節與音素之聲學訊息與人們腦中音素樣貌的相關性。對閱讀來說，這可能會干擾將書寫符號轉換成語音單位的過程（Watson & Miller, 1993）。語音處理問題與較高層次語言問題間的區別很重要，因為治療策略會因問題成因不同而有所改變。

如果一個小孩有聽力缺損，導致他（她）接收與表達語言的技巧遲緩，那麼這個孩子同時也應該會有閱讀障礙。即使是輕度的聽損都可能會產生影響（Wake, Hughes, Poulakis, Collins, & Rickards, 2004）。然而，證據顯示，聽障孩童的早期確診與早療，對語言及識字的學習成果很有可能會有正向的影響（Carney & Moeller, 1998）。

◉ 時序處理問題

對於有語言和（或）閱讀障礙的孩子而言，通常都沒有任何明顯的問題會造成他們的障礙，例如智能障礙、情緒障礙或是聽力障礙。有**特定語言障礙**（specific language impairment, SLI）的孩子，通常只有語言有很大的問題，其他如聽力、非語言的智力，以及神經系統都沒有問題。造成 SLI 的原因不明，但有一個理論認為是這些孩子有聽覺感知問題，所以會產生語言問題。前面曾提到，在連續的言語中，聲學信號中的頻率與強度會持續快速改變，無法感知這些快速轉變的孩子就可能無法偵測到音素的改變。無力處理快速聲學信號稱為**時序處理問題**（temporal processing problem）。Tallal 等人（1996）的研究指出，語言學習障礙的孩子通常無法辨識快速的元素，例如共振峰轉換或是連續言語中的頻譜訊息。如果孩子無法感知語言中的音素，他就無法從環境中取得完整的語言輸入。這會干擾高階語言功能，例如聲韻處理技巧、構詞、句法及語意等。

過去二十年來的研究，探討了有閱讀障礙及語言障礙的孩子如何得以偵測聲音之間微小的聲學差異。這些研究中的許多測試都使用了合成的語音刺激，而非自然口說言語。例如，Nittrouer（1999）比較了有語言學習障礙和語言能力正常的孩子。第一個測試檢視孩子分辨有聲子音 /d/ 與無聲子音 /t/ 的能力。Nittrouer（1999）操弄了 F_1 轉換的持續時間，以及頻譜上 10 毫秒

的釋放爆裂。他將 F_1 的轉變時間由 40 毫秒變化為 0 毫秒，以每 5 毫秒為間距等分。每個合成片段都搭配上由說話者發出的 /da/ 與 /ta/ 中 10 毫秒的爆破音。因此這些刺激就會從最像 /da/ 的音一路變成最像 /ta/ 的音。受測的孩子一次聽到一組音，並且必須判斷它是 /da/ 或是 /ta/。在另一個測試中，受測的孩子聽到的是由 /s/ 到 /ʃ/ 的連續音。這合成摩擦噪音的中央頻率範圍為 2200 到 3800 Hz，以 200Hz 為間隔做切分。前面提過，/s/ 的中央頻譜峰值極高，但 /ʃ/ 的峰值位在低頻區。就像 /da—ta/ 的測試，受測的孩子每次會聽到一個聲音，然後要判斷它是 /s/ 或是 /ʃ/。在 Nittrouer（1999）的研究中，兩組孩子在判斷聲音時使用相似的聲學線索。但是，有語言學習障礙的孩子表現得比較像較年幼、語言正常發展的孩童，因此在有些音素的感知處理表現上有些微的遲緩。Elliott 和 Hammer（1993）也曾經提出感知處理遲緩的現象，他們對年紀較長與較年幼的三組孩童做測試：學習障礙的孩子、一般就學的孩子，以及中度智能障礙的孩子。測試內容包括了構音位置的連續音（/ba—da—ga/），以及嗓音起始時間（VOT）的連續音（/ba—pa/）。構音位置連續音之間的差別，是 F_2 與 F_3 不同起始頻率的頻率特徵。VOT 連續音之間的差別在於釋放爆裂與其後接母音開始振動兩者間隔的時間長度。年紀較大的孩子在大部分的測試表現都優於較年幼的孩子。在所有測驗中，有語言障礙的年幼孩童其表現都比同年齡在學的孩子差。有語言障礙的孩子在區分 /ba/ 與 /pa/ 時，需要 23 毫秒的 VOT，而正常發展的孩子只需要 17 毫秒。智能障礙的孩子表現則劣於另兩組孩子。研究人員表示，幼童的言語及語言技巧越低，就必須更仰賴對微小聲學差異的聽覺區辨力，藉此來增進接受性詞彙（receptive vocabulary）及語言技巧。他們認為，語言正常發展幼童在學習語言時，主要是依賴聽覺刺激。隨著年齡增長，其他的影響（例如閱讀）變得日益重要，所以年紀較大的孩童可以不必那麼仰賴聽力，聽覺辨識力就變得沒有那麼重要。

年紀較大的孩童似乎不像年幼孩童那麼依賴聽覺辨識力。Bernstein 和 Stark（1985）在對語言障礙孩童做過言語感知能力測試後四年，再次對他們以合成的 /ba/ 與 /da/ 音節做後續的研究。研究中被確認有語言障礙的 29 位孩童參與了後續的研究，在四年後仍有 23 位有語言障礙。然而，研究人員在語言障礙孩子身上發現了一些感知的發展，顯示八歲以上的孩子在獲得感知訊息上並沒有困難。研究人員表示，早期的感知障礙並不會阻止語言發展，但是語言的發展會比正常發展的孩子慢。這類的感知障礙曾被發現與孩子的語言測驗成績有高度相關，像是「修訂畢保德圖畫詞彙測驗」（*Peabody Picture Vocabulary Test-Revised*）與「學前兒童色塊測驗」（*Token Test for Children*）（Stark & Heinz, 1996a）。事實上，這些孩子到就學時是否會有語言學習障礙，用這類聲學特徵做預測相當準確。

Leonard、McGregor 和 Allen（1992）指出，特定語言障礙（SLI）孩童的感知處理困難與文法功能有明確的關聯性。對這些孩子來說，構詞（morphology）通常特別困難，包括第三人稱單數時動詞要加 s，還有功能詞如冠詞 a 和 the 等。很有趣的是，似乎最困難的詞法特徵是輔音段（如第三人稱單數 -s）和非重讀音節（如 the），其特徵是持續時間比相鄰的詞素短，並且通常具有較低的 F_0 和振幅。但是 SLI 的孩子在其他的語境中會使用一些相同的語音形式，Leonard 等人（1992）發現孩童在 braid 中比在 played 中更常使用 /d/，在 box 中比在 rocks 中更常使用 /s/。他們認為困難的地方不在於感知這個音，而是在於感知它並且將它當成一個音素。孩子不只需要感知 played 中的 /d/，還得要知道 played 與 play 的關係，並將 -ed 放在適當的位置。反觀 braid 中並沒有這些額外的運作，所以學習運用 braid 中的 /d/ 會發生得早些。

研究人員還提出，對於 SLI 的孩子來說，刺激音中對比部分的持續時間對感知極為重要。當一個字詞中需要被辨識的部分比其餘部分短時，對 SLI 的孩子來說，處理起來會比同年齡正常發展的孩子更加困難。然而，當比對部分持續的時間比其他刺激部分長，這些孩子就有合宜的表現。Leonard 等人（1992）提出造成孩子處理困難的兩個可能性。首先是他們的感知能力極弱。

因此，當他們需要對兩個音做出困難的辨識時，任何需要做的額外處理，都會加重他們的負荷。第二個可能性是這些孩子有某種普遍的處理困難，因此當他們需要使用額外的資源來處理特別困難的任務時，其他腦力運作可利用的資源就減少了。

◉ 發展性閱讀障礙與言語感知

語言與閱讀密不可分。**發展性閱讀障礙**（developmental dyslexia）指的是閱讀能力明顯低於根據年齡和智商為基礎所做的預測（McAnally, Hansen, Cornelissen, & Stein, 1997）。經證實，有發展性閱讀障礙的孩童，無法像有正常閱讀能力的孩童一樣，在合成連續音的測試中能有清楚的類別感知。有閱讀障礙的人無法感知子音對比，並且可能比一般人容易混淆發音相似的音。而且他們可能在處理聲學訊息的時間順序上有困難。Stark 和 Heinz（1996b）指出，有語言障礙的孩童在區別與辨識音素上有困難，而且無法判斷所聽到音素的先後順序。根據 Stark 和 Heinz（1996b）的研究指出，許多這樣的孩童會有閱讀障礙。

很明顯的，許多有語言及（或）閱讀障礙的孩童無法切分、區別及辨識語音（Bishop et al., 1999）。對語言障礙的孩童而言，聽覺刺激的時間特徵是重要關鍵。對語言障礙的孩童來說，非常短或非常快速的刺激是很大的挑戰。然而，在刺激音被拉長或用較慢的速度呈現時，這些孩童做出辨識似乎就比較沒有那麼困難。問題在於這樣的困難是否來自於更根本的、影響所有聲音處理的聽覺感知障礙？目前一般認為區辨短暫或快速事件的障礙，並非只局限於聽覺處理，也發生在其他感覺領域。然而，一般認為快速處理的困難對語言發展的影響尤其深遠，因為語言發展極度需要能區辨與辨識短暫且快速聽覺事件的能力（Bishop et al., 1999）。

● ● ● 構音問題與言語感知 ● ● ●

研究人員與臨床人員長久以來一直懷疑，構音錯誤與感知障礙的關聯

性，不僅只於諸如顎裂或失聰這類的問題。但是這關聯性的本質為何，目前還不清楚。有些孩童在構音與感知上有類似的能力，然而有些孩童雖然發某些音會產生構音錯誤，但是又可以毫無困難的聽出這些音。另外還有些孩童發某些音時有構音錯誤，但同時也難以聽出這些音。

　　研究人員使用合成語音試著釐清這個關聯性，因為合成語音比較容易透過操控，來精確看出訊號中哪些聲學信號會影響孩童對音的感知與產出。Raaymakers 和 Crul（1988）以 /s/ 和 /ts/ 結尾的合成字詞音測試成人與五到六歲孩童。有一組孩童在 /s—ts/ 的對比音有構音錯誤的現象，另一組則出現了其他不同的構音錯誤。研究者利用荷蘭字 moes 到 moets 製作了連續音，在 oe 與 /s/ 間加入了短暫的靜默時段。他們發現孩子的構音技巧越差，回答就越容易產生差異。

　　其他研究人員也在有構音問題的孩童身上發現類似的感知表現多變性與缺乏精確性。Hoffman、Daniloff、Bengoa 和 Schuckers（1985）測試孩童區辨 /w/ 與 /r/ 的能力。這兩個音有一部分差異出現在共振峰頻率，/r/ 的 F_3 比 /w/ 的 F_3 低很多。研究結果顯示，構音技巧適當發展的三歲孩童有能力辨識合成的 /l/、/r/ 與 /w/，這些音的差異在於前三個共振峰的起始頻率。這些孩童很多都還無法正確發出 /l/ 和 /r/，所以把這兩個音都發成 /w/。然而，構音遲緩的三歲孩童出現許多感知的錯誤。研究者以合成的 /r—w/ 連續音為實驗材料，對六歲到六歲十一個月大，將 /r/ 發成 /w/ 的孩童，以及可以正確發出這些音的孩童施測。與控制組相較之下，構音錯誤的孩童比較無法精準地區分及辨識這些音素。大約有三分之二構音錯誤的孩童，在只能依賴共振峰轉換時，無法區分 /r/ 與 /w/ 刺激音。剩餘的三分之一與控制組相比，則無法明確定義分類的規則。

　　孩童在出生後最初幾年，經由讓他們自己的發音與聲學模型相符，來學習母語的音素對比與言語序列。無法正確使用言語的孩子有可能是省略了目標音素、目標音素發音錯誤，或是使用別的音素來取代目標音素。有時候孩童會弱化兩個音素間的差異。例如，有個孩子將 /r/ 發成 /w/ 或類似 /w/ 音，弱化了 /w/ 和 /r/ 之間的對比。這個孩子可能可以、也可能無

法在感知上辨識他自己發出的錯誤音與目標音之間的差別。如果他可以分辨得出來，即使其他人聽不出這樣的對比，這個孩子可能是使用了次音位（subphonemic）線索來標示音素之間的差異。成人聽不到這樣的線索，但是用聲學儀器可以偵測得出來。在某些例子中，孩子可能保有構音對比差異，但是兩個音素都發生構音錯誤。例如，當孩童將 /r/ 發成 /w/，將 /l/ 發成 /j/，/l/ 和 /r/ 都構音錯誤，但是這兩個音之間的對比差異是存在的（Broen, Strange, Doyle, & Heller, 1983）。

Broen 等人（1983）使用合成字詞 wake—rake、rake—lake 以及 wake—lake 來比較構音錯誤的三歲孩童與發展性構音錯誤的孩童對 /l/ 與 /r/ 的感知。他們的研究指出，雖然兩組孩童大多數發 /l/ 與 /r/ 時都有構音錯誤，但錯誤的形式不同。發展性構音錯誤的孩童在試著發 /l/ 或 /r/ 時，他們發出的是 /w/ 或類似 /w/ 的音，弱化了成人耳中的對比差異。然而，這些發展性的構音錯誤並沒有同時伴隨有感知問題。構音遲緩的孩童在發 /l/、/r/ 與 /w/ 音時，構音錯誤的形式十分多樣。有些孩童直接省略這些音。這些孩童在這三個音的感知上也都有問題。

類似的感知問題也出現在合成的 /s/—/ʃ/ 對比上。Rvachew 和 Jamieson（1989）對具正常口說能力的成人、五歲孩童，以及構音障礙的五歲孩童施以合成的 seat 與 sheet 的感知測試。成人與具正常口語能力的五歲孩童在辨識頻譜特徵相異的擦音時有相同的一致性，但是有構音障礙的孩童變異性就高得多。他們之中有半數以上無法正確區分連續音中的刺激音，有些孩子聽到所有的刺激音都回答是 seat，有些則是很明顯地胡亂回答。

◉ 臨床應用

有功能性構音障礙的孩童至少可以分成兩類：言語感知困難者與具有言語感知技巧者。因此，臨床上對構音與聲韻問題進行治療程序前，必須要確認孩童的感知技巧。有些孩子在治療說話能力問題前，可能需要先磨練感知技巧，而那些擁有正常感知技巧的孩子則可以立即針對構音問題做治療。Rvachew 和 Jamieson（1989）強調，有構音問題的孩童並非對所有的音都有感知問題，而

是只對他們構音錯誤的音有感知問題。因此，涵蓋大範圍音素對比的言語辨識測驗，在要非常精確偵測孩童的感知問題時，可能顯得不夠靈敏。

摘要

- 聽障人士無法像聽力正常人士一樣使用多重聲學線索來辨識音素。
- 聽障者通常可以辨識母音，但是辨識子音時會有困難，尤其是擦音。
- 聽阻聽力檢查、耳聲傳射測試及聽覺腦幹反應測試已經成為能有效評估中耳與內耳功能的診斷工具。
- 電子耳的作用是將言語信號濾波成一連串的頻率頻道；每一個頻道信號封包的訊息被傳送到電極，刺激聽覺神經纖維；利用視覺回饋訓練聽覺區辨力，可以使電子耳使用者得到最大受益。
- 言語感知問題可能伴隨有中耳炎、語言和（或）閱讀障礙及構音問題。

習題

1. 解釋為何高頻聽損者在感知擦音時特別困難。
2. 討論聽力障礙中音素感知與詞法標記的關係。
3. 詳述頻率選擇性的概念，並解釋它與正常聽力和聽力障礙的關聯性。
4. 畫出 A、B、C 型鼓室圖，並解釋每個圖所代表的病患中耳功能。
5. 詳述耳聲傳射與聽覺腦幹反應測試在診斷聽力障礙時的優缺點。
6. 描述人工電子耳的組成部分，並解釋它如何為使用者提供聽覺刺激。
7. 為什麼中耳炎被認為是一種感覺剝奪？它對語言的影響為何？
8. 解釋「時序處理問題」這個詞，並描述它對語言和（或）閱讀障礙孩童的影響。
9. 描述幼童音素感知與構音能力之間的關係。

綜合案例

一、威廉斯先生

• 背景資料

　　威廉斯先生 69 歲，在他 43 歲妻子的陪伴下來到你的語言聽力診所。威廉斯太太表示她的先生在家對她說的話沒有反應。讓她難過的是他在家跟男性朋友講話似乎沒有問題，她覺得他是對她有意見，而不是聽力的問題。這對夫妻很享受每星期一兩次和朋友外出用餐，最近威廉斯先生在這些時候無法跟上大家的對話。威廉斯先生承認在這些情境下他覺得沮喪，但是否認在家中有任何困難。他的妻子則表示電視的音量總是開到震耳欲聾的程度。

• 聽力測量

　　純音測試的結果顯示到 1 kHz 的聽力都是正常的，但瞬間下降至雙側高頻中度感覺神經性聽損。語音辨識測試顯示辨識情形只算尚可。耳聲傳射篩檢結果是雙側都沒有傳射現象。鼓室聽力檢查則顯示中耳功能正常。

• 臨床問題

　　1. 威廉斯先生聽不見太太的聲音原因可能為何？

　　2. 為什麼威廉斯先生的聽力在嘈雜環境中比在安靜環境中差？

　　3. 你認為他在聽哪些特定母音及子音時會特別聽不清楚？為什麼？

　　4. 如果適當放大音量，你認為威廉斯先生會比較能夠聽到太太的聲音嗎？請解釋你的回答。

　　5. 如果適當放大音量，你認為威廉斯先生會比較能夠聽到朋友的聲音嗎？請解釋你的回答。

第 10 章

神經系統

閱讀完本章,你將可以:

- 比較神經膠質細胞與神經元的結構及功能差異。
- 解釋電傳導與神經傳導如何成為動作電位的基礎。
- 辨別中樞神經系統的功能性組成,包括皮質與皮質下腦部區域、腦幹及小腦;並可以描述它們在協調言語產生所扮演的角色。
- 說明脊髓,並比較腦神經與脊髓神經的結構及功能差異。
- 標示出組成威利氏環(circle of Willis)的動脈血管,並解釋穩定供輸血液對於腦部的重要性。
- 辨別動作控制系統,以及發聲過程的動作控制規則。

神 經系統（nervous system, NS）作為控制身體的系統，自然也是言語各子系統最重要的動作管制核心，包括呼吸、發聲、構音及共振等動作。神經系統分為中樞神經系統（central nervous system, CNS）及周邊神經系統（peripheral nervous system, PNS），中樞神經系統又分為腦部及脊髓，而周邊神經系統則分為本體系統與自律系統。自律神經系統控制著身體基本動作，例如呼吸、消化及心跳。另一方面，周邊神經系統的體分支則由腦神經與脊髓神經構成，它們負責傳遞與接收來自肌肉和身體器官的神經脈衝。腦神經對於言語格外重要，因為它們主宰了頭頸部的肌肉動作。正常的神經系統，才能表現出正常的言語能力。神經系統任何位置的損傷，將對言語動作控制造成災難性的影響，我們從許多神經性疾病可以看到這類的範例，如腦性麻痺、中風、帕金森氏症、多發性硬化症和創傷性腦損傷等。神經系統的損傷也可能導致注意力與記憶方面的認知缺陷，或者發生語言障礙如失語症，以及與右半腦損傷相關的認知溝通異常和癡呆。

　　不論從各種解剖或生理的角度來檢視，神經系統在結構與功能上都是極端複雜的。本章將從描述腦部組織與神經脈衝的電化學本質談起，除了說明大腦不同部位所擔負的不同功能，並會強調其中跟言語動作控制的關聯性。此外，也會介紹由許多神經集合成束的神經管道（神經束），闡述與言語產生相關的功能。最後，將會探討一些言語子系統的動作控制機制。

● ● ● 腦部組織 ● ● ●

　　腦部組織整體來說並不大，成年人的腦部重量平均約 1400 公克，根據個體不同可能從 1100 到 1700 公克不等（Nolte, 2002）。腦部由稱為神經膠質細胞的連結細胞以及稱為神經元的神經細胞所組成。

◉ 神經膠質細胞

　　神經膠質細胞（glial cells）具備了多樣功能，包括代謝的支援、腦脊液的分泌、傷害的反應，以及神經纖維之間的絕緣。這些細胞遍及神經系統，並組

成一個廣泛的支援系統，以維持關鍵的常態運作。神經膠質細胞將養分從血管輸送到神經元，並且移除細胞代謝產生的廢棄物。不同類型的神經膠質細胞坐落於神經系統不同的位置。最常見的神經膠質細胞是**星狀細胞**（astrocytes）（圖 10.1），普遍存在於大腦中的神經細胞間。這些細胞有非常多連結微血管的分岔突出物，因此可以協助將物質從血液傳送到神經細胞。

存在中樞神經系統的**寡樹突膠細胞**（oligodendrocytes），加上周邊神經系統的**施旺細胞**（Schwann cells），形成環繞著神經細胞的絕緣層，稱為**髓鞘**（myelin）。另一種**微膠細胞**（microglia）則透過吞噬與摧毀有害的有機物，以保持中樞神經系統的清潔。和神經細胞有所不同的是，神經膠質細胞終其一生都可以分裂並繁殖。因此，如果神經組織一旦死亡，神經元原本存在的空間通常會被結締組織填滿。當這種情形發生時，這個位置就可能成為癲癇的發作點。

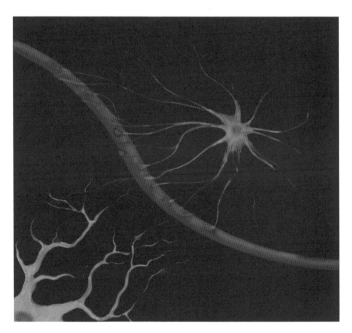

圖 10.1　星狀細胞

◉ 神經元

神經元（neurons）是神經系統內高度分化的結構，用來接收、處理及傳遞神經系統內外部的資訊。中樞神經系統大約有一千億個神經元，所有神經元的基本結構都是相同的，只有某些神經元因為發展出特定功能而有少許調整。基本結構包括**體細胞**（soma，細胞本體）、一些**樹突**（dendrites），以及一個軸突，這些結構都被細胞膜包覆住（圖 10.2）。

體細胞由環繞著大量細胞質的細胞核組成，細胞質內有各式胞器（organelles），胞器是涉及細胞各種功能的特化（specialized）微組織。有些胞器稱為**尼氏小體**（Nissl bodies），可以合成蛋白質；**高基氏體**（Golgi apparatus）分泌與傳送蛋白質與糖類；而**粒線體**（mitochondria）則參與了細

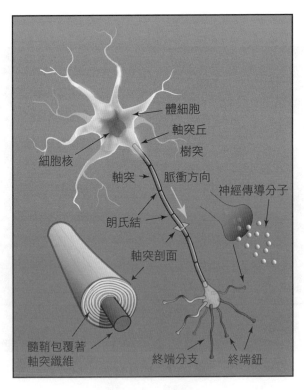

圖 10.2　神經元

胞呼吸與能量的產生（Clayman, 1995）。神經元主要的代謝活動正是發生在
體細胞中。

> 　　人體的解剖構造常常以發現者命名，高基氏體便是以知名的神經解剖學者
> Camillo Golgi 命名，他在 1898 年提出的報告中指出，在神經細胞內存在有一種
> 長帶狀的物質。德國神經病理學家 Franz Nissl 則是在 1880 年代發展出一種細
> 胞染色的技術，證明了幾個前所未知之神經細胞組成物的存在。

　　樹突是從細胞本體分支出去的一些短突起，其作用為將神經脈衝訊號傳
回細胞本體。樹突通常會有小突刺，可以增加與其他神經細胞連接的表面積。
另一種從細胞本體延伸出去的突起是**軸突**（axon），可以將神經脈衝從體細
胞傳遞出去。軸突起始自細胞體一個稱為軸突丘（axon hillock）的突起，延
伸的距離較樹突更長，總長度可從 1 毫米到 1 公尺不等（Hutchins, Naftel, &
Ard, 2002; Webster, 1999）。大部分中樞神經系統的軸突都包裹在髓鞘內，髓
鞘是由寡樹突膠細胞或施旺細胞所組成，如同包覆於電線外的絕緣層一般，髓
鞘會阻隔並保護軸突。髓鞘並不是連續包覆著軸突，而是由**朗氏結**（nodes of
Ranvier）分節間隔。朗氏結的作用在於加速神經傳導，就如同神經脈衝在節
點之間跳躍傳遞一般。神經的粗細以及髓鞘的厚度決定神經傳導的速度。
　　軸突延伸到尾端會再分岔出許多**終端分支**（terminal branches），又稱為
終端樹突（telodendria），末尾會有長得像是小凸點或腫塊的**終端鈕**（terminal
buttons）。每個軸突尾端的終端鈕數量不一，從數個到好幾千個都可能。在終
端鈕內，有稱為囊泡（vesicles）的微小空間，內有各種不同類別的神經傳導
物。神經傳導物是一種化學物質，用來刺激或者抑制神經脈衝。關於神經傳導
物這個主題，將會在本章稍後詳細討論。

突觸

　　軸突的終端鈕構成了神經細胞與細胞之間的傳遞訊息場所，即相鄰神經
細胞之間的微小間隙，稱為**突觸**（synapse）。化學與電訊號可以跨越突觸，

達成細胞間的溝通。突觸可能位在一個神經細胞軸突與另一細胞的樹突、體細胞、甚至是軸突之間，或是位在與肌肉纖維的軸突間，或是與腺細胞的軸突間。如果突觸上兩個神經細胞以軸突相接，稱為軸突神經元突觸；軸突與體細胞間的突觸稱為軸體神經元突觸；至於兩細胞軸突與樹突之間的突觸則稱為樹突神經元突觸。位於骨骼肌肉纖維的軸突突觸，稱為神經肌肉接合（neuromuscular junction）或運動神經終板（motor end plate）。單一的神經元可能透過突觸，傳遞訊息給上千個其他神經元，也可能從軸突接收來自許多其他神經元的神經傳導訊息。這種特性造就了神經系統極度複雜的神經連結網絡。神經元的構造參見表 10.1 所述。

表 10.1　神經元構造

細胞體	包括細胞質、細胞核以及胞器。
樹突	短小的突起，可以將脈衝傳遞給細胞體。
軸突	延長的突出部位，可以將脈衝訊息從細胞體傳遞出去。
髓鞘	包覆在軸突外的連結性片狀組織，以朗氏結做分段區隔。
終端分支	軸突的終端。
終端鈕	在終端分支上的微小腫脹位置。
囊泡	位在終端鈕內的小包，內含神經傳導物。
突觸	神經元間的間隙；可能位於神經元的軸突、體細胞、樹突、腺體或肌肉之間。

神經元種類

　　神經元之間的大小與形狀各異，就連接收端（樹突）與傳送端（軸突）的處理序數量都不同。有三種方法來分類神經元，第一種是根據處理序的數量分類，單極神經元只有一個處理序，雙極神經元則有兩個處理序。人類神經系統內大部分是多極神經元，具有多個樹突加上一個軸突。多極神經元可進一步細分為高基氏一型（Golgi Type I）與高基氏二型（Golgi Type II）兩類。高基氏一型又稱為投射神經元（projection neurons），具有延伸到周邊神經系統的

長軸突，透過突觸傳遞訊息以激活肌肉或器官。高基氏二型則是限於局部分布的神經元，具有較短的軸突，只用來激活中樞神經系統內鄰近的神經元。高基氏一型神經元的軸突通常包覆在髓鞘內，而高基氏二型則通常不會有髓鞘包覆（Webster, 1999）。

　　神經元也可以根據功能來分類。運動神經元，或稱為傳出神經元，是指那些從神經系統出發，並在肌肉或腺體上造成反應的神經元。感覺神經元，或稱為傳入神經元，則將訊息從周邊組織帶回中樞神經系統。周邊組織係指在皮膚、感覺器官（眼睛、耳朵）或內臟上面特化的受器。**聯絡神經元**（interneurons）則如其名，是作為神經元之間的溝通橋梁，不論中樞神經系統局部小區域內，或者長距離的神經元聯繫（投射神經元），都算在內。從數量上來說，人類神經系統內大部分的神經元屬於聯絡神經元。

　　第三種神經元的分類方法則是基於囊泡內神經傳導物的種類而定。舉例來說，含有神經傳導物多巴胺的神經元被稱為多巴胺能神經元，含有血清素的是血清基能神經元，攜帶乙醯膽鹼的神經元則稱為膽鹼能神經元，以此類推。表 10.2 總結了這些分類方法。

表 10.2　神經元分類方法

處理序的數量	單極
	雙極
	多極
	高基氏一型
	高基氏二型
功能別	傳出（運動）：傳達到周邊
	傳入（感覺）：傳達到中樞
	神經元間：在中樞系統內
神經傳導物	多巴胺
	膽鹼能
	血清基能

神經元會以成群的形式發揮效用；意思是說，軸突並不會各自延伸到其他結構，而是以打包成束，形成神經通路或管道。神經通路若不是從受器傳送感覺資訊（傳入，afferent）到中樞神經，就是從中樞神經傳送動作訊息（傳出，efferent）給肌肉或腺體。也有混合的通道，同時包括感覺與動作資訊兩部分。

感覺受器

為了能感知來自體外或體內的訊息，人體遍布各種形式的感受器。受器是特化的神經細胞，可以感知生物體或環境的變化，並傳送該訊息到神經系統。受器會對特定的刺激起反應，例如，眼睛視網膜上的受器（桿狀與錐狀）對於光線起反應、耳朵內的受器（內耳毛細胞）對於音波起反應，而皮膚上的受器則各自分化針對接觸、壓力、疼痛及溫度有反應。表 10.3 列舉了一些不同型態的受器。

表 10.3　感覺受器種類

受器類型	接收資訊	器官
遙測受器	一段距離的環境訊息	眼睛、耳朵
外受器	周邊環境	皮膚
本體受器	身體在空間的位置	內耳、肌肉、肌腱、關節
內臟受器／內受器	血壓、血氧濃度等	心臟、肺臟、肝臟、胰臟等
機械性受器	壓力／形變	組織
溫度受器	溫度變化	皮膚
痛覺受器	組織受傷	肌肉、關節、肌腱、皮膚、內臟
光受器	光線	視網膜
化學受器	味道與氣味	舌頭、鼻子
壓力受器	氣壓	氣管、支氣管

● ● ● 神經元功能 ● ● ●

神經元具有獨特的能力，用來在細胞內或細胞之間進行訊息溝通。神經透過複雜演進後的電化學反應，可以接受、處理並送出訊息給其他神經元。為了達成快速、長距離的訊號傳輸，神經元演化出特殊的能力，透過軸突來傳遞電訊號。神經細胞本體透過軸突（傳導）跟末端通訊；並利用神經傳導物質來達成跨神經元的溝通。

◉ 神經傳導

神經元間的資訊傳遞稱為神經傳導（neurotransmission）。這是一個複雜的過程，實際的運作方法如下：一個電化學訊息，透過傳導的方式，從樹突經過細胞體，然後傳遞到軸突末端；這個訊息會觸發突觸內終端鈕釋放出神經傳導物質，該物質跨過突觸，抵達下一個神經元〔稱為後突觸神經元（post-synaptic neuron）〕的樹突受器位置。神經傳導物質與受器的配對關係，就如同鑰匙跟鎖一般，根據神經傳導物質的類別，後突觸神經元會將訊息繼續傳遞，或者抑制訊息，停止傳送。最後，神經傳導物質會被受器釋出，該物質可能就此解體，或者回到前一個神經元〔稱為前突觸神經元（pre-synaptic neuron）〕的軸突內，回收以待下次使用。以下的段落將更詳細說明這個過程，從神經元內的傳導，延伸至神經傳導的相關討論主題。

靜止細胞膜電位

當神經元未傳送訊息時，稱為靜止狀態。此時，細胞外具有較高濃度的正離子〔鈉離子（Na^+）以及鉀離子（K^+）〕，細胞內則充滿負離子〔氯離子（Cl^-）〕，以及帶負電蛋白質分子（A^-）。此狀態下，細胞內鈉離子濃度大概只有細胞外鈉離子濃度的十分之一（Zemlin, 1998）。這種不平衡是由細胞膜分隔內外電荷來維持的，這種分隔來自兩種方法，首先，細胞膜具有選擇性通透，只允許鉀離子（K^+）輕易通過細胞膜，但氯離子與鈉離子則較難

通過，且帶負電的蛋白質分子無法離開細胞。另外則透過一種稱為**鈉鉀幫浦**（sodium-potassium pump）的機制，細胞內過多的鈉離子一進入細胞就會被快速轉出細胞外，而逸出細胞外的鉀離子則會被帶回細胞內。這個機制每將三個鈉離子轉出細胞外，就會同時把兩個鉀離子吸進來。由於轉出去的鈉離子數量比鉀離子多一個，造成細胞外正電較多。於是，在靜止狀態時神經元內部就會保持帶負電的狀態。這種跨細胞膜的不平衡形成一個電位（意思是電位能差），稱為**靜止膜電位**（resting membrane potential, RMP）。靜止狀態時，相對於外部帶正電的環境，神經元內部會有大約 –70 毫伏（mV）的電位，細胞膜在此狀態稱為極化態（polarized）。

> 　　靜止膜電位的工作原理跟電池很類似。電池內部有化學物質形成一端正電（＋）、另一端負電（－）。正、負化學物質透過隔離物分隔開，就像是神經元的細胞膜一樣。也因為這樣的分隔造成了電位差，電荷在正負極化學物質間流動，就產生電力，驅動諸如遙控器或手電筒等電器運作。

傳導：動作電位

　　動作電位（action potential, AP）是一種電化學過程，透過鈉離子與鉀離子在神經元細胞膜通道之進出行為，使得神經元內外電性改變。也就是說，動作電位是倚賴細胞膜上的**離子**（ion）通道產生，此通道在靜止膜電位（RMP）時關閉，而在細胞膜電位升高超過閾值時開啟。通道開啟時，鈉離子就可以流進細胞內，增加的鈉離子會使得神經元內部與外部液體相較下轉為帶正電。細胞內部電位會從 –70 mV 陡升到約 +30 mV（圖 10.3）。這個快速的電性轉換過程稱為**去極化**（depolarization）。

　　去極化只影響細胞膜極小的部位，且只維持很短暫的時間，鈉離子通道隨之關閉，以阻止更多的鈉離子流入。鈉鉀幫浦隨即開始運作，將鈉離子運送到細胞外。接著，鉀離子通道開啟，鉀離子就可以流散到細胞外，造成細胞膜再次回復為帶負電的狀態。我們稱這個回復過程為**再極化**（repolarization）。

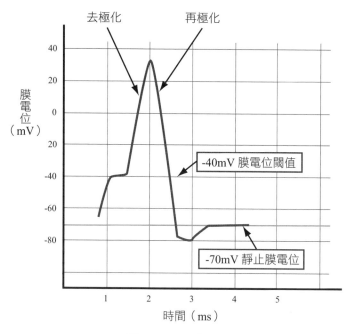

圖 10.3　動作電位

當細胞膜上一小部分翻轉電壓值並去極化時，會造成細胞膜相鄰部分也跟著去極化，而軸突上每個部位都去極化後，將隨之發生再極化現象。去極化的傳遞形成了動作電位。當一個動作電位發生時，我們稱該神經元被「激發」了，就此生成一個神經脈衝，此訊號將透過軸突一路傳遞到末端。動作電位只會從細胞體向外單向傳遞，並具備全有全無特性，意思是說，神經元要不就是完全去極化，要不就是完全沒有動作。一旦動作電位開始，訊息會持續以相同的強度傳遞通過整個軸突。然而，為了讓神經元激發，起始訊息必須超過一定的閾值，如果未達該閾值，就不會出現動作電位。表 10.4 列出了動作電位發生過程的相關事件。

傳導：加總與不反應期

並非所有進入神經元的訊號，都會大到得以激發去極化。一般來說，一個神經元會接收來自許多其他神經元的電訊號，這些個別的輸入將會被加總起

表 10.4　動作電位過程的事件

神經元處於靜止狀態，此時細胞膜電位相對於外部環境為 −70 mV。
一旦達到細胞膜閾值，鈉離子流入細胞。
當電性翻轉，內部電位達到 +30 mV，去極化發生。
鈉離子通道關閉，再極化發生，鈉鉀幫浦開始傳輸鈉離子與鉀離子。
去極化波沿著軸突傳遞，並隨之發生再極化。
囊泡內的神經傳導物質在突觸內釋放出來。
發生興奮性突觸後電位（EPSP），或抑制性突觸後電位（IPSP）。

來。將個別神經輸入加總起來的效果，可以增加刺激的強度，以達到細胞膜被激發的閾值。有兩種脈衝的加總模式：時間加總以及空間加總。**時間加總**（temporal summation）發生在個別輸入訊號抵達的時間點稍微不同時，只要時間差異落在一個小範圍內，這些個別訊息就可以被加在一起計算。**空間加總**（spatial summation）則是指抵達細胞體或樹突的脈衝，刺激的位置點有稍微不同，但這些脈衝抵達的位置只要足夠接近，也可以合併起來增強刺激強度。

　　一旦神經元被激發後，不論輸入脈衝有多強，神經元在鉀離子流入後大約 0.5 毫秒內無法再被激發，我們稱這段時間為**絕對不反應期**（absolute refractory period）。在這段短暫期間之後，神經元進入**相對不反應期**（relative refractory period），必須輸入高於正常強度的刺激，才能激發神經元。對大部分的神經元來說，從靜止膜電位（RMP）到動作電位（AP），然後恢復到靜止膜電位，整個過程大約歷時 1 毫秒。也就是說，大部分的神經每秒鐘可以激發達一千次（Seikel, Drumright, & Seikel, 2004）。

神經傳導：跨突觸的通訊

　　到目前為止，我們主要是討論動作電位的產生，以及單一神經細胞如何將訊號透過軸突傳遞到它的終端。然而，為了把訊息傳入或傳出腦部與脊髓，神經之間需要有傳遞訊息的方法。神經傳導（神經元之間的通訊）的達成，主

要是透過突觸的電化學訊號移動。一個神經訊號沿著神經傳遞，最終抵達軸突的終端鈕，終端鈕內的濾泡受到刺激而釋放出神經傳導物質進入突觸。而突觸是介於受激發神經元（前突觸神經元）與下一個神經元（後突觸神經元）之間，神經傳導物質就像鑰匙與鎖的關係一樣（圖 10.4），後突觸神經元的細胞膜上分布著受器，選擇性地針對不同的神經傳導物質產生反應。就像一把鑰匙只能打開特定的鎖一樣，細胞膜上的受器也只能接受特定的神經傳導物質。

　　神經傳導物質可能有兩種作用，它可能會降低後突觸神經元的閾值，使得激發動作電位更容易發生，這種作用稱為**興奮性突觸後電位**（excitatory postsynaptic potential, EPSP）。另外一種作用則可能會提高閾值，使得後突觸神經元更不容易被激發，這種作用稱為**抑制性突觸後電位**（inhibitory postsynaptic potential, IPSP）。當鑰匙與鎖配對成功，神經傳導物質會開啟後突觸神經元的鈉離子或鉀離子通道。如果是打開鈉離子通道，流入細胞的鈉離子造成細胞膜閾值降低，因此使得興奮性突觸後電位更容易發生；如果流入的是鉀離子，則會形成抑制性突觸後電位。如果超過後突觸細胞的閾值，神經就會被激發，動作電位隨之沿著軸突傳導，如此，神經元訊息就可以在數以億計的神經細胞間傳遞。

神經傳導物質

　　神經系統內有許多不同種類的神經傳導物質，包括乙醯膽鹼、正腎上腺素、血清素，γ- 胺基丁酸（GABA）、甘油、麩胺酸、多巴胺，腺苷、一氧化氮，甚至也還有一氧化碳（Hutchins et al., 2002）。神經傳導物質可以造成興奮或抑制作用，以降低或提高細胞被激發的閾值。然而，造成興奮或者抑制效果並非來自神經傳導物質本身的特性（Nolte, 2002），而是根據所結合受器的本性來決定。對多數的神經傳導物質而言，有許多型態的受器可以結合，也因此造成不只一種的效果。舉例來說，乙醯膽鹼在軸突與隨意肌的連結處會形成興奮性突觸後電位（EPSP），但在心肌上的效果則形成抑制性突觸後電位（IPSP）（Nolte, 2002）。

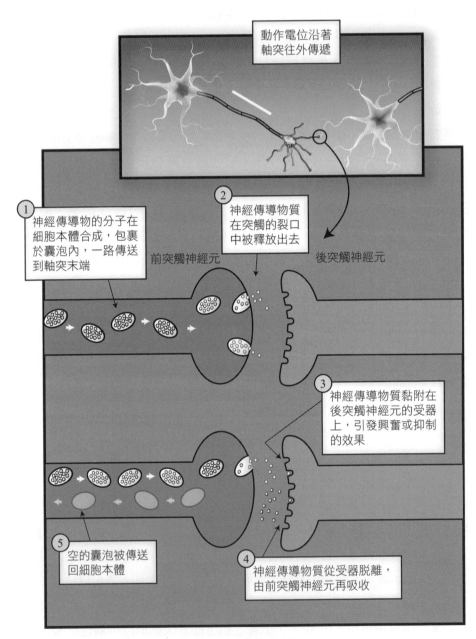

圖 10.4 神經突觸

過去曾認為乙醯膽鹼與正腎上腺素是唯二的神經傳導物質，但目前我們已經知道有超過百種以上的神經傳導物質，並可分為兩個類別：小分子神經傳導物質及神經肽。一般而言，小分子神經傳導物質跟快速突觸功能有關，而神經肽則通常與較慢、進行中的突觸功能相關。

傳導速度

傳導速度是指電化學脈衝通過神經管道的速度。神經纖維會根據神經的大小，以及髓鞘化程度的不同，以不同速度傳導脈衝。當神經截面越粗大、髓鞘化程度越高，傳遞速度就越快，反之則較慢（表 10.5）。以此標準分類，神經可分為三種類別：A 類神經屬於大髓鞘化的感覺與運動纖維，傳導速度可達每秒 120 公尺（Zemlin, 1998）。B 類神經具有髓鞘，但截面積較 A 類小，傳導速度約在每秒 3～14 公尺。C 類則為傳導速度最慢的神經，通常較為纖細，且不具備髓鞘，傳導速度約為每秒 0.2～2.0 公尺（Zemlin, 1998）。

表 10.5　依據傳導速度的神經分類

類別	傳導速度	特性
A	最高達 120 公尺／秒	大截面直徑，可能為運動或感覺神經，具有完整髓鞘，分支（側生）後進一步分為 α（阿爾法）、β（貝他）、γ（伽馬）等較小管徑與較慢傳導速度的分支。
B	3～14 公尺／秒	小截面直徑，有髓鞘。
C	0.2～2.0 公尺／秒	極細纖維，沒有髓鞘。

● ● ● 中樞與周邊神經系統 ● ● ●

神經系統的主要元件包括中樞神經系統（CNS）及周邊神經系統（PNS）。中樞神經系統由腦部及脊髓構成，周邊神經的本體部分則由 12 對

腦神經及 31 對脊神經所組成，用來控制有意識的運動，並且接收各種感覺訊息（圖 10.5）。中樞神經系統與所有的訊息處理有關，包括解讀所有匯入的感覺資訊，整合不同的感覺型態，規劃、組織及監控具有目的性質的行為與運動，以及一般性的記憶、語言和抽象化能力。周邊神經系統則是將訊息帶入或傳出中樞神經系統，腦神經與脊神經接收並整合來自大腦不同部位的訊息，也處理來自各種感覺受器的資訊，然後才會將訊息分散傳遞到身體相關的肌肉與器官上。也就是說，周邊神經系統建構了名為**最後共同路徑**（final common pathway）的管道，跟身體所有的結構相連，這些身體結構的感覺訊息就隨著脊神經與腦神經回到中樞神經系統，以進行下一階段的處理。

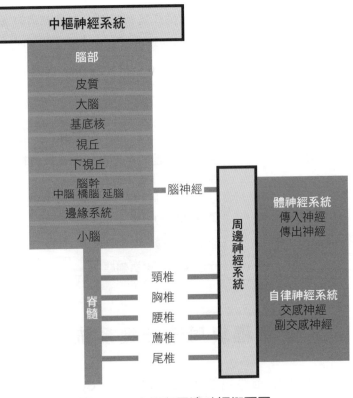

圖 10.5　中樞與周邊神經概要圖

　　本章接下來將討論中樞神經系統與周邊神經系統之中，和言語與聽力有重要關聯性的主要組成，包括腦膜和腦室系統、皮層和皮質下結構、腦幹和小腦、脊髓及特定的腦神經等。

◉ 中樞神經系統

　　腦部與脊髓被保護在頭骨與脊柱中，這些骨骼結構構成了神經纖維的保護層。中樞神經系統更進一步被具有三層結締組織的腦膜所保護著。

腦膜

　　腦膜（meninges）的保護體系由組織與液體構成，環繞著腦部與脊髓。如圖 10.6 所示，頭骨正下方鄰接著腦膜最外層的**硬腦膜**（dura mater），是一層堅硬、膜狀的結締組織，包括兩個部分：分別是貼附在顱骨的骨膜層及腦膜層。硬腦膜布滿了血管與神經。在硬腦膜下方則為**蛛網膜**（arachnoid mater），顧名思義蛛網膜外觀就像蜘蛛網一般充滿網狀結構。蛛網膜內並沒有血管分布。腦膜最內層則為**軟腦膜**（pia mater），軟腦膜是極為纖細精巧、布滿血管的一層薄膜，並與大腦的凹槽與皺褶緊密貼合。腦膜的三層結構之間具有一些空間，使得腦膜並不是隨著大腦的輪廓延展。在硬腦膜與蛛網膜之間有**硬膜下腔**（subdural space），而蛛網膜與軟腦膜之間則稱為**蛛膜下腔**（subarachnoid space）。蛛膜下腔充滿了**腦脊髓液**（cerebrospinal fluid, CSF）。腦脊髓液是由大腦四個腔室（腦室）的特化細胞所分泌，這種清澈的液體內充滿了蛋白質與葡萄糖，可供給腦部與脊髓細胞發揮功能所需的能量，同時具有淋巴細胞，用以避免發生感染（Clayman, 1995）。

　　腦脊髓液在整個腦膜系統內循環，大腦與脊髓因此而受到一層有吸震效果的懸浮液體所保護。這個腦脊髓液形成的浮力，讓大腦的重量從空氣中 1400 公克的原始重量，巨幅減少到懸浮於液體中的 45 公克（Corbett, Haines, & Ard, 2002）。這種作用，使得大腦的重量不至於壓毀腦殼內層表面的神經根部與血管。

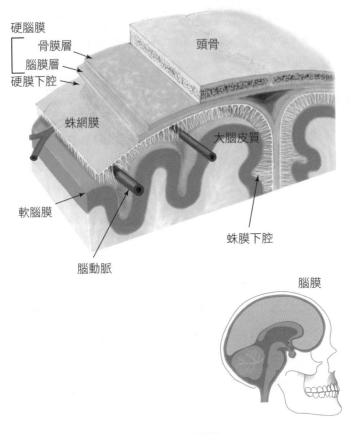

硬腦膜
　　骨膜層
　　腦膜層
硬膜下腔
蛛網膜
軟腦膜
腦動脈
頭骨
大腦皮質
蛛膜下腔
腦膜

圖 10.6　腦膜

腦室

　　大腦中有四個腦室（ventricle），或稱為空腔，包括位於左右半腦各一的兩個側腦室、第三腦室及第四腦室。兩個側腦室各自透過室間孔與第三腦室連通，第三、四腦室之間則透過大腦導水管連通（圖 10.7）。

　　腦脊髓液是由**脈絡叢細胞**（choroid plexus cells）在腦室中生成，脈絡叢細胞是一種特化細胞，主要生產腦脊髓液的位置處在於側腦室。此液體經腦室流動到各連通區域，透過中間與側邊孔隙來到蛛膜下腔，並從此處排出進入循環系統的靜脈之中。成年人一天大約產生 450 到 500 毫升量的腦脊髓液，其中

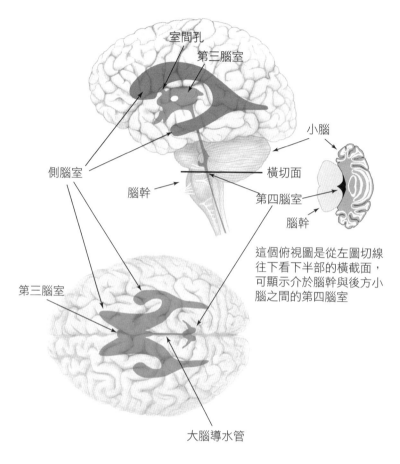

室間孔
第三腦室
小腦
橫切面
側腦室
腦幹
第四腦室
腦幹

這個俯視圖是從左圖切線
往下看下半部的橫截面，
可顯示介於腦幹與後方小
腦之間的第四腦室

第三腦室

大腦導水管

圖 10.7　腦室

大約 330 至 380 毫升會進入靜脈血管。也就是說，成年人腦脊髓液的容量大約
為 120 毫升（Corbett et al., 2002）。如果有任何阻礙，使得腦脊髓液無法自由
的流動，或者排出的過程不順利，或者有其他任何相關的問題造成腦脊髓液過
量，都將會造成神經方面嚴重的問題。

　　水腦（hydrocephalus）是一種腦脊髓液過度累積的症狀，起因來自腦脊髓液產生量與被血流吸收量兩者間的不平衡。水腦會造成嬰兒異常腫大的頭部，但在其他年齡層罹患水腦症狀時，則不會明顯造成頭部腫大。研究指出，早發性水腦將會損及語言的日常使用與理解力，也造成社會技能無法發展完全（如 Dennis & Barnes, 1993; Tew, 1979）。

● ● ● 功能性腦部解剖學 ● ● ●

　　腦部分為左右兩個半球，透過神經通道連結傳遞訊息，且兩個半球進一步切分為幾個腦葉區域。腦部最外層稱為皮質，是一層由神經細胞本體所組成的組織，又稱為「灰質」（gray matter）。腦部的內層區塊稱為大腦，主要由神經軸突組成，成束形成神經管道，且受髓鞘覆蓋。由於髓鞘顏色泛白，因此腦部內層又稱為「白質」（white matter）。腦部白質的深處則為灰質外接區域，通稱為皮質下（subcortex）。這些區域包括基底核（又稱為基底結）、視丘以及下視丘。位於大腦後方的是小腦，透過神經通道與大腦連結。在小腦正前方的是腦幹，腦幹由中腦、橋腦及延腦組成，延腦則進一步與脊髓相連。腦神經起始於腦幹，延伸至腦部與頸部的肌肉與腺體。脊髓神經則起始自脊髓高低不同位置，並延展至身體其他部位的肌肉與器官。

● 皮質

　　皮質（cortex）是覆蓋在腦部最外層，具有高度皺褶的構造，也就是說，皮質並不是平滑的表面，而是不規則與崎嶇不平的。這些皺褶組織突起的部分稱為腦回（gyri，單數為 gyrus），淺凹處稱為腦溝（sulci，單數為 sulcus），更深的凹槽則稱為腦裂縫（fissures）。皺褶結構具有很重要的目的，它可以在相同的容納空間裡，具有更大的皮質表面積。一些主要的腦裂縫與腦溝將腦劃分為半球及腦葉。縱向腦裂（longitudinal cerebral fissure）將大腦區隔為兩個半球；中央腦溝（central sulcus）則大致上將腦部分為前、後兩部分；大腦側

裂（lateral fissure）則區分出上下兩個區域。中央腦溝與大腦側裂組合起來，將腦部分成四個主要的腦葉：額葉、頂葉、顳葉及枕葉。這四個腦葉都可以從大腦表面看得到。另一個腦葉從表面看不到，深埋在大腦底部，稱為腦島。腦島位於大腦側裂底部，只有撥開腦裂縫時才看得到。有些解剖學家會區分出第六個也無法從表面看到的腦葉，稱之為邊緣葉。圖 10.8 說明腦葉的分布狀況。

　　皮質由三到六層神經細胞組成，厚度則為 1.5～4.5 毫米不等（Zemlin, 1998）。組成皮質的神經細胞也具有不同的大小與形狀，皮質內數量最多的神經元名為錐狀細胞，大小從 10 微米（百萬分之一毫米）到 70～100 微米的巨大錐狀細胞，後者又稱為貝茲細胞（Betz cells），主要存在於運動皮質區。人類腦部約 95% 的皮質細胞歸類於新皮質（neocortex），從演化的角度來說，新皮質是在人類演進的後期才發展出來，相較於其他靈長類，人類的新皮質擴展的程度更大。新皮質擔負著更高階及抽象概念的處理，使得人類能夠說話、

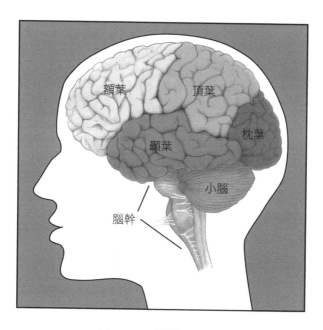

圖 10.8　腦葉分布圖

計畫、組織及使用不同的符號，其中也包括了語言及數學所需的符號處理能力。

研究人員發現，有一種基因會促成大量神經元的生長，並匯集為類似人類皮質特徵的卷積型態。這種基因（ARHGAP$_{11}$B）存在於尼安德塔人，但不存在大猩猩基因之中，而大猩猩的腦容量約為 400 毫升。這個發現顯示，人類與黑猩猩祖先分化之後，基因快速地演進，使得現代人種具備高度發展的新皮質。現今人類的腦容量大約為 1400 毫升，反觀 380 萬年前的人類祖先，則只有 500 毫升。巧人（*Homo habilus*）生存於距今 190 萬年前，腦容量只有微幅的增加，即便幅度不高，但增加的部位包括了布洛卡氏皮質區（Broca's area）。直到 180 萬年前，直立猿人（*Homo erectus*）腦容量約 600 毫升，而在 50 萬年前，人類祖先腦容量達到 1000 毫升。

兩個腦半球的皮質接收中樞神經其他區域的輸入訊息，也發出訊息給這些區域，其中包括皮質下結構區。不同皮質區域之間也透過連結纖維彼此相連。傳統上，我們將皮質又分為主感覺區、主運動區、聯合區及周邊區。大腦皮質不同區域負責不同功能，例如處理傳入的感覺訊息、計畫並依序發出動作指令、儲存與取出記憶，以及情緒相關的功能。

◉ 皮質連結

皮質是中樞神經處理訊息的主要部位，中樞神經存在的各種管道路徑，都是為了讓訊息在各單位之間流通傳遞。有些路徑將神經細胞感受到的資訊，傳達至中樞系統，稱為傳入路徑或者感覺路徑。另一方面，傳出路徑或稱為運動路徑，則是將神經脈衝從中樞神經系統傳達到肌肉與身體的內臟器官。有許多神經纖維將中樞神經系統的各區域彼此相連，這些相連的路徑可以分成三類：連合、協同及投射神經纖維。

連合神經纖維

連合神經纖維連結左右半腦之間相對應的兩個區域。胼胝體（corpus

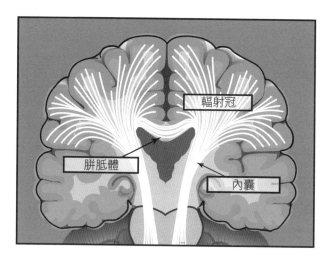

圖 10.9　胼胝體、內囊、輻射冠

callosum）是連合神經的主要路徑，外表看來是由白質組成的厚帶狀，平行於縱向腦裂，將左右半腦緊密連結在一起（參見圖 10.9）。這個路徑具有扇形結構，神經纖維在兩半球的許多區域輻射分布開來，藉由此通道，兩半球得以經常互相保持第一時間的訊息更新。胼胝體的纖維縱向分布在腦部內側，因此這個路徑從腦部前端到後端都有分布。有些嚴重癲癇患者此通道會被切斷。令人感興趣的是，在這種例子中，患者可以正常生活，但實際上左右腦彼此並不知道對方在做什麼。連合神經纖維除了最大且最重要的胼胝體以外，還有其他較小的纖維組織，包括前連合、中連合及後連合纖維，作為左右腦的溝通橋梁。

　　腦部切割手術，技術上稱為胼胝體切開術，此手術將胼胝體切斷，以阻絕癲癇發作時，從一個半腦擴散到另一個半腦。癲癇症狀會在原發的單側腦部持續發生，但因為已經斷開胼胝體連接，不會擴散到另一半腦，症狀通常因此得以減輕。此手術術後可能會發生緘默症（mutism）這類的副作用，部分病患會出現自發性說話干擾現象，另有些病患則無法接受口語指令，去執行需要非慣用手才能完成的任務。

協同神經纖維

協同神經纖維可以連結同一腦半球的不同皮質區域，或者連結皮質相鄰的區域。連結不同皮質區域的纖維長度較連結相鄰區域的神經纖維來得長。由較長纖維組成的路徑，稱為**纖維束**（fasciculi）。比較重要的路徑包括上縱束（superior longitudinal fasciculus），它將四個主要腦葉連結起來；還有弓形束（arcuate fasciculus），它將額葉、頂葉及顳葉串聯起來。

投射神經纖維

投射神經纖維，特別是高基氏一型纖維，具有長軸突，延伸到距離較遠的神經結構及脊髓。**內囊**（internal capsule）及**輻射冠**（corona radiata）是兩種主要的神經纖維束，形成了皮質到中樞神經系統之間的主要聯繫管道（參見圖 10.9）。內囊由具有巨大髓鞘的纖維所構成，主要介於視丘（本章稍後詳述）與大腦皮質之間，成為大部分神經脈衝進出大腦皮質的重要路徑。從皮質傳遞訊息到視丘的纖維稱為皮質視丘纖維（corticothalamic）；反過來從視丘傳遞到皮質的則稱為視丘皮質纖維（thalamocortical）。有些構成內囊的路徑也把皮質的神經訊息傳遞到腦幹〔皮質核纖維（corticonuclear），或稱皮質延腦纖維（corticobulbar fibers）〕，或者從皮質傳遞到脊髓〔皮質脊髓纖維（corticospinal fibers）〕。上述皮質核路徑及皮質脊髓運動路徑將在後文中進一步討論。

當內囊纖維從基底核、視丘、腦幹、脊髓連結到大腦皮質時，纖維會以扇狀形式發散分岔開展，到達腦部及大腦皮質許多區域，並與連結其他皮質區域的通道相連。這個扇形區域就稱為輻射冠。

◉ 腦葉

腦溝與腦裂將大腦分成幾個腦葉（參見圖 10.8），每個腦葉的不同區域都可以對應到各自的功能。1914 年德國解剖學家 Korbinian Brodmann 利用顯微鏡觀察組成皮質的細胞與組織，分析其結構與組織型態，再依此結果將腦部

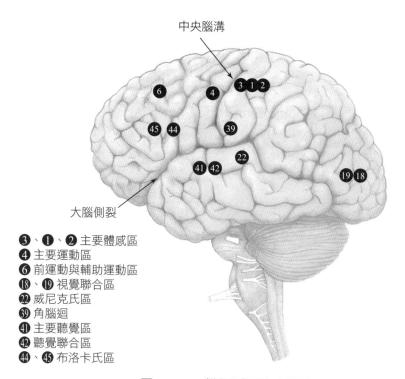

中央腦溝

大腦側裂

❸、❶、❷ 主要體感區
❹ 主要運動區
❻ 前運動與輔助運動區
❶❽、❶❾ 視覺聯合區
㉒ 威尼克氏區
㊴ 角腦迴
㊶ 主要聽覺區
㊷ 聽覺聯合區
㊹、㊺ 布洛卡氏區

圖 10.10　幾個重要的布羅德曼區

分區並加以編號。Brodmann 將大腦皮質分隔出 52 個功能區，其中包括跟言語與聽力相關的重要區域（圖 10.10）。Brodmann 當時採用的編號系統仍沿用至今，後繼學者透過神經心理學實驗及功能性腦部影像，將 Brodmann 辨別出來的許多區域與多樣的皮質功能密切相連。

　　在討論這些區域時，需要留意一些注意事項：首先，這些區域並非完全獨立分隔開來，其中的邊界是模糊的。其次，已被辨別出來的區域並非腦部執行特定功能的唯一區域。大部分人類行為都非常複雜，涉及許多腦部區域一起協同運作。第三，左右半腦的腦葉在結構與功能上並不是彼此鏡像對應，概括來說，左腦主導本質上比較屬於線性的功能，右腦則負責本質上傾向整體概念的功能。對大部分的人來說，左腦主導語言處理，右腦則處理較多語言的情緒表達及音調模式。多年的臨床經驗顯示，可合理預期的功能缺陷與特定皮

質位置的損傷有關，由此可證 Brodmann 的腦皮質編號體系對於診斷與臨床是有幫助的（Nolte, 2002）。表 10.6 提供了幾個摘要的布羅德曼區（Brodmann's areas）編號，這些部位對於理解與表達言語和語言非常重要。

表 10.6 幾個對言語與聽力很重要的布羅德曼區

腦葉	布羅德曼編號	區域名稱
額葉	4	主要運動區，M1
	6	前運動與輔助運動區
	44、45	布洛卡氏區（只位於優勢半球）
頂葉	3、1、2	主要體感區，S1
	5、7	體感聯合區
	39	角腦迴
	40	緣上迴
枕葉	17	主要視覺區，V1
	18、19	視覺聯合區
顳葉	41	主要聽覺區，A1
	42	聽覺聯合區
	22	威尼克氏區

額葉

額葉（frontal lobe）佔了皮質三分之一的大小（Seikel et al., 2004），位於中央腦溝前方及側溝的上方，屬於新皮質的一部分。除了負責語言與言語功能，也負責抽象功能，包括推理、問題解決、性格及符號運作能力。前額葉皮質位在主要運動區與前運動區的前方，被認為與智力特徵有關，例如判斷、預測、目的感、責任感及社會禮儀的認知（Lynch, 2002）。

大部分運動行為是由額葉控制，負責運動的區域包括又稱為運動帶的主要運動皮質區 M1（第 4 區）、前運動區（第 6 區），及輔助運動區（第 6

區）。布洛卡氏區則位在運動帶下半部的側邊，編號為 44 及 45。主要運動皮質 M1 位於**中央溝前迴**（precentral gyrus），正好在中央腦溝前方。M1 被認為和肌肉力度與施力時間長短的控制有關，並且可能也涉及諸如運動方向等參數的控制（Donoghue & Sanes, 1994）。前運動區與運動規劃相關，輔助運動區則負責動作序列的內部引導功能。

運動帶內的神經會結構化地讓組織的特定區域，分別控制身體的不同部位。也就是說，並非整個運動帶都涉入所有肌肉的運動控制，而是運動帶內特定區域負責控制特定的肌肉與結構。此外，這種控制架構以特別的模式運作，從運動帶的頂端開始，一路往下到大腦側裂，分別是負責臀部、軀幹（胸部與腹部）、手臂、手、頸部及臉部的動作。布洛卡氏區所處的 44 與 45 區則位於運動帶的最下方，負責發音所需的動作序列與控制訊號。這種根據身體部位分布的運動帶組織架構，稱為**軀體架構**（somatotopic organization）。不過，身體部位的大小，並未直接反映在相對應皮質組織的多寡，反而是需要精細動作控制的組織，在運動帶上會有較大的對應區域。分配給身體各組織動作控制的不同大小神經組織區域，常用一個像是**小矮人圖**（homunculus）的卡通圖來呈現（圖 10.11）。

小矮人圖顯示，相較於負責軀幹的區域，負責手部與手指頭的動作控制佔有更大區域。而負責控制語音發聲的部位，包括喉頭、軟顎、舌頭及嘴唇，則由不成比例的大範圍區域負責。前運動區及輔助運動區也依照軀體架構分區負責，但不像運動帶這麼精準的區隔開來。

頂葉

頂葉（parietal lobe）位於**中央溝後迴**（postcentral gyrus），中央腦溝的正後方。這些腦葉處理身體感覺的訊息，包括觸覺、壓力、疼痛、本體感覺及溫度。主要體感覺區（S1）位在編號 3、1、2 這幾區，並具有類似運動皮質那樣的軀體架構分布。這些區域接受來自許多神經路徑的資訊，並回應不同類型的感覺輸入訊息（Nolte, 2002），例如，編號 3a 區接受來自肌肉受器的訊號（Nolte, 2002）。頂葉底部有兩個重要的區域：第 40 區的緣上迴及第 39 區的

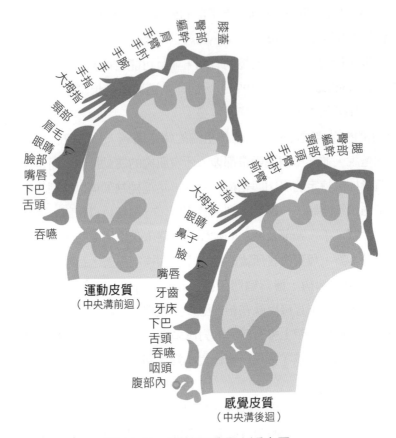

圖 10.11　運動與感覺小矮人圖

角腦迴，這兩個區域由聯合皮質組成，對於整合各種感覺型態非常重要，包括視覺、觸覺及聽覺（Webster, 1999）。

顳葉

顳葉（temporal lobe）對於語言的理解很重要，第 41 區與第 42 區組成了主要的聽覺皮質（A1），接收來自耳朵與聽神經的資訊。第 41 區依照頻率分布，意思是指 41 區內各位置只對各自的特定頻率有反應。第 22 區稱為威尼克氏區（Wernicke's area），屬於語音接受聯合皮質的一部分（Webster, 1999），

主要負責言語的解譯與理解。布洛卡氏區及威尼克氏區透過一種稱為弓形束的聯合路徑連結起來，共同密切執行神經解剖學上的言語理解與發音功能。

枕葉

枕葉（occipital lobe）位於後腦，主要是負責視覺訊號的接收與處理。第17區形成主要視覺皮質（V1），第18與19區則形成視覺聯合皮質。聯合皮質會對不同的視覺輸入有反應，例如移動、顏色或者形狀。

邊緣葉

邊緣葉（limbic lobe）是更大之**邊緣系統**（limbic system）的一環，含括在此系統的其他腦部結構，還有海馬迴、杏仁核、中膈、乳狀體及視丘前核（圖 10.12）。從演化的角度來說，邊緣系統比新皮質更原始。邊緣葉並不是

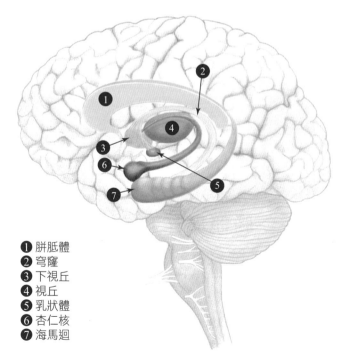

❶ 胼胝體
❷ 穹窿
❸ 下視丘
❹ 視丘
❺ 乳狀體
❻ 杏仁核
❼ 海馬迴

圖 10.12　邊緣系統

言語科學
理論與臨床應用

一個獨立的腦葉，而是位於額葉、頂葉及顳葉的最內側邊緣。邊緣葉連同其他結構構成了邊緣系統，主要負責情緒、性、飲食行為及溫度調節等功能。邊緣葉連結到腦幹、下視丘及前額葉皮質區。腦幹與下視丘對於身體調節具有重要地位，前額葉皮質區則與高等智力功能及性格特質有關。由此可知，邊緣系統建構了一個自律與意識反應間的橋梁，以因應外界環境的變化（Nolte, 2002）。

對人類溝通能力來說，邊緣系統中有兩個結構值得特別一提：**海馬迴**（hippocampus）與學習和記憶有關，在這個結構中，我們不但可以形成新的記憶，也把短期記憶轉為長期記憶。顯然這對於溝通是非常重要的，人們必須記住曾經說過什麼，才有辦法適切地繼續對話。杏仁核（amygdala）則牽涉到為事件或行為賦予情緒。這個結構也和形成記憶有關，因為它促成決定哪個事實與事件重要到得以轉化為長期記憶。舉例來說，當一個人跟朋友談天說地好一會兒，他不大可能記得所有對話的細節，然而，如果朋友提到一個驚人或者令人感興趣的消息，連帶產生了某種情緒，那麼這個消息就比較可能被記憶下來。

> 海馬迴受損可能造成順向失憶症，患者無法形成新的記憶，但可以回憶起往事。阿茲海默症患者腦部最先受損的區域是海馬迴，造成此疾病常見的喪失記憶及迷路症狀。

● ● ● 腦部皮質下區域 ● ● ●

正如我們所知，腦部皮質由灰質組成，並參與訊息處理。佔腦部最大組成比例的則是大腦，由白質構成，是一大群高度髓鞘化的神經纖維，作為傳遞資訊之用。大腦深處有幾個灰質區域：基底核、視丘及下視丘。這些神經細胞體的集合對於控制與調節動作很重要，其中也包括發音動作（參見圖 10.13 到 10.15）。

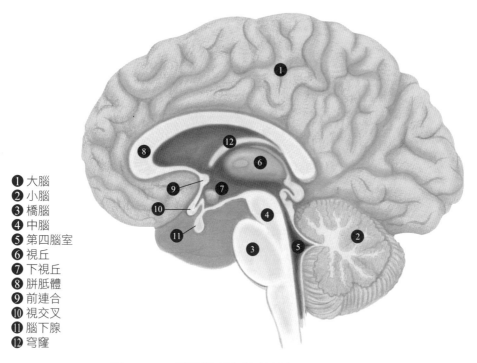

❶ 大腦
❷ 小腦
❸ 橋腦
❹ 中腦
❺ 第四腦室
❻ 視丘
❼ 下視丘
❽ 胼胝體
❾ 前連合
❿ 視交叉
⓫ 腦下腺
⓬ 穹窿

圖 10.13　腦部幾個擇要結構的矢狀縱切面

◉ 基底核

　　一個「核」代表一群神經細胞體在腦部或脊髓中的集合點，一個「神經節」則是指周邊神經系統中，一群神經細胞體的匯合處。基底核又稱為基底結，橫跨兩個腦半球幾個灰質區域，這些區域互相鄰接，包括尾核（caudate nucleus）、蒼白球（globus pallidus）、殼核（putamen），及黑質（substantia nigra）。這些神經核有時候會用不同的方式分群，比方說殼核與蒼白球合稱為豆狀核（lenticular nucleus），而尾核與殼核則合稱為紋狀體（striatum）。

　　基底核與許多其他結構及路徑相連結，除了接收來自視丘、運動區及皮質其他區域的訊息，也跟其他神經核建立連結。基底核透過傳入、傳出及內部互相溝通的路徑，在皮質、視丘與基底核之間構成了一系列複雜的迴路，其中一個重要的迴路就是運動迴路。來自主要運動區、前運動區及輔助運動區的神

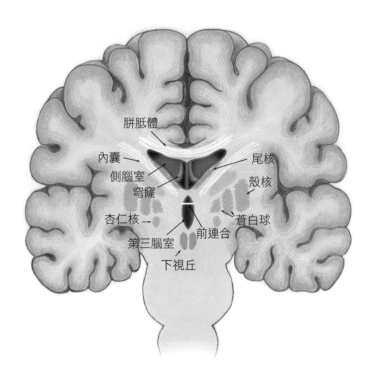

圖 10.14　大腦冠狀切面的皮質下結構

經纖維匯集到紋狀體〔皮質紋狀體纖維（corticostriatal fibers）〕，此處正好
也是體感皮質、黑質、邊緣葉、海馬迴及杏仁核匯入訊息的所在（Ma, 2002;
Nolte, 2002）。由此可知，紋狀體擔負基底核內主要的訊息接收中心。基底核
從蒼白球與黑質放射出去的神經纖維連結到視丘，再從視丘經過內囊與輻射冠
回到大腦皮質，完成整個迴路。因為有這些彼此連結的迴路，所以基底核是持
續獲知最多皮質功能訊息的部位。

　　基底核一個主要功能在於調節各方面的運動控制，例如姿勢、平衡、
背景肌肉張力及肌群的協調等。此外，基底核對於有意識的精密動作控制也
佔有舉足輕重的地位，這是透過一種稱為抑制作用（inhibition）的神經機制
來達成。我們曾討論到，後突觸神經元可能經歷興奮性或抑制性突觸後電位
（EPSP 或 IPSP），當抑制性突觸後電位發生時，神經元細胞膜將被過極化

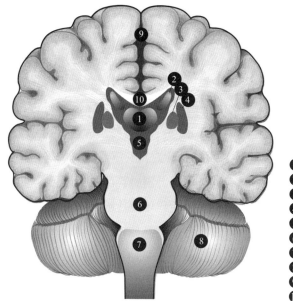

❶ 視丘
❷ 尾核
❸ 蒼白球
❹ 殼核
❺ 第三腦室
❻ 橋腦
❼ 延腦
❽ 小腦
❾ 中央腦溝
❿ 胼胝體

圖 10.15　腦部另一個冠狀切面

（hyperpolarized），以至於更不容易被觸發產生動作電位。基底核有一種神經傳導物質為多巴胺，就具有對後突觸神經元的抑制效果。因此，從基底核發出，經過視丘並回到運動皮層的訊號就被抑制了，藉此修飾與整平原本從皮質發出的神經肌肉輸出訊號。因為有這個抑制回饋系統，一旦基底核受到損傷，通常就會造成過度非可控的動作，例如抽動與震顫、肌張力亢進與僵直，或者其他動作控制的干擾現象。

抑制性的神經傳導物「多巴胺」是從黑質生成。1817 年英國醫師 James Parkinson 發現了原本命名為「震顫麻痺症」（The Shaking Palsy）的帕金森氏症（PD）。罹患此疾病時，黑質內的神經元或伴隨黑質與紋狀體之間的神經元（黑質紋狀纖維）將加速死亡。這些損傷或破壞導致多巴胺的產量銳減，而缺乏抑制物的結果，就會表現出帕金森氏症典型的抽動、僵硬、走路問題或者姿勢不良等症狀。

◉ 視丘

視丘（thalamus）由一群神經核集合而成，部分和運動功能相關，部分則與感覺功能相關。從特定皮質區域接收並發出神經脈衝的視丘神經核稱為**中繼核**（relay nuclei），其他神經核則稱為**關聯核**（association nuclei），負責更廣大皮質區域的訊息接收與傳遞。

視丘有時候被稱為「通往意識之門」，因為除了嗅覺之外，所有聯繫大腦皮質的資訊都會通過視丘。視丘針對神經訊息進行分類與解讀，並「決定」哪些訊息應該傳遞到大腦皮質。視丘可以比喻為一個從許多不同位置與構造蒐集資訊的中繼站，然後將資訊轉傳到其他位置與構造。視丘的神經核透過內囊路徑跟大腦皮質雙向溝通，並參與了運動、感覺與邊緣功能。每一個神經核都投射到不同的大腦皮質區（視丘皮質纖維），而這些皮質區域則反向投射回原本的視丘神經核（皮質視丘纖維）。

影響說話與聽力最重要的視丘神經核，包括**腹前核**（ventral anterior nuclei, VA）、**腹側核**（ventral lateral nuclei, VL）、**內膝體**（medial geniculate body）及**外膝體**（lateral geniculate body）。腹前核與腹側核接收來自基底核與小腦匯入的訊息，並投射到大腦皮質的運動區。這兩個神經核與運動功能直接相關。內膝體處理聽覺訊息並轉傳到顳葉的聽覺皮質；外膝體則處理視覺訊息，並轉傳到位於枕葉的視覺皮質。

◉ 下視丘

下視丘（hypothalamus）是另一個皮質下的灰質結構，其中的神經核涉及內臟的感覺與運動控制。下視丘如同視丘一樣，跟邊緣系統都有高度連結。此外，下視丘調控賀爾蒙機能、體溫、飢餓感、生理時鐘、性慾、血壓及其他保持體內環境平衡的功能〔恆定（homeostasis）〕。下視丘連接邊緣系統、腦下腺及腦幹，得以廣泛地控制內臟與情緒表現，這些表現將影響人們如何因應內外在環境的變化（Hardy, Chronister, & Parent, 2002）。然而，下視丘的功能無法透過意識控制。

●●● 腦幹 ●●●

　　腦幹是三個各自獨立但緊密相連結構的合稱，包括中腦、橋腦及延腦。腦幹的重要性來自它是許多反射動作控制點的所在，包括呼吸、體溫、吞嚥及消化等反射動作。腦幹也是腦神經的起始位置，如同圖 10.16 所示，中腦位於最上端，與大腦底部直接相連；最下端的延腦則與脊髓相連接；橋腦不只擔任中腦與延腦之間的橋梁，也可以跟小腦溝通。

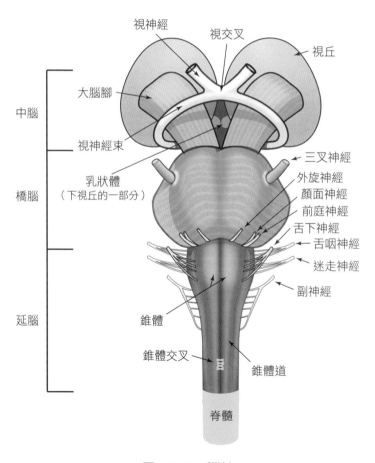

圖 10.16　腦幹

　　腦幹的核心位置是個由神經元網絡構成的鬆散**網狀結構**（reticular formation），負責控制一些複雜的運動模式，包括呼吸、心臟收縮及吞嚥動作。**網狀活化系統**（reticular activating system）也在此網狀結構內，腦幹內形成這個系統的神經元，主掌醒覺狀態與意識程度，若網狀活化系統受損，可能造成昏迷。

◉ **中腦**

　　中腦（midbrain）是個短小結構，包括兩個**大腦腳**（cerebral peduncles）及**上疊體**（superior colliculi）與**下疊體**（inferior colliculi）。大腦腳是內囊的延續，是成束的神經路徑，包括皮質脊髓束、皮質核徑（皮質延腦徑）、皮質橋腦束等纖維束，從大腦延伸至中腦，然後銜接到個別的目標區。成對的下疊體由灰質組成，連結到聽覺系統不同區域，最終投射到視丘的內側膝狀核。下疊體神經也投射到與視覺系統相關的上疊體，同時也投射到小腦與脊髓。這許多的連結促成神經系統內許多區域的訊息整合，並在高階反射動作中扮演重要角色，例如轉動眼球注視聲音的來源，或者對於不預期噪音的驚嚇反應。連結第三與第四腦室的腦導水管也位於中腦內。中腦是第三對 CN III（動眼神經）與第四對 CN IV（滑車神經）兩對腦神經的起始位置。

◉ **橋腦**

　　橋腦（pons）位於中腦下面、小腦前方，pons 一字在拉丁文的意思是橋梁；腦幹的這個部分由許多神經路徑組成（上小腦腳與中小腦腳），擔任小腦與其他神經系統的溝通橋梁。此外，橋腦內有些神經元負責處理從大腦來的資訊，並且傳遞到小腦去。有四對腦神經自橋腦起始：第五對 CN V（三叉神經）、第六對 CN VI（外展神經）、第七對 CN VII（顏面神經）及第八對 CN VIII（聽神經）。

◉ **延腦**

　　延腦（medulla）位於腦幹最下方，延續上方的橋腦，並往下連接到脊

髓。延腦長度大約 2.5 公分，截面直徑約 1 公分（Seikel et al., 2004）。這個結構十分重要，高達 80% 至 90% 源自腦部皮質的神經纖維在此處交叉，並持續延伸到身體對側。也就是說，大腦左半球控制了身體右半邊的運動功能，反之亦然。有兩個錐狀脊從橋腦延伸到延腦的下方邊緣，並在延腦內的錐體發生了神經束交叉的現象，大部分構成此錐狀體的神經纖維都來自運動皮質區，也就是皮質脊髓束（Haines & Mihailoff, 2002）。延腦也是幾對腦神經核所在位置：CN IX（舌咽神經）、CN X（迷走神經）、CN XI（副神經）及 CN XII（舌下神經）。延腦也透過下小腦腳連結到小腦，並且調節許多反射動作，諸如咳嗽、打噴嚏及嘔吐。

● ● ● 小腦 ● ● ●

小腦位於腦幹後面、大腦下方（參見圖 10.12、10.13 及 10.14），透過下、中、上小腦腳（cerebellar peduncles）與腦幹連結。小腦在腦部稱得上是相對大的結構，大約佔了中樞神經系統 10% 的重量。小腦與大腦有些有趣的相似處，例如兩者主要都是由白質構成，並由皮質覆蓋外表；小腦也像大腦一般，白質深處匯聚了許多皮質下神經元細胞體。小腦也分成兩個半球，由很粗的神經纖維束連結。此外，小腦也分成幾個腦葉。然而，不像大腦是左右對側控制動作，小腦的運動控制是在同側。大腦與小腦的比較詳見表 10.7。

表 10.7　大腦與小腦比較表

大腦	小腦
內部為白質區塊，外部覆蓋著皮質	內部為白質區塊，外部覆蓋著皮質
皮質有皺褶	皮質為葉片狀
左右半球透過胼胝體連結	左右半球透過蚓部連結
包含皮質下核	包含皮質下核
區隔為四個主要腦葉	區隔成三葉
對側運動控制	同側運動控制

　　小腦皮質的樣貌跟大腦皮質不一樣。大腦皮質呈現高度皺褶，但小腦皮質的樣子則比較規律性，表面就像是剝皮後的橘子瓣一樣。這種獨特的外觀是由皮質的深直溝槽所形成，在較深的裂縫上具有較小的壓痕，於是在表面上形成一系列的脊梁，稱為葉（folia）（Nolte, 2002）。小腦內部區塊主要由白質組成，有時候又稱為「髓樹」（arbor vitae，生命樹），就是由其分岔狀的型態得名。組成這個內部區域的神經路徑，包括了來往小腦皮質的纖維。在這個內部區塊的深處分布著四群深神經核，這些神經核接收並回傳來自小腦皮質特定區域的訊息，同時也透過小腦腳將訊息投射到腦幹與視丘。

　　小腦可以從前後方向、也可以從內外側來區分部位。如果以前後來區分，小腦具有三個腦葉：一個小的前葉、一個大的後葉，加上一個很小的下葉，後者又稱**絨球小結葉**（flocculonodular lobe）。如果由內外側來區分，則可以分成三個部分：兩側結構，加上稱為**蚓部**（vermis）的中線區域，這區負責連接小腦兩半球。

　　小腦接受並傳送訊息到很多來源，它透過下小腦腳與中小腦腳接收感覺訊息，其中包括來自脊髓與前庭路徑的本體感覺與前庭（平衡）訊息，也從深神經核傳送運動訊息到大腦皮質。這個路徑會從上小腦腳，經過視丘，最後來到大腦皮質的運動區。小腦與皮質及脊髓之間非常頻繁地交互溝通，現代研究認為，小腦的側邊區域接收了來自前運動區與聯合皮質區的輸入訊息後，會進行運動的預備程序，而蚓部則透過來自感覺皮質與脊髓的輸入訊號，持續更新不斷演變的動作（Kent, 1997b; Nolte, 2002）。

　　從上述的討論可以清楚得知，大腦皮質、皮質下區域及小腦之間彼此相連結，使得與運動相關的重要資訊得以互相分享。小腦跟平衡、姿勢、肌肉基礎張力，以及意識運動的協調很有關係。由於小腦廣泛地與其他運動控制中心及感覺訊息來源進行連結，所以很適合擔任運動控制與協調的核心角色。小腦會透過運動的方向、所執行運動的力度大小與速度、身體結構的位移量等方面，來協調運動的進行。它同時也會控制適當的時程，使得複雜運動進行時，得以保持協調的肌肉運作型態。小腦之所以能執行如此精準的協調，一種方式是比較預期的動作和實際來自大腦皮質發布給神經肌肉的指令，然後根據偵測

的結果修正錯誤或誤差。比較的基準可以有如下幾項：運動肌肉的狀態（例如肌張力、長度、力度等）、本體受器關於相關結構的位置資訊，以及從脊髓、基底核、前庭系統及大腦皮質得來的訊息。如此，小腦持續監控來自感覺與運動神經的資訊，也就能夠保持常態性地調控動作樣態，以平穩協調的方式完成運動。小腦，特別是蚓部，還可以調整姿勢及與步行相關的運動模式。

> 有個簡單的例子可以用來領略小腦的重要性。設想一個似乎很直覺的簡單任務，然後去思考有哪些協調工作牽涉在內。譬如說從桌上撿起一支筆，首先，必須把整個手臂移動到筆的位置，這個動作牽涉到肩膀、上臂及前臂都需要有正確的移動程度。當手臂接近筆所在位置，手指就要開始合攏。手臂與手指的力度與速度都必須精確地調節，太強或者太弱的力度與速度將造成超過或者尚未達到設定的目標點。同樣的，手臂與手指的移動方向也必須正確地朝向筆所在位置，當手指頭在筆的周圍握起來，必須精確地掌握肌肉的力度，才能成功完成任務。若患者小腦受到損傷，以至於缺乏這種微細的協調能力，因為無法良好的控制時間、力度、方向及速度，他們的動作將顯得遲緩生澀。另一種常見的問題則是患者需要更長的時間才能開始進行動作，而且一旦開始就無法隨意停下或者改變動作內容。

脊髓

脊髓是腦幹往下延伸的接續結構，其中包括 31 對脊神經的細胞體，這些細胞體連結除了頭部與頸部外之身體的所有肌肉。脊髓是連續的結構，但可以分成五個區段：頸椎、胸椎、腰椎、薦椎及尾椎（圖 10.17），每個區段各負責身體一特定部位，如表 10.8 所示。

一個成人的脊髓大約有 42 到 45 公分長，截面直徑最寬處約 1 公分（Nolte, 2002）。如同大腦，脊髓也是由腦膜包覆，形成中樞神經系統（CNS）完整的保護鞘（圖 10.18）。前面章節提及，硬腦膜是腦膜最外層結構，而在脊柱中，硬腦膜隔著硬膜外腔與椎骨分隔開來。最內層稱為軟腦膜，

緊緊與脊髓緊密相連。蛛膜下腔含有
腦脊髓液。脊髓也受其所在的脊柱保
護（圖 10.19）。

　　如同大腦一般，脊髓也是由灰
質區域與白質區域組成。在腦部，灰
質覆蓋在白質外部，但在脊髓內，這
個分布剛好反過來，白質覆蓋在灰質
之外。脊髓中大部分灰質的形狀就像
是展開翅膀的蝴蝶，這裡所謂的「翅
膀」區域其實包含了兩個角落：背角
或稱後方角，由神經細胞體組成，負
責接收身體各部位傳遞來的感覺訊
息；腹角或稱前方角，由運動神經細
胞體組成，負責將神經纖維投射到骨
骼肌。脊髓某些部位的側邊角則涉及
內臟功能。腹角與背角相接的地區，
稱 為 中 間 帶（intermediate zone），
而環繞著核心灰質的外部白質，是由
覆有髓鞘的感覺與運動神經組成成
束 的 路 徑，稱 為 神 經 索（funiculi，
單數為 funiculus）。神經索有四個：
一個在背部，一個在腹部，另外兩
個在側邊。包括感覺與運動神經在
內，所有的神經路徑都包覆在神經
索內。脊髓主要的感覺神經包括脊

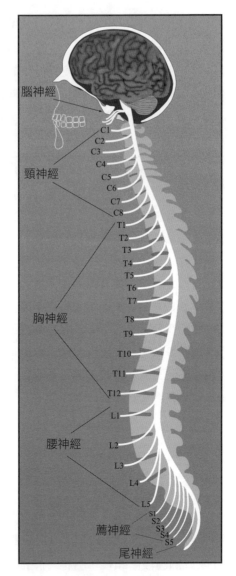

圖 10.17　脊髓

索視丘徑（spinothalamic tract）及脊索小腦徑（spinocerebellar tract）。這些
路徑傳送關於疼痛、溫度、觸覺及本體感覺到視丘、大腦皮質及小腦。主
要的運動路徑包括側皮質脊髓徑〔lateral corticospinal tract，又稱為錐體徑

表 10.8　脊髓的分段與負責部位

分段	負責部位
頸部 Cervical（C1～ C8）	後腦、頸、肩、橫膈膜、手臂、手
胸部 Thoracic（T1～ T12）	肋骨、背部、腹部
腰部 Lumbar（L1～ L5）	下背部、大腿、腿部
薦部 Sacral（S1～ S5）	大腿、臀部、腿、腳
尾部 Coccygeal（Co1）	大腿、臀部、腿、腳

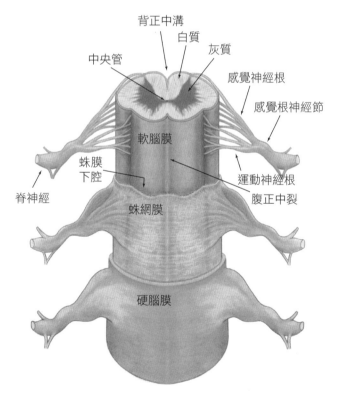

圖 10.18　脊髓的分段

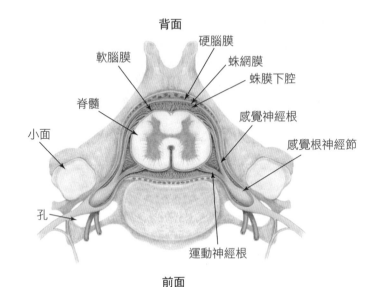

背面

軟腦膜
硬腦膜
蛛網膜
蛛膜下腔

脊髓
感覺神經根

小面
感覺根神經節

孔

運動神經根

前面

圖 10.19　脊柱和脊髓

（pyramidal tract）〕、前皮質脊髓徑（anterior corticospinal tract）、紅核脊髓
徑（rubrospinal tract）、側前庭脊髓徑（lateral vestibulospinal tract）。側皮質
脊髓徑主要始於大腦皮質的感覺運動區，大部分的下行纖維在延腦的錐狀處交
叉（所以取名為錐體徑），並與脊髓前方角的神經細胞突觸銜接。前皮質脊髓
徑則由大約 10% 至 15% 來自皮質運動區的下行纖維構成，抵達延腦時並沒有
交叉，並且持續下行直到脊髓前方角，與脊髓運動神經突觸銜接。至於紅核脊
髓徑則起始於中腦內名為紅核的神經細胞體，此路徑的纖維透過兩側來到脊
髓，隨後與對側的前方角運動神經元突觸銜接。此外，側前庭脊髓徑裡面的神
經纖維，其細胞本體會存在延腦內的前庭核，並且也如同其他運動路徑一樣，
跟前方角運動神經的突觸界接。表 10.9 整理了脊髓的感覺與運動路徑。

● ● ● 脊神經 ● ● ●

　　31 對脊神經由椎間孔進出脊髓，椎間孔是指在相鄰的椎骨之間的孔隙。

表 10.9 脊髓內幾個擇要的神經索與路徑

神經索	一個背側
	一個腹側
	兩個側邊
感覺路徑	脊索視丘徑
	脊索小腦徑
運動路徑	側皮質脊髓徑
	前皮質脊髓徑
	紅核脊髓徑
	側前庭脊髓徑

所有的脊神經都是混合形式，也就是同時包括感覺與運動纖維，因此脊神經分類的方式是依照感覺纖維起始位置，或是運動纖維的目標位置。脊神經有四種：從皮膚表面與本體受器傳入的一般體傳入神經（GSA）；從消化道與呼吸等內臟傳入的一般內臟傳入神經（GVA）；傳送訊息到骨骼肌的一般體傳出神經（GSE）；以及傳到內臟腺體、平滑肌、心臟等的一般內臟傳出神經（GVE）。表 10.10 整理了上述神經分類。

每個脊神經都有感覺與運動的分支，感覺分支透過後方角離開脊髓，運動分支則透過前方角進入脊髓。這兩股分支在脊髓外匯整，形成脊神經（參見圖 10.17 與 10.18）。

脊髓會驅動反射動作，反射動作是一種非意識控制、對特定感覺訊息的典型動作反應。反射動作可以很簡單地只牽涉單一脊髓區段（intrasegmental），或者複雜到涉及數個脊髓區段（intersegmental）（Haines, Mihailoff, & Yezierski, 2002）。膝反射（或稱膝搐動）是一個常見的簡單反射動作，當膝蓋肌腱被敲擊，前大腿肌肉會被輕微的延伸，這個感覺訊息透過後方角傳遞到脊髓，刺激了神經的運動區，於是造成了非意識性的踢腳反應。另一個例子則是當一個人把手靠近熱源，如果靠得太近，反射動作將會讓手很迅速地縮回

表 10.10　脊神經的類別與起訖位置

類別	運動／感覺	起訖位置
GSA 一般體傳入神經	感覺	皮膚、本體
GVA 一般內臟傳入神經	感覺	消化道、呼吸系統
GSE 一般體傳出神經	運動	骨骼肌
GVE 一般內臟傳出神經	運動	腺體、平滑肌、心臟

來。這個例子的刺激來源是熱，感覺訊息傳遞到脊髓，並刺激了跟收縮相關的運動神經（圖 10.20）。相關的訊息也會透過視丘傳遞到大腦皮質，因此人們會在動作發生之後，瞬間感知到這個動作反應。

　　反射動作常被用來篩檢神經方面的疾病，例如膝跳反射、嘔吐反射、二頭肌反射及三頭肌反射。此外，某些反射常見於嬰兒與幼兒，例如吸吮反射、咀嚼反射及覓食反射，但如果在較大兒童或者成人有這些現象，則可能是某些腦部疾病的徵狀。

● ● ● 腦神經 ● ● ●

　　12 對腦神經負責傳遞臉部與頸部間的訊息，這些神經對於言語及聽力至為重要。根據在腦部的排列順序，腦神經以羅馬數字編號，從 I 到 XII。前兩對神經（嗅神經 I 與視神經 II）從大腦發出，其餘的十對神經則起始於腦幹，也就是說，第三對腦神經 CN III 來自腦幹最高的位置，而第十二對腦神經 CN XII 則從腦幹的最底端發出（圖 10.21）。

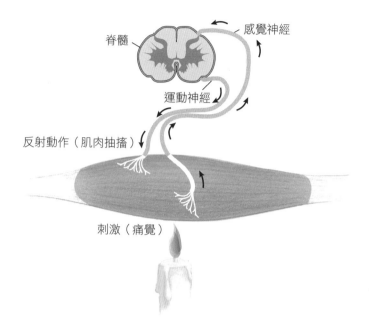

脊髓

感覺神經

運動神經

反射動作（肌肉抽搐）

刺激（痛覺）

圖 10.20　脊髓反射

上一節針對脊神經的四種分類方式（GSA、GVA、GSE、GVE）也適用於腦神經的分類，但腦神經又多出幾種類別：傳遞來自特別感官的神經，包括聽覺、平衡、視覺及味覺的神經，稱為特定體傳入神經（SSA）；特定內臟傳出神經（SVE）則傳遞運動指令到特定的隨意肌，例如臉部肌肉，這是源自胚胎結構「鰓弧」（branchial arch）發展出來的特化肌肉，因此 SVE 纖維有時候也稱為鰓動纖維（branchial motor fibers）。相較於脊神經都是混合感覺與運動神經成束，腦神經則比較個別化，有些只有 GSE 纖維或者 SSA 纖維，有些則包含更複雜的組成。接下來的討論將專注在和言語與聽覺相關的腦神經：CN V（三叉神經）、VII（顏面神經）、VIII（聽神經）、IX（舌咽神經）、X（迷走神經）以及 XII（舌下神經）。

◉ CN V：三叉神經

三叉神經具「有三個分支：眼、上頜及下頜分支（圖 10.22），內含 GSA

言語科學
理論與臨床應用

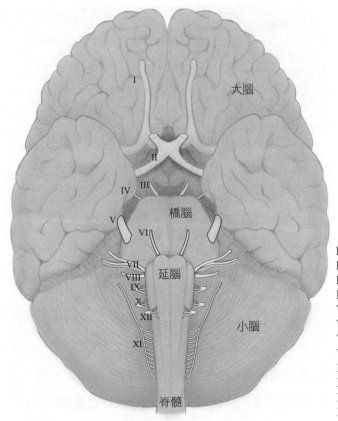

I	嗅神經
II	視神經
III	動眼神經
IV	滑車神經
V	三叉神經
VI	外旋神經
VII	顏面神經
VIII	聽神經
IX	舌咽神經
X	迷走神經
XI	副神經
XII	舌下神經

圖 10.21　腦神經的起始位置

與 SVE 纖維。GSA 神經纖維從臉部的不同部位，傳遞觸覺、壓力、痛覺、本體感覺及溫度等訊息。上頜分支負責上唇、牙齒及上顎訊息；下頜分支則負責下唇、牙齒、下顎及口腔訊息。SVE 神經纖維支配咀嚼肌、張顎帆肌、鼓膜張肌及一些喉部外側肌肉。

◉ CN VII：顏面神經

　　CN VII（顏面神經）是由一組複雜的神經纖維組成，包括 GSA、SVA、GVE 及 SVE 等不同類型，其中以 SVE 神經纖維佔比最大，其作用在於提供

神經脈衝到控制臉部表情的肌肉、中耳的鐙骨肌及部分喉頭外部的肌肉（參見圖 10.22）。

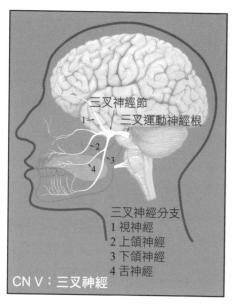

三叉神經節
三叉運動神經根
1 →
2 →
4 →
3 →

三叉神經分支
1 視神經
2 上頜神經
3 下頜神經
4 舌神經
CN V：三叉神經

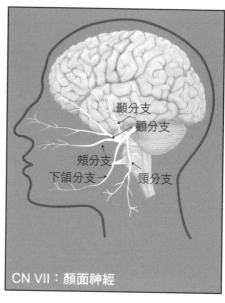

顳分支
顴分支
頰分支
下頜分支
頸分支
CN VII：顏面神經

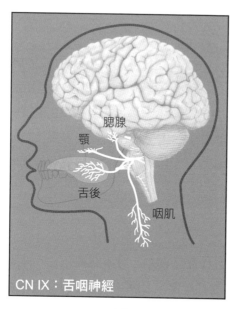

腮腺
顎
舌後
咽肌
CN IX：舌咽神經

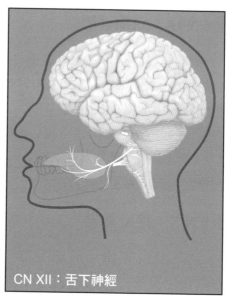

CN XII：舌下神經

圖 10.22　三叉、顏面、舌咽與舌下神經

不同於其他腦神經接收同側的神經訊息，顏面神經同時接收同側及對側的神經指令。眼睛以上臉部肌肉所接收的運動指令，來自腦幹中同側運動神經核的軸突，然而，控制眼睛以下臉部肌肉的指令，則來自對側的運動神經元。這種不同的神經接應方式，也許跟額頭與眼睛的左右側連動性較高有關，相較之下，嘴巴與嘴唇的左右邊動作就相對獨立許多（Nolte, 2002）。CN VII（顏面神經）的 GSA 纖維負責傳輸從外耳接收到的訊息，而舌頭前三分之二的味覺訊息則由 SVA 纖維負責傳遞，GVE 神經纖維則負責傳遞動作訊息給淚腺及唾液腺。

◉ CN VIII：聽神經

CN VIII（聽神經）有兩個 SSA 分支：前庭分支與耳蝸分支。前庭神經纖維起始自內耳的半規管、橢圓囊及球囊，並且將平衡與頭部姿勢訊息轉傳到中樞神經系統去。耳蝸纖維則起始自內耳耳蝸的毛細胞，並傳遞聽覺訊息。聽神經也有一組小的 SVE 纖維，將動作訊息從腦幹傳遞到內耳（Webster, 1999）。

◉ CN IX：舌咽神經

舌咽神經具有複雜的神經纖維，包括 GSA、SVA、GVE、SVE 及 GVA（參見圖 10.22）。GSA 纖維和外耳的感知有關，SVA 纖維則與舌頭後面三分之一的味覺相關。GVE 纖維傳遞動作訊息給口腔的一個唾液腺，SVE 纖維則傳遞神經脈衝到咽部肌肉。GVA 纖維傳遞來自歐氏管（耳咽管）、舌後三分之一及咽部的感覺訊息。整體來說，運動纖維涉及吞嚥動作，而感覺纖維則傳遞味覺、痛覺、觸覺及溫度訊息。

◉ CN X：迷走神經

迷走神經在心律、內分泌功能、消化及發聲能力上扮演關鍵角色。迷走神經有很多分支，支援不同的內臟器官，包括肺部、心臟、肝臟、胃及胰臟等（圖 10.23）。迷走神經的運動神經元位於腦幹的疑核（nucleus ambiguus），

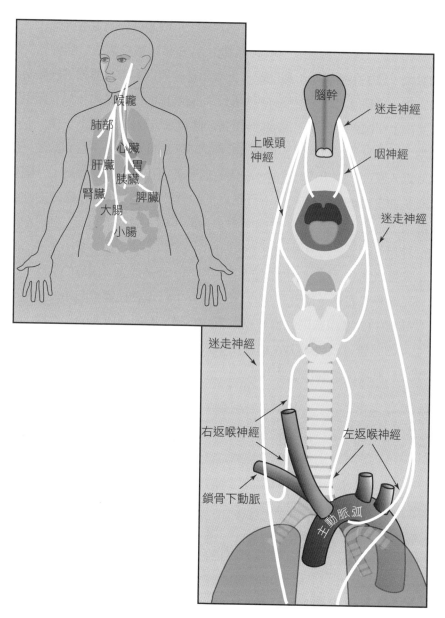

圖 10.23　迷走神經

有三個分支整合起來進行發音動作：咽神經、上喉頭神經及返喉神經。

咽神經、上喉頭神經及返喉神經都由 SVE 神經纖維組成。咽神經支配軟顎的肌肉（除了張顎帆肌）與咽部。上喉頭神經與返喉神經傳遞神經脈衝到喉嚨的肌肉。更精確來說，返喉神經支配了所有喉部的內部肌肉，只有環甲肌例外，是由上喉頭神經控制。返喉神經的解剖型態跟其他腦神經不一樣，並不是對稱地分布在身體左右兩側。在進入喉部之前，返喉神經先下行到胸腔，然後再上升進入喉部。圖 10.23 顯示，右側的返喉神經在鎖骨下動脈繞了一圈後就往上行；而左側的返喉神經則下行到更低的胸腔位置，繞過心臟的主動脈下方，然後上行進入喉部。左、右側神經長度的不同，說明了為何左側返喉神經比右側神經更容易受到損傷。這個解剖上的現象也說明一個事實：某些心臟疾病（例如鬱血性心衰竭），可能波及返喉神經，而造成發音困難的症狀。

迷走神經也包括了從外耳來的 GSA 纖維；SVA 神經纖維起始於會厭附近的一些味蕾；GVE 纖維則傳輸神經脈衝到心臟、胸部與腹部的平滑肌，還有一些不同的腺體。最後，GVA 纖維則負責傳遞來自胸部內臟、腹部內臟、喉部、咽部、氣管及食道的感覺訊息。

> 雅博女士，47 歲，接受甲狀腺手術以移除一個良性腫瘤。從麻醉剛清醒過來後，她想跟護理師要一杯水，卻驚覺自己的聲音非常的微弱且都是氣音。一個月後她的聲音仍然微弱而充滿氣音，於是，她去請教一位喉科醫生，診斷出罹患單邊聲帶麻痺的問題。喉科醫師解釋，返喉神經很靠近甲狀腺，在甲狀腺手術過程，很容易傷到該神經。之後，這位醫師將雅博女士轉介給一位專長在音聲異常的言語—語言治療師。

◎ CN XII：舌下神經

舌下神經主要由 GSE 纖維組成，支配舌頭內外側肌肉，以及部分喉頭外部肌肉（參見圖 10.22）。

表 10.11 羅列出對言語與聽力具有重要性的腦神經、所屬的神經類別,以及起始與(或)目標部位。

表 10.11 幾個重要的腦神經以及所屬分類與支配區域

CN#	名稱	神經纖維	感覺 / 運動	支配區域
V	三叉神經	GSA	感覺	臉部的觸覺、壓力、疼痛、本體感覺,以及溫度
		SVE	運動	咀嚼肌肉、張顎帆肌、鼓膜張肌、外喉頭肌
VII	顏面神經	SVE	運動	臉部表情肌肉、鐙骨肌、外喉頭肌
		GSA	感覺	外耳
		SVA	感覺	舌頭前三分之二的味覺
		GVE	運動	淚腺以及唾液腺
VIII	聽神經	SSA	感覺	平衡、頭部姿勢、聲音
		SVE	運動	內耳
IX	舌咽神經	GSA	感覺	外耳
		SVA	感覺	舌後三分之一的味覺
		GVE	運動	唾液腺
		SVE	運動	咽部肌肉
		GVA	感覺	耳咽管、舌後三分之一、喉頭
X	迷走神經	SVE	運動	軟顎、喉頭、咽部
		GSA	感覺	外耳
		SVA	感覺	會厭附近的味蕾
		GVE	運動	心臟、胸部以及腹部的平滑肌、腺體
		GVA	感覺	胸部以及腹部的內臟、咽部、喉頭、氣管、食道
XII	舌下神經	GSE	運動	內外部的舌頭肌肉、外喉頭肌

● ● ● 腦部的血液供應 ● ● ●

腦部十分依賴血液持續供應氧氣與血糖，以支援神經組織的代謝需求。腦部並沒有儲存這些產生能量的物質，因此供輸給腦部的血液若被阻斷超過幾分鐘，使得氧氣供應中斷，將造成腦部長期的損傷或細胞死亡。

供應腦部的動脈大致呈環狀，稱為**威利氏環**（circle of Willis）。如同圖10.24 所示，這個環狀結構由內頸動脈、椎動脈，以及這些主要血管的分支如前、後交通動脈共同形成。

動脈進入頭顱後，內頸動脈再分支為前大腦動脈（ACA）與中大腦動脈（MCA），分布在腦部的不同邊。前大腦動脈供應血液到部分的額葉與頂葉、胼胝體、基底核及部分內囊（Seikel et al., 2004）。中大腦動脈供應血液到顳葉、感覺皮質、運動帶、布洛卡氏區及威尼克氏區等區域。兩條椎動脈則從兩側匯集形成基底動脈，供應血液給腦幹。基底動脈進一步分支為後大腦動脈（PCA）及小腦動脈。後大腦動脈供應血液給部分的顳葉與枕葉，也供應給中腦上部及小腦。小腦動脈則供應小腦血液。

腦部血液供輸如果受損，可能造成心血管意外事件（CVA，中風）。最常見的中風發生於血管被凝結的塊狀物堵塞，造成血液無法到達大腦（稱為缺血性中風）。缺血性中風最嚴重的風險因子是高血壓。中大腦動脈（MCA）是最大的腦部動脈，也最容易受到 CVA 中風的影響，再加上中大腦動脈同時供應布洛卡氏區與威尼克氏區，不幸罹患中風之後，常伴隨言語與語言能力的缺損（失語症與失用症）。

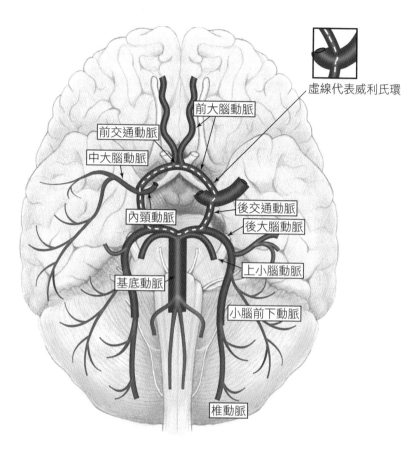

虛線代表威利氏環

前大腦動脈

前交通動脈

中大腦動脈

內頸動脈

後交通動脈

後大腦動脈

上小腦動脈

基底動脈

小腦前下動脈

椎動脈

圖 10.24　腦部的血液供應

● ● ● 言語產生的運動控制系統 ● ● ●

　　即使看似輕而易舉，言語的產生實際上需要連結大量的神經傳遞與處理才能完成。最簡單的發聲也需要來自中樞神經及周邊神經系統的神經肌肉訊息指令，指揮協同許多肌肉，完成呼吸、發聲與構音等動作。此外，基本姿勢的肌張力也是這個過程很重要的一環，來自肌肉、關節、皮膚及肌腱的感覺訊息，同時扮演了關鍵角色，用以調節各種運動指令，使得相關聯的結構能夠以恰如其分的順序連動，並且要能高速運動以發出言語。

以「tan」這個字為例，光是發出這個字音，訊息就得老遠從大腦皮質的運動區發起，一路透過基底核、小腦、視丘、皮質脊髓徑，以及皮質核徑等這些神經通道層層傳遞，抵達正確的脊神經與腦神經，再轉傳給適當的肌肉群，以發出這個字的聲音。此外，這個字詞的各音素必須依照預設的正確順序發出，否則會被誤認為「nat」或者是「ant」。這個過程包括了協同構音，讓不同的發音構造能夠幾乎在同時間動作，但又能保持各音素的辨識度。以 /t/ 這個聲音來說，舌尖必須抬起，因此神經脈衝透過 CN XII（舌下神經）傳達到舌上縱肌，軟顎也被提高起來，以引導氣流送出口腔，因此，提顎帆肌會被 CN X（迷走神經）的咽部分支觸發。/t/ 是無聲音，因此喉頭的後環杓肌被 CN X（迷走神經）的返喉分支所支配，會收縮以開啟聲帶，同時環杓外側肌則呈現放鬆狀態。對母音來說，聲帶必須先閉合，這是由返喉神經的神經脈衝所調節，並作用在環杓外側肌及杓間肌上；舌頭往下壓以發出母音，則是由 CN XII（舌下神經）的神經脈衝所調節，並作用在**垂直肌**（vertical muscle）上。鼻音 /n/ 則需要透過壓低的軟顎來發音，因此張顎帆肌就需要放鬆，軟顎才能降低。舌尖必須再次抬起，聲帶維持關閉並且持續震動。當我們考慮到，所有這些神經肌肉指令都在短於一秒之內發生，就可以了解整個系統令人咋舌的複雜程度。同樣地，當我們考慮到跟呼吸動作相關的肌肉，由相對應的脊神經所觸發，原本控制著平常呼吸的姿態，一變而作為發出語音的呼吸動作，同一時間發聲者可能或坐或站，或者正在行進間，不論怎樣的姿勢狀態，相對應的軀幹與肢體肌肉也必須配合著調節。除此之外，來自關節與肌肉的本體受器、來自聽覺系統的聲音、視覺刺激，以及諸多的感覺系統所蒐集的訊息，也必須跟著運動訊息一起調節處理。接下來，我們把發出一個音素所需的神經肌肉事件，乘以大約 20 倍（我們正常速度下說話，一秒鐘大約發出 20 個音素），如此就可以看出感覺運動神經系統在控制這些動作協調上的重要性。表 10.12 總結了幾個摘要的神經肌肉事件，以發出「tan」這個字音。

接下來的討論將著眼在和發音相關的運動控制系統，包括運動皮質、上層與下層運動神經元，以及回饋與前饋的機制。

表 10.12　發出「Tan」字音的幾個神經肌肉事件

音素	主要結構	主要神經路徑
/t/	由上縱肌控制，將舌尖抬起	CN XII（舌下神經）
	張顎帆肌控制軟顎抬起	CN X（迷走神經）的咽分支神經
	後環杓肌控制聲帶開啟	CN X（迷走神經）的返喉分支
/æ/	環杓外側肌與杓間肌控制聲帶的閉合	CN X（迷走神經）的返喉分支
	垂直肌控制舌頭下壓	CN XII（舌下神經）
/n/	張顎帆肌放鬆，以讓軟顎降低	
	上縱肌控制，將舌尖抬起	CN XII（舌下神經）
	環杓外側肌與杓間肌維持聲帶的閉合	CN X（迷走神經）的返喉分支

● 運動皮質

　　如以上討論，運動皮質包括主要運動區、前運動區及輔助運動區；每一區都有或精細或粗略的部位對應圖，代表身體的不同部位。這幾個分區之間雖然不致複製彼此的功能，但也以某種輔助的方式協調運動控制。主要運動皮質區（M1）在第 4 區（參見圖 10.10），控制單一肌肉或小肌肉群，以完成複雜精細且需要高度協調的動作。這個區域接收了大量感覺訊息，分別來自視丘、體感皮質及前運動區皮質，也就得以持續更新正在進行及預計發生的動作。研究顯示，M1 這區域的神經元，負責調節力度大小與方向，以達成預期的運動，此外，這些神經元也會為即將發生的動作，稍微提早發出訊息（Mihailoff & Haines, 2002）。然而，這些神經元的活動也會在運動過程中被調整，代表在運動過程中，許多來自不同神經系統位置的其他感覺與運動訊息，也會持續涉入。值得注意的是，主要運動區皮質並不起始動作，而是蒐集並引導與動作相關的各方面資訊，傳送資訊到腦幹與脊髓，以轉傳到適當的脊神經與腦神經實際執行。

前運動區與輔助運動區皮質都位於第 4 區前方的第 6 區。前運動區會基於感覺資訊，針對即將發生的動作進行準備、計畫及整合訊息。跟平衡與視覺訊息相關的感覺訊息，使得一個人可以評估他所在空間的位置，或者相關結構在空間的位置，以便判斷如何調整運動所需的方向與力度，來達到目標，也可以依此進行姿勢的調整，以保持運動過程的身體平衡。這些資料也會傳輸到 M1 主要運動皮質區、脊髓及腦幹。和 M1 區負責相對小肌肉群的功能有所不同，前運動區皮質則處理遍及身體各不同部位的大肌肉群。輔助運動區的作用類似於前運動區，但前運動區主要針對外部環境刺激給予動作反應，輔助運動區則主要計畫內部驅動的複雜動作（Nolte, 2002）。輔助運動區已經被指出跟某些症狀有關，以口吃來說，就是無法完成流利說話所需的複雜協調動作。

◉ 上層與下層運動神經元

運動控制系統中有兩個組成：**上層運動神經元**（upper motor neuron, UMN）及**下層運動神經元**（lower motor neuron, LMN）。上層運動神經元包括來自各皮質區域的神經細胞元及所屬的軸突，並投射到腦幹與脊髓；下層運動神經元則包括腦神經與脊神經內的神經細胞元及其所屬的軸突，並連結到意識控制肌肉。一旦基底核與小腦影響的運動訊息從皮質區域發出，最終的神經肌肉指令將被上層與下層運動神經元接手傳遞，抵達目標結構以執行動作。組成下層運動神經元的脊神經與腦神經也常被稱為最後共同路徑（final common pathway），因為所有皮質與皮質下運動資訊都必須匯聚到這些神經。

有兩個主要的上層運動神經元路徑，也就是皮質脊髓徑及皮質核徑（圖 10.25、10.26 及 10.27）。來自這兩個路徑的神經纖維從皮質區下行，經過輻射冠及內囊，然後與腦幹及脊髓神經的突觸銜接。

皮質脊髓徑

皮質脊髓徑是一束很大的神經，大約包含一百萬根纖維（Nolte, 2002），其中大約三分之一纖維來自 M1 主要運動區，另外三分之一來自前運動區與輔助運動，剩下的三分之一則來自頂葉的體感皮質（圖 10.26）。在此路徑內

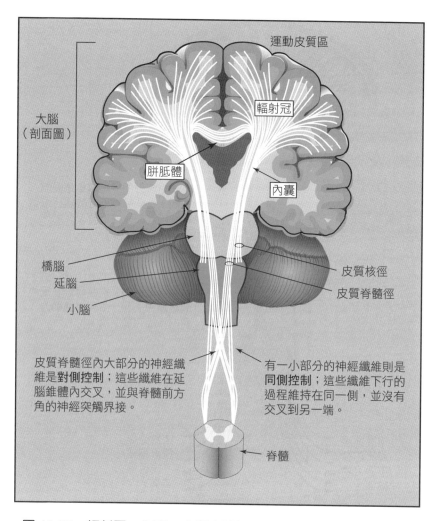

運動皮質區

輻射冠

大腦
（剖面圖）

胼胝體

內囊

橋腦
延腦

小腦

皮質核徑
皮質脊髓徑

皮質脊髓徑內大部分的神經纖
維是**對側控制**；這些纖維在延
腦錐體內交叉，並與脊髓前方
角的神經突觸界接。

有一小部分的神經纖維則是
同側控制；這些纖維下行的
過程維持在同一側，並沒有
交叉到另一端。

脊髓

圖 10.25 輻射冠、內囊、皮質脊髓徑以及皮質核徑之間的關係圖

的纖維，直接與脊髓前方角的神經細胞突觸銜接，同時一路上各纖維分支也會
投射到其他位置，包括基底核、視丘、網狀結構及感覺核（Nolte, 2002）。這
個路徑裡大約 80% 到 90% 的纖維會在延腦錐體內交叉，並持續延伸到對側脊
髓目標區，而小部分的纖維則繼續在同側延展。交叉後的神經在兩邊各形成了
兩側皮質脊髓徑，至於前皮質脊髓徑則是由未交叉的纖維組成。

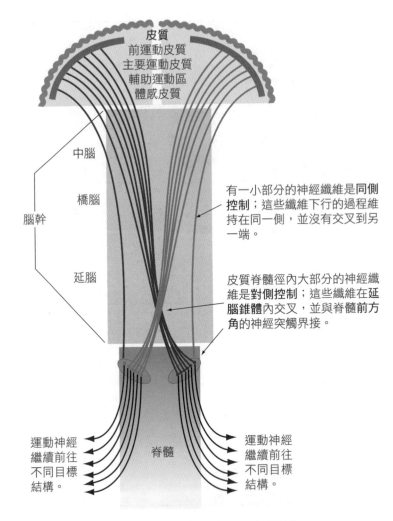

皮質
前運動皮質
主要運動皮質
輔助運動區
體感皮質

中腦

橋腦

腦幹

延腦

有一小部分的神經纖維是**同側控制**；這些纖維下行的過程維持在同一側，並沒有交叉到另一端。

皮質脊髓徑內大部分的神經纖維是**對側控制**；這些纖維在**延腦錐體**內交叉，並與脊髓**前方角**的神經突觸界接。

運動神經
繼續前往
不同目標
結構。

脊髓

運動神經
繼續前往
不同目標
結構。

圖 10.26　皮質脊髓徑的概要圖

皮質核徑

　　皮質核徑的英文名稱有兩種：corticonuclear tract 或者 corticobulbar tract。「bulb」突起的意思是指延腦，然而目前已不用這個名稱。corticobulbar 這個名稱在解剖上並不十分正確，但仍被用來泛指在腦幹中與腦神經運動神經元突觸銜接的所有皮質的投射。corticonuclear 則是從 1998 年開始被國際解剖學

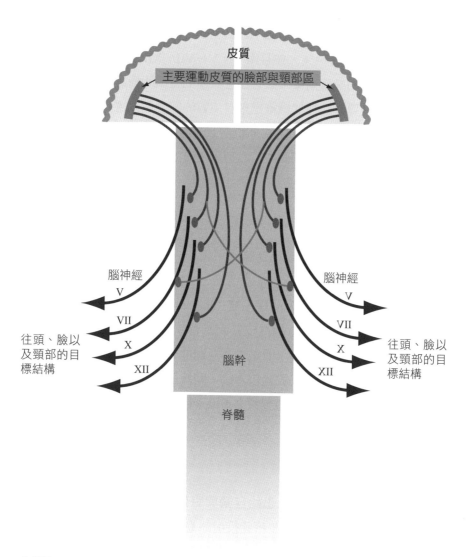

皮質核徑裡的神經起源自運動皮質的臉與頸區域,並在腦幹內透過突觸銜接腦神經 V、VII、X 及 XII。

這些纖維和神經突觸銜接的位置,與其生成的腦半球同側,

唯有 CN VII 纖維是例外,它還交叉到對側銜接。

圖 10.27　皮質核徑的概要圖

家協會聯合會所採用（Mihailoff & Haines, 2002），這個用詞特指起始自皮質區的神經細胞及所屬的軸突，並且跟 CN V、VII、XII 腦神經運動核或 CN X（迷走神經）疑核的突觸銜接。只有和意識運動有關的橫紋肌，是由皮質核徑來掌理。不同於皮質脊髓徑的纖維是來自皮質的好幾個位置，皮質核徑則只限來自主要運動皮質的臉與頸部區域，如圖 10.27 所示。皮質核徑支配腦幹兩側的左、右運動核，傳達來自同側左、右運動皮質的訊息。不過如之前提及的，有些特殊的纖維則是呈現對側控制，例如支配臉部下方的神經。

◉ 直接與間接系統

皮質脊髓徑及皮質核徑合稱為**錐體系統**（pyramidal system），或稱為**直接系統**（direct system），此系統掌管精細、高度技巧性的意識動作，若受損可能會造成肌肉無力或痙攣。**間接系統**（indirect system）又稱為**錐體外系統**（extrapyramidal system），意指從皮質到腦幹或脊髓的路徑，此路徑並沒有直接與運動神經元的突觸銜接，而是較為迂迴地先經過基底核與小腦，然後才透過突觸跟脊髓與腦幹的運動神經核界接。間接系統受到損傷的話，將造成異常的非自主性運動，例如抽動和震顫，不但干擾正常的意識運動，也會造成姿勢的缺陷。

◉ 運動單元

下層運動神經元（LMN）起始自腦與脊髓運動神經元，透過軸突終端在肌肉纖維的位置形成突觸，並藉此投射訊息到隨意肌。有多種方法可以用來稱呼這個介於軸突與被激發肌肉纖維間的突觸，包括神經肌肉接合、**肌神經接合**（myoneural junction）或**運動神經終板**（motor end plate）等（參見圖 10.28）。

肌肉神經接合的功用類似於兩神經元之間的突觸。突觸前神經元的囊泡包裹著神經傳導物質乙醯膽鹼（ACh），具有引起興奮的作用。當囊泡被動作電位激發，乙醯膽鹼就被釋放到突觸之中，並隨之產生了一個興奮性突觸後電位（EPSP），使肌肉纖維開始收縮。在很短的期間之後，乙醯膽鹼就失去活

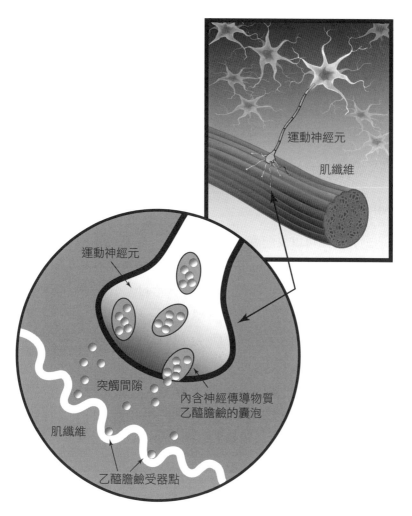

圖 10.28　神經肌肉接合

性，這是由兩種機制所完成：一是透過稱為**乙醯膽鹼酶**（acetylcholinesterase）
的酵素將化學物質分解為組成部分，一旦被分解，就無法被受器點辨識出來，
也就停止了引起興奮的動作。另一種方式則稱為再吸收，將非作用中的乙醯膽
鹼，回收到前突觸神經元的囊泡內。

　　肌肉收縮的方式如同神經激發的過程，神經元靜止狀態約有 −70 mV 的靜

言語科學
理論與臨床應用

止電位，肌肉纖維內側在靜止時則大約為 −95mV。當乙醯膽鹼（ACh）被釋放到神經肌肉交界，纖維附近細胞膜的鈉通道因此打開，更多的鈉離子得以擴散進入纖維內，並因此降低了纖維內的負電位，產生稱為**終板電位**（end-plate potential, EPP）的小量去極化。當終板電位達到某個關鍵閾值，隨即觸發產生一個全有全無的動作電位，使得肌肉開始收縮。當肌肉纖維收縮時，隨之而來會有一個短暫的完全不反應期，在此階段纖維發生再極化，並且回到初始的靜止電位。

運動單元的類別

一個運動神經元可以支配許多肌肉纖維，一個運動神經元及其關聯的肌肉纖維合稱為一個**運動單元**（motor unit）。運動神經元與其支配的肌纖維數比例稱為**支配比**（innervation ratio）。運動單元的大小不一，取決於不同部位的功能需求及運動控制的精細程度。舉例來說，大腿肌肉並不需要精細的神經肌肉控制，但會需要產生較大的肌力，因此該處的運動單元就具有較大的支配比，一個軸突大概可以支配 600 到 1000 條肌纖維（Mihailoff & Haines, 2002）。相對地，諸如喉部肌肉這類較小的結構，並不需要產生太大的力氣，且需要精細的力度控制，每個軸突控制的運動單元就只有 10 到 100 條肌纖維。不論支配比的高低，肌肉收縮產生的力度大小取決於被觸發的運動單元數量。

有三種運動單元，各自關聯不同的肌肉纖維（表 10.13）。S 型（慢）運動單元跟深紅色肌纖維有關，這類纖維無法產生太大的力量，但也不容易疲勞，它們由小截面的運動神經元支配，具有較慢的傳導速度。S 型纖維主要分布在維持身體姿勢的肌肉中，這類肌肉又稱為慢速收縮肌，可以長時間持續維持收縮。FF 型（快速疲勞）運動單元跟淺色、較大的肌纖維有關，可以在短時間產生極大的力量。這些單元受到大截面、快速傳導的神經所驅動，主要存在需要快速運作的肌肉中。受 FF 型運動單元支配的肌肉稱為快速收縮肌。FR 型（不易疲勞）運動單元則同時兼具其他兩類型的特徵，這些肌肉可以產生夠大但不如快速收縮肌強度的力量，而同時保持足夠抵抗疲勞的能力，因此能夠

比快速收縮肌持續更久的收縮時間。

表 10.13　肌肉纖維的類別

類別	產生的力量大小	易疲勞程度	細胞大小
S 型	小	低	最小
FF 型	大	高	最大
FR 型	中等	中度	中等

大小法則

　　運動單元也在體積大小上有所區分：以細胞體的大小來說，S 型運動單元最小，FF 型最大，FR 型則居中。對於平滑動作所需之肌力調控能力而言，運動單元的大小扮演重要的角色。如前面章節所述，運動單元在超過特定電壓閾值時，才會觸發動作電位。較小的神經元只需要較低的閾值，相對地，較大神經元就需要較高的閾值。於是較小的 S 型運動單元在受激過程中是最早觸發的單元，當刺激變得更強，S 型運動單元將更為頻繁快速地激發，也造成 FR 型運動單元隨之觸發。假設刺激持續增加，FR 單元更快速地觸發，FF 運動單元也將加入激發的行列，並且讓產生的力量一起投入整體動作中，這就稱為大小法則（size principle）。大小法則有兩個優點：首先，此法則先運用不易疲勞的肌肉以降低疲勞程度，只有在必要的時候才引入易疲勞的纖維；其次，此法則也促成了各種肌肉力度所需的精細控制。

● ● ● 運動控制法則 ● ● ●

　　熟悉神經路徑與大腦結構，使我們具備了理解一些運動控制系統法則的基礎，所謂的系統包括回饋與前饋控制、感知副本及等值動作。

◉ 回饋與前饋在言語運動控制的角色

回饋（feedback）是一個工程用語，意思是某個系統的輸出結果，會回到系統輸入端，從而影響接下來後續的系統輸出。**前饋**（feedforward）則是指一個系統的輸出，成為另一個系統輸入端的過程。回饋機制是一種方法，使一個系統能以特定的樣貌運作，並且評估這種樣貌的輸出結果。前饋控制則基於預測一個即將發生的樣貌。回饋與前饋機制時常一起運用於系統中，前饋成分使得系統可以快速反應，而回饋成分則確保反應的正確性。

> 當輸出的變化在相同的方向上，回饋迴路為正值，這種迴路又稱為正向迴路；若變化在相反方向，則回饋迴路為負值，又稱為平衡迴路或者目標搜尋迴路。人體內有許多正回饋與負回饋控制迴路，用以維持身體內部的平衡（恆定）。舉例來說，血液凝結就是一種正回饋，當血管受傷，血小板就會在傷口凝結附著，並釋放出化學物質，吸引更多血小板（正向）持續堆積，直到凝結的血塊形成，就不再釋放化學物質。負回饋迴路的例子則如胰島素控制血糖，當血糖上升，血液中的感受器偵測到此變化，胰臟隨之分泌胰島素到血液中，以（負向）降低血糖水位。當血糖降到足夠低的程度，胰臟才停止釋放胰島素。

言語的產生同時仰賴回饋與前饋機制，在此過程中，回饋機制是指任何對說話者有用的感知訊息，例如聽覺訊息、本體感覺訊息及觸覺訊息。回饋機制就像是一個控制系統那樣運作，允許個人去察覺言語產生過程的任何錯誤，並加以修正。然而，回饋管道無法瞬間同步運作，於是在某些時候，說話者出現一些發音的錯誤，當意識到的時候已經無法修正過來。小孩在學習說母語時，聽覺訊息也許是學會說話最關鍵的資訊，這在某些習得語言之前就已經耳聾的小孩身上，可以清楚地得到證明，因為他們通常很難習得發出正確語言音素所需的恰當聲道姿勢。聽覺回饋在已經學會語言之後才會變得沒有那麼緊要。有些研究證明，如果耳聾發生在學會語言之後，聽損及喪失聽覺回饋仍然

會影響不同程度的發音清晰度。只不過對大部分正常語者而言，要說出清晰的言語並不需要太多的聽覺回饋，這可能是因為言語乃是一種高度練習後的動作技能。

言語產生也使用了前饋訊息，舉例來說，發出一個特定音素時，從上下顎傳來的感覺訊息，可能傳入其他構音器官，例如嘴唇與舌頭，並修正了這些構音器官的活動。在這個例子中，從上下顎發出的原始資訊，並沒有回到起始來源，而是影響了其他構音器官。前饋機制運作速度比回饋系統更快，這使得構音動作可以被即時修正，發音也得以更精確。研究人員在有關前饋機制為主題的實驗中發現，當一個人發出某個聲音時，即使他的構音器官出現無法預期的顫動，發音的結果通常也不太受影響；受試者在幾十毫秒的時間間隔內，就能夠非常快速地調整顫動中與未顫動的發音器官，以維持發出聲學特徵一致的聲音。

◉ 感覺訊息在言語運動控制的角色

感覺訊息對於言語發生的動作非常重要，來自本體感覺、關節受器、機械性受器、壓力收器，以及聽覺、運動覺、皮膚感覺等訊息，提供了言語產生過程中，關於肌肉系統的重要訊息（Abbs, 1996; Barlow, 1999）。這些資訊用來調節與修正動作輸出，並協調構音器官之間的肌肉調節。Abbs 在 1996 年指出，當預設好指定的動作目標（例如指定的音素或構音器官的運動），肌肉收縮與關節運動的特定模式就會彈性地根據目前來自構音、呼吸與發音結構的感覺和運動訊息，來加以設定。這是依據 20 世紀初期提出的等值動作（motor equivalence）概念，運動系統有一種能力，只求達成指定的動作目標或結果，至於涉及運動的各部位，則允許極大程度的變化性。說話就是一個目標導向的過程，透過移動各種構音器官到合適的位置，來發出特定的聲音。只要能發出正確的聲音（意思是說，要維持住特定的聲學特徵輸出），各構音器官是否在精準的位置上並不重要。曾有實驗使用硬塊固定受試者下頜骨的位置，結果顯示，在這種對正常發音位置進行干擾的狀況下，人們仍能透過微幅調整其他構音器官來彌補，發出可被接受的母音。前饋與感知副本這兩種機制很可能涉入

這種極為快速的補償作用。

◉ 感知副本

感知副本（efference copy）是指，當神經動作指令訊號傳遞到肌肉或組織時，同一時間也會有第二個「副本」訊號傳遞到不同的感覺系統，目的是讓這些感覺系統針對預期中的動作反應預作準備（Barlow, 1999）。我們已知大腦皮質的感覺運動區、皮質下結構及小腦之間有許多感覺與運動路徑。從皮質通往小腦的神經路徑，提供小腦來自主要運動皮質的感知副本訊息，也帶來主要感覺皮質的感覺回饋資訊（Barlow, 1999），此時小腦就能夠評估進行中的運動並予以修正，然後把整合後的新訊息，投射回運動皮質（回饋機制），並且透過不同神經路徑傳送到周邊結構（前饋機制）。

📝 摘要

- 神經系統分為包含腦部與脊髓的中樞神經系統，以及包含腦神經與脊神經的周邊神經系統。
- 神經元是建構神經系統的基本單元，由細胞體、樹突及軸突構成。神經膠質細胞則擔負許多代謝功能。
- 神經元透過複雜的電化學反應，產生動作電位，並在突觸傳遞給其他神經元。
- 腦部分為兩個半球，透過胼胝體連結；大腦皮質高度皺褶，分為額葉、頂葉、顳葉、枕葉及邊緣葉。
- 在大腦白質內有幾個皮質下結構，包括基底核、視丘及下視丘。
- 腦幹包括中腦、橋腦及連接到脊髓的延腦；腦神經則起始自腦幹不同位置。
- 小腦對於協調不同層面的運動行為非常重要，例如方向、力度及速度。
- 發音所涉及的運動控制系統包括運動皮質區及上層與下層運動神經元。回饋與前饋機制都是運動控制的重要成分。

習題

1. 辨別三種不同神經膠質細胞，利用結構與功能來解釋它們與神經元之間的差異性。

2. 描述處於靜止狀態的神經元，受到刺激後如何去極化與再極化的過程。

3. 指出並描述大腦皮質有哪些區域對於理解並發出言語具有重要性。

4. 解釋皮質下區域以及小腦如何參與言語產生的過程。

5. 運用腦神經的起始位置與作用，來比較並對照腦神經對於言語及聽力的重要性。

6. 描述皮質脊髓神經路徑與皮質核神經路徑的差異與相似處。

7. 解釋回饋與前饋機制、感知副本及等值動作等概念，並說明這些機制跟言語產生的關係。

第 **11** 章

臨床應用：
腦部影像應用於神經系統
的疾病評估與治療

學習目標

閱讀完本章，你將可以：

- 了解用來取得腦部結構影像的技術，包括電腦斷層掃描及磁振造影。
- 比較不同的腦功能影像技術，包括功能性磁振造影、正子放射斷層掃描、單光子放射電腦斷層掃描、腦波圖、誘發電位及經顱磁刺激。
- 討論臨床上腦部造影技術於不同領域的運用，包括口吃、中風、帕金森氏症、多發性硬化症及阿茲海默症。

大腦如何正常或異常運作，長期以來吸引與困擾著科學家、研究人員，以及處理腦部損傷的專家們。他們過去數十年來設計出許多方法，試著去取得腦部結構與功能的資訊，了解並比較正常與異常神經運作之間的差異，以及研擬恢復腦部功能或者減緩損傷影響的治療策略。

隨著幾十年前出現先進的腦部斷層影像，這個目標慢慢地實現了。今日的腦部造影技術已經可以視覺化腦部結構的細節，提供操作與量化功能，透過這些獨特的工具，我們得以理解正常與異常的腦部功能。這些技術也用於研究正常或患病時的人類溝通，作為建立或反駁理論、模型延伸，以及評判不同手術、藥物或者行為治療方法的功效。

過去許多關於腦部的功能及其與人類行為（包括溝通行為）的已知資訊，主要是來自於一些不同型態之神經疾病或損傷的患者。比方說，許多皮質與皮質下區域的功能，是透過相對應的病患才被認識，像布洛卡氏區與基底核這些區域負責的功能，就是透過檢查中風或特定區域腦傷病人的某些功能缺陷而得知。現今的腦部造影技術則可以取得神經功能正常個體的腦活動數據，來用以評估常態下的功能。針對正常個案的檢查當然是更好的方法，因為從腦傷個案取得的資料，通常還伴隨著複雜的影響因素，包括年紀、傷後時間（Plante, 2001）、罹病前教育程度與社經狀態等。此外，如果只依賴腦傷位置與行為改變的關聯性，也可能沒有考慮到諸如未受傷區域引發的部分代償功能等效果。

現今腦部造影技術可根據它是描繪大腦解剖性結構，或是反映大腦生理功能來分類，也可以根據採用的技術型態來分類。腦部結構可以透過特定的 X 光與造影技術取得，腦部功能則通常透過間接量測神經的電訊號、生化反應或者生理特徵來了解（Watson & Freeman, 1997）。本章將著重在重要的腦部造影方法，包括電腦斷層掃描與磁振造影，還有用來評估腦功能的技術，包括功能性磁振造影、正子放射斷層掃描、單光子放射電腦斷層掃描、經顱磁刺激，以及量化腦波圖等。我們將說明如何透過這些技術來進一步了解不同溝通疾病的神經學機制。

● ● ● 腦部結構造影技術 ● ● ●

◉ 電腦斷層掃描

電腦斷層掃描（computer tomography, CT）是一種 X 光技術。和傳統的平面 X 光片相似，CT 也對組織密度很敏感。X 光會被身體不同的組成吸收，越緻密的組織會吸收越多 X 光，在影像上顯得比較亮。以腦部 X 光影像為例，頭骨吸收了大部分的 X 光而呈現白色，充滿液體的腦室只吸收少量輻射能量，故而呈現黑色，腦本身則具有居中的密度而呈現灰色。

平面 X 光片與 CT 的差別在於影像建構的方式，CT 影像會透過環繞腦部旋轉的 X 光發射與接收器，取得許多斷面掃描結果（Watson & Freeman, 1997）。這些透過許多不同角度掃描組織所取得的資料，經過電腦重組後，形成特定厚度的腦皮質與皮質下區域的三維斷面影像。由於 CT 掃描可以取得身體骨骼與軟組織的截面掃描影像，因此對於檢查受傷狀況很有幫助。目前的 CT 斷層掃描可以非常快速地取得目標組織的影像切面（Haines, Raila, & Terrell, 2002）。

在腦部 CT 造影過程，一系列的 X 光束發射穿透頭骨，並在掃描儀另一邊的設備接收不同密度的數據。如果要偵測血管阻塞位置或者問題，可能會透過靜脈注射顯影劑，這是為什麼 CT 斷層通常是評估中風病患的最優先檢查項目之一。大多數的缺血性中風的部位密度較小，相較於健康腦部會呈現較深的顏色，而出血性中風所在位置的血液密度較高，在 CT 影像則呈現白色。

CT 的優點在於快速成像（一切面只需一秒鐘）與普遍性。由於它能清楚辨別不同密度的組織，所以此技術常使用於鈣化或者出血診斷（Laughlin & Montanera, 1998）。CT 也常用來診斷腫瘤、腦血管疾病、頭部創傷及腦部萎縮（Watson & Freeman, 1997）；至於缺點則如同其他 X 光檢測一樣，其輻射特性對於病患健康會有潛在風險。

> CT 斷層掃描也已用來作為考古研究，例如檢視埃及與南美洲木乃伊時，不需要拆掉外層結構，掃描的結果經過三維模型軟體處理，能夠提供木乃伊組成的清楚樣貌，包括骨骼、頭髮、護身符及其他存在於木乃伊結構內的物體。研究人員已經解開許多存在距今五千年前令人著迷之生活條件細節，比方說飲食習慣、健康問題，以及一些文化元素，如流行的髮型及珠寶偏好等。又舉例來說，特別是在社會地位較低的人群中，發現蛀牙與膿腫十分普遍。另一方面，有些木乃伊的動脈有鈣化斑塊，代表生前可能是飲食中油脂較多的社會高層人士，與現代飲食習慣出現有趣的相似性！

◉ 磁振造影

磁振造影（MRI）是一種非侵入式影像技術，使用磁場與射頻波來產生器官與組織的細部影像。MRI 影像以高解析度來呈現腦部解剖構造，可以作為多種腦部疾病的診斷之用，包括腦瘤、多發性硬化症及中風。MRI 檢查過程中，病患躺在一張窄床上，被推送進一個像是隧道的掃描儀中。MRI 利用人體組織細胞富含水分的特點。腦部組織由高達 70% 以上的水分所組成（Parry & Matthews, 2002），而氫原子則是水分子（H_2O）的組成之一，氫原子就像是一顆微小磁鐵，以某個頻率繞著軸心旋轉，正常情況下，會呈現隨機而非固定的排列。然而在 MRI 造影過程，人體暴露在一個極為強大的磁場中，暫時性地讓身體的水分子朝著相同軸心方向旋轉。接著，在受試者身上施加一個短暫的射頻（RF）電波或脈波，當射頻脈波接近氫原子旋轉頻率時，便會發生建設性干涉（共振），使氫原子獲得能量。當射頻波被關掉後，氫原子將逐漸恢復原本的隨機排列，這個過程稱為鬆弛。在粒子鬆弛的過程中，會以射頻波的形式釋出能量，這能量可藉由特定的接收器偵測並放大訊號。腦部不同組織的含水量有些微差異，舉例來說，神經元的含水量就比髓鞘來得高（Parry & Matthews, 2002）。基於氫原子分布的不同，水分與氫原子含量的差異造成不同組織間的對比差異性（Lauter, 1997），這反映在射頻訊號的強度與鬆弛時間長短上，透過電腦的運算後，將這些訊息轉換為目標結構的視覺影像。

　　MRI 磁振造影主要的優點在於沒有外加輻射源，不會有健康風險，因此 MRI 技術不僅廣泛使用於各種異常與疾病的病患腦部造影，也應用於正常個體的研究。從嬰兒到老年各年齡層，都累積了大量正常腦部結構的知識。另一項 MRI 的優點則在於可以辨識軟組織的細微差異，包括灰質、白質、腦脊髓液及血管等結構。透過這項技術，也可以偵測正常與異常組織的差異所在，例如多發性硬化症中產生的斑塊。也由於 MRI 影像高達 1 毫米的空間解析度，甚至可以利用這個技術來辨別出腦神經及皮質下結構（Lauter, 1997）。如上所述，MRI 雖是一種用來診斷腦部異常與疾病時非常有價值的工具，但也有一些缺點。相較於 CT 的造影時間，MRI 所需的造影時間較長，成本也比較高。有些植入金屬裝置的個案，如安裝動脈瘤夾、心律調節器或人工電子耳等病患，也不能接受 MRI 的檢查。

● ● 腦部功能造影技術 ● ● ●

　　腦部功能性造影是基於幾種活動訊號而成形：腦部血流量、氧氣與葡萄糖的代謝、腦部活動造成的電性變化，或是上述活動的組合。無論使用哪種技術，功能性神經造影都基於一個原則：任何活動的進行，都會在腦部特定區域產生訊號處理的需求，這個需求會由局部的神經活動來實現（Fiez, 2001），包括該區域血流量的改變，以及隨之產生的代謝活動，於是我們可以透過直接或間接的各種方式，來量測活動過程的變化。

◉ 功能性磁振造影

　　功能性磁振造影（fMRI）可以偵測腦部活動區域所發生的微小代謝變化，這個技術能偵測神經活動所造成血流量與氧濃度的改變。當腦部某區域變得活躍時，就會消耗較多氧氣，並吸納血液以補充耗盡的氧氣。fMRI 掃描出腦部各區域的代謝活動細節，有助於標定與特定運動或認知活動相關的腦部位置。

　　如同一般的 MRI 影像，fMRI 也是一個指標，可以顯示腦部特定或感興趣

區域（region of interest, ROI）中血液的含氧量變化。fMRI 的可用性是基於神經運作的方式；根據前面章節的說明，當一個神經元被激發時，神經傳導物質會釋放到突觸，接著神經傳導物質不是被消耗掉，就是被吸收回前突觸神經元內，而這個過程需要消耗能量。透過提高局部區域的血流量，可以帶來更多氧氣供應，支持更多的能量需求。在特定區域提高血流量的現象，稱為**血液動力反應**（hemodynamic response），fMRI 正是偵測此現象。這個反應跟不同的活動類型，以及這些活動所激發的各腦部區域有關。也就是說，fMRI 是間接地透過血液動力反應，來偵測實際的腦部神經功能。

fMRI 的主要優點在於它是以安全、非侵入性的評估方法，了解個體隨時間或不同狀態下的腦功能變化。在評估腦部損傷對於不同溝通活動的影響程度時，fMRI 很有價值。fMRI 也是神經系統疾病極佳的診斷工具，可用來衡量不論有無介入治療的恢復模式。fMRI 的另一項優點，是可以和傳統 MRI 在同一個檢查程序中取得。因此腦神經的結構性與功能性影像可以交互參照，獲得更豐富的相關性資料，所以 fMRI 設備在醫學上被廣泛的使用。fMRI 的缺點在於掃描程序相對比較慢，因為 fMRI 所要偵測的血液動力反應，在神經被激發後大約延遲 450 毫秒才會作用（Lauter, 1997）。此外，掃描設備運作時會發出極大噪音，這會干擾到言語與語言活動的聲音刺激訊息。

◉ 正子放射斷層掃描

正子放射斷層掃描（positron emission tomography, PET）是一種偵測腦部血流量與代謝活動的檢查項目。PET 可以偵測**示蹤劑**（tracer）在病患腦部的分布，示蹤劑是一種輻射物質，與諸如葡萄糖這樣的化學物結合後，透過注射或吸入進入人體。示蹤劑在人體中只能存在大約 6 到 24 小時的短暫期間，常用的示蹤劑成分包括氧、氮、碳及氟。示蹤劑在腦部特定區域的累積量，取決於該區域神經活動的血流量大小（Raphael et al., 2007）。比較活躍的腦部區域會吸收較多的示蹤劑；反之則吸收較少。區域性腦血流量（rCBF）這個量測指標就此應運而生。

具放射性的示蹤劑會隨時間逐漸崩解，過程中釋放出帶正電荷的正電子，

當正電子與電子碰撞時，會產生伽馬射線（gamma rays），就會被 PET 電腦偵測記錄下來。儀器從不同方向掃描大腦的橫截面，並利用這些掃描資料重建該區域的三維影像。PET 掃描儀環繞著受試者旋轉，可以取得一系列彩色三維影像。這些影像以不同的顏色，表達出大腦各區域的活動程度，紅色代表高度活躍區域，紫色或黑色則代表較不活躍或者完全沒有活動。介於活躍與不活動之間的區域，則以紅色與紫色之間的顏色來標示。

　　PET 掃描對於偵測異常組織很有幫助，例如腫瘤的偵測，也可用來評估腫瘤為良性或惡性。使用 PET 技術也有助於決定腦部腫瘤是否適合手術摘除。

　　相較於幾年前，現今 PET 技術已經大幅提高掃描速度，大約 40 秒即可完成整個腦部掃描（Lauter, 1997）。然而，掃描速度仍取決於示蹤劑的選用。具有較長半衰期的放射性同位素，就需要較長的掃描時間。當掃描時間縮短，更多的狀況或活動就能夠在一次檢驗程序中完成。PET 技術的優點是可以透過血流量，來比較群體內或群體之間和認知相關的變化。我們也可以將 PET 影像與 MRI 掃描結果疊加起來，以取得解剖上更精確的大腦結構與腦功能的對應關係。然而，PET 也有一些缺點，其一是當病人接受 PET 檢查時，所接收的輻射程度約為傳統胸部 X 光的三倍。其他的缺點還包括儀器普及性較低，並且需要額外生產示蹤劑（Plante, 2001）。此外，相較於 CT 與 MRI，PET 的空間解析度較低，只能產生細節比較粗糙的影像。以 MRI 的解析度來比較，MRI 可以細緻到 1 毫米的精確度，但 PET 只能做到大約 5 毫米的程度。

◉ 單光子放射電腦斷層掃描

　　單光子放射電腦斷層掃描（single photon emission computed tomography, SPECT）可用來檢查血液如何流經腦部的靜脈與動脈。SPECT 成像原理類似 PET，主要的差別在於採用不同的放射性同位素。SPECT 掃描時，放射性同位素衰減的過程會產生單光子，而非 PET 產生的伽馬射線，這些單光子稍後被偵測記錄下來。如同 PET 影像，SPECT 影像也可以和 CT 或 MRI 影像結合運用，以建立腦部結構與腦功能的相關性。SPECT 技術的缺點是輻射劑

量高於 PET，因為 SPECT 必須使用具有較長半衰期的放射性同位素（Lauter, 1997）。不論如何，PET 與 SPECT 這兩種技術已經被使用在認知功能的研究上，用以比較有溝通障礙與正常溝通之實驗對象的區域性腦血流量（rCBF）的差異。

◉ 腦波圖與誘發電位

腦波圖（electroencephalography, EEG）是一種用來記錄腦部電位變化的技術。腦波圖可檢測腦部異常的電性活動，追蹤並記錄幾種可被辨識的典型腦波圖形。檢測時，電極片放在頭皮表面的不同位置，並利用特別的儀器來偵測並放大電位訊號。現今的 EEG 技術已採用電腦來截取及分析資料，並且能夠精確地量化得到的資訊，因此又稱為量化腦波圖（qEEG），在技術持續發展應用下，已經可以同時取得大腦不同區域更全面的資訊。這些來自腦部不同區域的資訊，可以用來判斷不同區域與特定活動任務的相關程度（Lauter, 1997）。qEEG 影像透過彩色技術呈現，不同顏色代表不同的活動程度。我們通常會利用傅立葉分析來處理腦波訊號，以觀察不同活動時腦波訊號的主要頻率分布。有五種主要的腦部電訊號：α（alpha）、β（beta）、δ（delta）、γ（gamma）及 θ（theta）。在受試者醒著的時候，EEG 腦波圖會同時顯示這五種訊號，但根據意識狀態的變化，其中會有一種訊號特別明顯，詳見表 11.1 與圖 11.1。

表 11.1　腦部電訊號活動頻率帶

腦波	頻率範圍（Hz）	意識狀態
Alpha（α）	8～13	放鬆
Beta（β）	>13	專注
Delta（δ）	< 4	深度睡眠
Gamma（γ）	40～100	認知功能、記憶、學習
Theta（θ）	4～8	昏昏欲睡

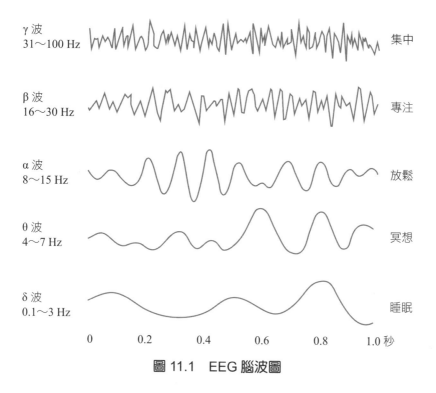

圖 11.1　EEG 腦波圖

有一種特殊的 qEEG 技術，稱為**誘發電位**（evoked potentials, EP），也稱為**事件關聯電位**（event-related potentials, ERP），指的是一些感官被刺激時所造成的腦部電位反應，例如觸覺、視覺或聽覺。利用頭皮表面的電極片取得並分析活動前、中、後的腦部電性活動，最終產生的波形通常會呈現幾個波峰與谷底，這些波形被依其正負極性及受刺激後的延遲毫秒數來標註。參見圖 11.2。

已經有許多行為研究揭露腦部電性活動、受試者執行的任務，以及皮質與皮質下區域跟這個活動三者之間的關聯性。其中一個常被研究的誘發電位是 P300，這個誘發電位是一個正波峰，發生在聽覺或視覺刺激之後大約 300 毫秒的時間點上。這類實驗是利用「特異刺激典範」（odd-ball paradigm）這種刺激模式來設計，在一系列固定或熟悉的刺激訊號之間，隨機夾雜一些罕見或不熟悉的刺激訊號。P300 只對應發生在不熟悉的刺激訊號，因此，此誘發電

言語科學
理論與臨床應用

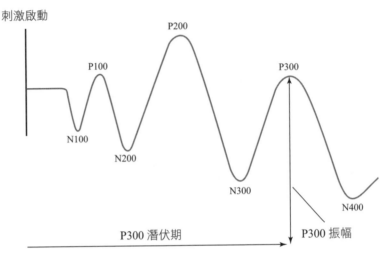

圖 11.2　誘發電位

位被認為與個體處理、認知或辨識重要與特別的刺激訊號有關。P300 在刺激產生之後所延遲出現的時間差，以及 P300 反應的強度，都是重要的訊息：如果發生時間延長了，代表受試者需要較長的時間才反應得過來，而較大的反應則代表該刺激訊號對受試者來說不在預期之中或是極為重要。因此，P300 這個誘發電位被視為精神上的警覺性與認知活動的參考指標。

另一個常討論的誘發電位是 N400，這是在刺激訊號啟動後大約 400 毫秒之後發生，電性為負值。根據研究顯示，這個電位和語意判斷有關，當句中使用的詞彙與句子的意思不相配時，就會發生 N400，例如，「她去計程車上游泳」這個句子。

準備電位（readiness potential, RP）則代表即將發生的運動反應，它是一個負電電位，發生在有意識的運動前大約 1 秒鐘，並且持續到此運動開始後的一段時間。RP 電位在動作剛發生時達到最大幅度，被認為代表皮質區準備運動的訊號。

腦波圖（EEG）與誘發電位（EP）這些技術，其優點是可以記錄並解釋特定刺激發生時，腦部活動的時間序列，缺點則是腦波訊號是加總平均的結果，因此無法很精確地指出是哪個神經結構參與了這些認知活動。

P300 誘發電位會用來作為認知活動老化的指標，例如專注力、辨別力、記憶能力、整合能力及決策能力。研究顯示，老年人的 P300 電位波幅減小，且腦部活動發生的位置從後方區域移動到較前方區域（如 Fjell & Walhovd, 2001; O'Connell et al., 2012）。這種位置的改變，代表老年人跟年輕人所採用的認知策略很可能是不同的。

◉ 經顱磁刺激

經顱磁刺激（transcranial magnetic stimulation, TMS）是一種運用弱電流促使腦部神經激發的技術。受試者頭殼外貼著內含線圈的塑膠片，透過控制磁場的變化產生電流，此電流穿過頭顱而激發附近的神經元，達到激發皮質附近區域的效果（Siebner, Peller, Takano, & Conrad, 2001）。這是一種非侵入性的技術，且受試者並不會感到不適（George et al., 2003）。

經顱磁刺激技術原本用來檢查人體皮質脊髓徑、脊根及周邊神經的神經傳導（Rossini & Rossi, 2007）。過去幾年來，TMS 已經廣泛使用於檢查神經肌肉功能，以協助許多神經系統疾病的評估與治療，包括中風、帕金森氏症，及多發性硬化症，同時也被用來作為治療諸如抑鬱症這類心理疾病的技術之一。從 TMS 研究得到的結果，可以協助神經外科手術策略的評估，例如深部腦刺激（George et al., 2003）。TMS 也可以搭配其他腦部造影技術一起使用，例如 EEG、MRI、fMRI 及 PET 影像。舉例來說，已經有研究顯示同時運用 TMS 及 EEG，是一種前景看好的方法，可以用來評估皮質之間的連結與腦部反應性，並可以取得很好的時間解析度（Rossini & Rossi, 2007）。Siebner 等人（2001）提到，TMS 與功能性造影的結合可以發揮在三個主要的方向：首先，進行 TMS 前先取得腦部影像，可以精確地決定線圈的位置，用來激發目標區域的皮質區。其次，腦部造影跟 TMS 同時進行時，可以用來評估皮質興奮程度，並了解大腦中的功能連結。最後一點，在 TMS 治療後進行腦部造影，可以呈現該療程的治療效果。

表 11.2 條列了腦部結構及功能性造影技術的優缺點。

表 11.2 不同腦部造影技術的優點與缺點

腦部結構造影技術

	優點	缺點
CT	提供細緻的三維影像。 可區分不同密度的組織。 造影時間較短。 普遍使用。	可能有輻射造成的健康風險。
MRI	可以區分細微差異的軟組織。 可以用來研究正常與異常結構。 極高的空間解析度。 沒有輻射風險。	相較於 CT 需要較長的成像時間。 不能跟金屬設備一起使用。 成本較 CT 來得高。

腦部功能造影技術

	優點	缺點
fMRI	可以評估腦功能如何隨著時間或不同狀況而變化。 安全無侵入性。 可以跟 MRI 一起使用。	相對來説，掃描速度較慢。 掃描儀噪音大。
PET	適合檢測組織異常。 可以比較同一個體或個體之間，認知相關變化所造成血流的不同。 可以將 PET 掃描與 MRI 掃描同時並行。	空間解析度較 MRI 與 CT 來得差。 可能因為輻射導致健康風險。 掃描需時因示蹤劑而定。
SPECT	類似 PET。	輻射量較 PET 高。
qEEG	精細的時間解析度。 用來作為認知功能不同面向的指標。	平均化腦波訊號，造成無法精確定義神經組織結構。
TMS	安全無侵入性。 可用於評估和治療選定的神經和精神疾病。	尚無已知的缺點。

● ● ● 應用腦部造影於溝通障礙 ● ● ●

　　本章前面所介紹的腦部造影技術，已經廣泛運用於言語、語言及聽力相關的障礙。有些腦功能問題的診斷評估，諸如中風、帕金森氏症、阿茲海默症、多發性硬化症及其他腦神經系統疾病，可以透過正常或受損神經結構之視覺化成像技術，來加強診斷的能力。運用這些影像工具，可以追蹤評估患者接受治療後一段時間的效果，也可以藉此比較不同治療措施的效果，包括手術、用藥及行為治療。

　　以下段落會先討論如何運用腦部影像技術來研究口吃的神經功能，雖然口吃並不是一個單純的神經系統疾病，但數十年來都認為這個疾病的成因至少包括部分神經學因素。然後我們會探討一些純然屬於神經系統的疾病，例如帕金森氏症、多發性硬化症及阿茲海默症。

◉ 口吃

　　從 1920 年代開始，研究人員就懷疑口吃的根本原因是來自某種神經系統的功能異常。1928 年，Travis 首先提出口吃者（people who stutter, PWS）的語言優勢腦半球，迴異於能流利說話的正常人。一般言語產生的能力主要由左腦半球控制，但 Travis 和其他研究人員發現，口吃者缺乏這種側邊控制分布，在沒有明確優勢半球主宰發音的狀況下，就會發生口吃現象。1980 年代，早期 EEG 研究檢視了口吃病患的 α（alpha）腦波活動，這些研究結果的確呈現了一致的結論：口吃者的口語任務並未由側邊優勢半球所控制（如 Boberg, Yeudall, Schopplocher, & BoLassen, 1983; Moore, 1984; Moore, 1986; Moore & Lang, 1977）。特別令人玩味的是，有研究發現在針對口吃密集治療後，α 活動居然正常化了（如 Boberg et al., 1983）。

　　有更多的研究運用了 PET、SPECT 及 qEEG 等技術，來檢查口吃者的腦部功能。舉例來說，Finitzo、Pool、Devous 和 Watson（1991）發現，在口吃者的後顳葉與兩邊枕葉，EEG 的 β（beta）訊號強度都有普遍減弱的現象。同

一群研究人員（Pool et al., 1991）更運用了 SPECT 研究正常與口吃受試者區域性腦血流量的差異。在相同年紀與性別的比對下，口吃者在腦半球相關區域都出現血流量減少的現象。口吃受試者也進行了 MRI 造影的檢查，以排除因為血管問題造成血流量的差異。研究者最後結論認為，血流量的減少可能反應了代謝或功能上的異常，因此間接造成口吃現象。

PET 研究證實了口吃者與正常受試者之間，以及有不同言語問題之口吃患者的腦部活動有差異性。Ingham、Fox 和 Ingham（1994）評估了單人朗讀與共同朗讀（齊讀）的腦部活動。大家已經知道，齊讀有助於大部分口吃患者改善說話的流暢度。研究人員指出，對於正常無口吃的說話者而言，在兩種朗讀情境中，都可以偵測到雙側半腦在主要感覺運動皮質的活動，其中左大腦活動多於右大腦。口吃受試者的實驗結果則顯示單人朗讀時，輔助運動區的神經活動增加（左腦多於右腦）；前運動皮質上半部神經活動也增加了（右腦多於左腦）。然而在齊讀的情境中，這些區域的活動不是減弱就是消失不見。之後 Ingham、Fox 和 Ingham（1997）的研究則指出，正常流利語者跟口吃者的各種差異性。對於正常流利語者來說，不論單人或者多人朗讀，都會激發輔助運動區、上側前運動皮質、嘴部的主要運動皮質、布洛卡氏區及小腦，活動區域不在左半球就是兩個半球都有。然而，口吃者在單人朗讀時並不流暢，輔助運動區及上側前運動皮質則明顯比正常語者來得活躍，且口吃者的主要活動是發生在右側上側前運動皮質。類似的情形也發生在主要運動皮質區，口吃者在這區域的活動也多側化到右半球。口吃者不論單人或多人朗讀，在小腦的活動都明顯強過正常語者的反應。口吃者在腦島、視丘側邊及蒼白球等位置，也都顯示神經活動，但在正常語者中並沒有發生。不過，口吃受試者在布洛卡氏區則顯示類似正常語者的活動樣貌。研究人員指出，口吃被認為與運動系統的過度活動有關，並且在主運動區及其他運動皮質區都有側化到右半球的現象。口吃受試者在發音過程也會出現主聽覺區域的活動現象，這在無口吃受試者則不會出現。Braun 等人（1997）指出，在語言發音動作中，正常流利語者會出現明顯的兩半球非對稱活動，並且主要偏向左半球，這在口吃者就很不同了；在說話不順暢時，口吃者的威尼克氏區及其他跟口說語言很重要的區域卻無

法被激發。其他學者也提出類似的發現，包括 Kroll、De Nil、Kapur 和 Houle（1997）及 Wu 等人（1995）。

綜上所述，這些報告提出一種見解，即口吃者的運動控制中，有些複雜的神經網絡結構無法正常運作（Buchel & Sommer, 2004）。針對運動控制的缺陷，有一種假設認為這是因為中樞神經系統內有過多的多巴胺，致使基底核功能效能減損（Wu et al., 1997）。然而，過多的多巴胺到底是造成口吃的原因或是結果，這個問題的答案仍不明確。

臨床應用

口吃的治療主要仍然是從行為因素下手，但如果在某些口吃者身上發現異常過多的多巴胺活動，那麼輔以藥物治療，也許可以有效地減低這個疾病動作方面的問題。

◉ 中風

中風在醫學上又稱為腦血管意外（cerebrovascular accident, CVA），是一種因為血液受阻礙無法供輸腦部，因而造成腦功能缺損的疾病，可能導因於出血、阻塞、栓塞及缺血等原因。當大腦局部區域因缺乏血液供應而失去功能時，可能會造成單邊肢體的麻痺，並且可能伴隨發生失語症，即喪失語言能力。發生中風後，大腦仍有機會重組功能，這種能力提供了失語症復健的重要引導。復健治療需要腦傷後神經與行為表現的資料，也需要理解治療帶來的影響。現在的研究已經強調 fMRI 的應用潛力，可以處理中風復健過程的一些關鍵問題。

臨床應用

fMRI 能夠協助臨床研究者排除障礙，以執行諸如失語症這類神經系統疾病的復健工作。復健費用很高，而且很難判斷誰可以從治療過程取得最大效益，也很難決定何種治療策略會是最有效果的。Matthews、Honey 和 Bullmore（2006）聲稱，如果能在發生中風後盡早觀察到腦部活動的模式，也許可以

提供病患預後的指標。此外，由於 fMRI 可以偵測腦部隨著時間的功能改變，中風後長期 fMRI 的追蹤也許能協助預測最佳的時間點，以安排密集的復健課程。復健工作另一個困擾是只有有限的證據來支持有意義的成果；由於罹患中風族群的歧異性很大，罹病的根本原因迥異，使得要系統化檢視臨床治療策略的效度非常困難。根據 Matthews 等人（2006）的研究，fMRI 對於持續治療後的改變很敏感，因為可以客觀地觀察評估與神經性功能相關的行為改變。因此，fMRI 具有很高的應用潛力，可以用來驗證罹患神經性疾病的病患在臨床治療後的成效。

◉ 帕金森氏症

帕金森氏症（PD）起因於基底核黑質的多巴胺流失所造成。這個疾病主要的症狀包括運動遲緩、僵直與震顫。在此主要運用的腦部影像技術是 PET 影像，可為此疾病提供很有價值的診斷與治療方法。研究人員針對帕金森氏症病患用藥或停藥的階段，進行腦部代謝的檢查，結果發現這類病患的紋狀體與蒼白球的代謝活動異常增加（Grafton, 2004）。這些活動的增加現象，與神經抑制物的流失呈現一致性的變化，而神經抑制物主要是由黑質內多巴胺能神經元所提供。Grafton（2004）曾針對早期帕金森氏症病患做過 fMRI 實驗，這些病患進行手指運動時，在輔助運動區（SMA）及對側的運動皮質區表現出活動性的減少。Grafton（2004）表示，帕金森氏症患者可能會透過加入側前運動皮質的協助，來代償輔助運動區減少的活性，以維持動作能力。這個發現經由 fMRI 證實，影像顯示輔助運動區活性減少，且雙側前運動皮質活動增加。然而，經過左旋多巴（L-Dopa）藥物治療後，輔助運動區活性降低的現象就得以趨緩。

臨床應用

腦部影像已經應用在帕金森氏症的診斷，甚至用於臨床症狀發生之前。臨床症狀通常在多巴胺細胞流失到一定程度之後才會顯現，因此，即使病患實際的臨床症狀都還非常輕微，在診斷出來時，很可能代表黑質已退化不少

（Heissa & Hilkera, 2004）。腦部影像可以在疾病初期提供區分帕金森氏症與其他神經系統疾病的方法，也可以衡量該疾病的進程與嚴重程度（Heissa & Hilkera, 2004），這對於提供最適切治療是非常重要的依據。對於帕金森氏症病患來說，PET 與 SPECT 影像適合用來檢查神經傳導功能的流失，也適合檢查腦部代謝與血流量。Heissa 和 Hilkera（2004）提出一份 PET 實驗，顯示帕金森氏症病患的進程可以透過偵測基底核構造吸收了多少示蹤劑來判斷。隨著病情惡化，被吸收的示蹤劑會減少，這表示特定基底核成分已經減少活動量。PET 數據跟帕金森氏症的不同階段有高度相關性，也和帕金森氏症個案的症狀嚴重程度相關（Pavese, 2012）。PET 影像也被用在呈現不同藥物治療及人類胚胎細胞移植後之療效。

　　另外一種檢查帕金森氏症變化的途徑則是透過誘發電位檢查，來判斷認知是否有改變。認知退化是帕金森氏症主要的症狀，有些病患隨著病情加劇，癡呆的症狀會加劇。P300 電位是一個非侵入式的測量方式，可作為認知功能的指標。Prabhakar、Syal 和 Srivastava（2000）運用 P300 特異刺激典範實驗，比較正常與帕金森氏症初期的受試者。患有 PD 的受試者並沒有明顯的癡呆症狀，這些受試者分別在藥物治療前、治療後十五天、三個月及六個月接受檢查，研究人員發現，經過六個月期間，帕金森氏症患者的 P300 反應很明顯地延遲，表示認知功能開始退化，即使運動症狀能隨著藥物治療而出現改善。

◉ 多發性硬化症

　　多發性硬化症（multiple sclerosis, MS）是一種漸進式疾病，同時影響上層與下層運動神經元，但在臨床症狀的進程上卻有很大的差異性。罹患這種疾病時，髓鞘會逐步流失，進而阻礙神經脈衝順利傳導。然而，運動功能的喪失未必與失去髓鞘的程度一致（Miller, Grossman, Reingold, & McFarland, 1998），意思是說，即使 MRI 的確可以在疾病演變的過程中，提供組織變化上客觀而直接的評估，但是 MRI 影像所呈現出來的腦部結構，未必能提供完全令人滿意的病患神經功能圖像。達特茅斯腦部影像實驗室（Dartmouth Brain Imaging Laboratory）的研究人員同時運用 MRI 與 fMRI，以檢查罹患多發性硬化症的

病人，如何重組運動能力與記憶內容，以因應病變負荷（意即受到去髓鞘化影響的腦組織的總量）。結果顯示，腦神經電路的確會因應損傷而做調整，這可能就是造成損傷程度與臨床症狀不一致的原因。

臨床應用

幾組研究人員已經證明，在一段時間內持續進行一系列的 MRI 檢查，有助於預測臨床上有多發性硬化症獨特症狀的病患中，哪些人會演變為典型的疾病（如 Brex et al., 2001; Miller et al., 1998）。這些資訊的重要性在於可以依此調製最適切的治療藥物，研究人員也使用 MRI 來確認，在多發性硬化症患者身上使用特定藥物對病變負荷的療效。

◉ 阿茲海默症

阿茲海默症（Alzheimer's disease, AD）是一種漸進式神經系統疾病，最明顯的病徵是癡呆，除了記憶與認知功能會衰退外，在疾病的後期也會喪失運動能力。美國幾個腦部影像實驗室的研究人員正在設法找出罹患阿茲海默症的高風險群，以期在相關症狀出現之前先行介入（Ullrich, 2004）。舉例來說，威斯康辛醫學院已經使用 fMRI 找到阿茲海默症的風險標記，該標記可以檢測出腦部特定區域血流量的微小變化，例如在第十章討論過跟記憶有關的海馬迴。達特茅斯腦部影像實驗室則是運用 fMRI 來檢測藥物對記憶的影響。研究人員發現，用以促進乙醯膽鹼效用的療法，也可以改善輕微認知障礙病患的記憶力。從這些例子可知，fMRI 影像是一種在發生嚴重症狀之前，即可用來診斷阿茲海默症的有效工具。這發現相當重要，因為增進記憶的藥物，在阿茲海默症初期使用的效用最大（Parry & Matthews, 2002）。

腦部影像也被用來判定阿茲海默症其他症狀與神經之間的關聯性，例如用在冷漠（apathy）的研究。冷漠被定義為在行為、認知與感情上缺乏動機（Benoit, Clairet, Koulibaly, Darcourt, & Robert, 2004）。Benoit 等人（2004）運用 SPECT 影像來檢查阿茲海默症病患，以判斷冷漠與神經功能的關聯性，他們發現了額葉皮質與前扣帶區域（anterior cingulate）有不正常的血流量。研究

者認為前扣帶迴對於整合目標導向的行為是很重要的部位，其中包括行為的情緒、感覺及呆滯等面向。

臨床應用

在過去二十年間，PET、SPECT、fMRI 及事件關聯電位訊號已經被廣泛應用於阿茲海默症病患認知退化的研究，其中有大量的數據來自 P300 電位訊號。舉例來說，Szelies、Mielke、Grond 和 Heiss（2002）的研究報告指出，P300 延遲時間和這種疾病的嚴重程度有相關性，當延遲時間較長，代表認知退化的程度越嚴重。Olichney 和 Hillert（2004）的研究發現，阿茲海默症患者異常的 P300 電位延遲時間約 200 毫秒，至於其他跟認知無關、較早出現的誘發電位則通常不受影響。研究人員認為，運用 P300 典範可以量化藥物改善專注力的功效，例如膽鹼酯酶抑制劑（cholinesterase inhibitors）。這些藥物都已經證明可以改善阿茲海默症或其他形式失智症的認知功能（Werber, Gandelman-Marton, Klein, & Rabey, 2003）。然而，如 Werber 等人（2003）在研究中所提及，治療的效果原本主要是運用主觀判斷方法來評估，例如標準化的神經心理測驗等。研究人員比較了多種運用他克林（tacrine）與多奈派齊（donepezil, DPZ）兩種膽鹼酯酶抑制劑的藥物治療，分別在治療前與治療後 26 週，同時使用標準化評估測驗與 P300 電位法來衡量治療效果。P300 電位的延遲時間明顯地改善，如同在標準化認知測驗得到的結論一樣。Katada 等人（2003）也進行了類似的實驗，探究阿茲海默病患每天服用 donepezil 連續六個月後的效果，在實驗結束時也得到 P300 延遲時間縮短的結論，與標準化阿茲海默症認知功能測驗得到改善的結論是一致的。Thomas、Iacono、Bonanni、D'Andreamatteo 和 Onofrj（2001）也採用 P300 電位來評估膽鹼酯酶抑制劑的效果，他們分別比較了服用兩種膽鹼酯酶抑制劑（donepezil 與 rivastigmine）與維他命 E 的病患。實驗結果顯示，服用任一種抑制劑的病患，認知測驗成績提升且 P300 延遲變短，反觀服用維他命 E 的對照組則出現認知退化惡化現象，以及更長的 P300 延遲時間。綜合而論，這些研究意味著 P300 延遲時間可以為阿茲海默症病程提供有用資訊，特別是長期追蹤使用

膽鹼酯酶抑制劑做治療的病患。不過，P300 電位似乎對於某些特定程度的認知退化並不敏感。Pokryszko-Dragan、Slotwinski 和 Podemski（2003）研究顯示，在輕度至中度的阿茲海默症病患群中，當 P300 平均延遲時間已經顯著地延長，就無法利用延遲時間來區分出輕度或中度認知退化。即使有這個缺點，許多研究仍證實，P300 延遲時間是診斷阿茲海默症一種準確、非侵入性，且可信賴的標記；其價值在於，在罹病初期尚無外顯的認知退化時，從電位延遲時間的變化就已經可以偵測出阿茲海默症的病兆（Fernandez-Lastra, Morales-Rodriguez, & Penzol-Dias, 2001）。

✐ 摘要

- 現今的造影技術，包括用來呈現腦部結構的電腦斷層掃描（CT）與磁振造影（MRI）；以及用來呈現腦部功能的功能性磁振造影（fMRI）、正子放射斷層掃描（PET）、單光子放射電腦斷層掃描（SPECT）、經顱磁刺激（TMS）、量化腦波圖（qEEG）等。
- PET 與 SPECT 的研究顯示口吃者與正常流利語者在神經功能上有不同之處。
- PET 影像已經用來辨識尚未出現臨床症狀的帕金森氏症，也能用來顯示疾病的進程。
- P300 電位已被廣泛地使用作為阿茲海默症認知功能的標記。

☀ 習題

1. 解釋為何從健康受試者取得正常腦功能的行為資訊，和從罹患神經系統疾病的受試者取得資訊同等重要。
2. 本章介紹了數種腦部造影技術，各說明這些技術的兩項優點與兩項缺點。
3. 解釋「血液動力反應」及此反應在功能性磁振造影所扮演的角色。
4. 討論 PET、SPECT 及 rCBF 彼此的關聯性。

5. 說明 P300 電位的特性，以解釋為何此技術適合作為認知功能的指標。

6. 討論如何利用現今腦部造影技術來驗證口吃的腦部側化理論。

7. 現在常利用腦部影像技術協助診斷與治療各種神經系統疾病，試舉出三種
方式並詳述之。

綜合案例

一、金斯伯格女士

• 背景資料

蘿絲・金斯伯格是一位住在安養照護機構的 83 歲女士，近來常抱怨找不
到她的車鑰匙，但實際上過去四年以來她已經不開車了。此外，她的女兒注意
到她出現許多選詞用字的困難，並且無法抓到對話的重點。她的女兒因此擔
心，是否這代表母親開始有失智的現象，因此提出轉介去接受神經系統檢查的
要求。幸運的是，該機構附屬於附近一家醫院，這家醫院的團隊以診斷與治療
神經系統疾病而出名。

• 臨床觀察

該中心的診斷程序包括採用適合的腦部影像技術的神經學檢查、神經心
理檢查及言語和語言能力評估。在評估的過程中，金斯伯格女士似乎知道自己
所處的時間和地點，雖然有些激動，但仍然配合完成所有檢查。

• 腦部影像

MRI 並沒有顯示任何結構上的變化，神經學家與神經心理學家因此決定
檢查 P300 誘發電位。檢查結果顯示，P300 延遲時間明顯地延長了，暗示已經
是認知退化的早期階段。言語評估結果則證實了女兒反應的選用詞困難、短期
記憶喪失、話題無法專注延續，以及出現許多贅詞等症狀。

- **臨床問題**

  1. 你認為這位病患的例子，使用藥物這個策略是否恰當？理由何在？

  2. 言語—語言治療師在金斯伯格女士案例中扮演什麼角色？

  3. 如果這位病患最終被診斷罹患了阿茲海默症，有其他腦部影像技術可以用來記錄此疾病的歷程嗎？

第 12 章

言語產生與言語感知的
模型和理論

閱讀完本章,你將可以:

- 了解模型和理論的差別。

- 分析有關言語動作控制之組織與管理的議題,例如串列排序、自由度 及語境敏感度。

- 描述言語產生的重要模型與理論,包括動態系統理論、連結模型、空 間與發音目標模型、回饋與前饋模型、DIVA 模型及行動理論。

- 討論與言語感知相關的因素,如特化現象與嬰兒感知。

- 描述言語感知的模型及理論,包括聲學不變性理論、直接寫實論、 TRACE 模型、單詞產生器理論、類群理論、模糊邏輯模型、母語磁 吸理論及運動理論的新舊版本。

模型和理論是幫助了解及預測系統或系統某部分的行為或運作的工具。一旦了解系統的各個部分、彼此間的關係，以及系統整體運作的方式，就可以預測這系統在不同情況下的運作方式。這知識可以應用在了解系統或它的任一部分在特定情況下如何瓦解，甚至可能得以發展出修復系統的程序。

言語產生與感知的系統非常複雜，包含了許多各自獨立的子系統（呼吸、發聲、構音／共振、聽力、神經系統）共同搭配合作。每個子系統都由許多結構互相合作來完成系統的目標。例如，呼吸系統是由許多骨頭、軟骨、肌肉及其他結構以互相搭配的方式，達到吸氣與呼氣的目標。發聲系統由喉頭與它的軟骨、肌肉、黏膜及真假聲帶組成，共同合作完成發聲這個目標。而這些系統一起合作才完成最終目標：快速並有意義地產生與感知語音，藉此將我們的思緒、想法和情感以具有語言意義的方式進行編碼與解碼。

言語產生與感知系統在任一個子系統內都可能崩解。由於這些系統與子系統都十分複雜，所以必須擁有整合現有相關知識的理論，並且建立這些系統的模型，藉以測試並延伸我們的知識，來了解它們的運作方式、崩解原因，以及如何補償或修補崩壞的部分。

● ● ● 模型與理論 ● ● ●

模型（model）和理論（theory）通常被當成同義詞，但兩者間其實有重大的差異性。

◉ 模型

「模型」是系統或系統中任何部分的簡化。模型被建構成可以用控制操弄的方式來呈現這系統。有許多方式可以為系統建立模型，例如為系統塑造實體或機械的樣貌以供測試、使用標本做成生理模型，或是應用數學與電腦演算法表示這系統。有一個很經典的機械模型是由 Georg von Békésy 所研發出來，他所提出的聽力理論是以聲波沿著耳蝸中基底膜行進的現象為基礎。在他的耳蝸模型中，以一張具有不同厚度的橡膠膜來模擬基底膜，並將它置於代表耳蝸

中內淋巴液的水中。然後將不同頻率的聲波導入水中。正如 von Békésy 的理論所預測的，在高頻時，橡膠膜在較薄的部分以最高的振幅振動，低頻時則是在較厚的部分以最大的振幅振動。因此，von Békésy 的聲波行進模型為他的聽力理論提出佐證。

生理模型是使用從動物或人類屍體取得的標本，來確認特定結構在不同情況下的反應。例如，近來有一個與發聲相關的理論指出，聲帶的水合作用（hydration）程度會影響聲帶組織的黏度。黏度與發聲閥門壓（PTP）成正比，發聲閥門壓是指使聲帶開始振動所需的最小聲門下壓（P_s）。這理論是臨床上處理某些被臆測是因聲帶缺乏水合作用而導致聲帶開始振動困難的基礎。基於這樣的臆測，患者被鼓勵增加環境的溼度並且喝大量的水。Jiang、Ng 和 Hanson（1999）使用切下的狗喉來測試水合作用理論。他們將喉放置在特殊支架上，以溫熱乾燥的空氣使其脫水，同時使氣流通過聲帶，藉以產生振動及聲音，並測量其 PTP。脫水不到五分鐘，振動與聲音就停止了。接下來將喉浸泡在鹽水中 30 分鐘，然後再測量 PTP。PTP 在復水（rehydration）之後降低，使得聲音能更有效率地產生。這些發現證實了臨床上認為水合作用在正常發聲的生理上有關鍵地位的看法。

數學與電腦模型在解釋現象及測試理論時，是很有效的方法。有一個這樣的模型呈現了神經學（neurological）、生物力學（biomechanical）及空氣動力學（aerodynamic）因素之間，如何交互作用產生人聲中的頻率擾動係數（jitter）。Titze（1991）對於引發頻率擾動係數的神經學因素有興趣，像是用在肌肉收縮的運動單元（motor unit）數量，以及運動單元的放電速度等。Titze 將數學模式應用在甲杓肌的活動上，讓他可以固定特定的肌肉功能參數，將其他參數做系統性的變化，藉此找出造成頻率擾動係數的原因。Titze 以這個方式證明，人聲中約 0.2% 到 1.2% 的頻率擾動係數似乎是源自神經學因素。

◉ 理論

「理論」是整合了深層的原則與假設後，對某特定現象的陳述。理論是

一種以整合方式詮釋現象中事實的方式。理論可以幫助解釋所觀察到的資料及資訊，並且可用來預測與相關現象有關的事件。例如，「聲源濾波理論」就是整合聲帶振動模型與上聲門構音的資料而得出的理論：不同母音的產生是因為聲門音波行經聲道時，受到不同的共振與修飾而成。

因為理論是基於接收到的訊息與新研究而成，所以它們常常需要修正，也無法得到確切的「證明」。但是理論的假說可以測試，測試的結果可能有科學證據的支持也可能沒有。

理論不只是從研究的角度看來有趣，它們也能幫助修正醫療做法。這些改變在臨床上可能有深遠的影響。舉例來說，在 1970 年代末期前，大多數言語─語言病理的臨床人員與研究人員都相信**痙攣性發聲障礙**（spasmodic dysphonia, SD）的成因是心理性的。這信念是從障礙的某些面向得來的，例如它對傳統聲音療法的抗拒性，它通常發生在生活中出現重大壓力的期間，以及許多有這種障礙的人雖然正常對話有困難，但是可以毫無困難地使用較高的音調唱歌、低語或講話等。因此，這種障礙的治療方式通常都是言語治療與心理諮商同時進行。然而，在 1970 年代末期與 1980 年代，許多美國的言語實驗室蒐集痙攣性發聲障礙在神經學方面的實驗資料，越來越多資料顯示造成痙攣性發聲障礙的原因是神經性的。到大約 1980 年代中期，痙攣性發聲障礙成因的理論從心因性（psychogenic）修正成神經性（neurogenic）。基於神經性病因的理論，現行的治療技術多是基於神經性而非心理性的基礎。例如，肉毒桿菌的注射很常用在這治療上，它可以影響聲帶的神經肌肉功能。肉毒桿菌的注射可以解除大多數的 SD 症狀，而傳統的聲音與心理療法則通常無法成功。因此，研究與理論交互作用下會產出新研究、新理論及新醫療做法。如果沒有理論與模型，言語─語言病理學家現在所仰賴的治療技術就不會出現。

試圖解釋言語產生與感知各面向的模型和理論很多。接下來的討論會著重在嘗試解釋言語產生與感知過程的古典與現代模型及理論。

言語產生是一個相當複雜的活動，無數的肌肉以極快的速度協調整合，運用在呼吸、發聲及構音上。呼吸、發聲及構音系統的許多結構可能以不同的方式、速度及組合來運作。各系統中每一條肌肉可能發生的收縮組成了所謂的

自由度（degree of freedom），所以自由度的總數相當龐大。言語動作系統必須有辦法管理所有言語子系統的肌肉收縮，藉此確保適當的結構快速且順序正確地動作，以發出目標音與字詞。

光是說出「我今天要在八點出門去上班」（I'm leaving for work today at 8:00）這句話，就包含了運用外肋間肌與橫膈膜擴張胸腔，讓肺來吸入適量的空氣；運用腹肌以確保呼氣時的最佳胸壁位置；收縮與放鬆喉頭內部肌肉，在發出有聲音素時振動聲帶，在發出無聲音素時停止聲帶振動；在說話中適當的時間點開啟與關閉顎咽通道；然後整合前述各點與構音器官的動作，以發出特定的音素。在正常的情況下，說話者可以不加思索地完成這看似艱困的工作。

除了上述內部因素以外，聲音還會隨著說話時的語境有所改變，也會隨說話者的口音、速度、強調語氣的方式及構音清晰度而有所不同。另外，協同構音也造成發出同一目標音有極大的歧異性。同一個語音通常可以用不同的方式發出，而語音產生時的歧異性是言語動作管理的重要因素。

● ● ● 言語動作控制組織與管理的相關問題 ● ● ●

大多數言語產生的理論，都著墨在與言語動作控制之組織與管理相關的三個主要問題，包括：言語的序列順序、自由度及語境敏感度。

◎ 序列順序問題

雖然言語輸出是持續變化的波形，但是組成言語的語言成分是以序列的順序呈現。順序在語意上有其重要性：雖然 /k/、/t/ 與 /æ/ 都出現在 cat、tack、act 中，但是它們出現的順序決定了這些字詞被感知與認知的意思。因此，言語可說是元素的序列。問題是取哪些元素來排列？這些元素可能是聲音的某個特質（例如，發聲與否或鼻化現象）、音素、音節、音節的一部分，或是其他更大或更小的元素。相關的研究持續進行中，目前的證據傾向認為是採取言語

組織中的音素或音節大小的單位。

> 日常言語中，很常見到音素與字詞的序列順序錯誤，這現象有時被稱為「首音互換」（spoonerism），是以 Reverend William A. Spooner 之名命名。Spooner 是 19 世紀末牛津大學的院長，以口誤聞名。他著名的例子有「noble tons of soil」（noble sons of toil）、「You have hissed (missed) my mystery (history) lectures」、「You have tasted (wasted) the whole worm (term)」，以及在提到維多利亞女王時說出「queer old dean」而不是「dear old queen」。

◉ 自由度

正如前面提到的，當我們說話時，我們需要控制大量的肌肉，包括呼吸系統、喉系統及構音系統的肌肉。此外，這些系統中的許多結構可用不同的組合，以及不同的方式與速度移動。例如，下唇與下顎的移動可以是同時往同方向、不同時但往同方向，或是同時但往不同方向（Kent, 1997b）。學者提出許多理論，試圖解釋言語動作系統如何達到這種程度的控制。有些理論提出言語動作系統，為每個需要用到的肌肉收縮設定個別的神經肌肉信號。另一派的理論則將肌肉控制依階層排列，由上層的系統控制較底層的系統。還有其他理論認為，言語動作系統使用不同策略，將自由度的總數縮減成較小的數目。例如，將肌肉依其能互相協調完成設定目標的功能加以合併，如此一來，肌肉的控制會是以群為單位，而非個別肌肉束。

◉ 語境敏感度問題

言語產生的理論必須將以下的事實考慮進去：聲音會隨著出現時的語境改變；聲音會受到說話速度、重音、構音清晰度及其他因素影響；協同構音是言語產生中的整體面向，會造成產生目標音時有極大的變異性；同一個語音可以用不同的方式發出，而這語音產生時的歧異性在言語動作管理中是重要的因素等。

● ● ● 言語產生的模型與理論 ● ● ● ●

◉ 動態系統模型

在動態系統模型（dynamic system model）中，自由度的問題被看成是肌肉群聯合起來完成一項特定的任務。肌肉群之間的連結並不固定：一條肌肉可能與某群肌肉組成**協同作用**（synergy）或**協同結構**（coordinative structure）來完成某目標，也可能與另一群肌肉組成另一組協同作用，以完成另一個目標。受控制的並非單束肌肉，而是被挑選出來適當的協同結構，這結構由擬達成特定動作活動而形成的一組肌肉所組成。在協同作用中的不同肌肉反應，可以隨不同情況下不同任務的需求做出調整。舉例來說，嘴唇與下顎肌肉在做出雙唇閉合的動作時是協同結構。通常唇與下顎肌肉合作將雙唇閉起。但是如果將咬塊（bite block）卡在齒間固定下顎，上唇與下唇會加強延伸的力道以補償下顎無法做出的動作。如果嘴唇因故無法移動，下顎會靠自己的力量將雙唇拉近。因此動態系統模型可減少控制時需要的自由度，但須同時允許肌肉與結構間組織連結的高度彈性。動態系統模型的重要特徵是，不管要執行任何動作任務，運動皮質（motor cortex）都不會指定在這活動中需要運用到的個別肌肉，而是下達較籠統的指示（Tatham & Morton, 2011）。根據指示會選出適當協同結構，而這結構是由為達成特定動作活動而形成的一組肌肉所組成。

◉ 連結模型

科學家已發展出模擬人腦神經處理的電腦模型，這些模型也稱為**擴散激發模型**（spreading activation model）與**平行分散處理模型**（parallel-distributed processing model, PDP）。PDP 模型的理論基礎是認為信號處理並非階層式。也就是說，信號處理時並不是一個步驟結束後才往下一個步驟前進，而是以接近平行的方式處理。這意謂著訊息向四面八方流動，任何階層都可以從各個不同的階層接收訊息。這種模型假設言語的產生是由代表音素、詞素、音節以

及概念等不同單位的節點連結而成。這些單位可以從不同方向互相連結。例如，代表音素 /k/ 的節點可能往一個方向與所有包含這個音素的詞素連結（如 cat、truck、tick、tock、cap 等），或是往另一個方向與這個音素的顯著特徵（distinct feature）連結（如無聲、軟顎、塞音）。連結理論（connectionist theory）是以電腦建構模型時的做法為基礎，輸入與輸出單位以不同方式和不同階層的複雜度連結在一起。輸入單位被設計來接收訊息，輸出單位則是由系統生成的產物。較複雜的系統有數層的隱藏單位，以連接輸入與輸出單位，並且修正訊息。單位間的連結，可以由系統透過刺激與抑制信號給予權重，權重也會在系統的學習過程中受到系統的修改。

平行處理與大腦處理訊息的方式有些類似。確實，平行的處理步驟，或是至少步驟間有一大段的重疊時間，在言語產生中相當常見。以協同構音為例，後發音的構音動作，在前一個音構音期間就開始進行，有時甚至同時進行。例如，在 /ku/ 這個音節中，發 /u/ 音的圓唇動作與發 /k/ 音的舌位同時發生。許多類型的任務都套用這種神經網絡，包括詞素、音韻及其他語言學上的應用。此系統也被教導來產生言語，有趣的是，在未提供協同構音規則給系統輸入單位的情況下，這些神經網絡竟也出現了協同構音的現象。

◉ 空間與發音目標模型

目標模型（target model）將言語產生描述成預設音韻單位的實際呈現，例如音節或字詞（Tatham & Morton, 2011），目標則被假設成空間的（發音的）或聲學的（聽覺的）。空間模型（spacial model）假設在腦中有一個聲道地圖，讓說話者可以將構音器官移動至聲道中的特定區域。無論構音器官從哪個位置開始動作，說話者都可以達到目標。構音器官從不同的起始位置都可以達到特定位置，這是重要的觀點，因為這表示構音器官發出某個特定音的動作，不會是固定不變的，而是必定會依起始位置不同而改變。例如，為了發出軟顎目標音 /k/，舌頭依前行母音的不同，移動的軌跡也會不同。舌頭的移動路徑依前行母音為 /a/（低後母音）、/u/（高後母音）或 /i/（高前母音）而會有所不同。空間模型認為，說話者的大腦會預先設定一連串的空間目標，然後

將來自構音器官的回饋送至大腦，以控制細微的動作及修正錯誤。

在聲學─聽覺模型（acoustic-auditory model）中，要達成的目標是聽覺的輸出；為達成特定聽覺輸出，所運用的構音動作可能會有所不同。因此，說話者可能會使用不同的構音動作來完成特定的語音，這構音動作會因鄰近音、說話者的語速，以及不同形式的強調等因素而定。

發音目標與聲學目標為 Perkell、Matthies、Svirsky 和 Jordan（1995）所提出，用以解釋言語產生中的音段（語音）層面框架的基礎。在他們提出的框架中，詞素與字詞由音段的序列組成，並以所謂對比─定義特徵（contrast-defining features）的組合為其特點。這些特徵被輸入至言語動作規劃系統中，並指定構音器官移動和定位的方式，以及（或）指定這些動作需要達到哪些聲學特質。音段的產生通常需要數個構音器官動作的互相配合；以子音為例，音段描述會指定在聲道中形成收縮的主要構音器官（例如雙唇與舌頭）及其位置。其他特質則指定次要構音器官的動作（例如聲門與軟顎），次要構音器官的動作必須與主要構音器官的時間相互配合。發音動作最終目標是使聽者了解所聽到語音形式的意義。然而，就說話者的言語產生機制來說，目標指的是聲學與構音空間的區域。舉例來說，在發 /uku/ 時，/u/ 的聽覺目標可能是在共振峰頻率空間中的一個區域，它的構音目標可能是與聲道形狀相關的訊息。/k/ 有數個聽覺的目標，包括小段靜默時間與非週期性噪音的爆破音。構音目標可能是要舌頭以適度的力量在軟顎硬顎區形成完全的閉合，然後累積足夠的口腔內氣壓，在釋放時產生釋放爆裂。Perkell 等人（1995）表示，在不同的語境及超音段情境下，這些特徵的構音與聽覺空間區域的大小及位置可能會被修改。例如，如果 /uku/ 出現在一個字詞中，/u/ 的共振峰值的目標區域可能會減弱成接近較中性的母音（輕母音），/k/ 的接觸強度可能會降低。在這個模型中，接近聲學目標的構音動作，其相對時間安排是受到控制的，控制的機制使用了內部的模型來協調構音器官接收的指令、構音器官的動作，以及這些動作所產生的聲學結果。內部模型（internal model）是學習而來的，並且藉由來自構音器官的聽覺回饋與體感（somatosensory）回饋以維持其功能。然而一旦語言已習得，聽覺回饋就不會

用在作為構音動作的即時控制上。體感回饋可能會用在即時控制上，但是它在言語動作控制的階層組織系統上，是處於較低階的層級。階層組織的一個重要目的是減少高階所需要控制的自由度數量。

◉ 回饋與前饋模型

回饋指的是將系統部分的輸出轉回成輸入，以調節或修正輸出的任何錯誤。用自主動作的說法，就是動作在進行中受到監控，任何偏離預設任務的動作，都會依任務衍生出的感覺訊息受到修正（Tourville, Reilly, & Guenther, 2008）。動作控制回饋有四個階段：第一個階段，比較動作的預設感覺目標與實際體感訊息，以偵測動作的錯誤；第二個階段，產生神經命令修正動作；第三個階段，將修正命令傳送到肌肉；第四個階段，收縮肌肉以修正動作（Perkell, 2012）。體感回饋的訊息包括觸碰、組織間的接觸、肌肉長度、肌肉長度改變的速度、肌肉張力及關節角度等（Perkell, 2012）。訊息經由感覺神經纖維，由聲道與喉的外圍接受器傳送到中樞神經系統。以言語產生的角度來看，輸出指的是發音或聽覺的信號。當一個人說話時，他會由聽覺系統聽到輸出，並且透過本體感覺（proprioceptive）、動覺（kinesthetic）與觸覺（tactile）管道，以獲得構音器官動作的訊息。例如，輸出信號可能是舌頭的某個動作或位置。與動作相關的訊息由回饋迴路送至大腦，訊息包括來自觸碰、位置及動作等感覺接受器的回饋。送到大腦的輸出會與預設的動作相比較，假使實際動作與預設動作間有差異，此時就會產生錯誤信號，並且將其送回周邊（即適當的肌肉）以修正問題。回饋透過稱為 γ 迴路（gamma loop）的神經機制產生。γ 神經纖維將神經信號從肌肉導向脊髓，α 神經纖維則將神經信號導向肌肉。γ 神經纖維在脊髓內與 α 神經纖維相連，並沒有往上前進到大腦中樞。因為這程序是自動的，沒有任何認知的處理，所以回饋速度很快（Tatham & Morton, 2011）。

回饋在言語動作控制中顯然是很重要的一環，但是有兩個因素告訴我們光靠回饋不足以控制言語產生。首先，回饋管道相較起來速度較慢，但言語產生時所牽涉到的動作進行相當快速。在構音或聽覺錯誤被偵測到之前，說話者

已經在發下一個音了。第二，如果言語純粹受回饋的控制，回饋管道的缺損勢必對言語產生造成嚴重的影響。許多研究人員使用不同的方法干擾正常的回饋，例如對目標構音器官施以局部麻醉、神經阻斷、噪音遮蔽以阻絕聽覺回饋，以及使用不同大小的咬塊固定下顎等。大部分的研究顯示，這些類型的缺損對言語沒有影響，即使有影響也很小。正常說話者對這些缺損的補償都做得又快又好。

回饋模型仰賴時間的延遲，使信號可以從周邊（亦即聲道）回到大腦的中樞處理器，以便為預設與實際動作做比較。而前饋信號則是在周邊做調整，使系統預備好，以有效率且協調性良好的方式動作。前饋模型主張動作任務的表現，是以先前學到的命令為基礎，所以人們不必依賴任務中的感覺訊息來做修正（Tourville et al., 2008）。因為可以預測言語中的感覺後續發展，所以在取得任何構音動作的實際感覺回饋前，就可以評估及使用其結果（Christoffels, van de Ven, Waldorp, Formisano, & Schiller, 2011）。這個過程得以發生，乃是因為在動作與感覺系統的交互作用中，將對動作命令之感覺後續發展結果的預測與實際感覺回饋進行比對，而且其差異直接受到神經編碼（Christoffels et al., 2011）。因此前饋會是一個比較快速的過程，這可能可以有助解釋，為什麼像咬塊造成的缺損，對言語產生的影響不大。

在控制與管理言語產生中，回饋與前饋很有可能都派上用場。當幼童在學習語音的聲學與構音對應關係，並同時依賴聽覺與自體感覺訊息來建立這些連結時，會使用回饋控制。回饋控制與管理較常被應用在超音段層面，例如語調、聲音強度及語速等（Perkell, 2012）。一旦言語已發展完全，前饋動作程序就成為常態，而成為主要模式（Golfinopoulos et al., 2011; Perkell, 2012）。然而，在需要修正及偵測錯誤時，仍會使用回饋控制（Perkell, 2012）。如果錯誤連續出現數次，修正的指令就會被納入未來的前饋指令中。這就是前饋指令被學習與修正的機制（Perkell, 2012）。

◉ DIVA 模型

回饋與前饋都包含在 DIVA（Directions Into Velocities of Articulators）模型

中。此模型建構在感覺目標、大腦活動、言語動作輸出，以及後續聽覺與體感之間的關係上（Perkell, 2012）。DIVA 可以量化言語中皮質運動區、體感區及聽覺區之間的神經解剖學互動（Guenther & Vladusich, 2012）。因此，它可以使用電腦模型模擬受干擾與未受干擾的言語活動，並直接將其與執行相同任務說話者的核磁共振影像做比對（Tourville et al., 2008）。這樣的比較顯示，電腦預測與實際說話者對不同言語干擾的反應是互相呼應的。這模型顯示，聽覺目標在語言學習初期是最強烈的，而這些目標塑造了前饋指令。一旦前饋指令完成，而且體感目標也已習得，目標本身就成為過程的一部分（Perkell, 2012）。體感目標代表與語音有相關之預設觸覺與本體感覺（Guenther & Vladusich, 2012）。在最初的言語動作控制發展期間，前饋控制環中的控制信號隨著小孩每次嘗試使用聽覺回饋做修正時，就會更新一次。這使得下一次的嘗試時，可以得到較精準的前饋命令。最終在正常情況下，光靠前饋命令本身就足以產生聲音（Guenther & Vladusich, 2012）。這模型也顯示，前饋控制似乎主要是由左半腦管理，而聽覺回饋控制則主要是由右半腦的額葉所控制（Tourville et al., 2008）。

　　DIVA 模型被用來解釋言語動作控制的維持或破壞。例如，它可以解釋為何習語後（postlingual）失聰的說話者，即使失去聽覺回饋，通常仍能維持高度的言語可理解性。根據這個模型，說話者的言語之所以維持可理解性，乃是因為其前饋指令雖然有些損壞，但是他的前饋系統是完整的（Perkell, 2012）。這模型也顯示，左半腦的動作區損壞（如中風），較可能破壞儲存的前饋言語動作指令，並破壞言語的流暢度（Tourville et al., 2008）。這現象常見於布洛卡失語症（Broca's aphasia）的患者。口吃是另一個可以用這個模型解釋其部分成因的問題；學者們的假說認為口吃者言語的前饋控制比較弱，因此傾向大量依賴速度較慢的聽覺回饋系統（Max, Guenther, Gracco, Ghosh, & Wallace, 2004）。

● ● ● 言語感知 ● ● ●

　　言語感知是主動的認知過程，聽者辨識輸入的聲學信號，並予以解讀（Tatham & Morton, 2011）。感知依賴許多因素，包括聽者具有辨識所使用語言中音素、音節與韻律形式（prosodic patterns）的能力；聽者有對其語言的聲韻、句法、語意及語用（pragmatic）特徵的知識；以及聽者具有偵測並詮釋訊息情緒內容的能力（Tatham & Morton, 2011）。訊號的清晰度及活動的情境也會影響言語受到感知的方式。更複雜的層面是，雖然言語的輸出是一連串變化的波形，但是組成言語的語言成分是以序列產生，正如前面所提及，這對言語的意義來說是相當重要的。

　　雖然人們感知到的言語，是一系列各自獨立的音素與字詞，但音素間的聲學界線是模糊的。此外，聲學線索與目標音素之間的關係變異性相當大，所以聽者無法藉由某些特定聲學特質的存在與否，用來感知音素或字詞（Holt & Lotto, 2010）。因此，聽者必須將一連串持續變化的聲學波轉換成不同類別中個別的音、音節、字詞及連續的言語。解譯口說訊息是對訊息不同大小的成分做分析，例如聲學、語音、音韻、詞彙、超音段、句法及語意成分。我們都知道，聽者對於處理聽覺訊息策略的使用十分有彈性，他們會從信號中取得可用的訊息，也會運用腦中儲存的語言學知識（Nygaard & Pisoni, 1995）。說話者似乎在計畫所說的話時，會將它設計成一連串的音段，而聽者則試著使用訊號內所有可用的線索，將聽覺信號解譯成一連串適當的語言標籤（Tatham & Morton, 2011）。

◉ 言語感知的特化現象

　　有些理論學家認為，言語感知是人類獨有的特化現象（specialization）。早期對類別感知研究所獲得之結果，似乎支持這項論點。類別感知被一些科學家認為是人類所發展出的機制，藉此使他們的感覺系統變得更適合言語的感知。然而，對絨鼠（chinchilla）、猴子、狗和鳥等動物所做的實驗結果顯示，

這些動物也有類別感知的能力，因此這並不是人類獨有的能力。此外，在臉部辨識、臉部表情及音程等非言語事件中，也有類別感知的存在。應該這麼說，許多哺乳動物擁有的一般聽覺感知機制，可能被涵蓋在類別感知中，而不是被涵蓋在特化的言語處理中。Holt 和 Lotto（2010）指出，類別感知並非為言語特別發展而來，只是感覺系統經歷環境中規律性事物時所做出來的反應。

從另一方面來看，認為言語感知是特化現象的證據，則來自於對**感知磁吸效應現象**（perceptual magnet effect）所做的研究。此效應與言語刺激的原型（prototype）有關，原型是類別中最有代表性的例子（Hawkins, 1999c）。已經有發現顯示，某個聲音的某些例子似乎比其他例子更適合當作原型。也就是說，人們可以從一連串被認為是某個母音的音當中，挑選出最佳的或原型的例子。被選為原型的母音會因挑選者的母語而有所不同。六個月大的嬰兒身上就出現這效應，但這效應僅限於他們自己的語言。研究指出，美國與瑞典的嬰兒對他們周圍語言的母音，會表現出感知磁吸效應，但是對非母語的母音就沒有這現象。之所以稱為感知磁吸效應，乃是因為原型會將聲學上與它相似的音「拉」向它自己，於是在原型附近聚集的音，可區辨性就比較差，也就是說，被視為好的代表音之間的差異性減少，因此讓人們可以忽視同一類別中，各成員間無關緊要的差異性。這效應之所以可以當作言語感知能力是人類獨有能力的證據，是因為與類別感知有所不同，這效應在其他動物身上並不存在。

◉ 嬰兒感知

有學者提出模型試圖解釋聽者（尤其是嬰兒），如何將連續的言語信號切分成不連續的單位。其中一個模型是韻律分割模型（metrical segmentation model），這模型強調字詞節奏的功能，就在於將言語波形切分成可辨識的單位。它假設在某些語言中，包括英文，聽者會使用重音節（亦即音節中有完整發音，未弱化的母音）當作提示分割波形的聽覺線索。這模型是可行的，因為大部分英語中的實詞（content words）（指名詞與動詞）都是由重音節開始（Cutler & Carter, 1987）。換句話說，大部分實詞的第一個音節都是重音節。研究指出，超過六個月大的嬰兒就會知道，重音形式為重音／輕音的字詞，會

比形式為輕音／重音的詞常見，因而使他們對語言中字詞的重音形式變得敏感
（Jusczyk, Houston, & Newsome, 1999）。

> 試想五個內含兩個或更多音節的英文名詞，看看重音落在哪裡。很有可能
> 五個名詞裡至少有四個名詞的重音落在第一個音節，其母音發音完整。

　　雖然韻律分割是言語感知的基礎之一，但是其他因素也很重要。音素結
構學（phonotactics）指的是音素在語言中的排列方式，以及音素在字詞間與
音節間成對出現的可能性。例如，[n]—[d] 的組合絕不會出現在英文字首，
而通常出現在字尾。嬰兒大約在九個月大左右，就學習到音素結構學規則
（Jusczyk et al., 1999）。

　　聽者的成長發展階段可能也會對他處理聲學訊息的方式有影響。有證據
顯示，嬰兒與幼童可能會使用像音節這樣較大的單位，來處理聽覺訊息，而
較大的孩童與成人則可能依賴像音素這樣較小的單位。小孩似乎會經歷權重
轉移（weighting shift）的階段，因為語言經驗增加，所以感知策略會有所改
變（Nittrouer, 1996a）。極年幼的幼童在處理言語訊息時，似乎比較著重在音
節，因為詞彙有限，所以他們不需要以更精細的程度來處理聽覺訊息。隨著字
彙量增加，幼童需要字詞中更精細的聲學—語音呈現，以區分記憶中日漸增加
的相似字詞。

　　Nittrouer（1996a）則提出，成熟的語言使用者會將重點放在聲波的頻譜
特徵上。幼童的重點則偏重在音節間的共振峰轉變，以便將聲學信號分割成音
節單位。隨著孩子越成熟，他會慢慢將重點放在信號中較固定與較精細的成分
上。

● ● ● 言語感知的模型與理論 ● ● ●

　　以下會簡短介紹數個言語感知的理論，最後則針對深具影響力的動作理
論深入探討，以作結論。

◉ 聲學不變性理論

　　「聲學不變性理論」（acoustic invariance theory）假設每一個不同的音素都有一組相對應的聲學特質。每當這個音素被發聲時，無論是否有協同構音或其他鄰近音的影響，一定會出現核心的聲學特質。這核心可被視為範本，讓聽者可以用來與輸入音做比對。Stevens 和 Blumstein（1978）將這個理論應用到塞音構音位置的感知，以研究它們爆發音的頻譜。雙唇塞音的爆發音頻譜是擴散且下降的；也就是說，聲學能量主要集中在頻譜中少數頻率的位置，相連的峰值強度隨著頻率升高而遞減。齒槽塞音的頻譜是擴散且上升的。軟顎塞音的特徵是緊實的頻譜，其聲學能量集中在相對狹窄範圍的頻率區。聽者利用相應的處理方式做比較，藉此決定輸入音與腦中儲存範本中，哪個音的爆發音頻譜相似。其他學者則指出，聲學不變性利用的是類似發聲與否及鼻化等特質，而非聲學範本。聲學特質的應用，使得英語中的四十多個音素被分類成大約七種主要的最小聲學對比，因此加速了言語感知的過程（Ryalls, 1996）。根據這個理論，聽者會找出輸入音的主要特質，以決定它是哪個音。

◉ 直接寫實論

　　「直接寫實論」（direct realism）在 1980 年代被提出來，它主張言語感知並非特化與獨有的處理程序，而是與其他類型感知類似的處理程序，例如視覺感知。這個觀點的基本原理認為，我們是直接感知物體與事件，而不是經由大腦中的感官輸入去重建或詮釋物體或事件。常用來說明這概念的例子是看到與認出椅子。當我們感知到椅子時，我們是直接做到這件事，不需要從它不同角度、線條及光影來判斷。這理論是交互作用的，因為它認為直接知識並不只來自物體或事件本身，也來自感知者本身的經驗與活動。

Hawkins（1999c）舉小孩看一盒餅乾為例說明直接寫實論。她提到：「如果小孩知道它是什麼，曾經接觸類似的東西，他會知道它就是一個餅乾盒，是一個完整的物體，即使從某一個角度無法看到全貌，他還是會知道它的形狀，知道要用多大力氣才能打開它等等。如果你從來沒看過餅乾盒或類似的東西，你處理它的方式會不一樣：你不知道看不到的部分形狀為何，所以你可能得要猜測，你也不知道它多重，諸如此類。沒有經驗的人跟有經驗的人感知不同，雖然在他們視網膜中呈現的是相同的線條與顏色。」（p. 235）

根據直接寫實論的說法，光能或聲能的形式只在它們與外在環境的關係上有用處。從視覺角度來看，我們是直接感知物體，例如書或鋼琴，而不是感知組成這刺激的線條、顏色及光影。從言語角度來看，我們是直接感知聲學的信號，而不是感知聲道的形狀，即構音器官在聲道中收縮的位置與程度。

◉ TRACE 模型

「TRACE 模型」是連結模型，它試圖解釋言語感知中對於多重來源訊息的整合與平行處理。連結網絡的基本假設是，行為可以使用模型表示。連結網絡中所含的單位包括語音特質、音素及字詞，各單位間有回饋及前饋連結。這些連結使得感知處理不僅可以在系統的各階層內發生，也可以在不同階層間發生。上下階層單位間的連結，使得訊息可以雙向流動，也就是可以由上往下，也可以由下往上。然而，相同階層內的連結有抑制作用，所以如果出現一個特質或一個字詞，它就會被激發，而同一層中的其他特質或字詞就會受到抑制。受到感知的字詞就是激發量最大的字詞。TRACE 模型是整合與交互作用的系統，它試圖不使用特化機制來解釋言語感知與字詞辨識。

◉ 單詞產生器理論

「單詞產生器理論」（logogen theory）是一個交互作用的理論，它的重點放在對字詞辨識上，而不是在言語感知的聲學—語音層面。單詞產生器被認為是某種神經處理裝置，它與人們詞彙的每個字詞連結在一起。所有與字詞相

關的資訊，包括它的意思、語音及拼字結構、句法功能等，都涵蓋在單詞產生器中。單詞產生器監控言語產生，以偵測任何透露某個詞在言語信號中出現的訊息。如果訊息被偵測出來，並且受到適當神經活動的確認，單詞產生器就可能受到激發，並且辨識出字詞。

◉ 類群理論

這也是將重點放在字詞辨識上的理論。「類群理論」（cohort theory）與單詞產生器理論不同的地方在於，它將口說字詞辨識分成兩個階段：自主階段與交互作用階段。在自主階段時，字首的聲學一語音訊息激發了記憶中所有具有相同字首的字詞。基於字首訊息而被激發的字詞形成類群。例如，以「may」開頭的字詞會激發所有具有相同字首的字詞，例如 maybe、mayhem 及 mayonnaise。交互作用的階段則是刪除類群中不適用的字詞，刪除的準則是依據聽者的語言與認知知識，以及對話的語境而來。例如，如果對話的主題是午餐，適用的字詞就比較有可能是 mayonnaise（美乃滋），而不是 mayhem（混亂狀態）。

◉ 感知的模糊邏輯模型

「模糊邏輯模型」（fuzzy logical model）的名稱來自它的理論基礎：物體類別間沒有精確的界線；有些東西被視為這個類別中關係緊密的成員，有些被視為關係較弱的成員，另外有些不被視為成員。另一個對於模糊類別或概念的思考方向是，判斷類別或概念的特質，是否在某種程度上可套用在某物體上。這個邏輯被應用在言語感知上。

模糊邏輯模型假設音素辨識有三個步驟。首先，評估語音特質以確認它們是否存在某個音當中。然而語音特質的存在與否並非以二分法評分，而是給予 0 到 1 之間連續性的「模糊」值，標明對於特質在信號中存在的肯定程度。0 表示這特質不存在，1 表示這特質肯定存在。0.5 表示這特質在信號中是全然模稜兩可的。最清楚且最不模稜兩可的訊息對確認分類有最大的影響力。第二階段是原型比對（prototype matching）。在第一階段被確認存在的語音特

質，此時被拿來與聽者儲存在記憶中的音素原型比對。最後的階段是形式分類（pattern classification），決定候選音素與輸入音素的最佳配對。這理論否定了言語感知為特化作用。這模型的論點認為，言語感知不必然是類別的，但是可以透過對語音特質進行連續評估後的整體呈現加以解釋。因此，言語感知可以使用連續訊息，但是也保留了一般研究中的類別辨識與區分功能。

◉ 母語磁吸理論

「母語磁吸（native language magnet, NLM）理論」在過去數十年來，一直引導著言語感知的研究方向（Frieda, Walley, Flege, & Sloane, 2000）。它最關鍵的重點在於，語言的語音類別以原型的形式組織而成。這組織從嬰兒階段早期就開始形成，在出生後的前十個月，嬰兒就有能力區分世界上大部分語言的大部分音素。在十個月或十一個月大左右，嬰兒已經經歷過以它周圍之語言為基礎的語音類別重整。在這個時候，嬰兒已經無法區辨母語以外語言的語音對比。NLM 理論認為，這些原型的作用像是感知磁鐵一般，會吸收相同語音類別的其他成員。於是，可以忽視與原型接近、被歸於同一類別之成員間無關緊要的感知差異。但另一方面，類別界線間的感知差異卻變得更加顯著，所以音素間的界定就變得很清楚。因此，嬰兒是在母語的語境中學習感知言語，並非純粹根據心理聲學的特質（Holt & Lotto, 2010）。Kuhl 與她的研究夥伴是基於他們對嬰兒感知的全面研究結果，據以提出這個理論。他們認為，這些感知原型對嬰兒與幼童來說，也可以當成言語產生的目標，藉此以強調言語感知與產生間的連結（Kuhl et al., 1997; Kuhl & Meltzoff, 1996）。

◉ 運動理論

「運動理論」（motor theory）強調言語感知與言語產生之間的連結。近期大量的研究證明，運動系統可以修正聽者感知特定聽覺線索的方法（如 Sato et al., 2011; Watkins, Strafella, & Paus, 2003）；相反的，感知也可以影響語音的產生。

根據這個理論的論述，從本質上來說，一個人能夠感知言語是因為他能

夠產生言語。因為聽者本身有產生語音的經驗，所以他們在某個程度上會知道構音器官動作間的關係、聲道的形狀，以及構音器官動作與位置所造成的聲學結果。

運動理論較早的版本假設言語感知是獨特的，必須依賴位在腦中某處的特殊處理器來解譯言語。這版本的另一個假設是，在不同語音語境中發出相同音素時，經由神經信號傳到構音器官的運動指令都是相同的。然而，研究結果並不支持這個原始運動理論中的許多假設。例如，Peter Eimas 與他的同僚（如 Eimas, Miller, & Jusczyk, 1987）的研究證明，小於十個月大的學語前嬰兒，不只有能力區分他周圍語言的音素，而且可以區分世界上大部分語言中大部分語音的語音對比。很明顯地，嬰兒沒有發出音素的經驗，也不知道構音器官如何產出音素。嬰兒無法發出它們，但卻可以感知聲音的這個事實，與運動理論的基本信條背道而馳。

運動理論的近期版本

運動理論近期經過修訂，在修訂後的理論中，聲學信號的感知被認為是根據構音動作姿勢而來。人們與生俱來就有能力感知構音動作姿勢，例如舌位後移與圓唇。但是聽者並非感知實際的動作，而是感知控制聲道動作的抽象構音計畫〔稱為**動作姿勢（gesture）**〕（Hawkins, 1999b）。Hawkins（1999b）將動作姿勢定義為，可以達成相同目標的所有動作形式中的其中一種，例如聲道中特定部位的收縮（如雙唇閉合）。我們可以將言語的動作姿勢想成是言語產生的基本單位，控制與協調構音器官間的合作。動作姿勢是專屬於言語的神經動作指令。它們的特徵是以語音呈現、固定不變，以及只能從大腦中特化的語音模組中取得。這理論認為，聽者藉由補償協同構音的效應，從不同的聲學信號重新取得欲發出音素所應具備的動作姿勢。

近幾年來已累積了不少證據支持運動理論的這些特質。例如，已經找到言語感知與產生系統之間解剖學上與功能性的連結，這連結使得言語產生的過程中，可以即時連接到運動系統（Schwartz, Basirat, Ménard, & Sato, 2012）。前面提過，訊息在大腦中感覺區與運動區間的傳遞是雙向的，在負責言語產生

的前區（anterior regions）與負責言語感知的後區（posterior regions）間的傳遞也是雙向的（D'Ausilio, Craighero, & Fadiga, 2012; Watkins, Strafella, & Paus, 2003）。Watkins 等人（2003）提出，當受試者聽到言語或視覺觀察到與言語相關的唇部運動時，與言語產生動作相關的運動單元就會表現出增強的刺激反應。這現象在左半腦特別明顯。

鏡像神經元

鏡像神經元（mirror neurons）的發現解釋了言語感知與言語產生之間的連結。鏡像神經元是在一個人做出某運動行為及觀察到別人做出動作時，都會被激發的神經細胞。鏡像神經元將觀察到的動作與觀察者相對應的運動皮質區做比較，包括主要運動皮質（primary motor cortex）、前運動皮質（premotor cortex）及運動輔助區（supplementary motor area），因此為言語感知與產生之間提出了神經解剖學上的連結（Scott, McGettigan, & Eisner, 2009; Tremblay & Small, 2011）。這些神經元在執行動作與觀察動作時都會激發（Iacoboni, 2008; Tremblay & Small, 2011）。從言語的角度來看，相同的神經迴路在感知與產生音節或字詞期間都會受到激發（Scott et al., 2009; Tremblay & Small, 2011）。這種同時激發的現象，已經由腦部顯影研究提出佐證：主要運動皮質，包括布洛卡區的部分區域，都出現鏡像系統特性（Callan, Callan, Gamez, Sato, & Kawato, 2010）。腦部顯影實驗的結果顯示，當人們看到或聽到音節與字詞時，除了與聽力和理解相關的顳葉區會激發以外，運動皮質區也會同時激發（D'Ausilio, Craighero, & Fadiga, 2012）。Schwartz 等人（2012）指出，大腦中計畫與執行言語動作姿勢相關的區域〔亦即左額下回（left inferior frontal gyrus）、側前運動皮質（ventral premotor cortex），以及主要運動皮質〕，以及與口部運動相關的本體感覺區域（即體感皮質），在聽覺、視覺，和（或）聽覺／視覺言語感知時都會被激發。因此，言語感知似乎建立在包含顳上位與前運動皮質之感覺與運動訊息的整合上（Iacoboni, 2008）。

鏡像神經元並不隨意激發，而是對目標導向的動作特別有反應。有學者提出，這些神經元不只組成我們了解動作的能力，還有了解他人情緒與意圖的能力。有些研究學者（如 Hadjikhani, 2007）曾提出，鏡像神經元的功能障礙可能與自閉症有關，因為自閉症患者的性格特質為與外界世界缺乏接觸，以及無法了解他人的反應。如果這論點經驗證為真，對自閉症的治療可能會有很令人振奮的影響。

不只有證據支持運動活動與感知之間有強烈的連結，當被記錄的肌肉動作與所呈現的言語刺激運用相同構音器官時，運動反應也會更強烈（Sato, Buccino, Gentilucci, & Cattaneo, 2010; Yuen, Davis, Brysbaert, & Rastle, 2010）。D'Ausilio 等人（2009）在受試者聽到雙唇或齒槽音素時，使用經顱磁刺激（TMS）進行研究。研究結果指出，當與控制這個音相對應的大腦區域被刺激時，受試者辨識音素的速度會加快許多；當構音器官區域與聲音不一致時，感知速度就減緩許多。Scott 等人（2009）指出，不同構音位置的語音（如 /p/ 和 /t/）會激發不同構音器官的運動區，造成對 /p/ 與 /t/ 產生不同形式的運動皮質反應。D'Ausilio 等人（2009）、Devlin 和 Aydelott（2008）及 Meister 等人（2007）等人所做的研究也顯示出，在言語感知中所激發的運動系統，也被用來辨識特定的音素。

當感知任務受到某種干預時，言語產生與感知之間的關係可能會更緊密。D'Ausilio、Bufalari、Salmas 和 Fadiga（2012）比較了受試者在吵雜（噪音遮蔽）與不吵雜的環境中辨識音節的表現。他們的研究結果顯示，當刺激品質不佳或處在惡劣的聽覺環境中時，運動皮質在言語感知中的角色可能變得更為重要；另外也顯示，運動系統的作用可能是在吵雜環境中，幫助增強感知的效果。在運動言語系統受損或完全無法激發運動言語系統的人身上、在尚未習得言語的健康嬰兒身上，以及人類以外的動物身上都出現高度的言語感知能力，這正支持了這個立論（如 Hickok, Costanzo, Capasso, & Miceli, 2011）。

摘要

- 「理論」是整合深層的原則、事實與假設後，對某特定現象的敘述；「模型」是簡化後的系統，可以使用控制的方式予以操弄。
- 許多言語產生的理論與模型被提出，包括目標模型、回饋與前饋模型、動作理論及 DIVA 模型等。
- 言語感知中常問到的問題是，說話者如何從連續變化的言語波形中分割音素、音節及字詞。
- 言語感知的理論與模型包括：模糊邏輯模型、TRACE 模型、母語磁吸理論、直接寫實論及運動理論等。
- 鏡像神經元的作用被認為是言語感知與產生之間的神經解剖學連結。

習題

1. 區分模型與理論，並請各舉一個例子來解釋你的看法。
2. 解釋「自由度」問題的意思，並從言語產生的領域中舉一個例子。
3. 列舉 Perkell 所謂言語產生的發音與聲學目標框架中關鍵的元素。
4. 描述 DIVA 模型。你認為這個模型是否對言語產生提出令人信服的解釋？試說明你的看法。
5. 解釋為何缺乏聲學與語言對應在言語感知中是一個重大的問題。
6. 比較 TRACE 模型、直接寫實論、單詞產生器理論及類群理論間的差異。
7. 詳述運動理論的主要內容，包括後期發現的鏡像神經元。

術語列表

Absolute refractory period 絕對不反應期。動作電位發生之後的一小段時間，不論刺激訊號有多強都不會有反應。

Absorption 聲波的吸收與衰減。

Accelerated speech 加快語速。異常快速的語音，常見於帕金森氏症。

Acceleration 加速度。是一個隨時間改變的速度函數。

Accessory muscles of respiration 輔助呼吸肌。肋骨、後背以及頸部與呼吸相關的肌肉。

Acetylcholinesterase 乙醯膽鹼酶。會將神經傳導物質乙醯膽鹼分解為小成分的酵素。

Acoustic-admittance meter 聽阻檢查儀。詳見 tympanometer（鼓室儀）。

Acoustic reflex 聽覺反射。中耳的反射反應，音量強度減少 80 分貝或更多。又稱為鐙骨反射（stapedial reflex）。

Acoustic resonator 聲學共振器。一個充滿空氣的共鳴腔，且其內的空氣被推動而與另一個正在振動的物質一起振動。

Action potential (AP) 動作電位。沿著軸突傳遞的去極化電位波。

Additive noise 附加性噪音。包含於聲音訊號內的噪音，又稱為頻譜噪音（spectral noise）。

Adductor spasmodic dysphonia (ADSD) 內收痙攣性發聲障礙。神經性的語言異常，導因於聲帶痙攣。

Admittance 導納，或稱聲暢。評估能量通過某一系統容易程度的指標。目前的公制單位為 siemens（先前是 milliohms）。

Afferent 傳入神經。感覺神經將訊息從周邊傳遞到中樞神經系統。

Alveolar ducts 肺泡管。支氣管通往肺泡的通道。

Alveolar pressure 肺泡壓。肺泡內的氣壓。

Alveolar ridge 齒槽脊。硬顎的前端部位，由上頜骨的齒槽突組成。

Alveoli 肺泡。肺部內細微的薄壁結構，充滿氣體。

Amplitude 振幅。一個物體離開靜止位置的偏移量。

Amplitude perturbation 振幅擾動。聲帶振動時，週期間的能量變異。又稱為音量變動率（shimmer）。

Amygdala 杏仁核。參與學習和記憶的邊緣系統的結構。

Amyotrophic lateral sclerosis（ALS） 肌萎縮性脊髓側索硬化症。是一種漸進性神經疾病，該疾病會影響所有的隨意肌。

Anterior commissure 前連合。位於甲狀腺軟骨，聲帶前端的連接組織。

Anterior corticospinal tract 前皮質脊髓徑。由皮質脊髓束纖維形成的運動神經通路，並未在延腦交叉，而是直接連結到同側脊髓前方角的突觸。

Anticipatory coarticulation 預期協同構音。先發的聲音造成後面聲音改變的現象。

Antiformant 反共振峰。詳見 antiresonance（反共鳴）。

Antinode 反節點；波腹；腹點。振動幅度最大的區域。

Antiresonance 反共鳴（或反共振峰）。一種聲學上的濾波效果，造成某個頻帶能量衰減而非放大；在頻譜圖上看起來像個很微弱的共振峰。

Aperiodic 非週期性的。每個週期時間長短都不同的波。

Applied (or driving) frequency 應用（或驅動）頻率。導入共鳴體的頻率。

Apraxia 言語失用症；肌肉運動失調。言語的構音序列有障礙。

Arachnoid mater 蛛網膜。腦膜的中間層。

Articulatory overshoot 構音動作過度。構音器官過度用力接觸的狀況。

Articulatory undershoot 構音動作不完全。構音器官無法達到構音目標的狀況。

Aryepiglottic folds 杓狀會厭皺襞。結締組織和肌纖維的皺褶，位置從會厭的側面延伸到杓狀軟骨的頂點。

Arytenoid adduction 杓狀軟骨內收術。一種旋轉杓狀軟骨以改善聲門閉合的手術技術。

Arytenoid cartilages 杓狀軟骨。在喉部與環狀軟骨形成關節的成對軟骨。

Aspiration 送氣。氣體通過聲門時，因擾流所產生的噪音。

Association nuclei 關聯核。負責更廣大皮質區域的訊息接收與傳遞的視丘核。

Astrocytes 星狀細胞。神經系統中最常見的神經膠質細胞類型，其突出物與微血管相連，將營養物質從血液輸送到神經細胞。

Attenuation rate 衰減率。共振器隨著倍數頻率所發生振幅衰減的速度變化，以分貝／八度為單位。又稱為滾降率（roll-off rate）、抑制率（rejection rate）和斜率（slop）。

Audibility 可聽度。某言語線索的音量是否能使一個聽障者知悉。

Audiogram 聽力圖。顯示受試者在指定頻率聽力閾值的圖表。

Auditory area 聽覺區域。以頻率和振幅表示人類聽力極限的圖表。

Axon 軸突。離開細胞本體的突起，會將神經脈衝往外傳遞出去。

Band-pass filter 帶通濾波器。只傳輸介於高低截止頻率間能量的共振器。

Band-stop filter 帶阻濾波器。會衰

減特定頻率範圍的共振器。

Bandwidth 頻寬。共振器可傳輸的頻率範圍。

Basilar membrane (BM) 基底膜。耳蝸管腔的底部；靠近鼓膜的底部呈現窄而硬，遠離鼓膜的尖端，薄膜則變得較寬且軟。

Bernoulli's principle 柏努利原理。空氣動力學的定律，此定律描述氣流通過狹窄區域時，速度增加，壓力減少。

Biphasic closure 雙段閉合。當發出低音域聲音時常見的一種聲帶閉合方式；先是部分閉合，再打開，之後完全閉合。

Botox injection 肉毒桿菌注射。一種醫療程序，在聲帶位置的注射可以減緩痙攣現象。

Boyle's law 波以耳定律。描述定溫時，一定量氣體的體積與壓力成反比。

Bradykinesia 動作遲緩。啟動動作緩慢且（或）困難。

Breath group 呼吸群。一次呼氣所包含的發音段落。

Breathiness 氣息聲。導因於漏氣以及聲門附近擾流的氣音音質。

Broadly tuned 寬頻的。可以傳遞寬頻訊號的共振器。

Bronchi 支氣管。從氣管分支並進入肺的結構下呼吸系統的一部分。

Bronchial tree 支氣管樹。呼吸系統的一部分，包括氣管、支氣管以及細支氣管。

Bronchioles 細支氣管。支氣管的最小分支。

Brownian motion 布朗運動。分子依據內能所產生的隨機高速運動。

Carryover coarticulation 延續協同構音。發話中前面的聲音修改了隨後的聲音，也稱為左至右協同構音。

Cartilaginous glottis 聲門軟骨。聲門後五分之二的位置；以聲帶突為界。

Caudate nucleus 尾核。基底核的一部分。

Center frequency (F_c) 中心頻率。意即自然頻率或共振頻率。

Central sulcus 中央腦溝。大腦皮層上，將大腦分為前後部分的凹槽。

Central tendon 中央肌腱。在橫膈膜中央部位的扁平肌腱。

Cerebellar peduncles 小腦腳。連結小腦到腦幹與視丘的三個神經通道（下、中、上）。

Cerebral peduncles 大腦腳。中腦的大束神經通路，形成內囊的延續。

Cerebrospinal fluid (CSF) 腦脊髓液。蛛膜下腔內的透明液體，環繞大腦和脊髓周圍。

Cerumen 耳垢。耳道內產生的分泌物質。

CGS system 量測的單位，c代表公分，g代表公克，s代表秒。

Chest wall shape 胸壁形狀。發音時，胸腔壁的位置。

Choroid plexus cells 脈絡叢細胞。腦室中產生腦脊髓液的特化細胞。

Cilia 纖毛。呼吸系統內細小髮狀的突起，例如存在於氣管與鼻腔，協助過濾吸入的空氣。

Circle of Willis 威利氏環。呈現大致圓形的動脈，為大腦提供血液；由頸內動脈和椎動脈以及這些血管的分支組成。

Clavicular breathing 鎖骨式呼吸。一種呼吸的方式，吸氣時肩膀提高，造成頸部與喉部的張力。

Closed quotient (CQ) 密合商數。EGG 的量測參數，計算方式為關閉期除以整個振動週期所得的比例。

Closed-to-open ratio (C/O ratio) 合開比。EGG 喉位圖的量測參數，計算方式為密合期間除以展開期間所得的比例。

Coarticulation 協同構音。前後聲音發音動作的重疊，以至於影響綜合發音的現象。

Cochlea 耳蝸。內耳似蝸牛狀盤旋的通道，內有聽覺神經。

Cochlear duct 耳蝸管。沿著耳蝸形狀分隔空間的結構，又稱為耳蝸隔間（cochlear partition）。

Cognates 同源音；同位音。構音部位相同，差別只在是否有發聲的一組音。

Complex sound 複合音。具有兩個以上頻率的聲音。

Compliance 順應性。物體被移動或變形的難易程度。

Compression 壓縮區。壓力為正值的區域。

Conductive hearing loss 傳導性聽損。聲音傳導至內耳過程中因為傳導問題所導致的聽力損失。

Constructive interference 建設性干涉，且結合後振幅較原先波形為大。

Contact index (CI) 接觸指數。EGG 的量測參數，計算方式為密合期間與展開期間的時間差，除以密合期間所得的比例。

Contact quotient 接觸商數。詳見 closed quotient（密合商數）。

Continuous spectrum 連續頻譜。用包絡線描繪非週期性聲音的頻譜，該包絡線串連聲音中的所有頻率。

Coordinative structure 協同結構。肌肉間的功能性連結，使肌肉協同合作達到某些目標。

Corner vowels 角落母音。舌頭位置盡可能遠離中央舌位的幾個母音，代表母音構音的位置極限。

Corniculate cartilages 角狀軟骨。位於杓狀軟骨頂端的成對軟骨。

Corona radiata 輻射冠。來自許多不同大腦區域的大塊有髓鞘神經纖維，它們向大腦皮層散布出去呈現扇形外觀。

Corpus callosum 胼胝體。連接大腦左右半球的厚帶狀白質神經通路。

Cover-body model 體膜理論。一種聲帶模型，描述聲帶階層式結構，以及不同程度的硬度。

Cricoarytenoid joints 環杓關節。聲帶內收與外展動作的關節。

Cricoid cartilage 環狀軟骨。喉部下方不成對的環狀軟骨。

Cricopharyngeus muscle 環咽肌。咽部下緣的肌肉。

Cricothyroid (CT) 環甲肌。喉頭內的肌肉，包括斜肌與直肌；拉長並繃緊聲帶。

Cricothyroid joints 環甲關節。拉長或縮短聲帶以調整基頻（F_0）的關節。

Cricothyroid membrane 環甲膜。連接甲狀軟骨和環狀軟骨的薄膜。

Cricotracheal membrane 環狀軟骨氣管膜。連結環狀軟骨與氣管的薄膜。

Crossover 臨界點；交越點。聽覺連續性上，兩個聲音認知的交界，與類別感知（categorical perception）有關。

Cuneiform cartilages 楔形軟骨。在披裂皺襞內的小彈性軟骨。

Cutoff frequency 截止頻率。共振器開始沒有反應的頻率位置。

Cycles per second 每秒循環數。一秒鐘振動循環次數，相當於頻率。

Damping 振幅的衰減（或稱阻尼）。

Dead air 無效空氣。未進行氧氣與二氧化碳交換的少量氣體。

Decibel (dB) scale 分貝（dB）刻度。一種對數比例度量，用於將目標聲音的振幅和（或）強度與標準參考聲音進行比較。

Deep brain stimulation (DBS) 深部腦刺激。一種手術技術，用來減少來自神經疾病引發的僵硬和顫抖。

Deformation 形變。物體因施加力而發生變化。

Dendrites 樹突。向細胞本體傳遞神經脈衝的突起。

Density 密度。每單位體積的物質、材料或物體的質量。

Depolarization 去極化。神經元內電荷的短暫反轉，從負（-70 mV）變為正（30 mV）。

Destructive interference 破壞性干涉。波形結合，且結合後振幅減小。

Developmental dyslexia 發展性閱讀障礙。一種疾病，該疾病患者的閱讀能力，遠低於該年齡與智商程度所應具有的水準。

Diaphragm 橫膈（膜）。構成胸腔底部的肌肉，亦用於呼吸運動。

Diffraction 繞射。行進波繞過障礙物傳遞時，波的方向發生變化。

Diplophonia 複聲；複音調症狀。同一人發出的聲音，可同時聽到兩個音調的現象。

Direct (pyramidal) system 直接系統，或稱為錐體系統。包括皮質脊髓徑和皮質核神經束的運動系統；參與精細控制、高度技術性的意識運動。

Distoclusion 遠心咬合。導因於不當咬合所造成的下顎內縮。

Dopamine 多巴胺。帕金森氏症所缺乏的神經傳導物質。

Driving pressure 驅動壓力。介於高壓與低壓之間的區域，此壓力差導致此區域產生氣流。

Dura mater 硬腦膜。腦膜的最外層；由骨膜層和腦膜層兩部分組成。

Duration 持續時間。持續時間指的是言語發聲的時間長度。

Duty cycle 工作週期。聲帶振動的一個週期，包括關閉中、關閉、開啟中、開啟四個階段。

Dyne 達因。力的單位。

Dysarthria 發聲困難。這是一種言語產生障礙的類別，其中言語肌肉組織虛弱、癱瘓或不協調。

Dysphonia 發音困難。造成聲音異常的任何聲帶功能障礙。

Dyspnea 呼吸困難。呼吸過程中主觀感覺困難和（或）不適。

Efferent 傳出神經。將神經系統信息傳遞到肌肉和腺體的運動神經。

Elasticity 彈性。在物體被改變其大小、形狀或位置後，恢復其原來狀態的力量。

Electroglottography (EGG) 電聲門圖。評估聲帶功能的方法，基本原理是藉由組織與空氣的導電度不同來取得訊號；又稱為喉部電位圖、喉部造影。

End-expiratory level (EEL) 呼氣終點水平。正常安靜呼氣的終點，等於靜息的呼氣水平、平靜呼氣水平。

End-plate potential (EPP) 終板電位。肌纖維的小梯度去極化。

Endolymph 內淋巴。耳蝸膜狀管腔內的液體。

Energy 能量。可作工的能力。

Envelope 聲波的輪廓。複合聲波的頻譜邊緣所連成的線。

Epiglottis 會厭。喉部不成對軟骨，與吞嚥有關。

Epithelium 上皮。位於呼吸系統內表面的一種組織。

Erg 爾格。CGS 系統所採用的能量單位。

Esophageal speech 食道發聲法。振動食道上部所發出的語音。

Evoked potentials 誘發電位。也稱為事件關聯電位，受控制的刺激激發而發生反應的腦電活動。

Excitatory postsynaptic potential (EPSP) 興奮性突觸後電位。當突觸後神經元的閾值降低時發生，使神經元更容易激發。

Expiratory reserve volume (ERV) 呼氣儲備容積。在潮氣容積以下可以被呼出的空氣量。

External auditory meatus 外耳道。從耳廓到鼓膜之間的耳道。又稱為耳道（ear canal）。

Extrapyramidal system 錐體外系統。中樞神經系統的多突觸系列神經通道的總稱，它從大腦皮質開始，在與脊髓和腦幹運動核突觸之前，在基底核和小腦中形成突觸連接。

Extrinsic muscles 外在肌。一端附著於給定結構（例如，舌頭、喉）

內，另一端附著在結構外的肌肉。

$F_0F_1F_2$ strategy $F_0F_1F_2$ 策略。一種人工電子耳的訊號編碼策略；該策略會估測第一共振峰、第二共振峰，並以基頻附近的值決定刺激速率。

F_0 SPL profile F_0 SPL 圖。描繪發聲音頻範圍與動態範圍關係的圖表，又稱為嗓音範圍圖或音域圖。

F_1 cutback F_1 縮減。策由第二共振峰起始時間為基準所觀察到第一共振峰的延遲。

False vocal folds 假聲帶。位於聲帶上方平行的位置。

Falsetto register 假聲音域；頂音域。基頻非常高的音域，音質細薄、帶氣音。又稱為假聲。

Fasciculi 纖維束。由長協同神經纖維連接不同皮質區域形成的神經通路。

Feedback 回饋。將系統的部分輸出導回輸入端，以修正輸出的任何誤差。

Feedforward 前饋；前導。系統周邊的調節，進而導引系統作用的訊號。

Fetal cell transplantation (FCT) 胎兒細胞移植。帕金森氏症的一種治療方式，填補流失的多巴胺。

Final common pathway 最後共同路徑。腦神經和脊神經為身體所有肌肉提供運動神經支配的用語。

Final consonant deletion 省略字尾子音。一種字尾子音被省略的發音現象。

Flocculonodular lobe 絨球小結葉。小腦腦葉。

Flow 流量。呼吸時的氣流，一定量氣體在一段時間內的運動。

Flow-volume loop (FVL) 流速容積曲線。在垂直軸上顯示氣流速度，在水平軸上顯示吸入／呼出的空氣量。

Force 力。造成物體改變的影響作用。

Formant 共振峰。聲道的共振；母音或其他共振音的能量集中頻帶。

Formant transition 共振峰過渡軌跡。共振峰頻率的移動。

Fourier analysis 傅立葉分析。辨認出複合音中個別正弦波的數學方法。

Frequency 頻率。一個物體振動的速度快慢。

Frequency perturbation 頻率擾動。聲帶振動時，週期間的頻率變異。又稱為頻率變動率、頻率擾動率。

Frication 摩擦。擦音的噪音特質。

Fronting 前位化。前置型構音，一種發音歷程。發音位置較前面的音取代發音位置較後面的音。

Functional residual capacity (FRC) 功能餘留量。正常靜止呼氣結束時，存在肺臟與呼吸道的氣體量。

Fundamental frequency (F_0) 基頻。一個複合週期性聲音中的最低頻率。

Funiculi 神經索。在脊髓集成一大束有髓鞘的感覺和運動路徑。

Gamma loop γ迴路。位於脊髓的突觸，介在γ神經纖維從肌肉傳出神經訊號以及α神經纖維傳入訊號給肌肉。

Genioglossus 頦舌骨肌。舌頭外部肌肉；可以把舌頭縮回或往前拉。

Gesture 動作姿勢。一整組動作型態，可以達到相同的構音／發音目標。

Glial cells 神經膠質細胞。神經系統中不同類型的結締組織的用語。

Globus pallidus 蒼白球。基底核的一部分。

Glossometry 舌位測量法。呈現舌頭位置的技術，該技術將嵌有發光二極體感測器的人工顎片放入口腔中。

Glottal spectrum 聲門頻譜。未經聲道調適的喉音頻譜圖。

Glottis 聲門。聲帶中的空間。

Golgi apparatus 高基氏體。細胞質內分泌蛋白質和糖的微小胞器。

Gyri 腦回。大腦皮質上隆起的表面。

Half-power points 半功率點。對應共振器上、下截止頻率的點，也稱為下3分貝點。

Half-wave resonator 半波共振器。兩端開口的管；在任何時候都只有半波長適合共鳴腔。

Harmonic content 諧波含量。聲音中的頻率與其相對應振幅之間的關係；聲音的頻譜組成。

Harmonic frequencies 諧波頻率。在複合週期性聲音中高於基頻的頻率成分。

Harmonic spacing 諧波間距。複雜聲音中諧波頻率之間的距離。

Harmonics-to-noise ratio 諧波噪音比。在一個聲音中諧波能量與噪音能量的比值，以分貝為單位。

Helicotrema 蝸孔。在耳蝸管道末端，連接前庭階與鼓階的位置。

Hemodynamic response 血液動力反應。為反應特定的認知任務而增加局部腦血流量。

Hertz (Hz) 赫茲。頻率的單位。

Heteronym 多音字。名詞－動詞組，不同的重音位置。名詞重音在第一音節，動詞則在第二音節。

High-pass filter 高通濾波器。通過特定下截止頻率以上能量的共振器。

Hippocampus 海馬迴。邊緣系統的結構，參與學習和記憶。

Hoarseness 沙啞。帶有呼吸雜音的粗啞音質。

Hooke's law 虎克定律。回復力與位移距離成正比，並且作用方向相反。

Homunculus 小矮人圖；侏儒圖。一個示意圖，表達不同身體結構上，負責運動和感覺神經組織的不同數量。

Hyoglossus 舌骨舌肌。舌頭外部肌肉；將舌頭邊緣往下拉。

Hyoid bone 舌骨。喉頭連接的骨頭；該骨頭也連接舌頭。

Hyothyroid membrane 舌骨甲狀

膜；盾舌膜。連結甲狀軟骨與舌骨的薄膜。

Hyperadducted 過度內收。因過度壓縮所產生的聲帶內收。

Hypernasality 過度鼻音。鼻腔過度共鳴的鼻音。

Hypoadducted 內收不足。因壓縮不足所產生的聲帶內收。

Hyponasality 鼻音不足。導因於鼻腔共鳴不足的扭曲鼻音。

Hypoventilation 換氣不足。通氣量不足會導致氧氣減少，血液中的二氧化碳濃度增加。

Identification tasks 分辨任務。聽者指出說話者說話內容的實驗。

Immittance 聽阻。一個系統受力而振動的難易程度的指標，包括系統的聲暢與聲阻。

Immittance audiometry 聽阻聽力檢查。利用聲阻暢量測來診斷中耳功能的方法。

Impedance 阻抗，或稱聲阻。一個系統阻止能量通過的能力大小的指標；以歐姆為單位。

Impedance mismatch 阻抗失配。兩介質具有不同的聲阻值。

Incident wave 入射波。一個振動物體所造成的音波。

Incus 砧骨。中耳三小聽骨之一；又稱為 anvil（砧）。

Indirect (extrapyramidal) system 間接系統，又稱為錐體外系統。是一個多突觸運動系統，包括與皮質下和小腦神經元突觸的神經通路，之後才與腦幹和脊髓中的運動神經元突觸連結。

Inertia 慣性。物體不受外力條件下，保持原靜止或持續運動的傾向。

Inferior colliculi 下疊體。中腦的兩個灰質區塊，投射到視丘的內側膝狀核，並涉及聽覺訊息處理。

Inferior labial frenulum 下唇繫帶。連結下唇內面與下顎中線的小組織蓋口。

Inferior longitudinal muscle 下縱肌。舌頭內部肌肉；將舌尖往下拉，縮回舌頭。

Infrahyoid muscles 舌骨下肌。喉頭外部肌肉；將喉頭往下壓。

Inhibitory postsynaptic potential (IPSP) 抑制性突觸後電位。當突觸後神經元的閾值升高時發生，使神經元更難激發。

Innervation ratio 支配比。運動神經元與其所支配的肌肉纖維數量的比率。

Inspiratory capacity (IC) 吸氣量。可從呼氣終點水平吸入的空氣量，數值等於潮氣容積（TV）加上吸氣儲備容積（IRV）的和。

Inspiratory reserve volume (IRV) 吸氣儲備容積。在潮氣容積之外還可以吸入的氣體量。

Interarytenoid (IA) 杓間肌。喉頭內部肌肉，由橫向與斜向纖維組成；使聲帶內收。

Intercostal muscles 肋間肌。作用於

肋骨兩側，由內部與外側肌肉共同構成的肌肉。

Interference 波的干涉。

Intermaxillary suture 頜間縫。在上頜顎突間的不動關節。

Intermediate zone 中間帶。腹角和背角連接的脊髓區域。

Internal capsule 內囊。大量有髓鞘的神經纖維，包括皮質視丘、視丘皮質，皮質核和皮質延腦纖維。

International System of Units (SI) 國際單位系統。現代化的國際度量體系，使用七個基本單位，包括長度、質量、時間、電流、熱力學溫度、物量和光強度。

Interneurons 聯絡神經元。短距離或長距離彼此連接的神經元；人類神經系統中數量最多的神經元類型。

Intensity 強度。每單位面積的功率。

Intonation 語調。發音過程基頻的變化。

Intrapleural pressure 胸膜內壓。肺和胸腔之間的胸膜腔內壓力。

Ion 離子。由於獲得或失去電子而帶有正或負電荷的原子或原子組。

Jitter 頻率擾動率；頻率變動率。聲帶振動過程中，每個週期間的頻率差異，又稱為頻率擾動。

Joule (J) 焦耳。MKS 系統所採用的能量單位。

Labial valve 唇閥門。由嘴唇形成的聲道閥門。

Lamina propria 固有層。環繞聲帶的黏膜，分成表層、中間層與深層。

Laminar flow 層流。氣體分子以相同速度平行流動的氣流。

Laryngeal valve 喉閥門。由實際的聲帶形成的聲道閥門。

Laryngeal ventricle 喉室。真聲帶與假聲帶間的空間。

Laryngectomy 喉部切除術。手術移除部分或全部喉頭，通常導因於癌症。

Laryngography 喉部造影。更常稱為電聲門圖；根據導電性的聲帶功能評估方法。

Laryngopharyngeal reflux 喉咽逆流。來自胃的逆流進入咽部區域並與後喉接觸。

Laryngopharynx 喉咽。喉頭後方的咽部。

Laryngospasms 喉部痙攣。聲帶非自主性地痙攣。

Lateral corticospinal tract 側皮質脊髓徑。一個運動神經通路，也稱為錐體徑。起源於感覺運動皮質；大多數纖維發生在延腦，然後與脊髓前方角的神經元突觸連結。

Lateral cricoarytenoid (LCA) 環杓外側肌。喉頭內部肌肉；可使聲帶內縮。

Lateral fissure 大腦側裂。大腦皮層表面上的深溝，將大腦分為上、下兩個區域。

Lateral geniculate body 外膝體。視丘核處理視覺信息並將其傳遞到視

覺皮層。

Lateral vestibulospinal tract 側前庭脊髓徑。運動神經通路，起源於延腦的前庭核，並與前方角脊髓運動神經元突觸連接。

Left-to-right coarticulation 左至右協同構音。說話中的前面的聲音會影響後面的聲音。

Lenticular nucleus 豆狀核。基底核的殼核和蒼白球。

Levator veli palatini 提顎帆肌。懸吊狀肌肉，用來提升軟顎。

Limbic system 邊緣系統。由邊緣葉、海馬迴、杏仁核、乳狀體和一些視丘核組成涉及情緒、性和內臟功能。

Line spectrum 線頻譜。週期性複合音中的頻率成分以垂直線作圖的圖形。線的高度指示該成分頻率的強度。

Linear scale 線性刻度。以同間隔增加的度量刻度。

Linearized magnetometer 線性化磁力儀。量測胸壁運動的設備。

Lingual frenulum 舌繫帶。組織繫帶，連結舌下與下顎。

Lingual valve 舌閥門。由舌頭和聲道內其他結構形成的聲道瓣膜。

Logarithmic scale 對數座標；對數刻度。以漸增間隔增加的度量刻度。

Logogen 單詞產生器；字生理論。一種神經處理機制，被認為與人類詞彙的單字有關。

Longitudinal cerebral fissure 縱向腦裂。大腦皮質上的深溝，將大腦分為兩個半球。

Longitudinal phase difference 縱向相位差。聲帶振動的開闔過程中，前段與後端的時間差。

Low-pass filter 低通濾波器。通過特定上截止頻率以下能量的共振器。

Lower cutoff frequency (F_l) 下截止頻率。在中心頻率 F_c 以下，放大倍率比 F_c 處小 3 分貝的頻率值。

Lower motor neuron (LMN) 下層運動神經元。由顱骨和脊神經細胞體及其與隨意肌相連的軸突組成。

Lumen 內腔。管的內部，例如氣管或喉。

Lx wave Lx 波。由電聲門圖取得的波形，以時間為橫軸，電壓為縱軸。

m-of-n strategy m-of-n 策略。人工電子耳使用的信號處理策略的類型，其中 n 等於在聲音訊號中表示的頻帶總數，而 m 小於 n，表示在特定處理週期中具有最高能量峰值的通道數。

Mainstem bronchi 主支氣管。進入肺臟的主要支氣管。

Malleus 鎚骨。中耳三小聽骨之一，又稱為 hammer（鎚子）。

Malocclusion 錯咬；咬合異常。上下排齒弓位置和關聯牙齒之間有問題。

Manner of articulation 構音方式。構音器官間協同的方法，以調適通過聲道的氣流。

Manometer 測壓計。用來量測靜態氣壓的儀器,以公分水柱為單位。

Manubrium 鎚骨柄。銜接於鼓膜的鎚骨長端。

Mass 質量。一個物體中含有物質的量。

Maximum phonational frequency range (MPFR) 最大發聲音頻範圍。一個人所能產生的最大頻率範圍。

Medial compression 內側壓縮。環杓外側肌與杓間肌的作用力,使聲帶回到中線。

Medial geniculate body 內膝體。處理聽覺信息並將其傳遞到聽覺皮質的視丘核。

Medialization thyroplasty 內移型甲狀軟骨成形術。定位聲帶併攏並減少聲門功能不全的手術技術。

Median sulcus 中間溝。將舌頭分為左右兩側。

Membranous glottis 聲門膜部。聲門前五分之三;以聲韌帶為界。

Meninges 腦膜。由三層組織與間隙所組成,包覆腦部與脊髓的保護層。

Mesioclusion 近心咬合。因不正常咬合所導致的下顎突出。

Microbar 微巴。壓力單位,每平方公分有幾達因的力;1 microbar = 1 dyne/cm^2。

Microglia 微膠細胞。神經系統中摧毀有害有機體的一種神經膠質細胞。

Micrognathia 小頜畸形。下頜骨相對比上頜骨小的咬合問題。

Mitochondria 粒線體。細胞質內的微小胞器,涉及細胞呼吸和能量產生。

MKS system 量測的單位,M 代表公尺,K 代表公斤,S 代表秒。

Modal register 模式音域。一般交談狀況下最常使用的音域,包括基頻 F_0 的平均值。

Monophthongs 單母音。以相對恆定的舌頭位置和不變的共振音產生的母音。

Motor end plate 運動神經終板。詳見 neuromuscular junction(神經肌肉接合)。

Motor unit 運動單元。一個運動神經元所能支配的一群肌肉纖維。

MPEAK strategy MPEAK 策略。人工電子耳的一種語言編碼策略。該策略利用獨立電極來處理共振峰 F_1 與 F_2,同時,有兩到三個其他電極處理較高頻率的共振峰區域。

Mucosal wave 黏膜波。聲帶振動時類似波浪的運動,尤其在表面特別明顯。

Multiphasic closure 多階段式閉合。聲帶振動的形式,在完全閉合之前,有許多局部的開合動作。

Muscular hydrostat 肌肉性液壓構造。不含軟骨或骨架的肌器官;利用選擇性的肌肉收縮提供類似骨骼支撐的效果,例如舌頭。

Muscular process 肌肉突。杓狀軟骨

突起的肌肉突，連接許多喉頭內部肌肉。

Musculus uvuli 懸壅垂肌。軟顎鼻腔端的肌肉；協助提起軟顎。

Myoelastic-aerodynamic theory of phonation 發聲的肌彈性空氣動力學理論。解釋聲帶振動的理論，利用肌力、彈力與空氣動力學等基礎。

Myoneural junction 肌肉神經接合。詳見 neuromuscular junction（神經肌肉接合）。

Narrowband spectrogram 窄頻聲譜圖。顯示聲音中的基頻和各個諧波。

Narrowly tuned 窄頻。詳見 sharply tuned。

Nasal conchae 鼻甲。形成鼻子兩側的三個小骨頭（下、中、上）。

Nasal formant 鼻共振峰。鼻音中高音量、低頻率的共振峰。

Nasal murmur 鼻腔雜音。發出鼻音時額外的共鳴現象，導因於口腔與鼻腔的同時共振。

Nasal septum 鼻中隔。分隔鼻腔的軟骨和骨板。

Nasopharynx 鼻咽。咽部靠近鼻腔後側的位置。

Natural frequency 自然頻率。物體自由振動的頻率；也稱為共振頻率。

Negative pressure 負壓。小於大氣壓的壓力。

Neocortex 新皮質。與其他靈長類動物相比，在人類中大大擴展的一種皮質組織。

Neoglottis 新聲門。喉切除後通常由咽食道段形成的振動部位。

Neuromuscular junction 神經肌肉接合。軸突和神經支配的肌纖維之間的突觸，也稱為肌神經接合或運動神經終板。

Neurotransmission 神經傳導。神經元之間透過化學物質或電信號在突觸中移動來完成的通訊。

Neutroclusion 中性咬合；咬合正常。上下齒槽正常咬合的關係。

Newton 牛頓。現代公制單位中，力的度量單位。

Nissl bodies 尼氏小體。細胞質內合成蛋白質的微小胞器。

Node 節點。最小振幅的區域。

Nodes of Ranvier 朗氏結。軸突周圍髓鞘的分段點，可增加神經的脈衝傳導率。

Obstruent 阻音。通過聲道的氣流，受到阻塞或限制所發出的聲音類型。

Occlusion （齒的）咬合。上下齒弓的關係以及個別牙齒的位置。

Octave 八度。兩倍或一半的頻率值。

Offglide 滑離音。雙母音的結束點。

Ohm 歐姆。電阻的單位。

Oligodendrocytes 寡樹突膠細胞。在中樞神經系統的神經周圍，形成髓鞘的膠質細胞。

Onglide 滑入音。雙母音的起始點。

言語科學
理論與臨床應用

Open quotient 開展商數。EGG 測量的商數之一，可反映聲門張開相對於整個振動週期的持續時間。

Optimum pitch 一個人花最小力氣即可正常說話的音調範圍。

Optopalatography (OPG) 光顎圖。測量從舌頭表面反射的光的強度以及接觸部位和壓力大小的技術。

Orbicularis oris 口輪匝肌。嘴唇的環狀肌。

Organ of Corti 柯蒂氏器。聽覺神經接受器，由成列的內毛與外毛細胞構成。

Oropharynx 口咽。咽部靠近口腔後端的位置。

Oscillation 振盪。一個物體前後來回的運動。

Ossicles 聽小骨。中耳內，三個小聽骨所連成的序列。

Otitis media 中耳炎。

Otitis media with effusion (OME) 積液性中耳炎。導因於發炎致使中耳充滿液體。

Otoacoustic emissions (OAEs) 耳聲傳射。耳蝸發出的低量聲音，可傳播到外耳道；包括自發性與誘發性兩類。

Otosclerosis 耳硬化症。鐙骨周圍海綿性骨組織，可防止鐙骨振動過度。

Palatal aponeurosis 顎骨腱膜。將軟顎與硬顎相連的寬薄腱膜。

Palatine bones 顎骨。頭骨的一部分，形成硬顎的後四分之一。

Palatine processes 顎突。上頜的突出部，形成硬顎的前四分之三。

Palatoglossus 顎舌肌。咽門前柱的肌肉；可壓下軟顎，或抬高舌頭。

Palatopharyngeus 顎咽肌。形成咽門後柱並縮小咽腔的肌肉。

Parallel-distributed processing model (PDP) 平行分散處理模型。模擬人腦神經運作方式的電腦模型。

Paresis 輕癱。輕度或部分麻痺。

Parietal pleura 體壁胸膜。胸腔內表面的薄膜。

Pascal（Pa） 帕斯卡（壓力的估量單位）。現代公制單位中，壓力的度量單位。

Passband 通帶。可通過的頻帶。傳導上下截止頻率間的頻率成分的聲音共振體。

Pattern Playback (PP) 語音合成器。將視覺型態轉換為聲音訊號的儀器設備。

Perceptual magnet effect 感知磁吸效應現象。一種描述人對於原型母音的辨識優於對非原型母音的辨識之理論。

Perilymph 外淋巴。介於耳蝸內骨通道與膜通道間的液體。

Period 週期。一個波形每次循環的時間。

Periodic 週期性的。每次循環所需時間相等的波。

Pharyngeal constrictors 縮咽肌。由下層、中層與上層纖維組成的肌肉；它們在吞嚥的過程中使咽部收

縮。

pharyngo-esophageal segment 咽食道段。由環咽肌形成的肌肉環，將下嚥部與上食道分開。

Phase 相位。一個波形壓縮與舒張的相對時間。

Phonation threshold pressure (PTP) 發聲閾門壓。使聲帶振動的最小壓力，以 P_s 表示。

Phonological processes 音韻歷程。音韻的處理程序，用來簡化發音繁複機械動作的策略。

Pia mater 軟腦膜。腦膜的最內層緊貼著大腦的皺褶。

Pinna 耳廓。耳朵顯露在外的部分，位於頭部左右兩側。

Pitch sigma 音調標準差。發音時的頻率變異，以半音為單位表示。

Place of articulation 構音位置。聲道內，構音器官接觸或彼此接近的位置。

Plethysmograph 體積（變化）描記。量測胸壁橫截面變化的儀器設備。

Pleural fluid 胸膜液。肋膜間的液體，該位置為負壓。

Pleural linkage 胸膜連結。肺臟與胸腔協同工作的機制。

Pleural space 胸膜腔。壁層胸膜與肺胸膜間的小空間。

Pneumotachometer 胸膜呼吸描記器。用於測量呼吸過程中氣流的儀器。

Pneumothorax 氣胸。導因於胸膜內襯穿刺，所造成的肺臟萎陷。

Positive pressure 正壓。高於大氣壓的壓力。

Postcentral gyrus 中央溝後迴。緊鄰中央腦溝後方的區域，包含主要的體感區。

Posterior cricoarytenoid (PCA) 後環杓肌。喉內在肌，外展聲帶。

Power 功率。單位時間內作的功。

Precentral gyrus 中央溝前迴。緊鄰中央腦溝前包含主要運動皮質的區域。

Prephonatory chest wall movements 發音前胸壁運動。發音產生之前，胸壁的動作。

Presbylaryngis 老年性喉症。用於描述喉部機制老化的術語。

Presbyphonia 老年嗓音。衰老過程中產生的聲音變化的術語。

Pressure 壓力。垂直作用於物體表面的作用力除以單位面積所得之大小。

Probe tip 探測頭。塞入外耳道的設備，用來量測中耳的阻暢值。

Pseudopalate 偽顎；人工顎蓋。丙烯酸薄板，需客製化以覆蓋某人的硬顎與上牙齒。

Pulmonary function testing (PFT) 肺功能檢查。此用詞涵蓋各種評估一個人能夠吸入和呼出的空氣量，以及將空氣移入和移出肺部效率的測試。

Pulse register 脈動音域。非常低基頻的聲音範圍，聽起來像嘰嘰嘎

嘎的聲音；又稱為喉嘎音（glottal fry）、氣泡音（vocal fry）或咯咯作響的噪音、嘰嘎音（creaky voice）。

Pure tone 純音。只包含一個頻率的聲音。

Putamen 殼核。基底核的一部分。

Pyramidal system 錐體系統。中樞神經系統的皮質脊髓和皮質核（皮質球）途徑的總稱，從大腦皮層直接由突觸連到脊髓和腦幹運動核。

Quality 音質。從聲學上來說，複合音的諧音頻率與振幅的關係；從知覺上來說，聲音的聲調（tone）或音色（timbre）。

Quarter-wave resonator 四分之一波共振器。一端開口、一端閉口的共振器；最低共振頻率的波長為該共振器長度的四倍。

Radiation characteristic 輻射特徵。當通過聲道傳遞的聲音從嘴裡發出到大氣中時，會產生這種效果，而嘴的作用就像是高通濾波器。

Rarefaction 稀疏區。負壓區。

Ratio scale 描述數量間關係的比例刻度。

Recoil forces 回彈力。物體被扭曲後恢復回原位置的回復力。

Reflection 反射。行進波碰到一平面後，往原行進反方向運動的現象。

Refraction 折射。由於局部溫度差異，波的傳播方向發生變化的現象。

Register 音域。對發聲特質的知覺上可因基頻範圍變化所明確分隔出的區間。

Rejection rate 抑制率。詳見 attenuation rate（衰減率）。

Relative refractory period 相對不反應期。絕對不反應期之後的短暫時期，在此期間，神經只能以比正常刺激更強的力量觸發。

Relaxation pressures 鬆弛壓力。呼吸系統的回彈力，所形成的空氣壓力。

Relay nuclei 中繼核。接收和傳遞神經衝動給特定皮層區域的視丘核。

Release burst 釋放爆裂。在塞音發音過程中，一段無聲音的間隔後，產生的非週期性爆裂音。

Repolarization 再極化。神經元中的電壓從正變回負。

Residual volume (RV) 肺餘容積。在自主性最大呼氣之後，還留在肺部無法自行排出的氣體量。

Resonance (or filter) curve 共振（或濾波）曲線。顯示一共振系統頻率響應的圖形。

Resonant frequency 共振頻率。一物體根據其物體特性振動時的頻率。

Resonator 共振器；共鳴體。受到其他振動體影響而振動的物體；可能是機械性或聲音性。

Respiratory bronchioles 呼吸細支氣管。終端細支氣管的分支。

Respiratory kinematic analysis 呼吸運動分析。從肋廓與腹部動作來預測肺容量的方法。

Resting expiratory level (REL) 平靜

呼氣水平。呼吸系統的一平衡狀態，此時肺泡壓力（P_{alv}）等於大氣壓力（P_{atmos}）。

Resting membrane potential (RMP) 靜止膜電位。靜止時整個神經細胞膜上的電壓在細胞內具有 -70 mV 的負電荷，而在細胞外液中具有正電荷，從而導致極化態。

Reticular activating system 網狀活化系統。腦幹中網狀結構的一部分，控制醒覺和意識。

Reticular formation 網狀結構。形成腦幹核心的核擴散網絡。

Reverberation 迴響。產生一延遲聲音的過程，起因於入射與反射波的互相干擾。

Rhotic sounds 翹舌音。以 /r/ 裝飾的音，在聲學上的特徵為降低的第三共振峰（F_3）。

Right-to-left coarticulation 右至左協同構音。發聲中即將出現的聲音影響先前的聲音。

Rise time 上升時間。一個聲音達到音量或頻率最大值的時間長短。

Roll-off rate 滾降率。詳見 attenuation rate（衰減率），又稱為斜率（slope）。

Roughness 粗糙的聲音。聽起來粗糙與低沉的聲音品質，導因於非週期性的聲帶振動。

Round window 圓窗。在鼓階與中耳間的開口，有薄膜包覆。

Rubrospinal tract 紅核脊髓徑。運動神經通路，起源於中腦的紅核，並與脊髓前方角的神經元對側突觸。

Scaling procedures 評分程序。聽者為某個人整體語言清晰度評分的過程。

Schwann cells 施旺細胞。一種膠質細胞，在周邊神經系統的神經周圍形成髓鞘。

Secondary bronchi 二級支氣管。支氣管主幹的分支，支持肺葉。

Self-sustaining oscillator 自持續振盪器。振動系統，其中的振動持續進行，而每個週期都不需要施加外力。

Sensorineural hearing loss 感覺神經性聽損。導因於內耳或聽神經疾病或外傷的聽力損失。

Sharply tuned 窄頻。只傳輸窄頻能量的共振體；又稱 narrowly tuned（窄頻）。

Shimmer 音量變動率；振幅擾動率。聲帶振動過程中，每個週期間的振幅差異，又稱為振幅擾動。

Shunt resonator 分流共鳴器。從共鳴器分出的閉合分支，也稱為側支共鳴器。

Sibilants 齒擦音。以強烈的高頻能量為特徵的擦音。

Side-branch resonator 側枝共鳴器。從共鳴器分出的閉合分支，也稱為分流共鳴器（shunt resonator）。

Silent gap 靜音段。聲紋圖上的靜音段。塞音表現在頻譜上，有一段沒有音量的期間。該期間內正在形成發音的氣壓。

Simple harmonic motion 簡諧運動。一個平滑的往復運動，在原靜止位置加速，而在運動的兩端點減速。

Sinusoid 正弦波（純音）。具有正弦波波形的單頻率聲音。

Slope 斜率。詳見 attenuation rate（衰減率）。

Slope index 斜率指數。量測共振峰轉折的參數，利用轉折區域的頻帶與時間比例來表示。以赫茲／毫秒（Hz/ms）為單位。

Sodium-potassium pump 鈉鉀幫浦。抽出神經細胞內的鈉離子並將細胞外的鉀離子帶回的過程。

Soma 體細胞。神經元的細胞本體；由細胞質和細胞核組成。

Somatotopic organization 軀體架構。根據身體結構的運動控制組織。

Sonorant 響音。送氣的氣流不完全是層流也不是擾流的有聲語音。

Source-filter theory 聲源濾波理論。一種解釋言語產生過程的理論，描述聲道如何調整由聲門發出的音波，以產生不同母音。

Spasmodic dysphonia 痙攣性發聲障礙。一種發音障礙，起因於喉部痙攣。

Spatial summation 空間加總。神經衝動到達細胞體或樹突，位於稍微不同的位置並疊加在一起的過程。

Specific language impairment (SLI) 特定語言障礙。一種兒童的語言障礙；語言功能有明顯的困難，但具有正常的聽力、正常的非語言智力，以及並無已知的神經方面的問題。

Spectral noise 頻譜噪音。聲門頻譜中額外的噪音。

Spectral slope 頻譜斜率。複雜的周期性聲音中接續諧波幅度逐漸減小的速率。

Spectrum 頻譜。以頻率為橫軸、能量大小為縱軸的圖示；頻譜圖呈線條狀，代表為週期性聲音，呈連續狀代表非週期性聲音。

Speed 速率。物體單位時間內移動的距離。

Speed quotient 速度商數。一種 EGG 量測數據，開展進行期間與密合進行期間的時間比值。

Spinocerebellar tract 脊索小腦徑。從脊髓到小腦的感覺神經通路，可傳遞有關疼痛、溫度、觸覺和本體感受。

Spinothalamic tract 脊索視丘徑。從脊髓到視丘的感覺神經通路，傳遞有關疼痛、溫度和觸覺的信息。

Spirometer 肺活量計。量測肺容積的儀器；分為乾式與濕式兩種。

Spreading activation model 擴散。激發模型，一種模擬大腦神經處理機制的電腦模型。又稱為平行分散處理（parallel-distributed processing）。

Standard reference sound 標準參照音，聲音振幅為 20 μPa，強度為 10^{-12} W/m^2。

Standing wave 駐波。在同一時間和同一位置出現正壓和負壓區域的波

形看起來是靜止的，而不是在介質中行進傳播。

Stapedius 鐙骨肌。中耳的肌肉，與中耳聲音反射有關。

Stapes 鐙骨。中耳三小聽骨之一，又稱為 stirrup（鐙）。

Stereocilia 頂纖毛。從內耳的內毛細胞和外毛細胞延伸出來的類似頭髮的突起。

Stiffness 剛性。一個物體結構抵抗被移動或變形的阻力大小。

Stress 重音；強調音。透過增加音調、強度和（或）持續時間將重點放在音節或單詞上。（譯註：Stress 在物理上也有應力的意思。）

Striatum 紋狀體。基底核的一部分，由尾核和殼核組成。

Stridents 尖擦音。集中的高頻能量，所造成的吱吱聲。

Stridor 喘鳴。呼吸時發出的喘息聲，可能是吸氣、呼氣或兩者兼有。

Subarachnoid space 蛛膜下腔。蛛網膜與軟腦膜之間的空間，充滿腦脊髓液。

Subdural space 硬膜下腔。硬腦膜與蛛網膜之間的空間。

Subsonic 亞音頻。低於人耳所能聽到頻率的聲音。

Substantia nigra 黑質。基底核的一部分，參與多巴胺的產生。

Sulci 腦溝。大腦皮質上的淺凹陷。

Superior colliculi 上疊體。中腦的兩個灰質塊，投射到視丘的外側膝狀核，並參與視覺處理。

Superior labial frenulum 上唇繫帶。小的蓋板狀組織，連接上唇內側與齒槽中間區域。

Superior longitudinal muscle 上縱肌。舌頭內部肌肉，可提起舌尖。

Supersonic 超音頻。高於人耳所能聽到頻率的聲音。

Suprahyoid muscles 舌骨上肌。喉頭外部肌肉；可抬高喉頭。

Suprasegmental characteristics 超音段特徵。發生在一連串的音素、音節、單詞或句子中，基頻（F_0）、音量、音長等等改變，用來表示語言或言外之意。

Suprathreshold discriminability 閾上區辨力。聽力受損的人在可以聽見的聲音強度時，識別聲音的能力。

Suprathreshold level 閾上層；超閾值準位。一聽障者可聽到特定聲音所需的音量。

Surfactant 表面活性劑；表面作用素（表面張力素）。降低濾泡壁表面張力，以保持濾泡膨脹的物質。

Synapse 突觸。神經元之間彼此溝通的間隙；可能發生在軸突—軸突、軸突—體細胞或軸突—樹突之間。

Synergy 協同作用。肌肉間的功能性關聯，以完成特定動作。

Target undershoot 未達目標。構音器官無法達到預期發出母音的位置，可由第一第二共振峰分布圖面積變小看出。

Tectorial membrane 覆膜。構成柯蒂

氏器頂部的膠狀薄膜。

Temporal gap 時間差距。低音域中，沒有聲音能量產生的短暫期間。

Temporal processing problem 時序處理問題。無法處理語音訊號在頻率與音量上快速變動的症狀。

Temporal summation 時間加總。幾個神經衝動在差距非常短的時間內到達細胞體，並累加在一起的過程。

Tensor tympani 鼓膜張肌。中耳肌肉，作用於耳咽管。

Tensor veli palatini 張顎帆肌。用來打開耳咽管。

Terminal branches 終端分支。也稱為終端樹突（telendendria）；軸突的終點。

Terminal bronchioles 終端小細支氣管。三級支氣管的分支。

Terminal buttons 終端鈕。軸突末端分支上充滿了神經傳導分子的小囊。

Tertiary bronchi 三級支氣管。二級支氣管的分支；形成肺部的分支。

Thoracic cavity 胸腔。由肋骨、胸骨、脊椎骨以及橫隔膜所包圍出來的區域，內有肺臟。

3 dB down points 下 3 分貝點。詳見 half-power points（半功率點）。

Threshold of hearing 聽力閾值。在理想聽力環境下，一般人以雙耳聆聽，有 50% 機會聽到的最小音量。

Threshold of pain 疼痛閾值。音量達到 130 分貝的聲音，令耳朵感到痛覺。

Thyroarytenoid muscle 甲杓肌。聲帶的主要部分。

Thyrohyoid membrane 甲狀舌骨膜。連接舌骨和甲狀腺軟骨的膜片。

Thyroid cartilage 甲狀軟骨。喉頭最大的軟骨；不成對。

Tidal volume (TV) 潮氣容積。一次呼吸所進出的空氣量。

Tonotopic organization 音調拓樸排列；音響局部編制。依照頻率高低分布的空間結構，例如基底膜。

Torus tubarius 耳咽管隆突。耳咽管開口處的軟骨漲大，造成咽喉壁側面腫大的現象。

Total laryngectomy 全喉切除術。通常由於惡性腫瘤而切除整個喉部的外科手術。

Total lung capacity (TLC) 總肺容量。肺部所能容納的氣體總量，包括肺剩餘容量。

Tracer 示蹤劑、顯影劑。放射斷層掃描中所使用的放射性物質。

Trachea 氣管。喉下膜軟骨管；下呼吸系統的一部分。

Transducer 傳感器、能量形式轉換器（換能器）。轉換能量形式的裝置。

Transfer function 轉移函數。詳見 resonance curve（共振曲線）。

Transglottal pressure 跨聲門氣壓差。介於氣管壓力與上聲門壓力

間。

Transpulmonary pressure 跨肺壓差。肺內壓力與胸膜內壓力之差。

Transverse muscle 橫肌。舌內部肌肉，將舌兩旁部位拉往中間。

Transverse palatine suture 顎橫縫。在顎骨與顎突間的骨縫。

True vocal folds 真聲帶。多層次的結構，前端連結纖維組織，後端連結聲帶突；咽喉處的震動體。

Turbulent flow 擾流。不規則的氣流，氣壓不規則變動。

Tympanic membrane (TM) 鼓膜。

Tympanogram 鼓室圖；中耳阻暢圖。

Tympanometer 鼓室儀。量測並顯示中耳阻暢值的儀器。

Umbo 臍；鼓臍。鼓膜圓錐形表面的尖端。

Upper cutoff frequency（F_u） 上截止頻率。在中心頻率 F_c 以上，放大倍率比 F_c 處小 3 分貝的頻率值。

Upper motor neuron (UMN) 上層運動神經元。由神經細胞體及其軸突組成，這些神經細胞體和軸突來自不同皮質區域，並延伸向腦幹和脊髓。

Vallecula 會厭谷。會厭和舌根之間的空間。

Variable resonator 可變化的共鳴器。頻率響應隨腔體形狀改變的共鳴腔。

Velocity 速度。在特定方向上，物體單位時間移動的距離。

Velopharyngeal passage 顎咽通道。軟顎與咽的通道。咽喉的部位，介於口腔與鼻腔後端之間。

Velopharyngeal valve 顎咽閥門。由咽部的後部和軟顎形成的聲道閥門。

Velum 軟顎，也稱顎帆。

Ventral anterior (VA) and ventral lateral (VL) nuclei 腹前核（VA）與腹側核（VL）。視丘核從基底核和小腦接收輸入，並投射到大腦皮質的運動區域。

Vermis 蚓部。連接兩個小腦半球的小腦中線部分。

Vertical muscle 垂直肌。舌內部肌肉，將舌頭往下拉。

vertical partial laryngectomy (VPL) 垂直部分喉切除術。切除一部分喉部的手術。

Vertical phase difference 垂直相位差。聲帶振動開闔過程中，聲帶在上下緣間的時間差。

Vestibular membrane 前庭膜。耳蝸管腔的頂部。

Visceral pleura 內臟胸膜、臟層胸膜。覆蓋在肺臟表面的薄膜。

Vital capacity (VC) 肺活量。經過一次最大量吸氣之後，所能呼出的最大氣體量。

Vocal ligament 聲韌帶。聲帶的部分，由黏膜組織的中間與深層所組成。

Vocal process 聲帶突。杓狀軟骨與聲帶銜接的突出位置。

Voice bar 寬橫桿；低頻能量帶。偶爾在有聲塞音或擦音的頻譜圖上可以發現，代表聲帶的振動。

Voice onset time (VOT) 嗓音起始時間。在塞音發音過程中，氣流衝出到下個母音聲帶開始振動之間的時間。

Voice range profile (VRP) 嗓音範圍圖。依據動態範圍繪製最大發聲音頻範圍的圖形。

Voicing 有聲。發音過程中，聲帶振動的期間。

Volume 容積。三維空間某物所佔據的空間大小。

Volume velocity 氣體體積速度；氣流流速。

Vowel quadrilateral 母音四邊形；母音舌位圖。表示母音舌位高低與前後的圖示。

Vowel reduction 母音弱化。母音的扭曲（舌中位化）；母音的中性化，其共振峰位置傾向於中央元音（schwa）。

Watt (W) 瓦特。功率單位。

Waveform 波形。橫軸為時間，縱軸為振幅大小的圖示。

Wave front 波前。空氣中，聲波傳遞的球狀外緣。

Wavelength 波長。波形中一個完整週期的距離。

Weight 重量。重力施加於一個物體的作用力。

Wideband spectrogram 寬頻聲譜圖。顯示聲音中的共振峰結構，以及聲道的濾波功能。

Work 功。施加了一段距離的力。

附錄：單位中英對照表

	中文單位	英文單位
時間	秒	s、sec
	毫秒	ms、msec
長度	公尺、米	m
	公分、釐米	cm
	毫米	mm
質量	公斤、千克	kg
	公克	g
體積	公升	L、l
	毫升	mL
電流	安培	A
	毫安培	mA
電位差	伏特	V、Volt
	毫伏特、毫伏	mV
溫度	攝氏	°C
	華氏	°F
物量	莫耳	mol
速度	米／每秒	m/s
加速度	米／每平方秒	m/s^2
頻率	赫茲	Hz
	千赫茲	kHz
	百萬赫茲	MHz
力	牛頓	N
壓力	帕斯卡	Pa
	十帕斯卡	daPa
	千帕斯卡	kPa
	毫米汞柱	mmHg
	公分水柱	$cm\,H_2O$
音量	貝爾	B
	分貝	dB

譯註：為方便讀者對照，故中文版加上此中英對照表附錄以供參考。

國家圖書館出版品預行編目（CIP）資料

言語科學：理論與臨床應用／Carole T. Ferrand著；
 彭書韻，林香均，林珮瑜譯. -- 二版. -- 新北市：
心理出版社股份有限公司, 2021. 03
 面； 公分. --（溝通障礙系列；65043）
 譯自：Speech science: an integrated approach to theory
and clinical practice, 4th ed.
 ISBN 978-986-191-944-7（平裝）

 1.語言障礙

415.9465   110000717

溝通障礙系列 65043

言語科學：理論與臨床應用（第二版）

作　　者：Carole T. Ferrand

校 閱 者：楊順聰

譯　　者：彭書韻、林香均、林珮瑜

執行編輯：林汝穎

總 編 輯：林敬堯

發 行 人：洪有義

出 版 者：心理出版社股份有限公司

地　　址：231026 新北市新店區光明街 288 號 7 樓

電　　話：(02) 29150566

傳　　真：(02) 29152928

郵撥帳號：19293172 心理出版社股份有限公司

網　　址：https://www.psy.com.tw

電子信箱：psychoco@ms15.hinet.net

排 版 者：龍虎電腦排版股份有限公司

印 刷 者：龍虎電腦排版股份有限公司

初版一刷：2006 年 8 月

二版一刷：2021 年 3 月

I S B N：978-986-191-944-7

定　　價：新台幣 700 元